“十四五”时期国家重点出版物出版专项规划项目

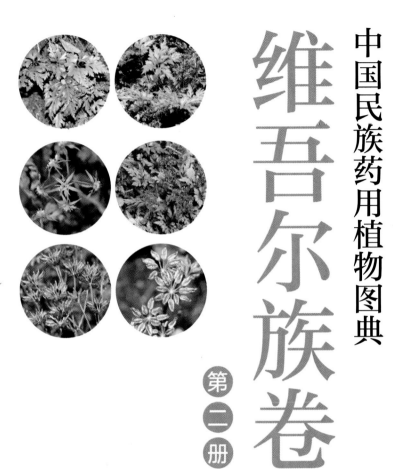

中国民族药用植物图典

维吾尔族卷

第二册

总 主 编： 肖培根　诸国本

主　　编： 马依拉·买买提明　谢　宇　李海霞

副 主 编： 齐　菲　杨　芳　马　华　刘士勋　高楠楠　项　红　孙　玉　薛晓月

编　　委： 马　楠　王　俊　王忆萍　王丽梅　王郁松　王梅红　卢　军　卢立东　田大虎　冯　倩　吕凤涛　刘　芳　刘　艳　刘士勋　刘卫华　刘立文　孙　宇　孙瑗琨　严　洁　李　惠　李远清　李俊勇　杨　帆　杨冬华　余海文　邹智峰　宋　伟　张　坤　张印辉　陈艳蕊　陈朝霞　罗建锋　郑小玲　赵白宇　赵卓君　段艳梅　饶　佳　秦　臻　耿赫兵　莫　愚　贾政芳　翁广云　郭春芳　黄　红　蒋思琪　程宜康　翟文慧　戴　峰　鞠玲霞　魏献波

图片摄影： 周重建　谢　宇　裴　华　邬坤乾　袁井泉　孙骏威　谢　言　钟炯平　李　萍　夏云海

CNS K 湖南科学技术出版社 · 长沙

国家一级出版社　全国百佳图书出版单位

《中国民族药用植物图典》丛书编委会

总主编： 肖培根　诸国本

编　委： 马光宇　王　庆　叶　红　田华敏　宁迪敏
朱　进　朱　宏　任智标　全继红　刘士勋
刘卫华　刘立文　刘建新　齐　菲　孙　真
孙瑗琨　严　洁　芦　军　李建军　杨　帆
肖　卫　吴　晋　吴卫华　何清湖　汪　冶
汪　昕　张在其　陈艳蕊　罗建锋　周　芳
周重建　赵志远　赵来喜　赵梅红　莫　愚
徐　娜　郭　号　程宜康　谢　宇　谢　言
路　臻　蔡　伟　裴　华　翟文慧　曾朝辉

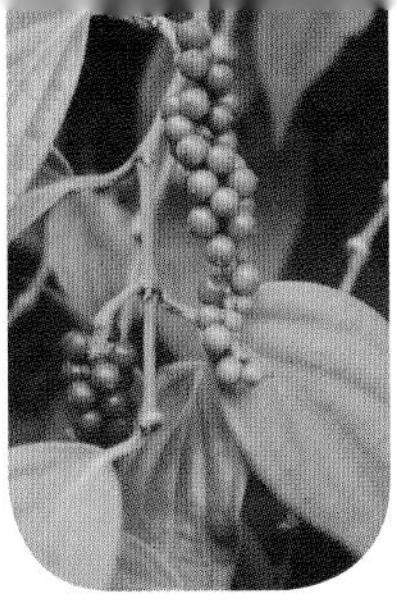

目录

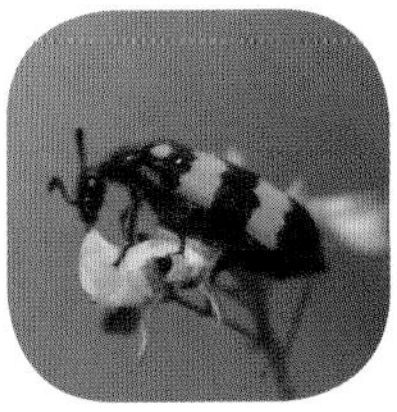

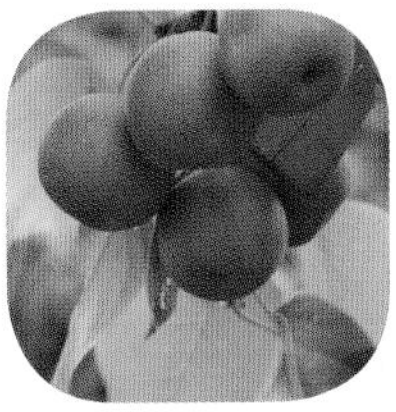

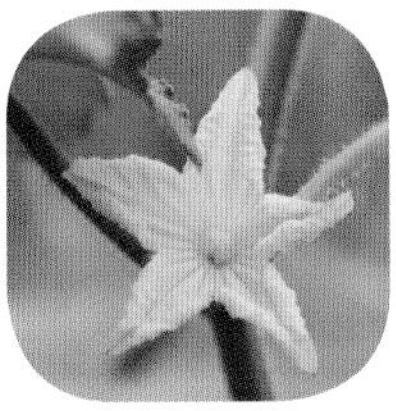

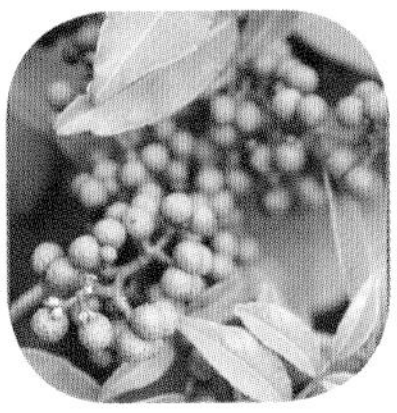

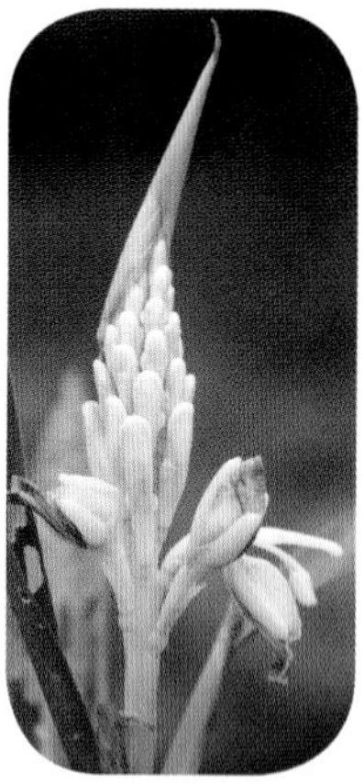

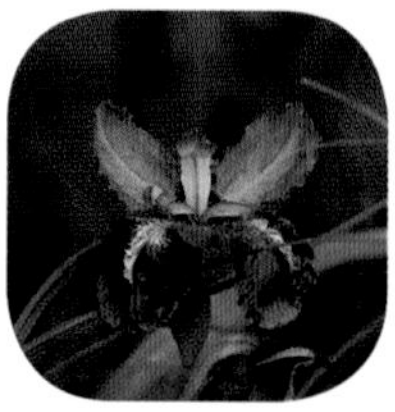

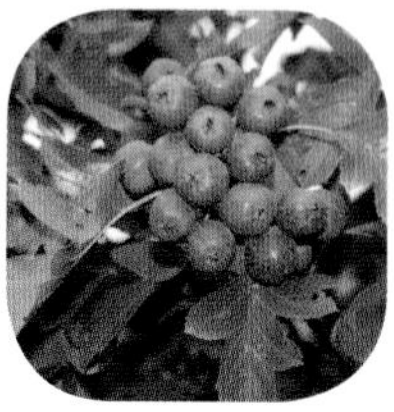

中国民族药用植物图典（第一辑）

维吾尔族卷（第二册）

中国民族药用植物图典·苗族卷
中国民族药用植物图典·壮族卷
中国民族药用植物图典·藏族卷
中国民族药用植物图典·蒙古族卷
中国民族药用植物图典·水族卷
中国民族药用植物图典·维吾尔族卷

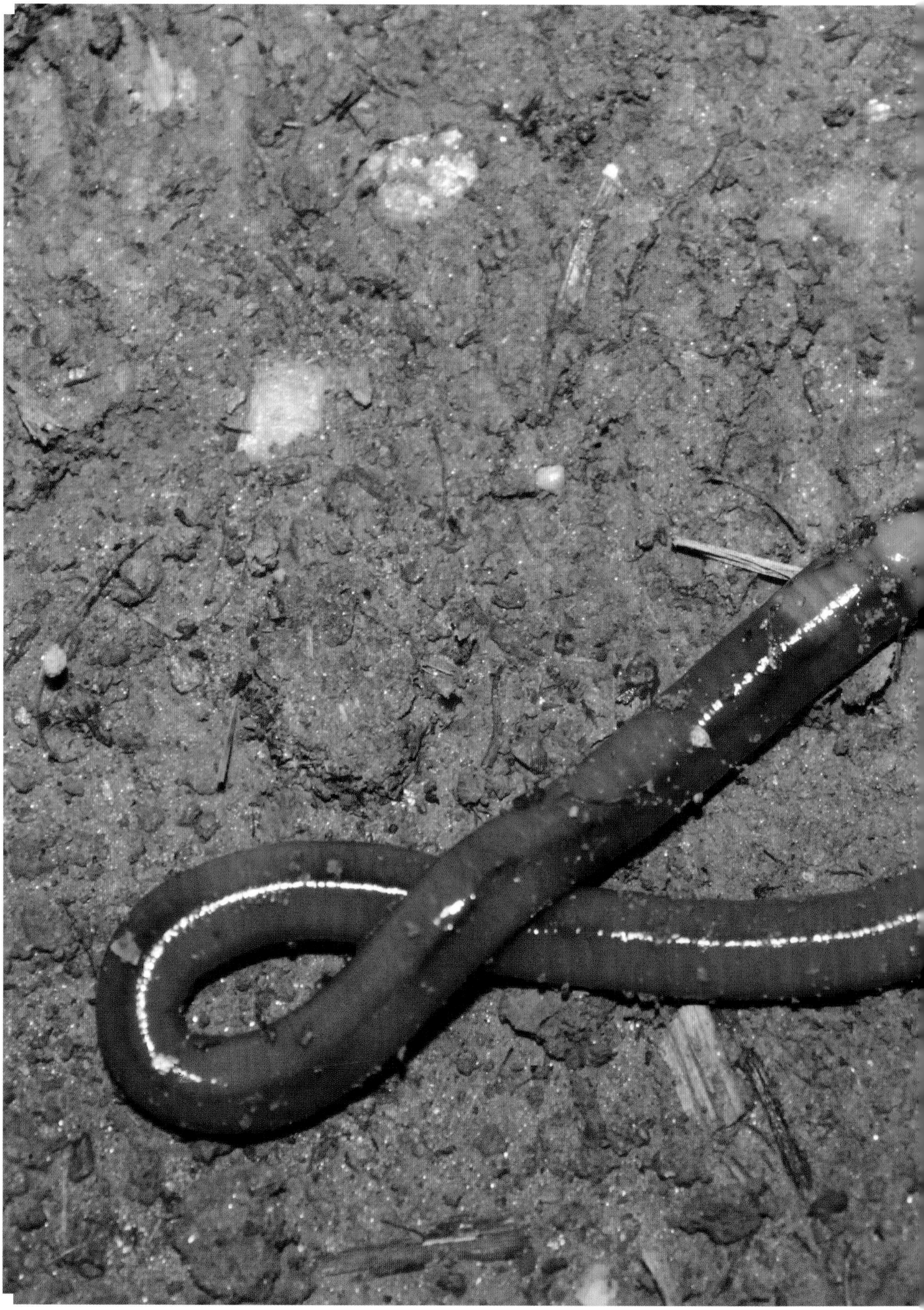

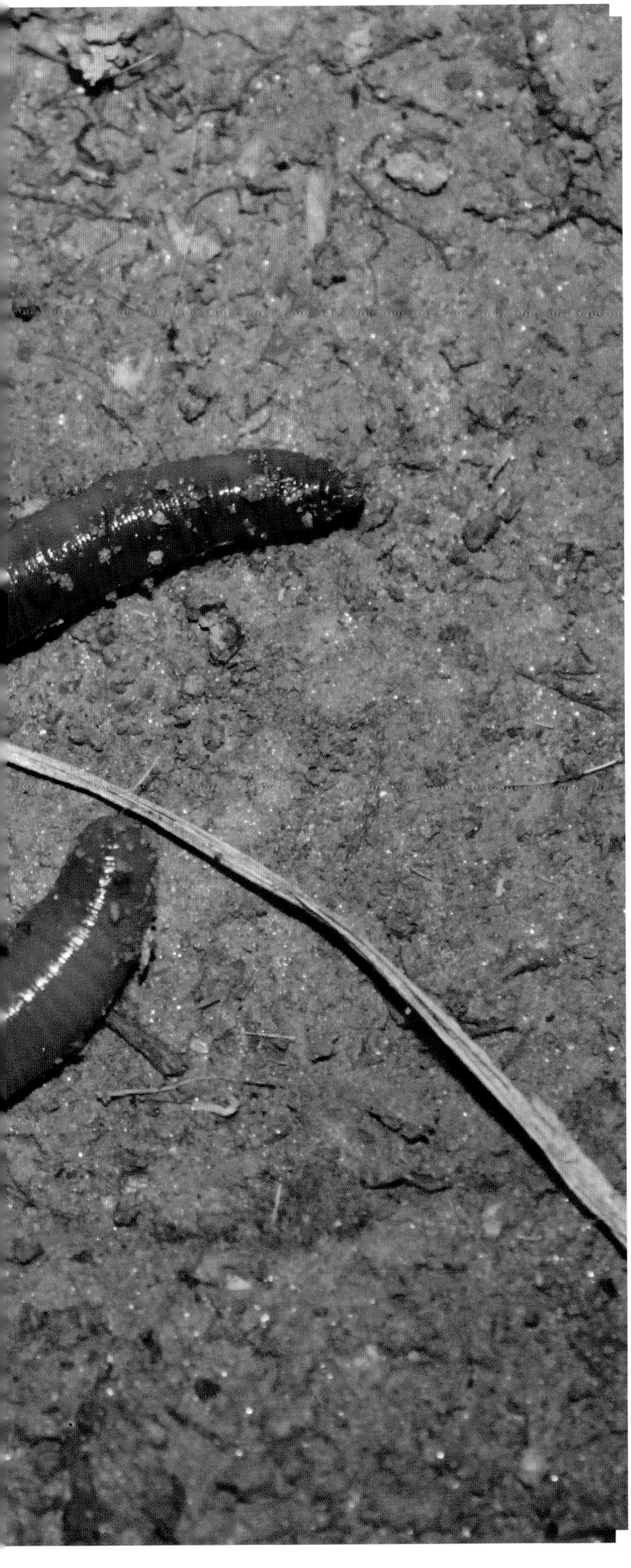

地龙

【维药名】萨脏。

【别　名】蚯蚓、广地龙、沪地龙、土地龙。

【来　源】本品为巨蚓科动物参环毛蚓 *Pheretima aspergillum*（E. Perrier）的全体。

【性味归经】咸，寒。归肝、脾、膀胱经。

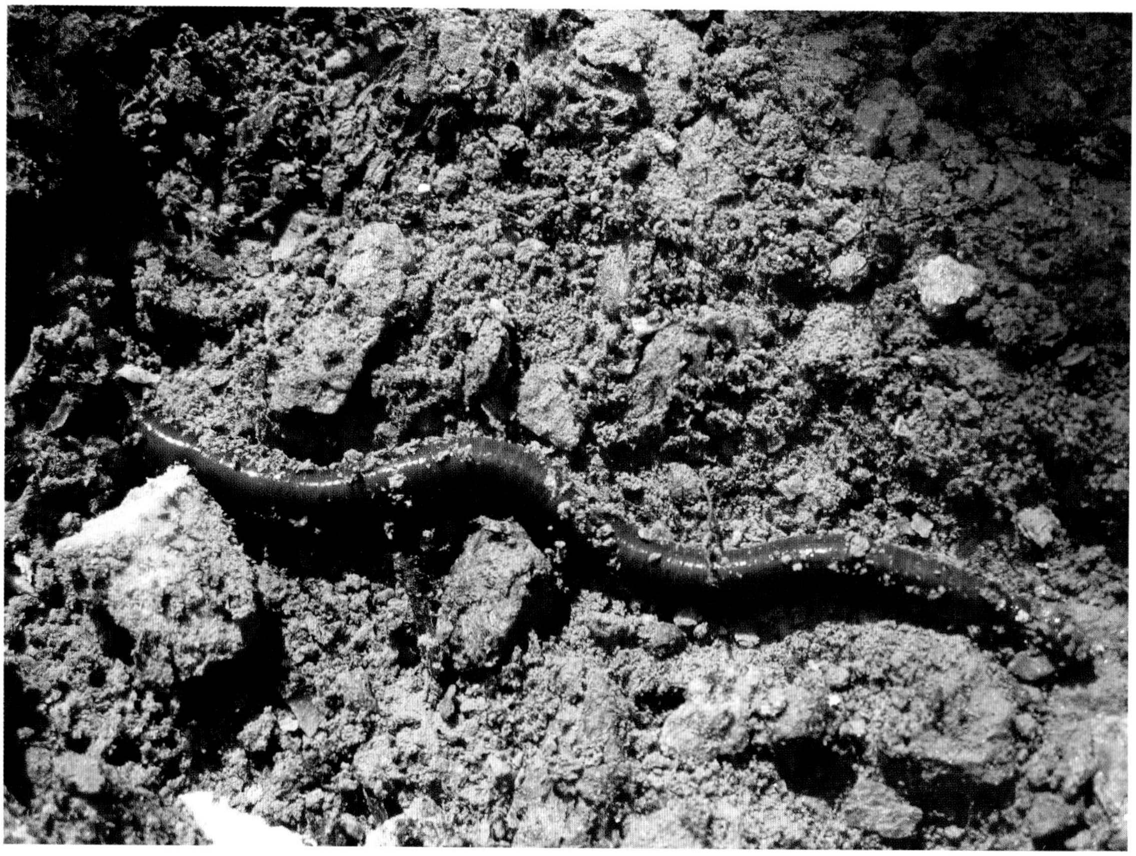

参环毛蚯

识别特征

体较大，长 110 ~ 380 mm，宽 5 ~ 12 mm。体背部灰紫色，腹面稍淡。前端较尖，后端较圆，长圆柱形。头部退化，口位在体前端。全体由 100 多个体节组成。每节有一环刚毛， 刚毛圈稍白。第 14 ~ 16 节结构特殊，形成环带，无刚毛。雌性生殖孔 1 个，位于第 14 节腹面正中；雄性生殖孔有 1 对，位于第 18 节腹面两侧；受精囊孔 3 对，位于第 6 ~ 7、第 7 ~ 8、第 8 ~ 9 节。

生境分布

生长于潮湿、疏松的泥土中，行动迟缓，分布于广东、广西、福建等省区。

采收加工

广地龙春季至秋季捕捉，沪地龙夏季捕捉，捕得后及时剖开腹部，除去内脏及泥沙，洗净，晒干或低温干燥。土地龙夏秋季捕捉，捕得后用草木灰呛死，洗去灰，晒干或低温干燥。

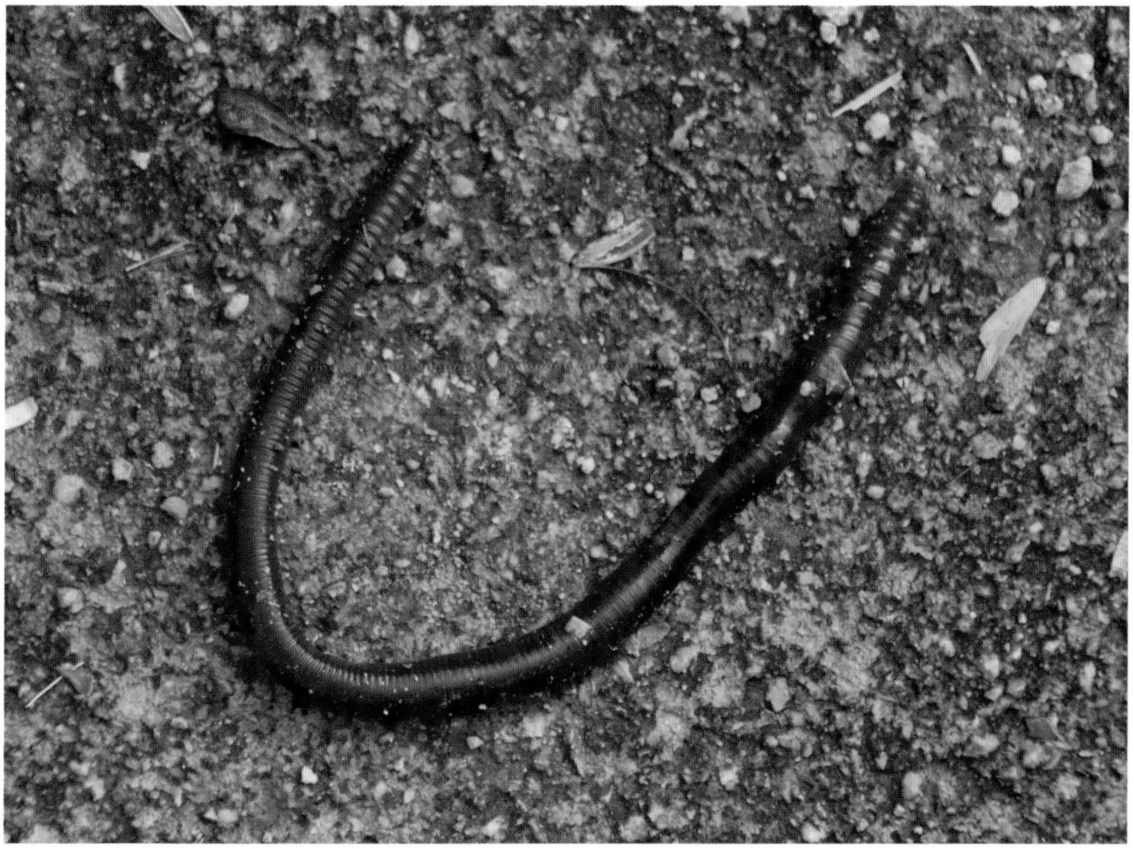

参环毛蚯

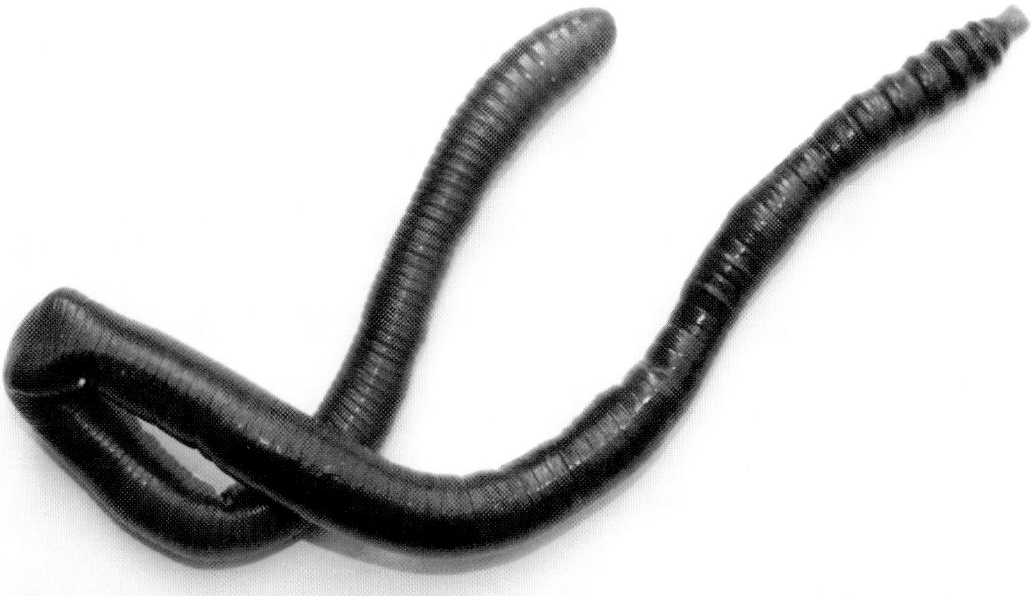

参环毛蚯

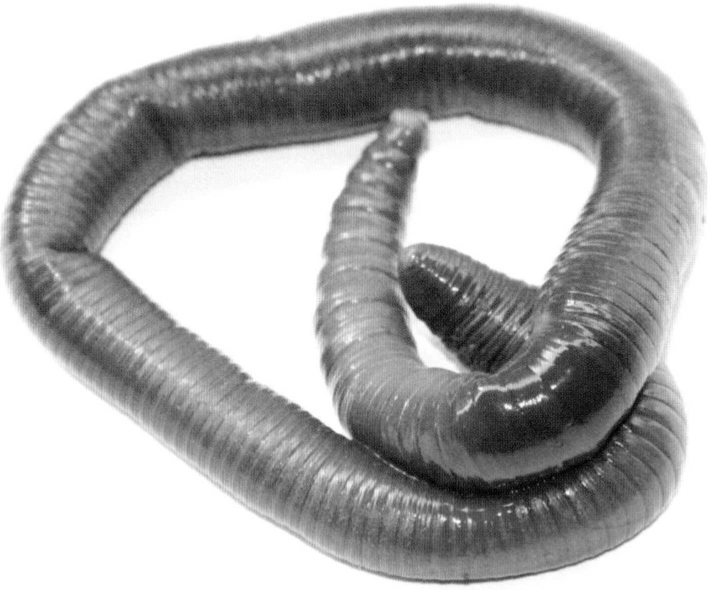

参环毛蚯

药材鉴别

1. 广地龙 为薄片状小段，边缘略卷，具环节。背部棕褐色至紫灰色，腹部浅黄棕色，生殖环带较光亮。体轻，略呈革质，质韧不易折断。气腥，味微咸。

2. 土地龙 本品呈弯曲的圆柱形，长 5 ~ 10 cm，直径 3 ~ 7 mm。环带多不明显，黄色至灰棕色，不平直。质轻而脆，断面肉薄，常附泥土。

功效主治

清热定惊，通络，平喘，利尿。主治高热神昏，惊痫抽搐，关节痹痛，肢体麻木，半身不遂，肺热喘咳，尿少水肿，高血压。

药理作用

地龙热浸剂、乙醇浸剂对麻醉动物和高血压模型动物均有明显的降压作用；对白鼠和家兔均有镇静和抗惊厥作用；所含次黄嘌呤能抗组胺，明显舒张支气管；其水溶性提取物，具有良好的退热作用，有效成分主要为蚯蚓解热碱。此外，还有抗血栓形成、抗心律失常、收缩血管、兴奋子宫及肠道平滑肌，以及杀精子等作用。

用法用量

内服：煎服，5 ~ 15 g，鲜品 10 ~ 20 g。研末吞服，每次 1 ~ 2 g。外用：适量。

民族药方

1．头痛 地龙、野菊花各 15 g，白僵蚕 10 g。水煎服，每日 2 次。

2．婴幼儿抽搐 地龙 5 ~ 10 条。捣烂如泥，加少许盐，搽囟门。

3．神经性皮炎 地龙、当归、苦参、乌梢蛇各 15 g，刺蒺藜、焦山楂、冬凌草、制何首乌、生地黄各 30 g，川芎、苍术、红花各 10 g，黄芩 20 g。水煎取药汁，每日 1 剂，分 2 次服。

4．毛细支气管炎 地龙、黄芩、全虫、川贝母、白术各 7 g，胆南星、甘草各 5 g。水煎取药汁，每日 1 剂，分 3 次服。

5．冠心病，心绞痛 地龙、黄芪、丹参、赤芍、郁金、当归、麦冬、桃仁、红花、川芎各 10 g。水煎取药汁，每日 1 剂，分 2 次服，连续服用 3 个月为 1 个疗程。

使用注意

脾胃久虚及血虚无瘀或出血者慎服。地龙有毒，有溶血作用，内服过量可产生毒副作用。

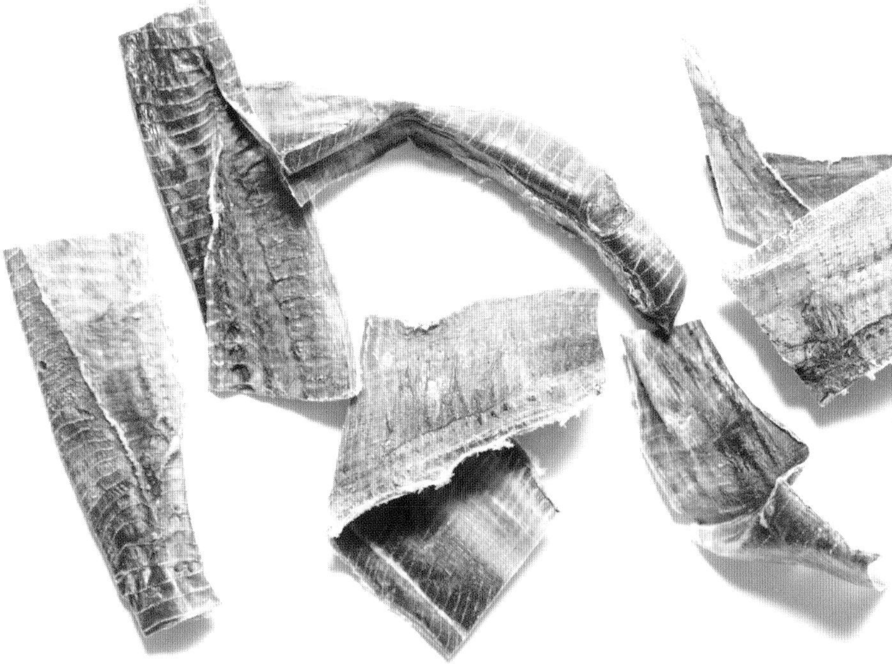

地龙饮片

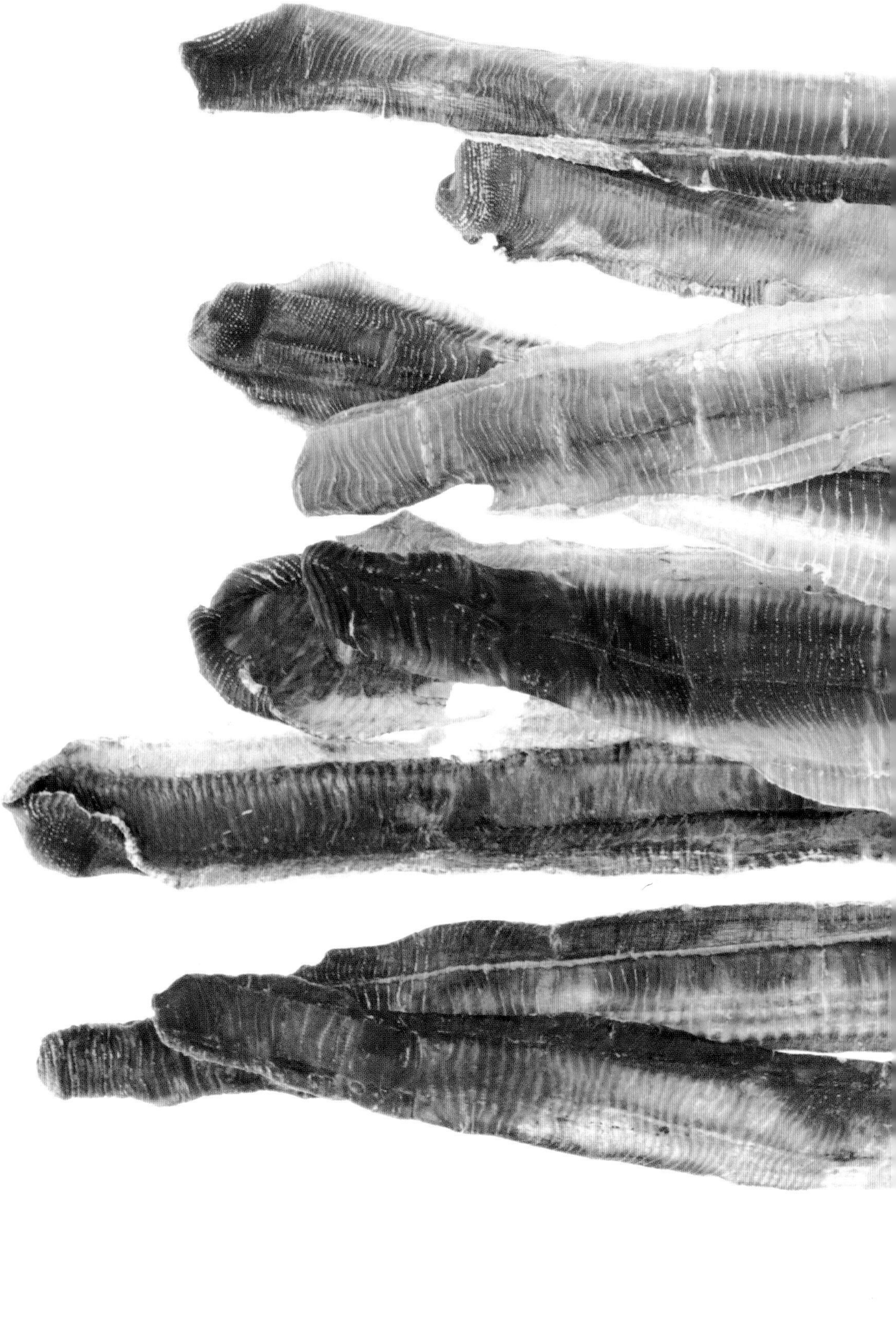

地龙

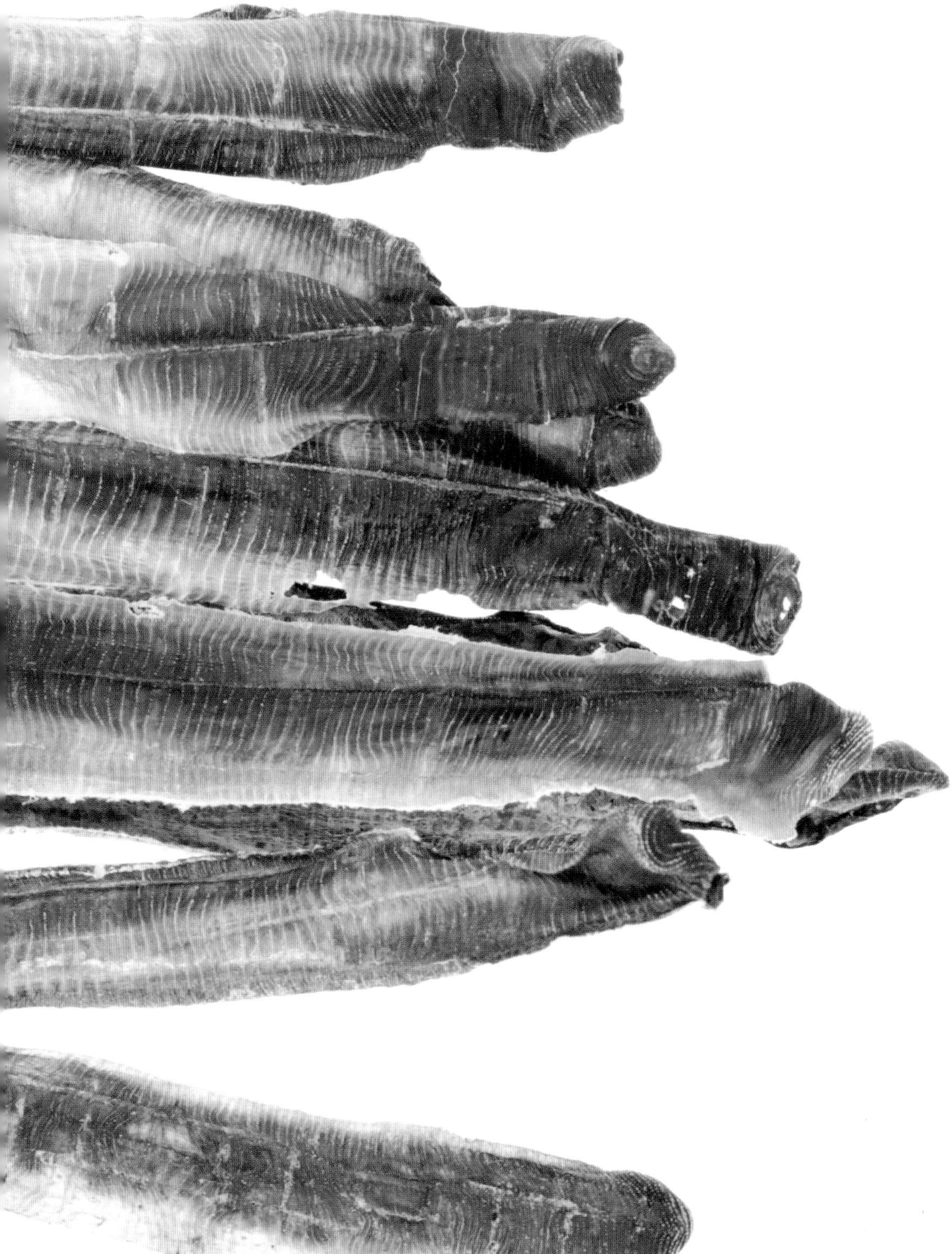

地龙药材

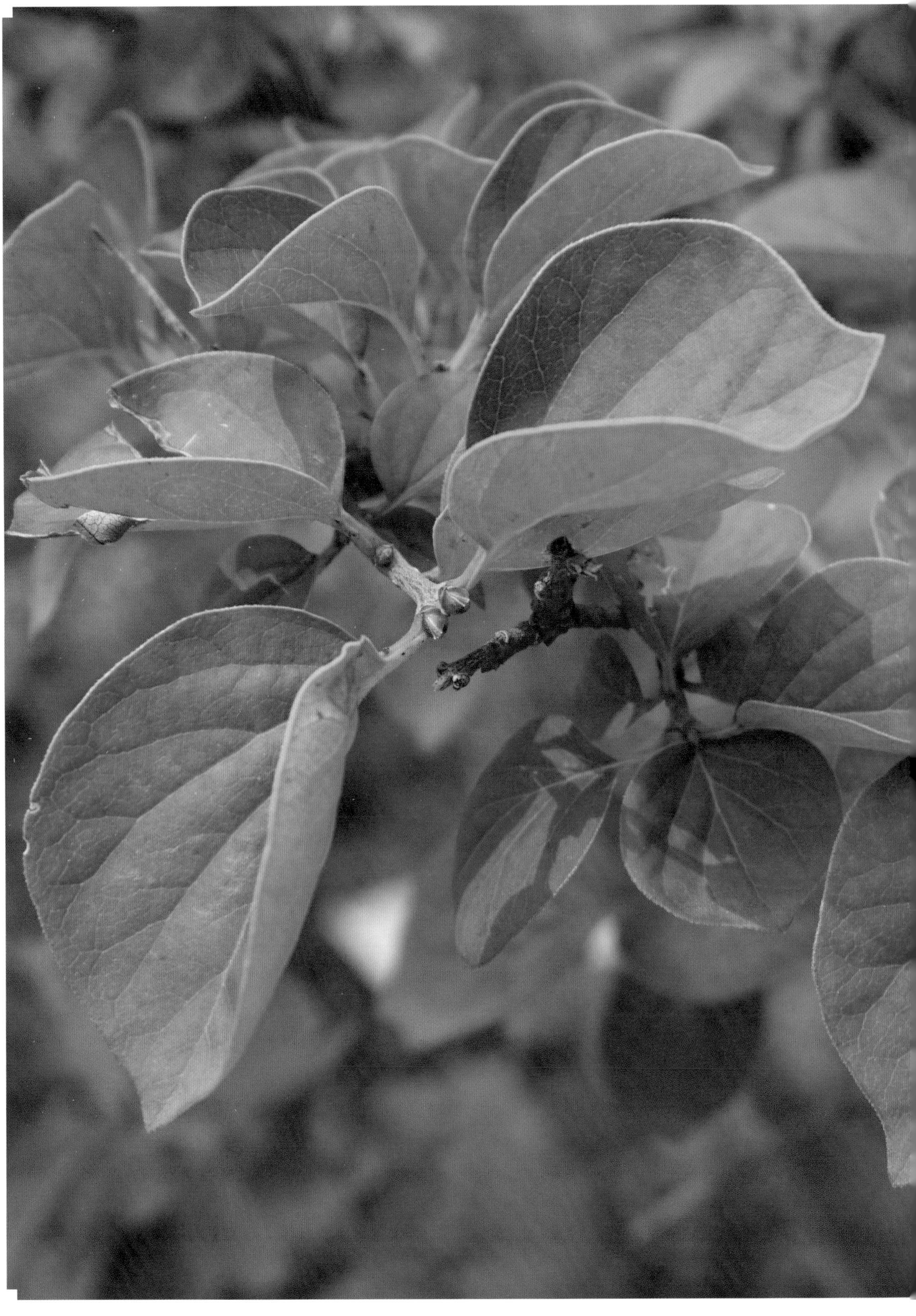

丁香

【维药名】开兰甫尔。

【别　名】公丁香、丁子香、母丁香。

【来　源】本品为桃金娘科植物丁香 *Eugenia caryophyllata* Thunb. 的干燥花蕾。

【性味归经】辛，温。归脾、胃、肾经。

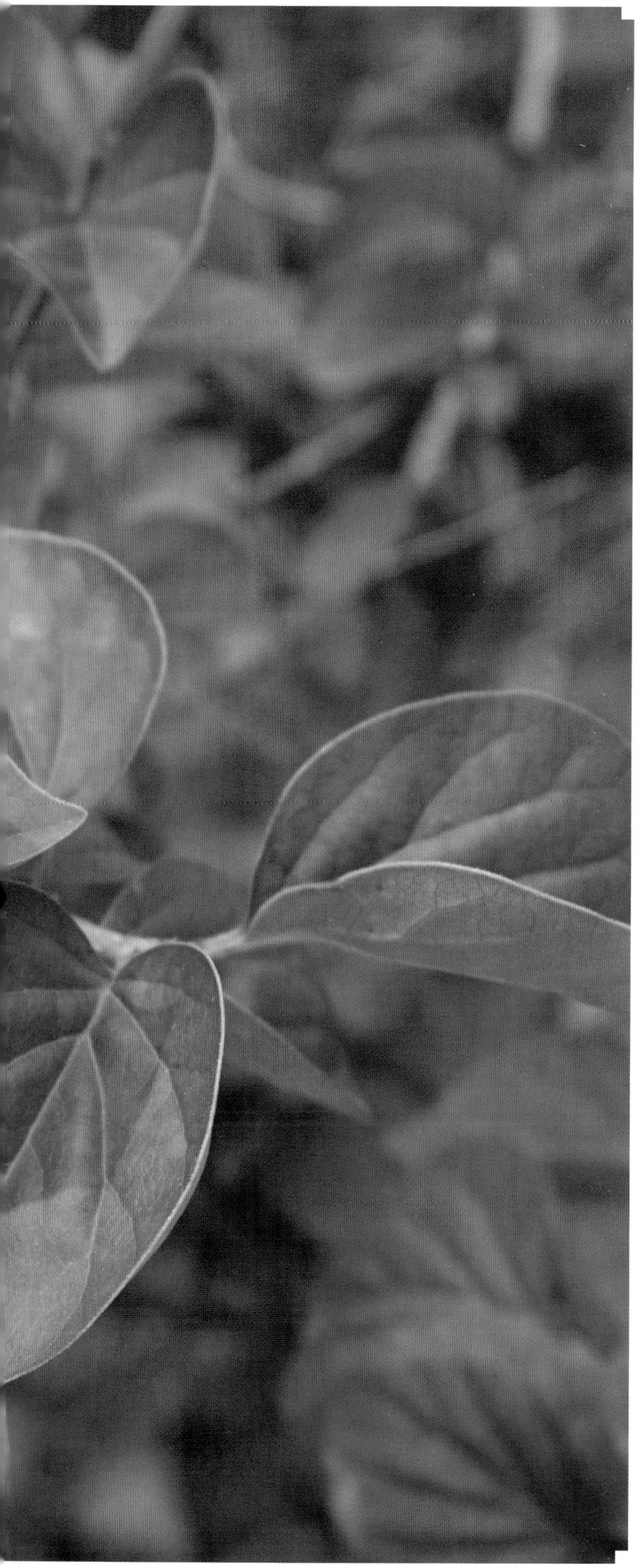

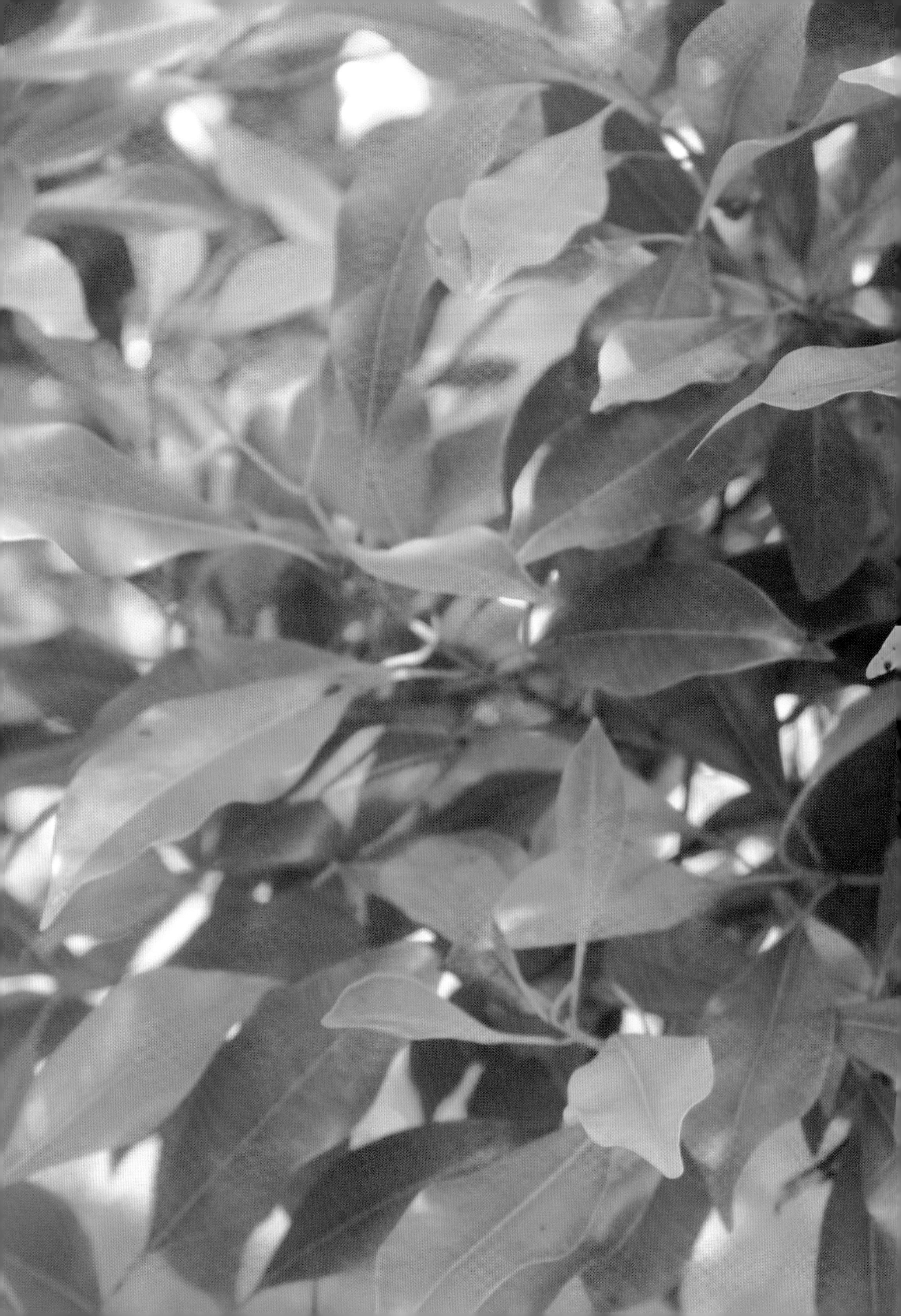

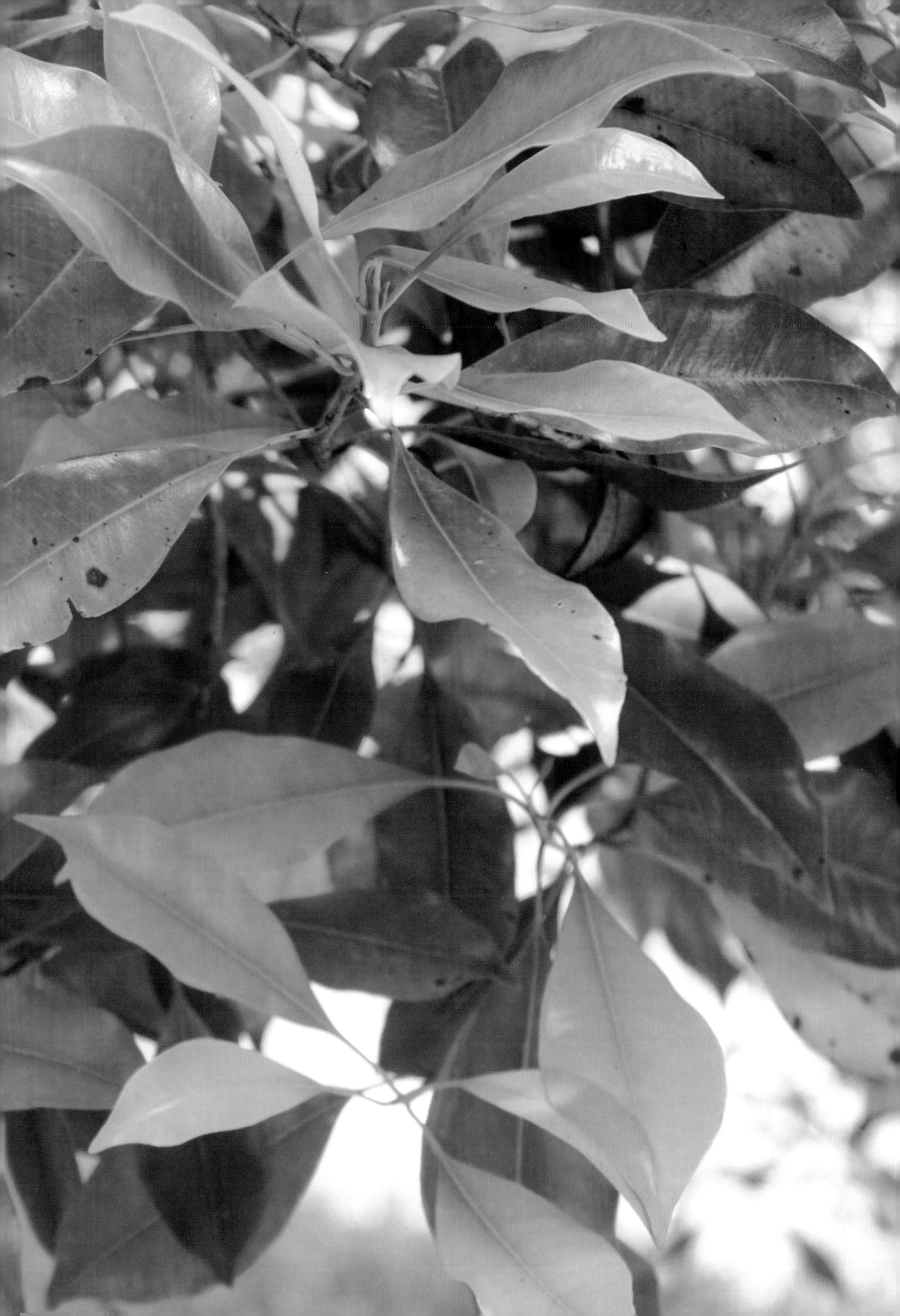

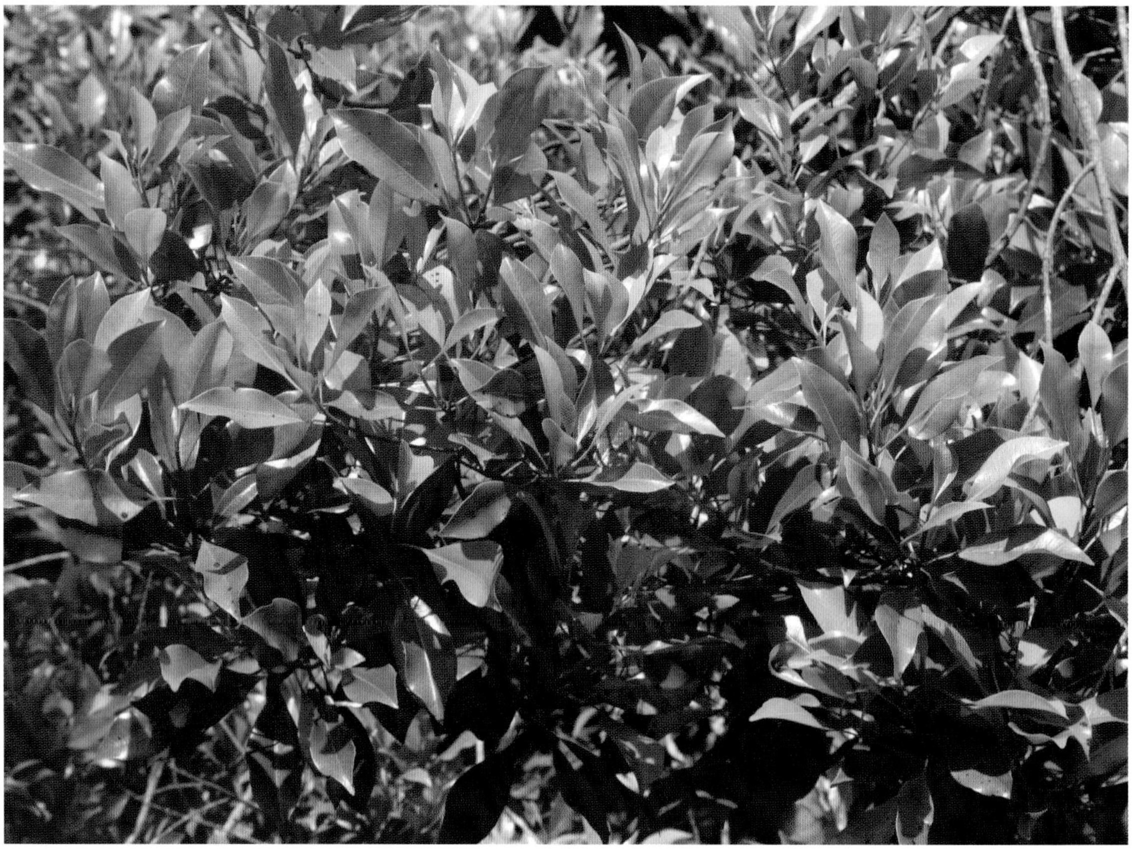

丁香

识别特征

常绿乔木，高达 12 m。单叶对生，革质，卵状长椭圆形至披针形，长 5 ~ 12 cm，宽 2.5 ~ 5.0 cm，先端尖，全缘，基部狭窄，侧脉平行状，具多数透明小油点。花顶生，复聚伞花序；萼筒先端 4 裂，齿状，肉质。花瓣紫红色，短管状，具 4 裂片，雄蕊多数，成 4 束与萼片互生，花丝丝状；雄蕊 1 枚，子房下位，2 室，具多数胚珠，花柱锥状，细长。浆果椭圆形，长 2.5 cm，红棕色。顶端有宿萼。稍似鼓槌状，长 1 ~ 2 cm，上端蕾近似球形，下端萼部类圆柱形而略扁，向下渐狭。表面呈红棕色或暗棕色，有颗粒状突起，用指甲刻划时有油渗出。萼片 4，三角形，肥厚，外入，花瓣 4，膜质，黄棕色，覆瓦状抱合呈球形，花瓣内有多数向内弯曲的雄蕊。质坚而重，入水则萼管垂直下沉。香气浓郁，味辛辣，后有微麻舌感。花期 3—6 月，果期 6—9 月。

生境分布

生长于路边、草坪或向阳坡地或与其他花木搭配栽植在林缘。主要分布于坦桑尼亚、马来西亚、印度尼西亚，我国海南省也有栽培。

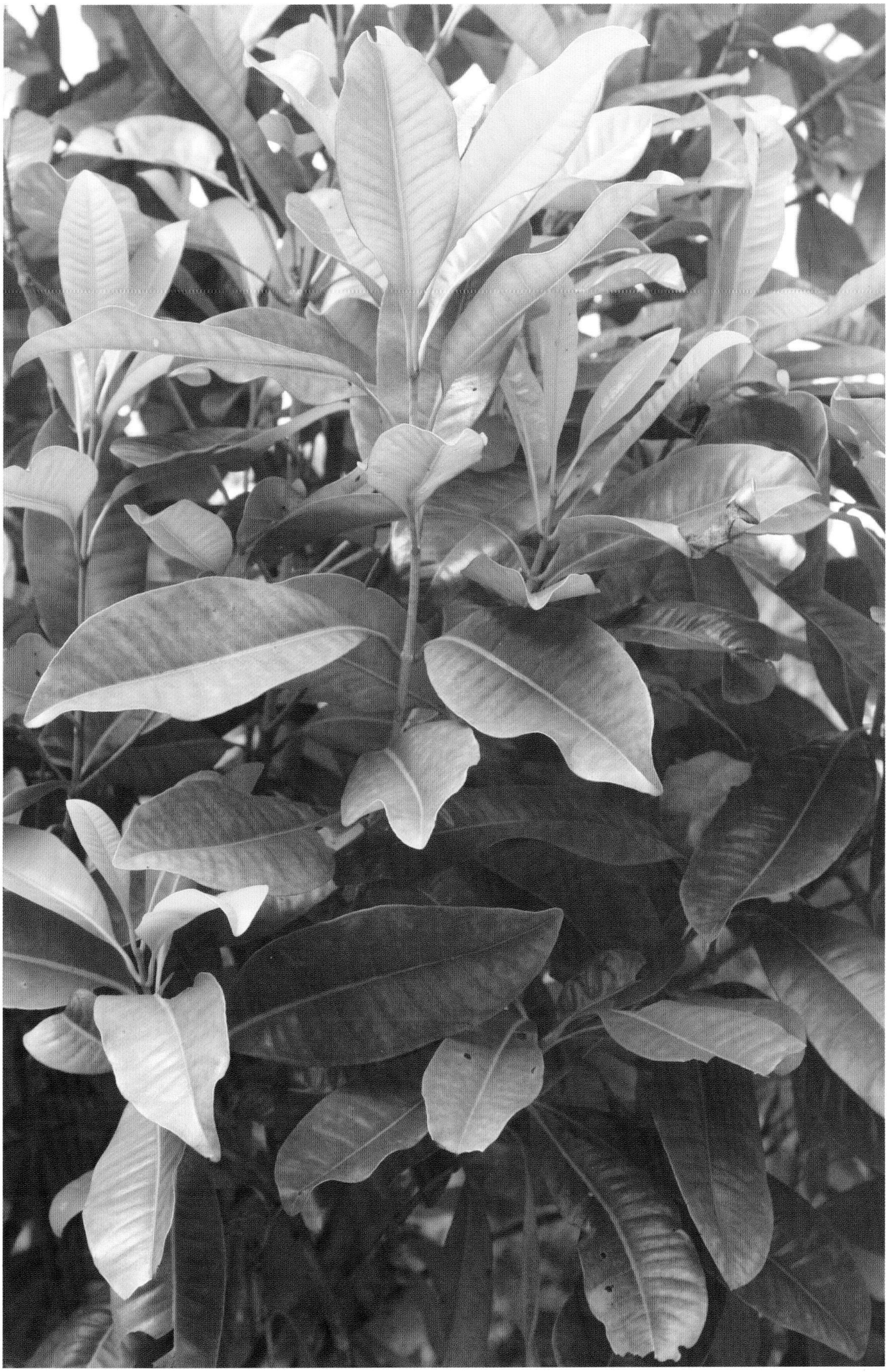

丁香

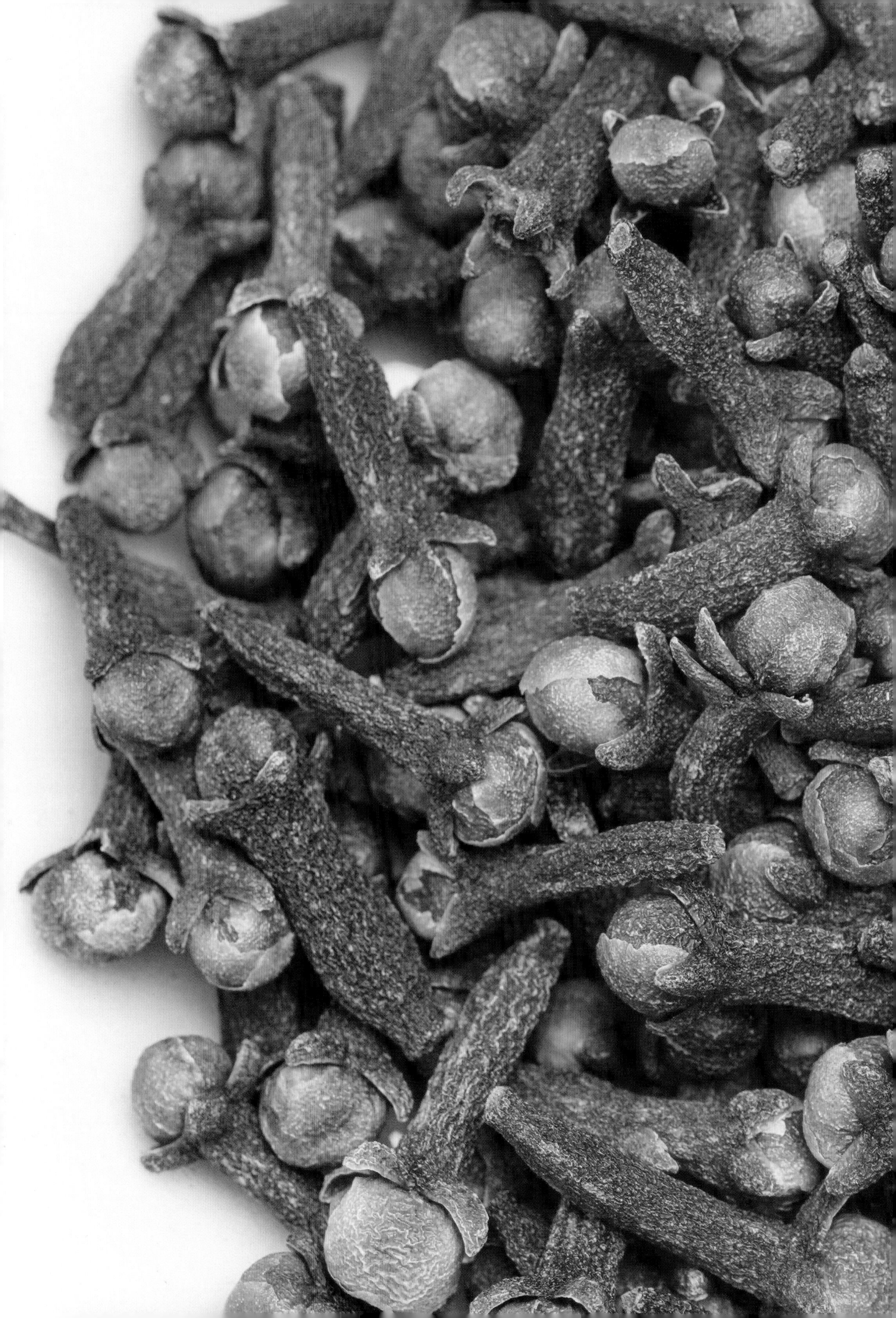

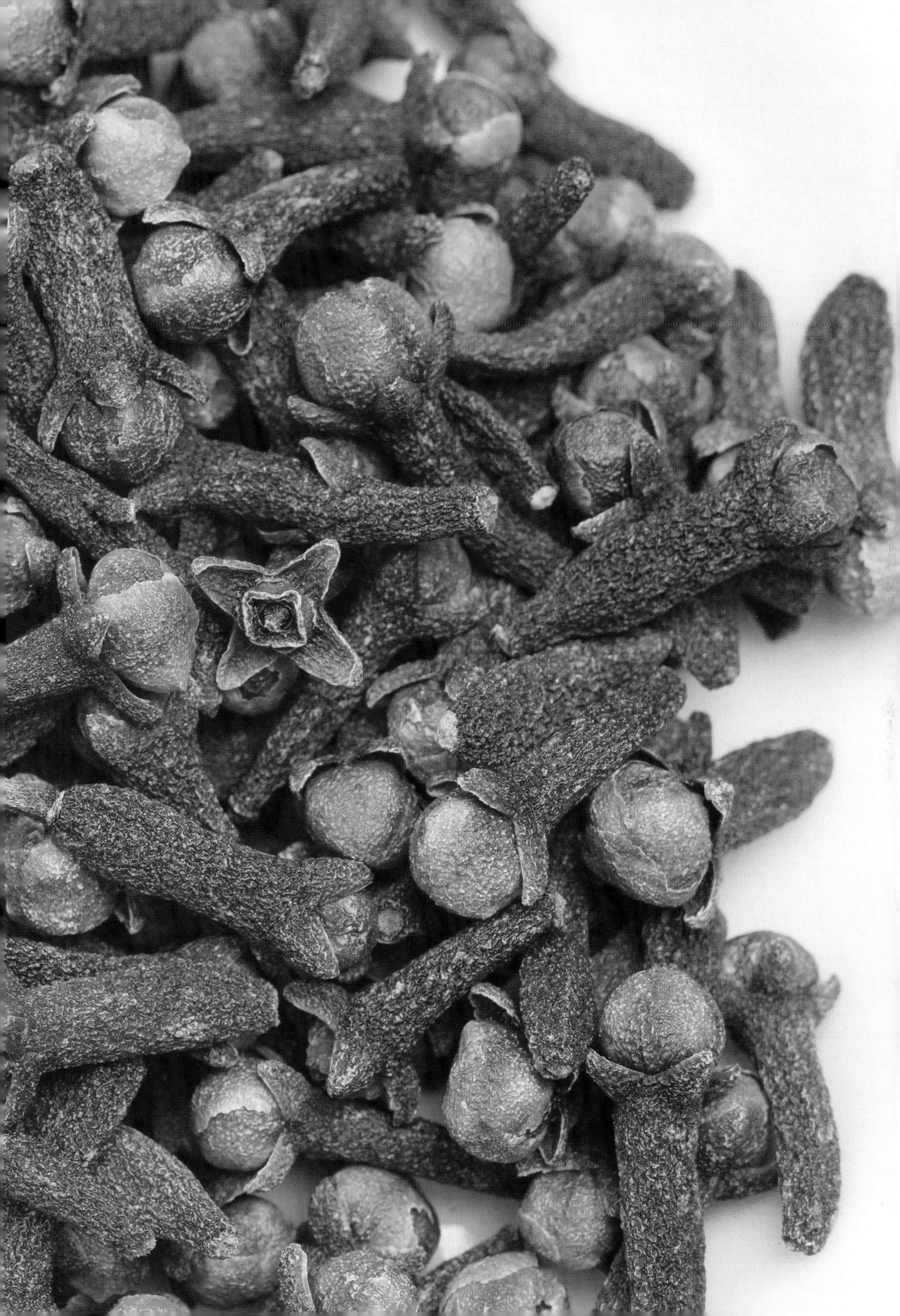

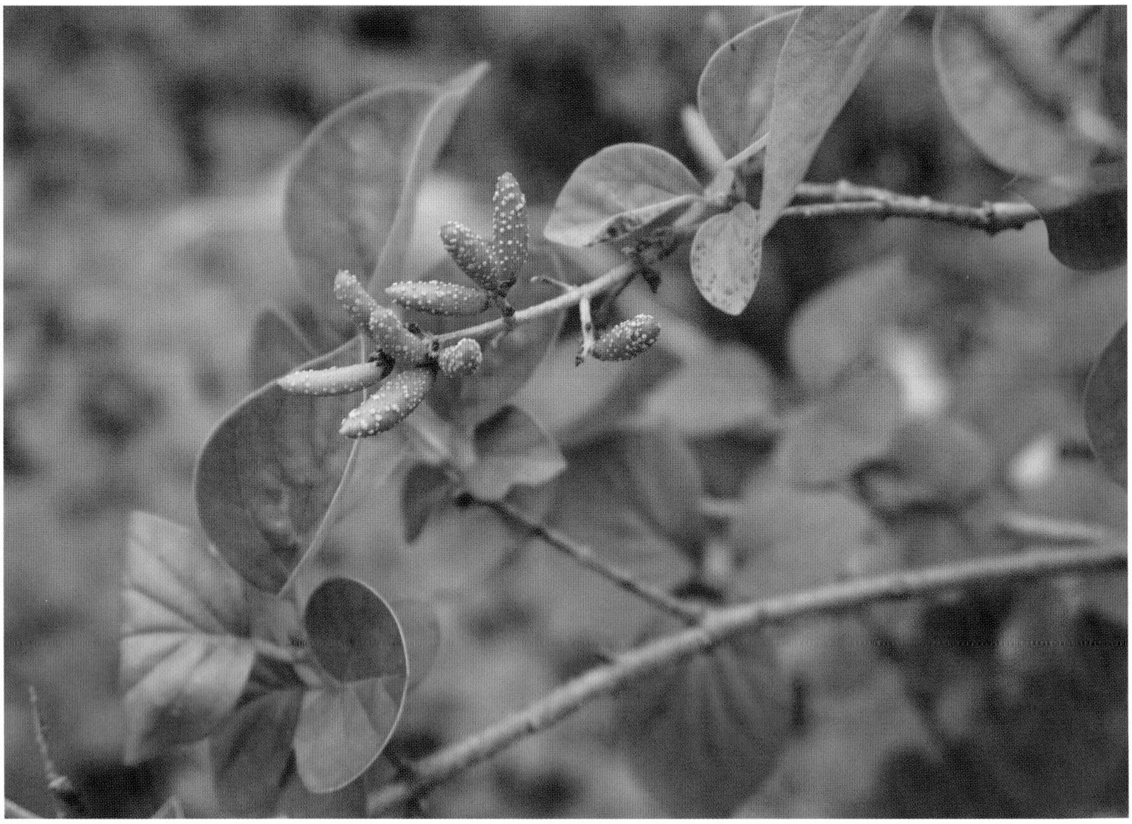

丁香

采收加工

9月至翌年3月，花蕾由绿转红时采收，晒干。

药材鉴别

本品略呈研棒状。花冠近圆球形，花瓣棕褐色或褐黄色。萼筒类圆柱状而略扁，有的稍弯曲，向下渐狭，微具棱，红棕色或棕褐色，表面有颗粒状突起，用指甲刻划时有油渗出。质坚实，富油性。

功效主治

温中降逆，散寒止痛，温肾助阳。本品辛散温通，归脾、胃经，温中焦降胃气，寒凝散而疼痛止；归肾经，温下焦而助肾阳，故有此效。

药理作用

本品内服能促进胃液分泌，增强消化力，减轻恶心呕吐，缓解腹部胀气，为芳香健胃剂。丁香油酚有局部麻醉止痛作用。其水或醇提取液对猪蛔虫有麻醉和杀灭作用。其煎剂对葡萄球菌、链球菌、白喉棒状杆菌、大肠埃希菌、志贺菌属、伤寒沙门菌等均有抑制作用。丁香油及丁香油酚对致病性真菌有抑制作用。在体外，丁香对流行性感冒病毒 PR6 株有抑制作用。

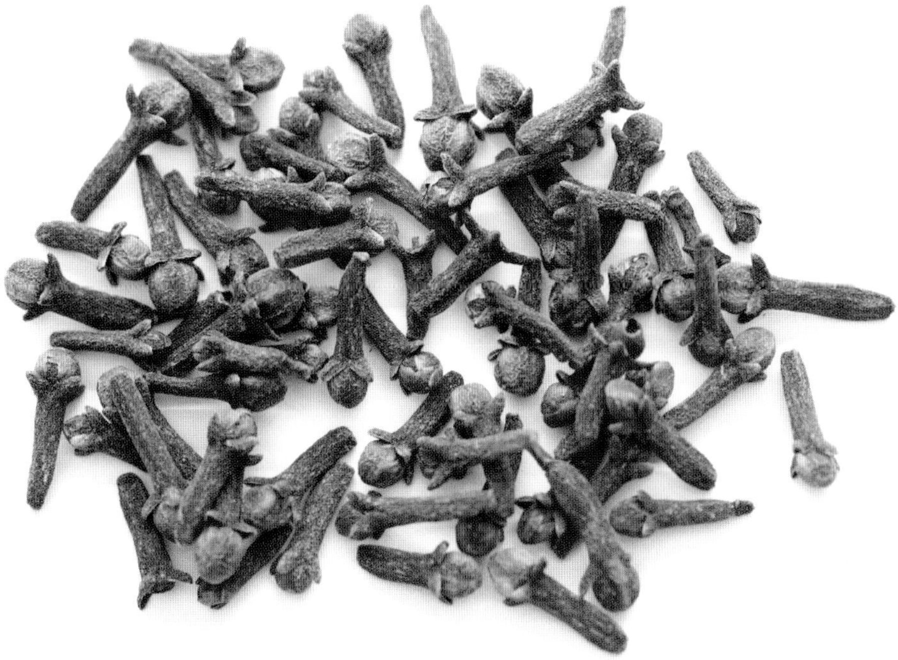

丁香饮片

用法用量

内服：1.5 ~ 6.0 g，煎服；或入丸、散。

民族药方

1．慢性胃炎呕吐 丁香、柿蒂各 3 g，党参 12 g，生姜 6 g。水煎服。

2．头痛 公丁香 3 粒，细辛 0.9 g，瓜蒂 7 个，赤小豆 7 粒，冰片 0.2 g，麝香 0.1 g。共为细末，取黄豆大药末放入患侧鼻腔。

3．牙痛 丁香、厚朴各 4 g，薄荷 2 g。用开水浸泡 15 分钟，滤去药渣后含漱。

4．幼儿腹泻 丁香 30 g，荜茇 10 g，胡椒、肉桂、吴茱萸各 5 g，车前子（炒）20 g。诸药共研极细末，用时取药末 100 ~ 300 mg，置入脐窝内，脐突者以食指轻按使之陷下后再放药，并以胶布固定，1 ~ 2 日换药 1 次，患脐炎或皮肤过敏者忌用。

5．足癣 丁香 15 g，苦参、大黄、明矾、地肤子各 30 g，黄柏、地榆各 20 g。煎水外洗，每日 1 剂，每剂煎 2 次，每剂可洗 5 ~ 6 次，每次洗 15 分钟。

6．口腔溃疡 丁香 9 ~ 15 g。打碎，放入杯或小瓶中，用冷开水浸过药面，约经 4 小时后，成棕色药液，将此药液涂于口腔溃疡表面，每日 6 ~ 8 次。

使用注意

畏郁金。

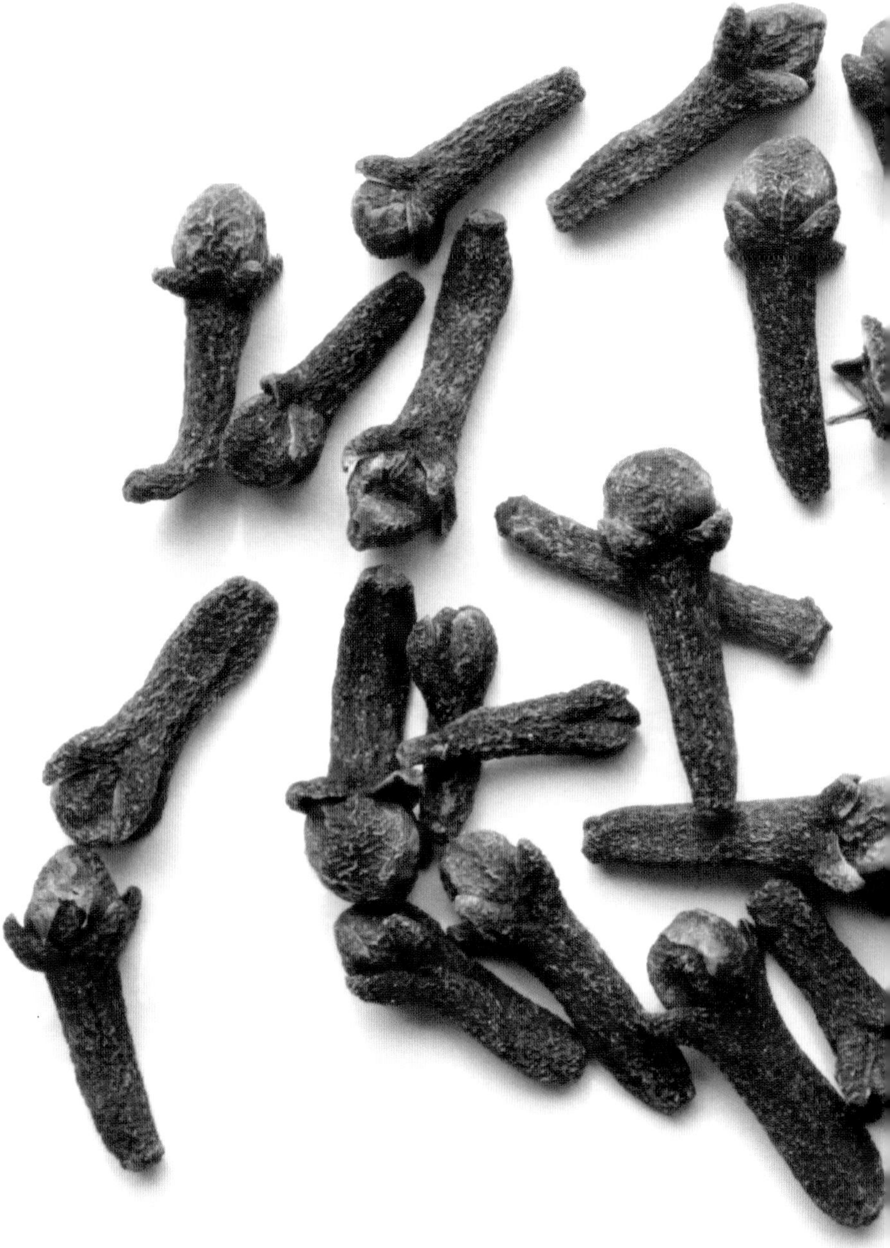

丁香

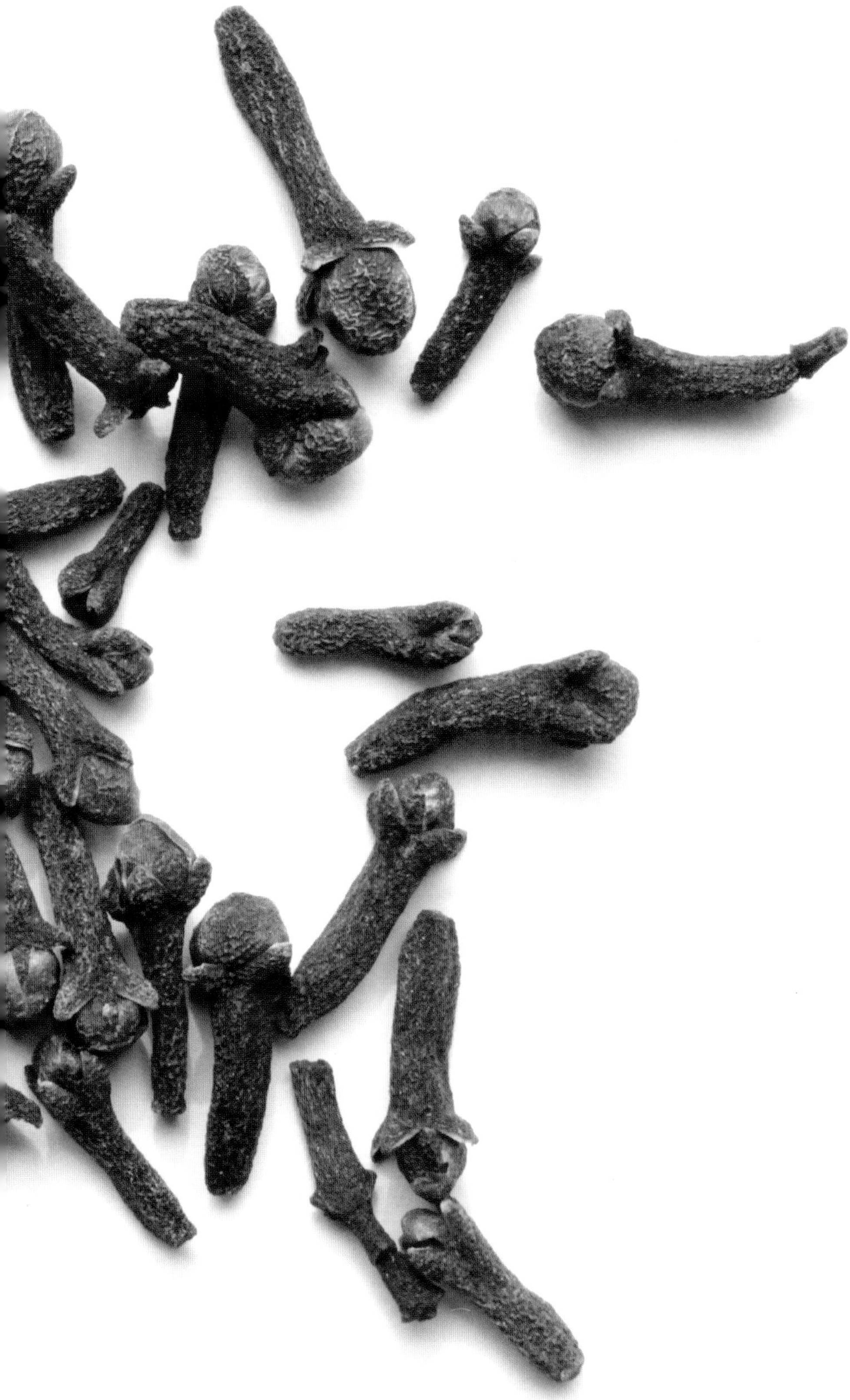

丁香饮片

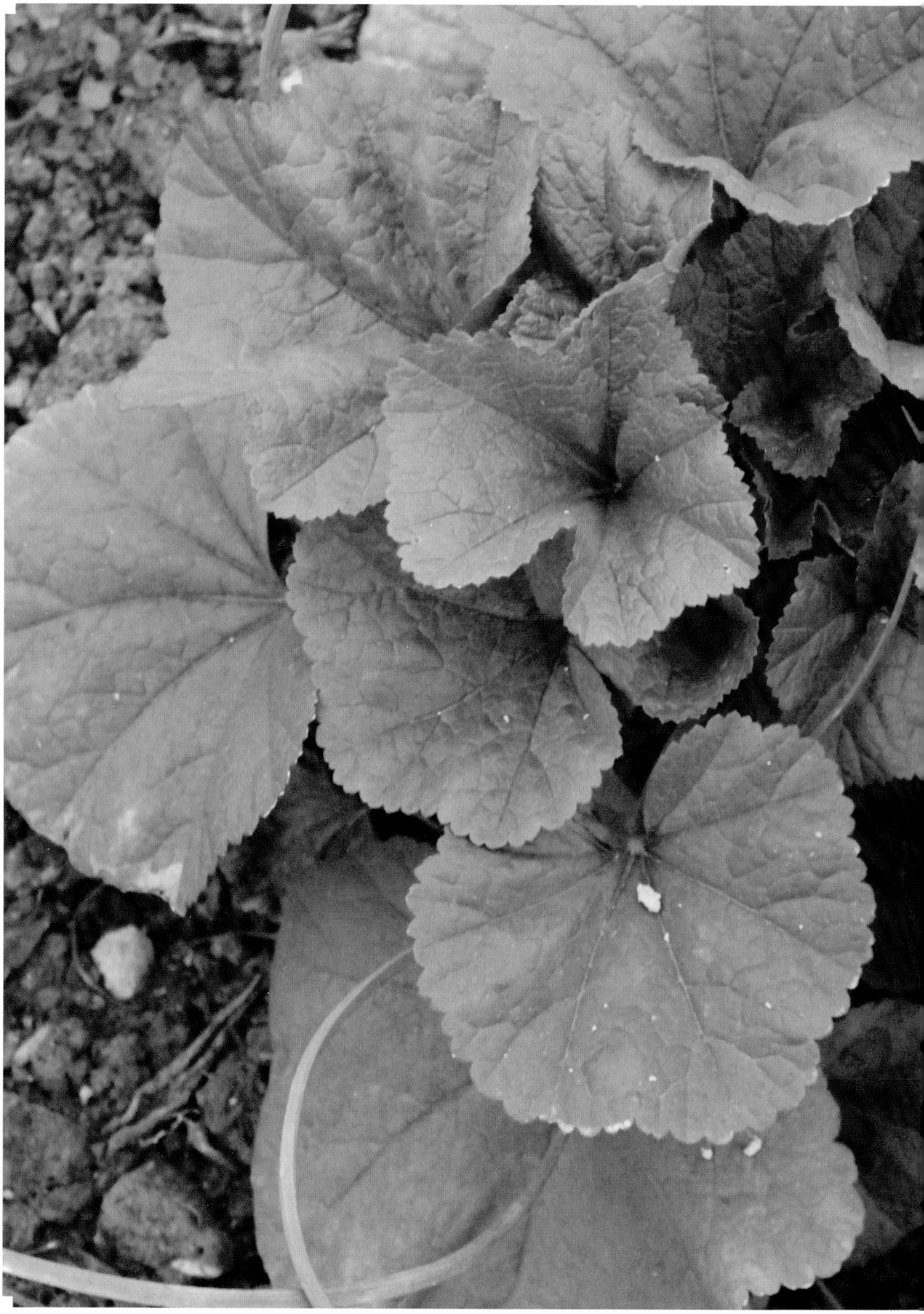

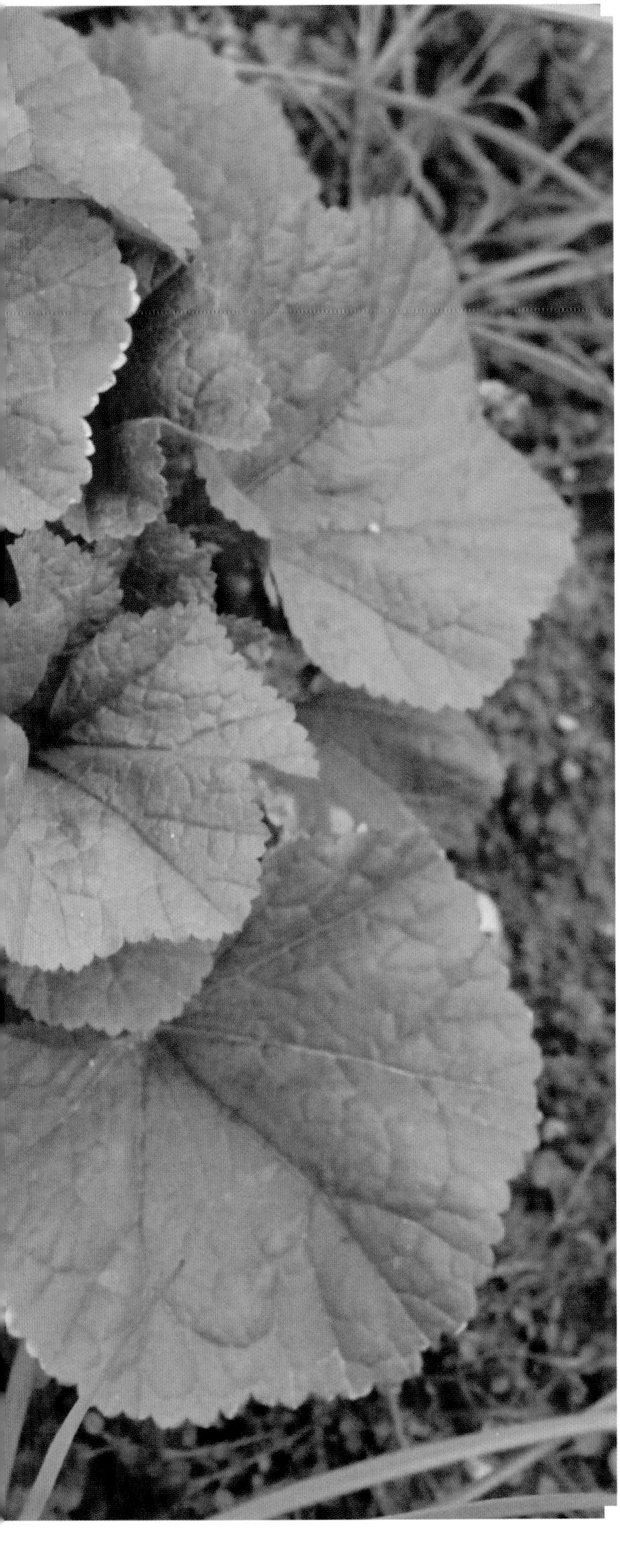

冬葵子

【维药名】胡巴孜。

【别　名】葵子、葵菜子。

【来　源】本品为锦葵科一年生草本植物冬葵 *Malva verticillata* L. 的干燥成熟种子。

【性味归经】甘，寒。归大肠、小肠、膀胱经。

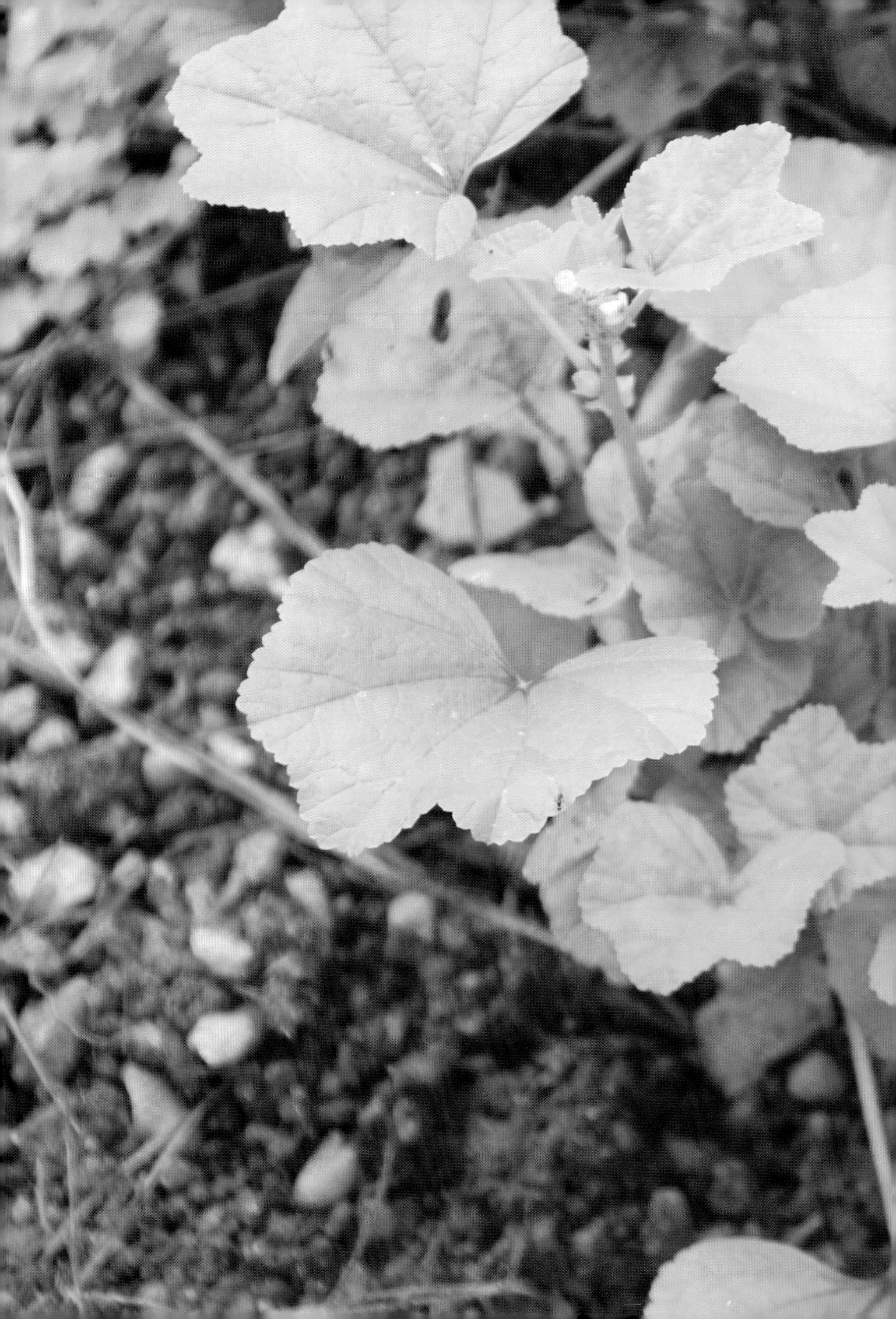

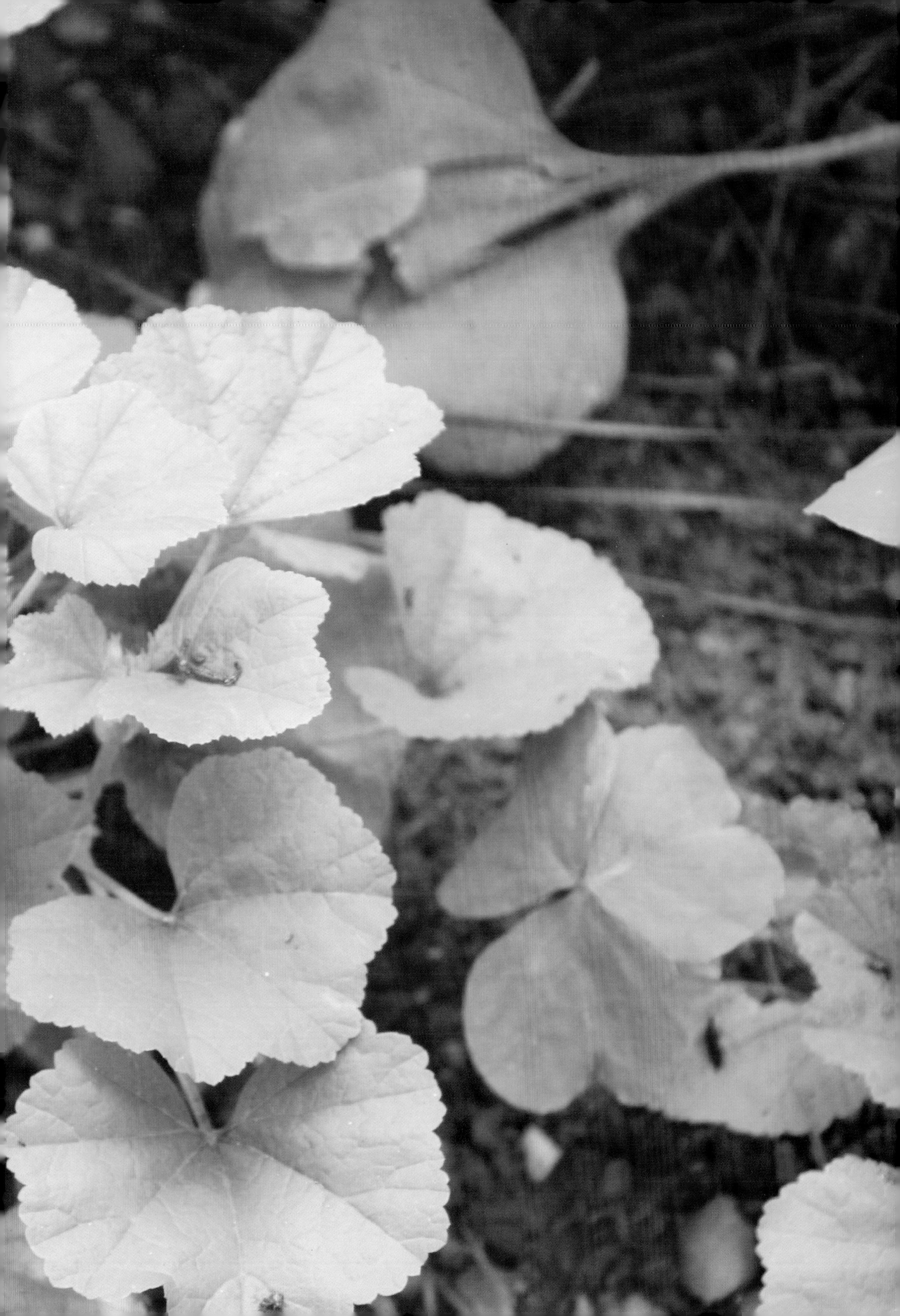

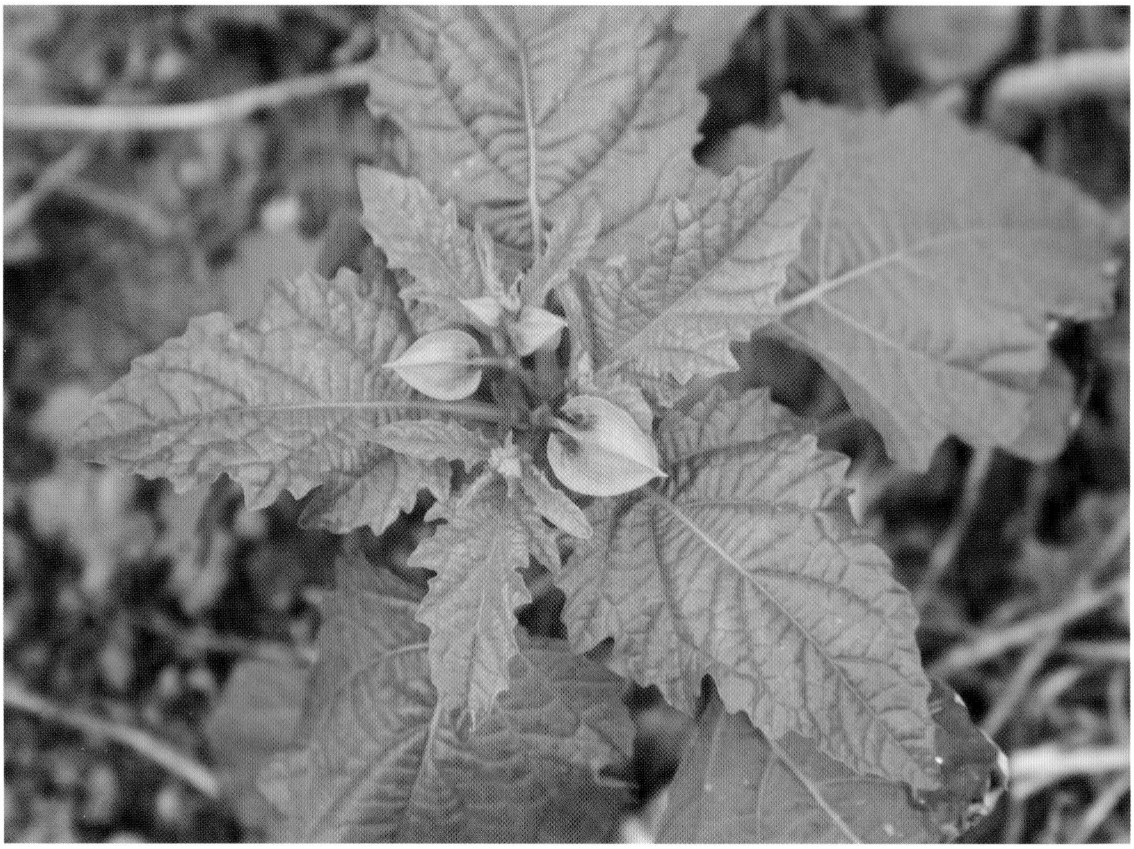

冬葵

识别特征

一年生草本，高 30 ~ 90 cm。茎直立，被疏毛或几乎无毛。叶互生；掌状 5 ~ 7 浅裂，圆肾形或近圆形，基部心形，边缘具钝锯齿，掌状 5 ~ 7 脉，有长柄。花小，丛生于叶腋，淡红色，小苞片 3，广线形；萼 5 裂，裂片广三角形；花冠 5 瓣，倒卵形，先端凹入；雄蕊多数，花丝合生；子房 10 ~ 12 室，每室有 1 个胚珠。果实扁圆形，由 10 ~ 12 心皮组成，果熟时各心皮彼此分离，且与中轴脱离，心皮无毛，淡棕色。花期 6—9 月。

生境分布

生长于平原、山野等处，多为栽培。全国各地均有产。

采收加工

夏、秋二季种子成熟时采收。除去杂质，阴干。

药材鉴别

本品呈肾形。中央凹陷，两端凸起。表面灰褐色。质坚。破开外壳，内有黄白色种仁，富有油性。气微，味涩。

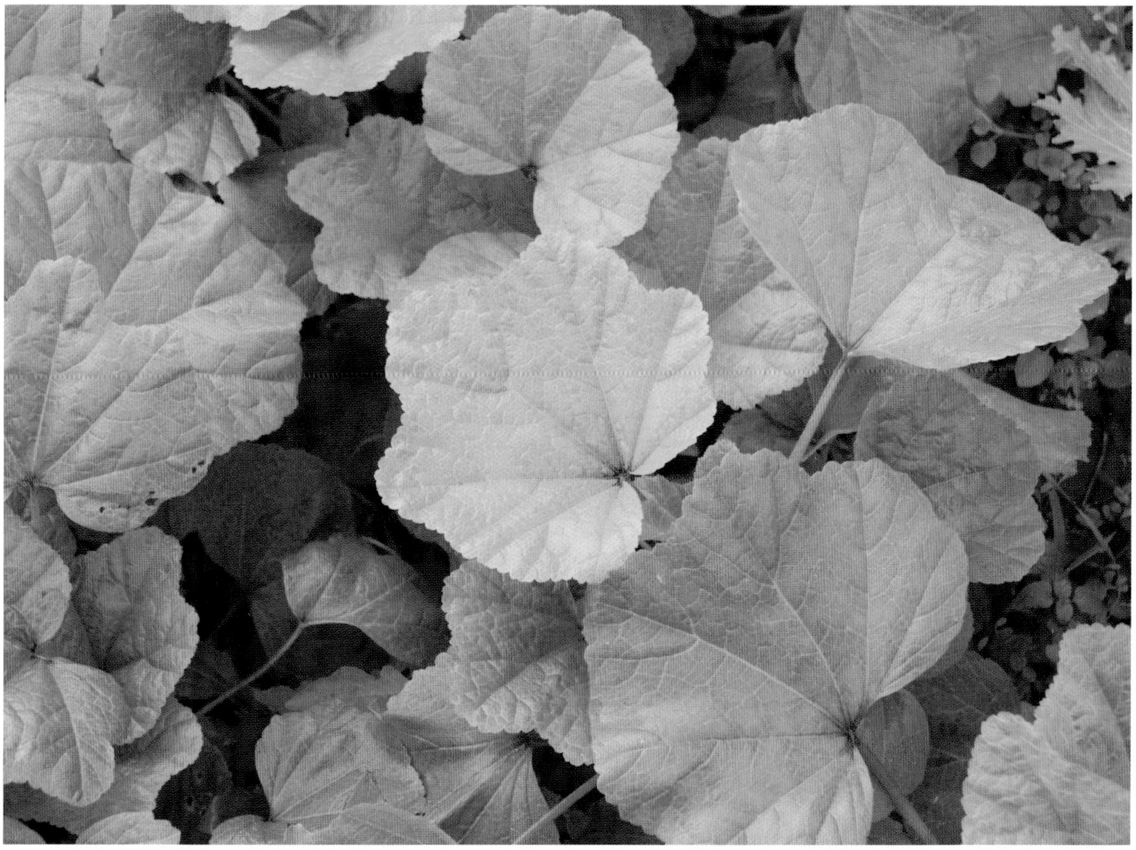
冬葵

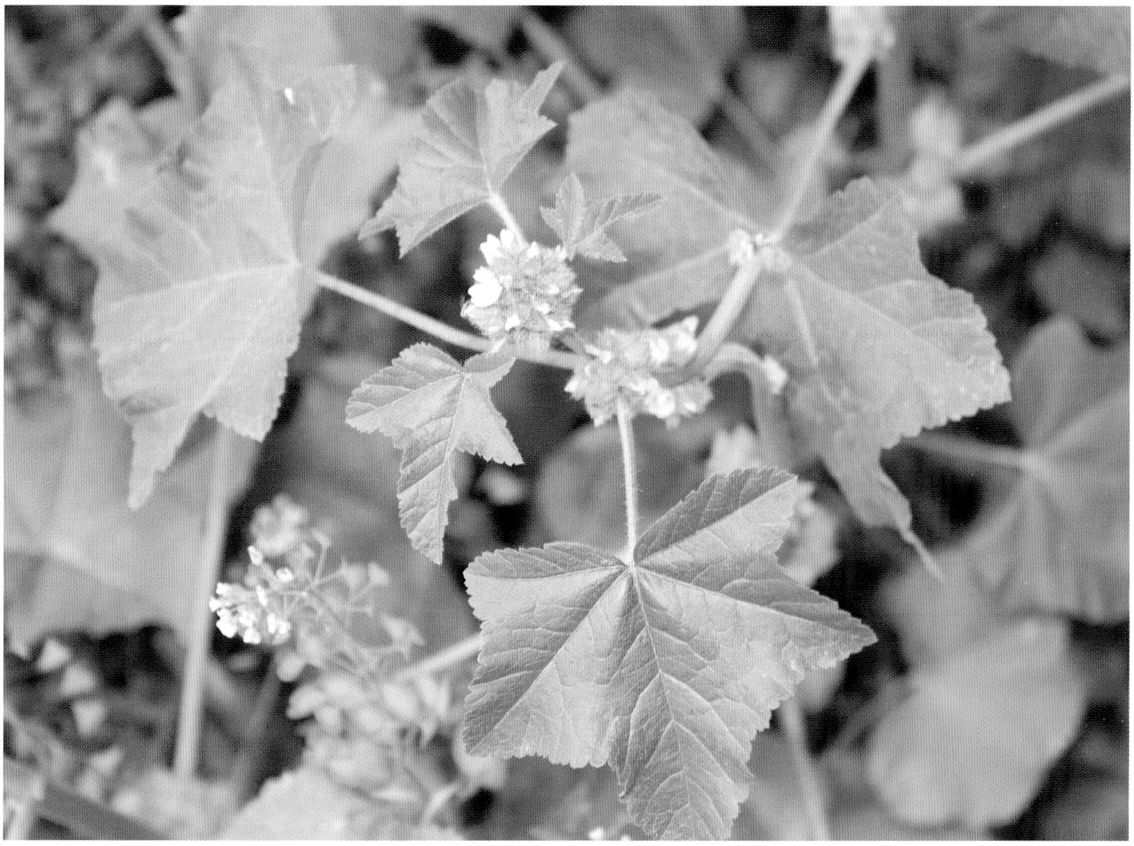
冬葵

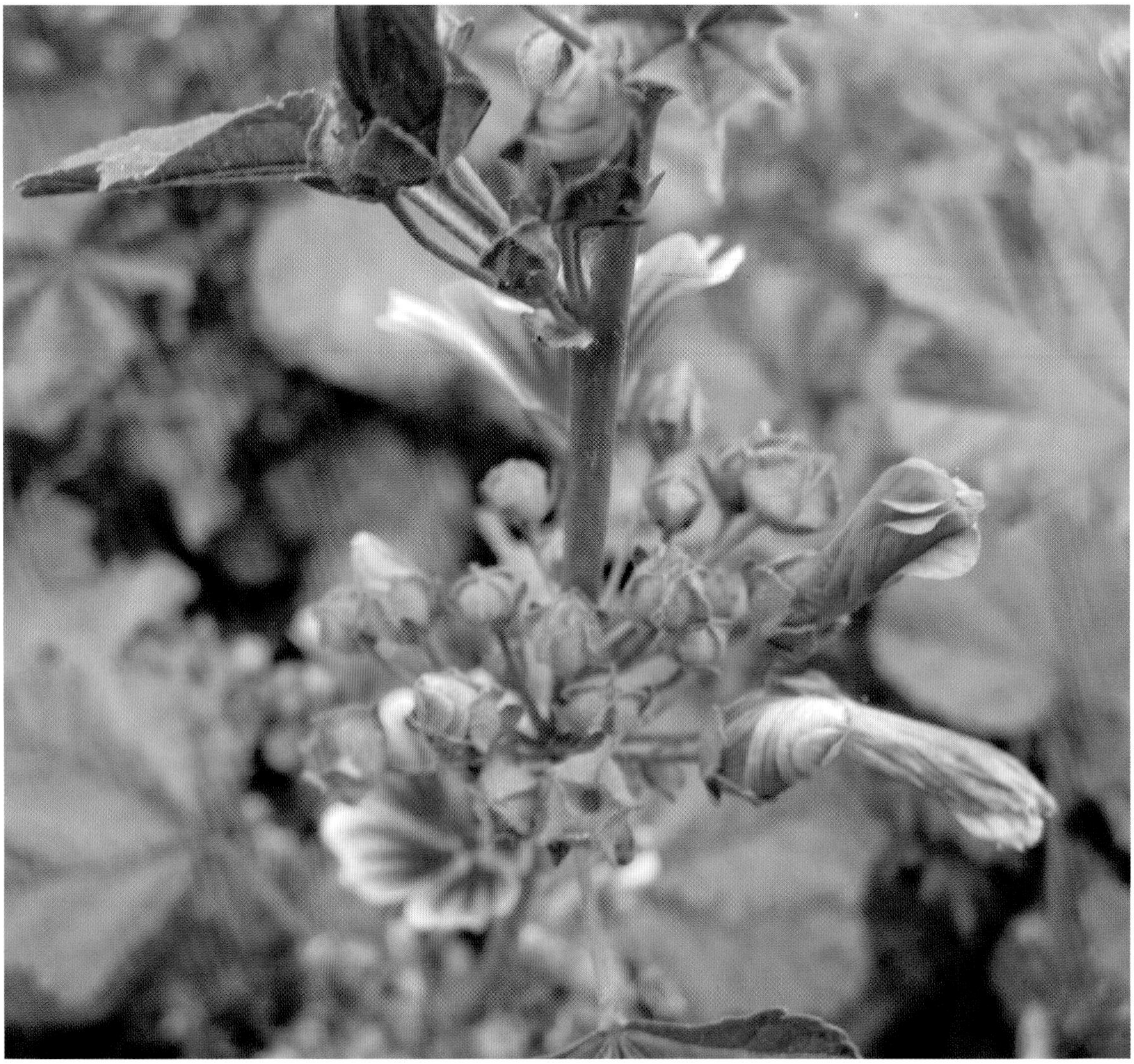

冬葵

功效主治

本品甘寒滑利，能通利膀胱、润滑肠道、疏通乳络，故有利水通淋、下乳润肠之功。

药理作用

有降血糖和抗补体活性作用。

用法用量

内服：10 ~ 15 g，煎服。

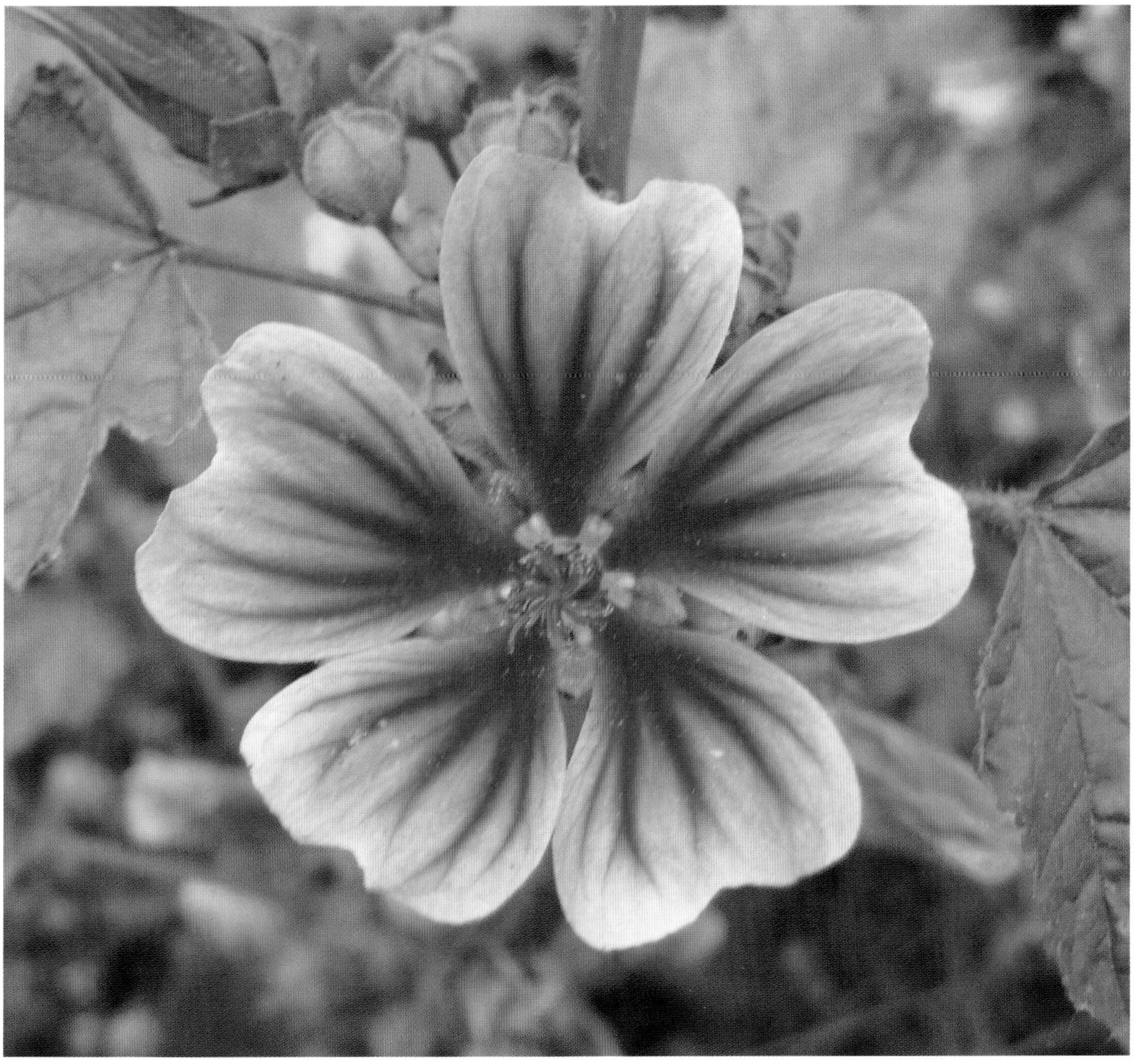

冬葵

民族药方

1. 泌尿系结石 冬葵子、当归、王不留行、陈皮、石韦、滑石各 15 g。水煎服。

2. 乳腺炎、乳少（乳腺炎初期、乳汁稀少或排乳困难、乳房肿痛） 冬葵子 30 g。水、酒各半煎服。或以本品配砂仁各等份，研为细末，热酒冲服。

3. 便秘 冬葵子 15 g，薏苡仁 100 g。冬葵子洗净切碎，煮沸 10 ~ 15 分钟后，再放入薏苡仁共煮，熬成粥，空腹服用。

4. 尿路感染，小便不利 冬葵子、泽泻各 15 g，茯苓皮 25 g，车前子 20 g。水煎服。

使用注意

脾虚肠滑者忌用。孕妇慎用。

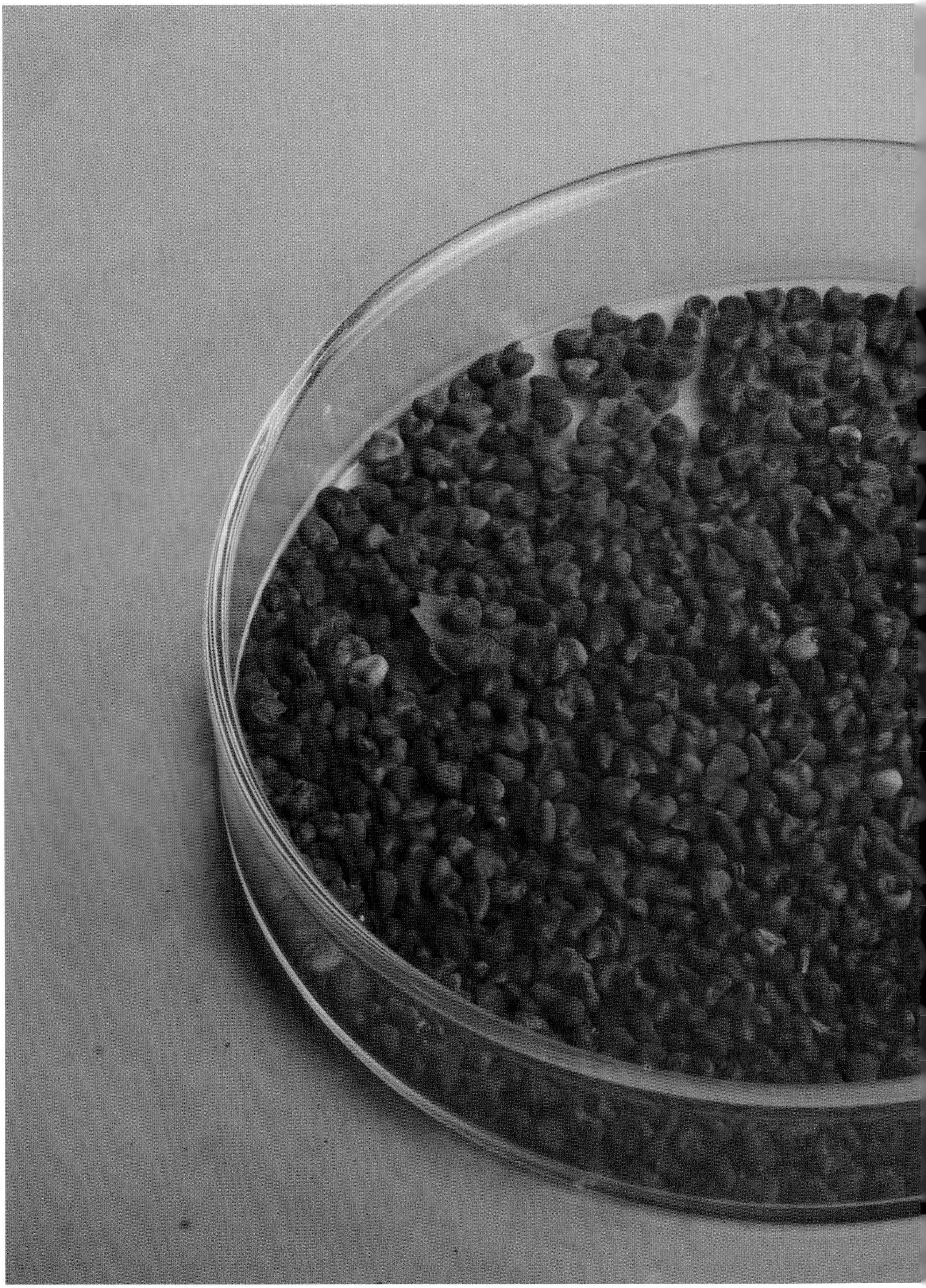

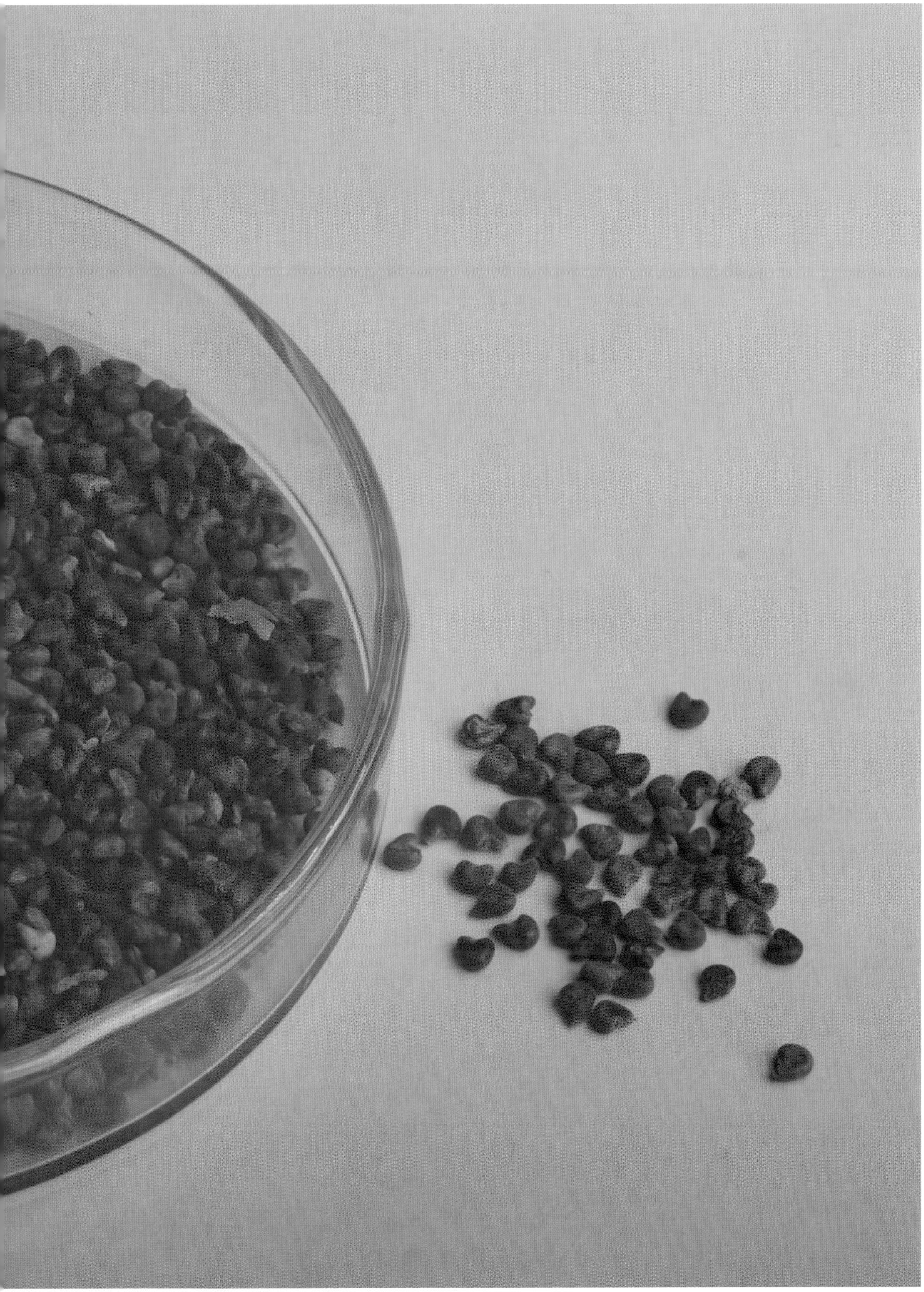

冬葵子饮片

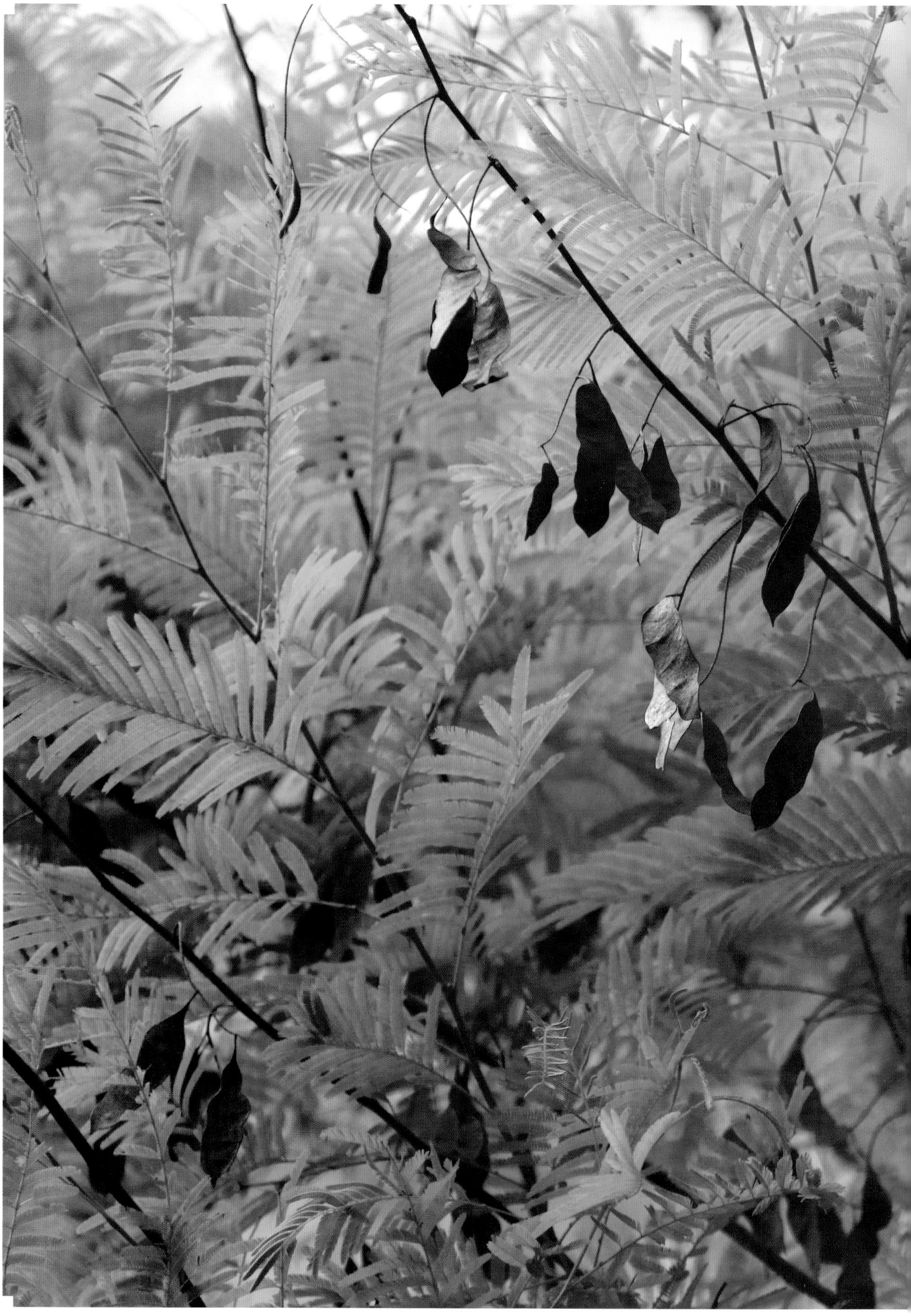

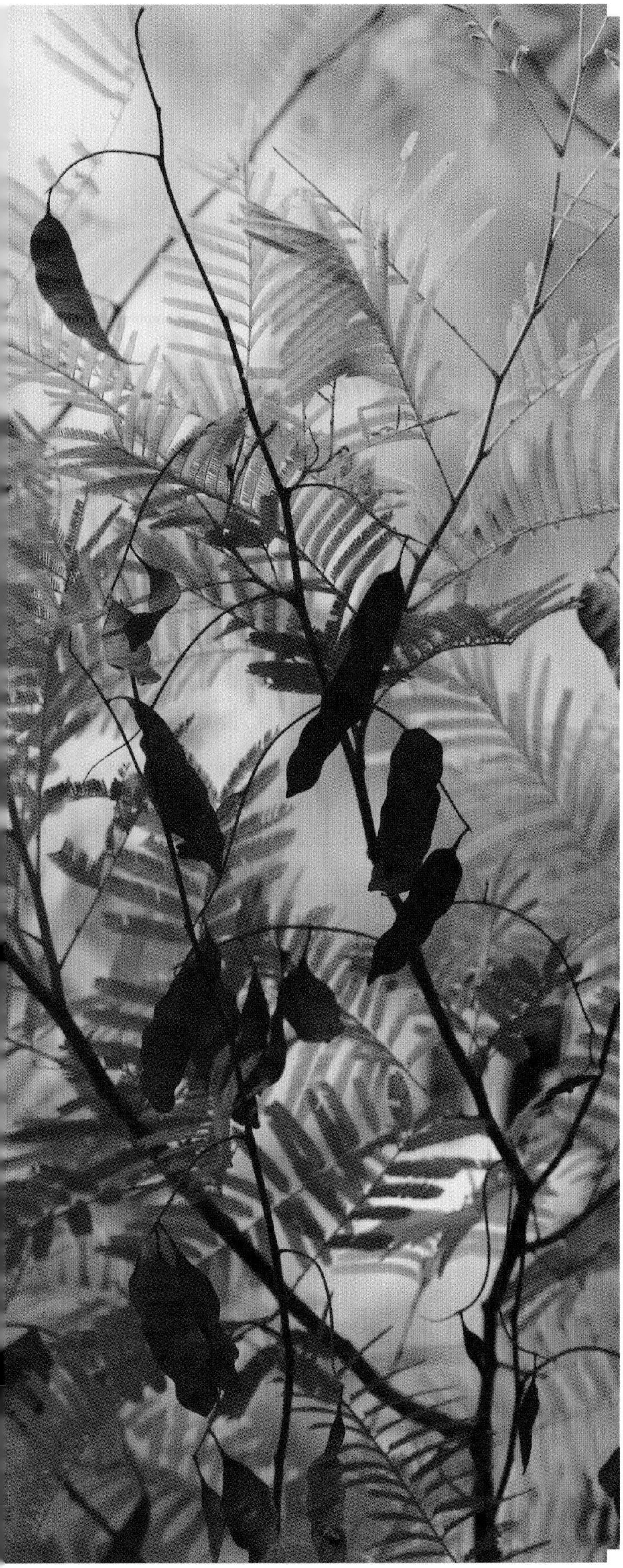

儿茶

【维药名】卡提印地。

【别　名】孩儿茶、乌爹泥。

【来　源】本品为豆科植物儿茶 *Acacia catechu*（L. f.）Willd. 的去皮枝干的干燥煎膏。

【性味归经】苦、涩，微寒。归肺经。

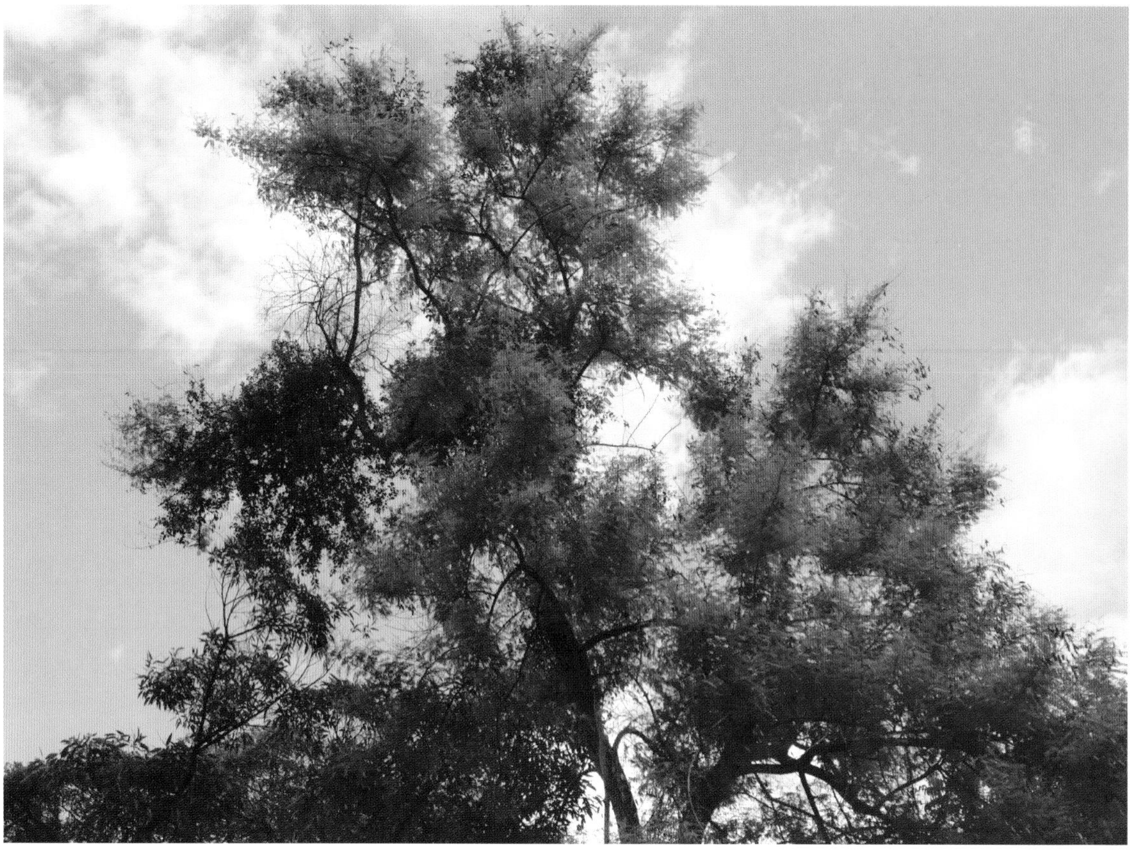

儿茶

识别特征

落叶乔木，皮棕色或灰棕色，常呈条状薄片开裂，不脱落，小枝细，有棘刺。叶为偶数 2 回羽状复叶，互生。总状花序腋生，花黄色或白色。荚果扁而薄，紫褐色，有光泽，有种子 7 ~ 8 枚。花期 8—9 月，果熟期 2—3 月。

生境分布

生长于向阳坡地。分布于云南西双版纳傣族自治州，广西等地也有栽培。

采收加工

儿茶膏：一般在 12 月至翌年 3 月采收儿茶的枝干，剥去外皮，砍成碎片，加水煎熬后，过滤，浓缩成糖浆状，冷却，倾于特制的模型中，干后即成。

药材鉴别

本品为不规则的块状或颗粒状，表面黑褐色，有胶质亮光。有黏性。质地坚或较松。无臭，味苦、涩。

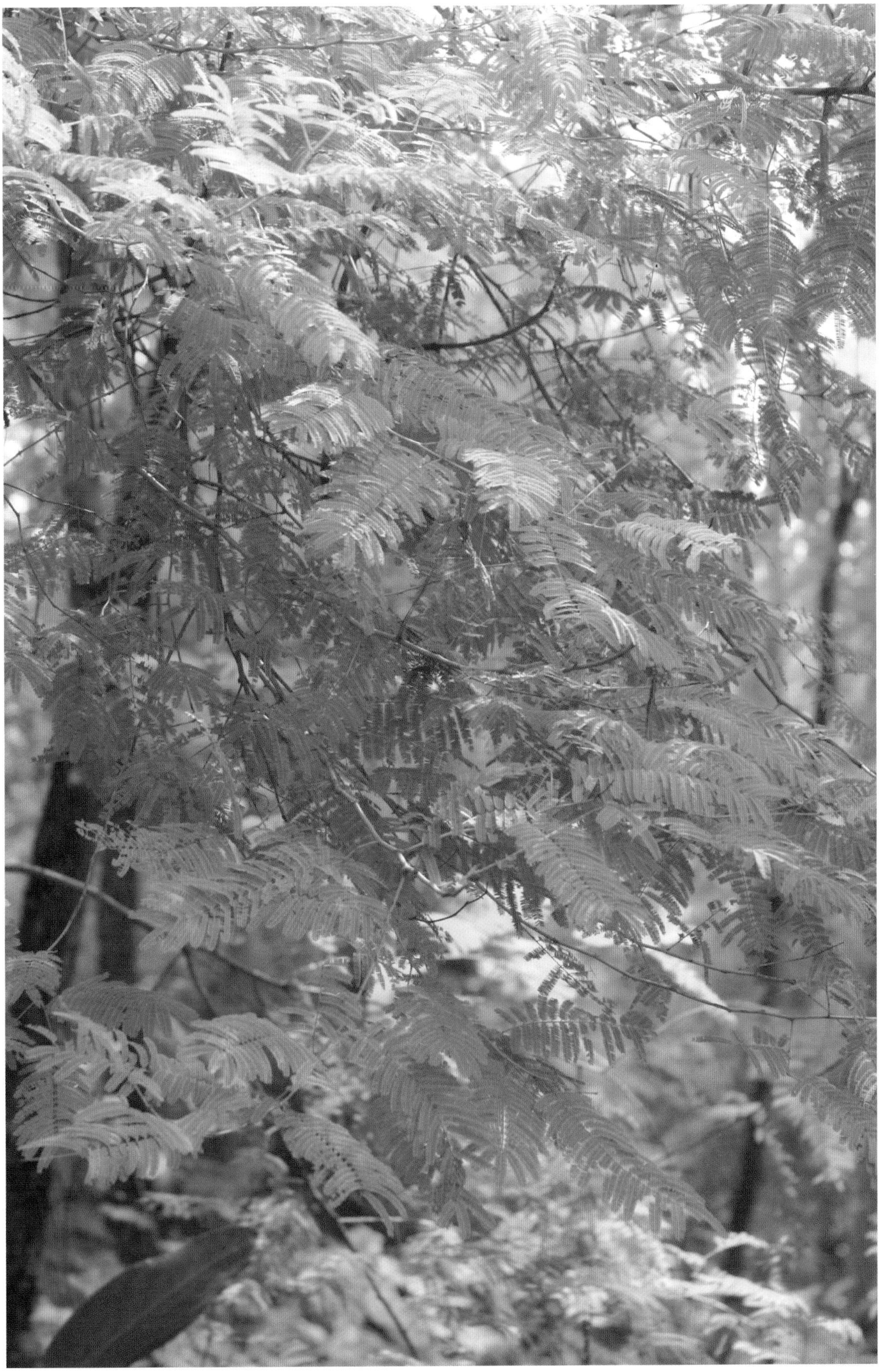

儿茶

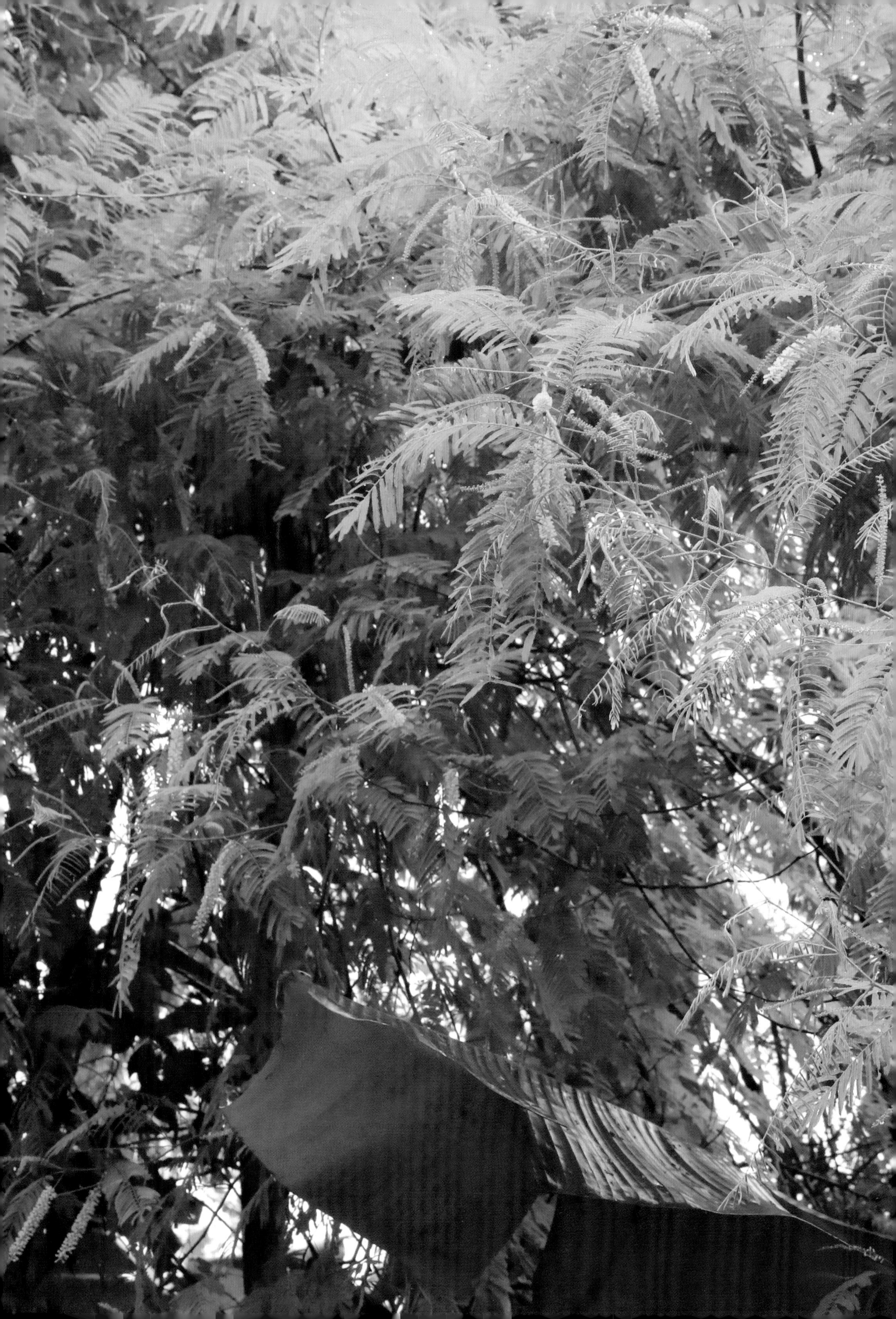

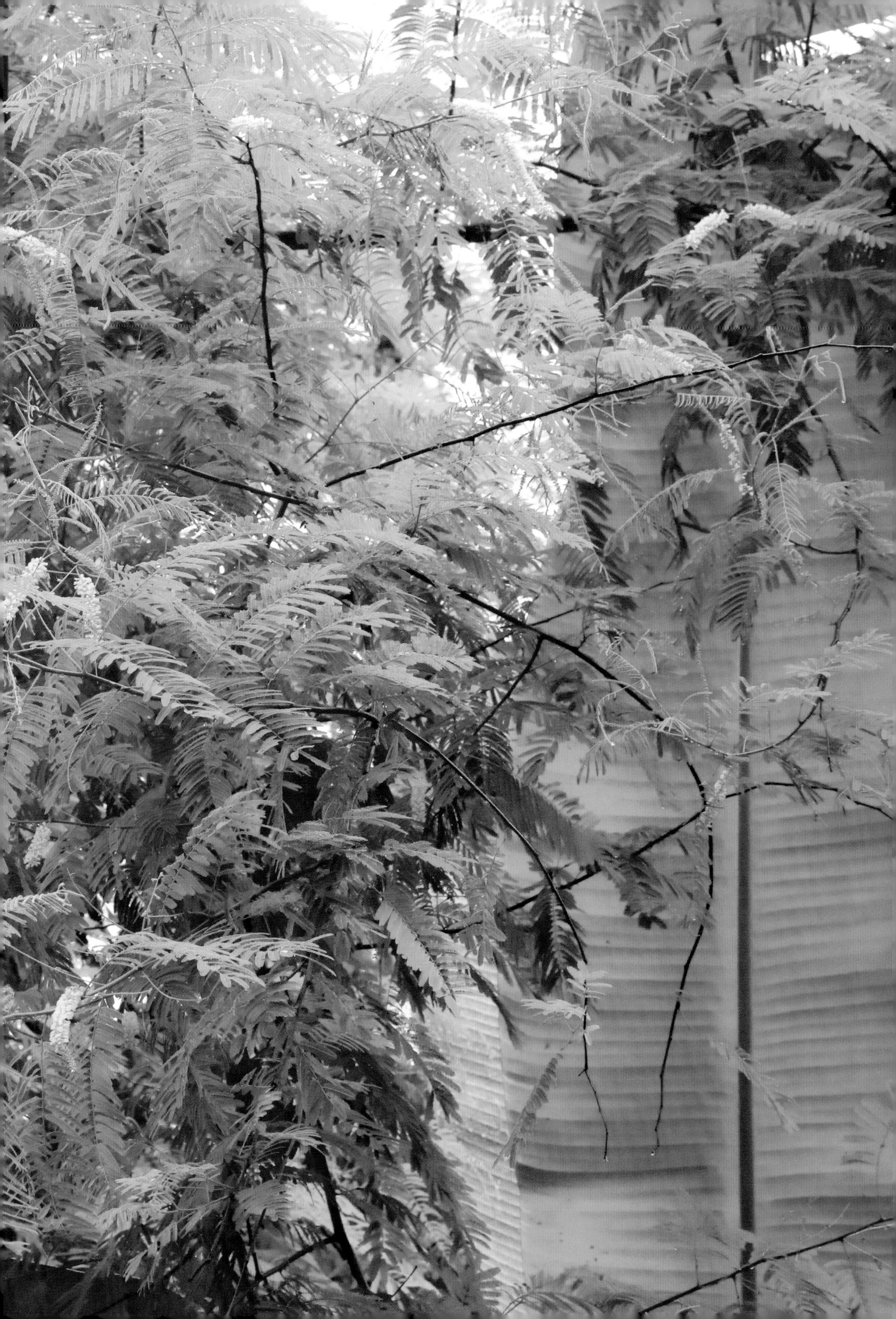

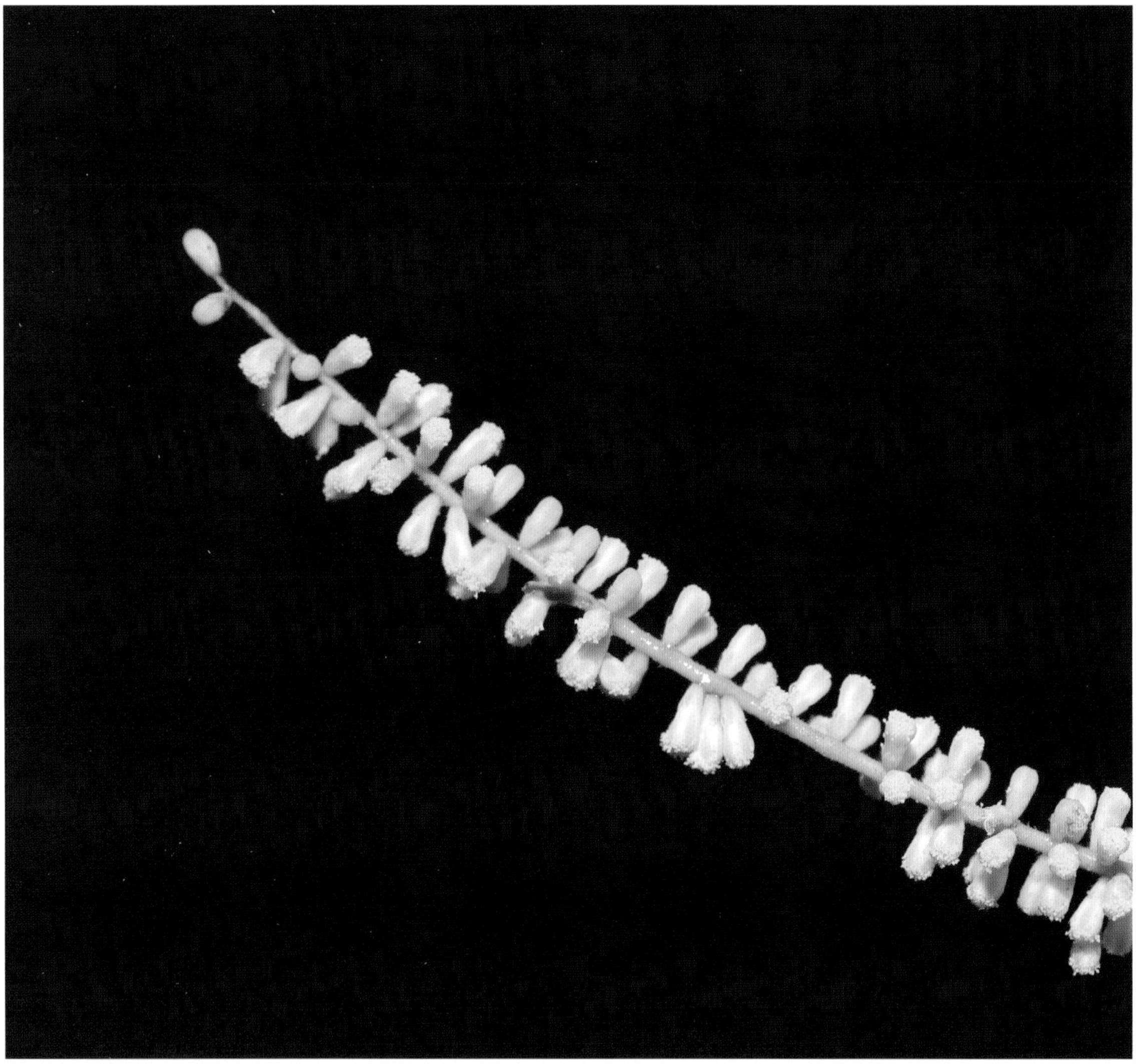

儿茶花序

功效主治

收湿敛疮，生肌止血，清热化痰。本品苦涩，能燥湿敛疮而用于湿疮、溃疡等证，又能收敛止血用于各种出血证。本品性寒归肺经，故可清肺化痰，用于肺热咳喘。

药理作用

本品有收敛、止血作用。体外实验对多种皮肤真菌及金黄色葡萄球菌、多种杆菌有不同程度的抑制作用，能降低肝脏以外其他脏器组织的毛细血管通透性。

用法用量

内服：1 ~ 3 g。多入丸、散，煎汤可适当加量。外用：适量，研末撒或调敷。

民族药方

1. 扁桃体炎 儿茶、柿霜各 15 g，冰片 0.6 g，枯矾 10 g。共研细粉，用甘油调成糊状，擦患处。

2. 口疮糜烂 儿茶 5 g，硼砂 2.5 g。共研细粉，敷患处。

3. 疮疡久不收口，湿疹 儿茶、龙骨各 5 g，冰片 0.5 g。共研细粉，敷患处。

4. 肺结核咯血 儿茶 50 g，明矾 40 g。共研细末，水煎服，每次 0.1 ~ 0.2 g，每日 3 次。

5. 溃疡性结肠炎 儿茶（另包）、白头翁、黄柏、地榆各 16 g。加水 500 ml，煎取药汁 150 ml。每日 1 剂，药温保持在 35 ℃，灌肠。病重者早、晚各灌 1 次，病轻者每晚 1 次，15 日为 1 个疗程。

6. 宫颈癌（结节型） 儿茶、血竭、铜绿、穿山甲、炉甘石、黄柏各 9 g，蜈蚣、冰片各 3 g，麝香适量。研细末和匀备用，每日 1 剂，分 2 次服。

使用注意

寒湿之证者忌用。

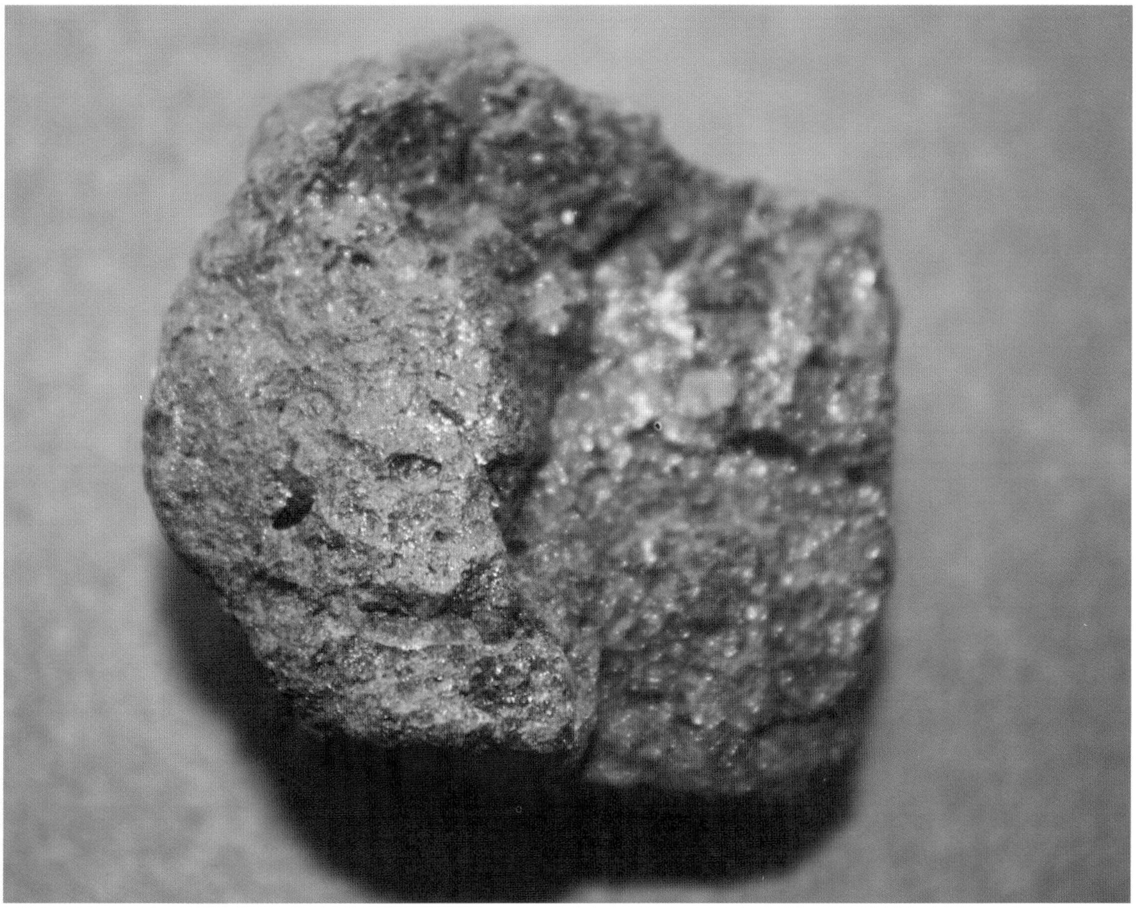

儿茶药材

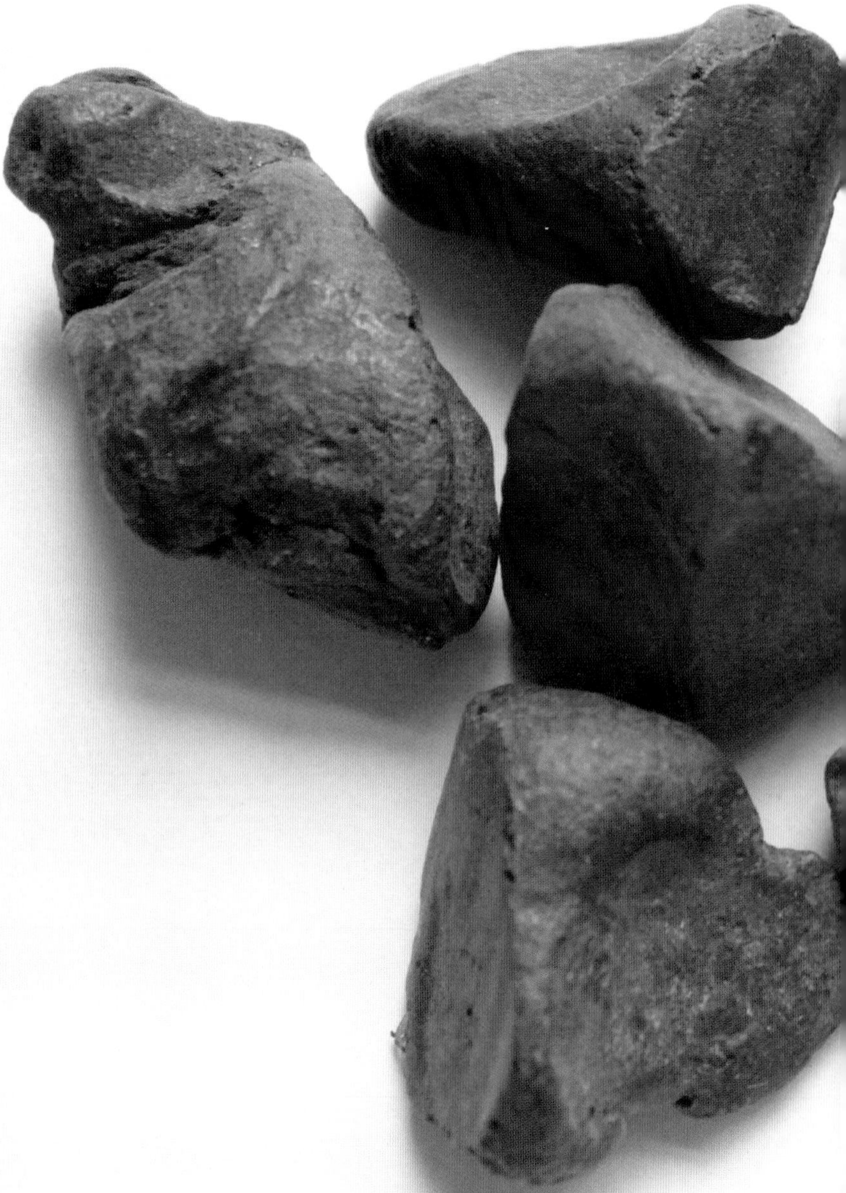

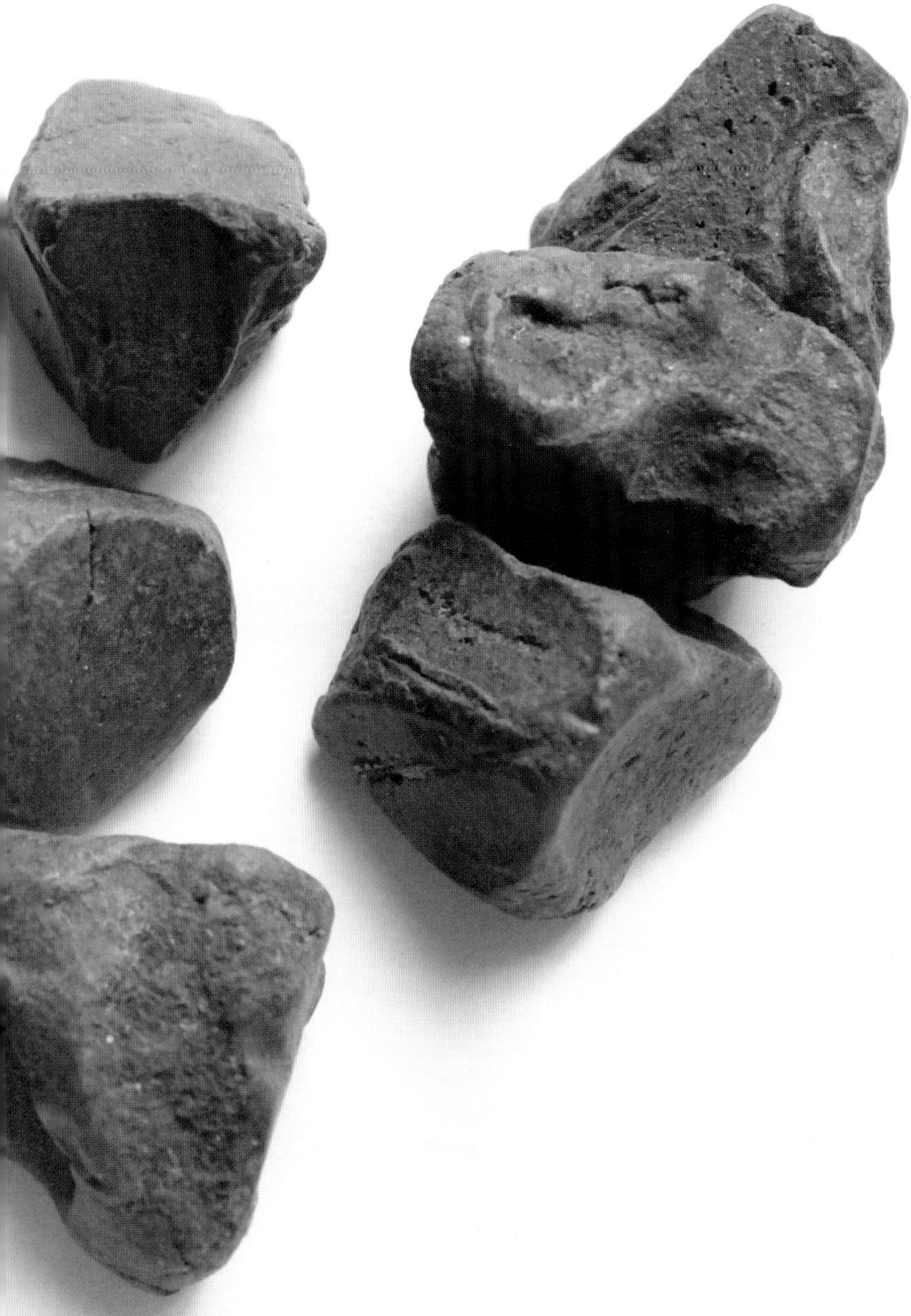

儿茶饮片

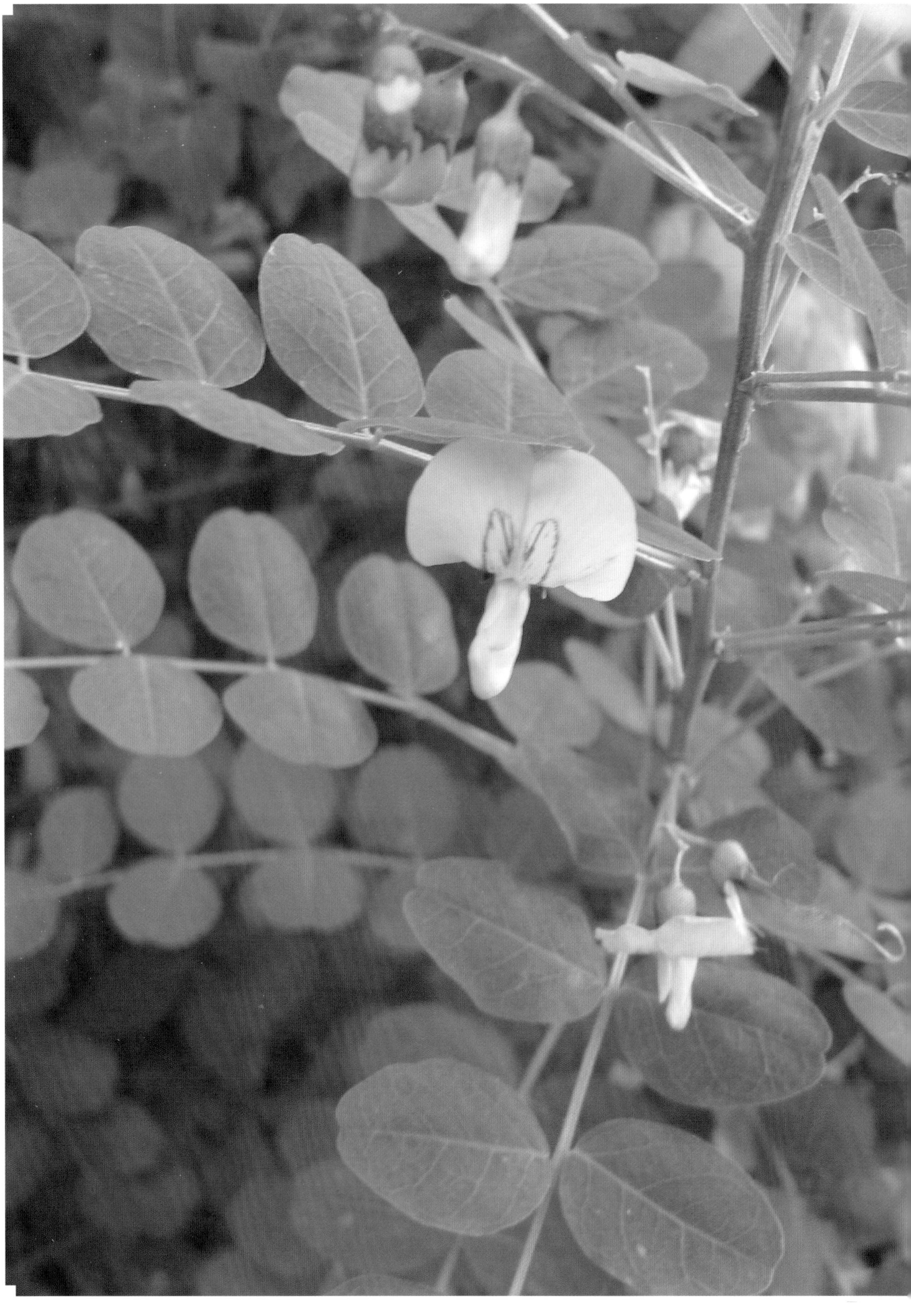

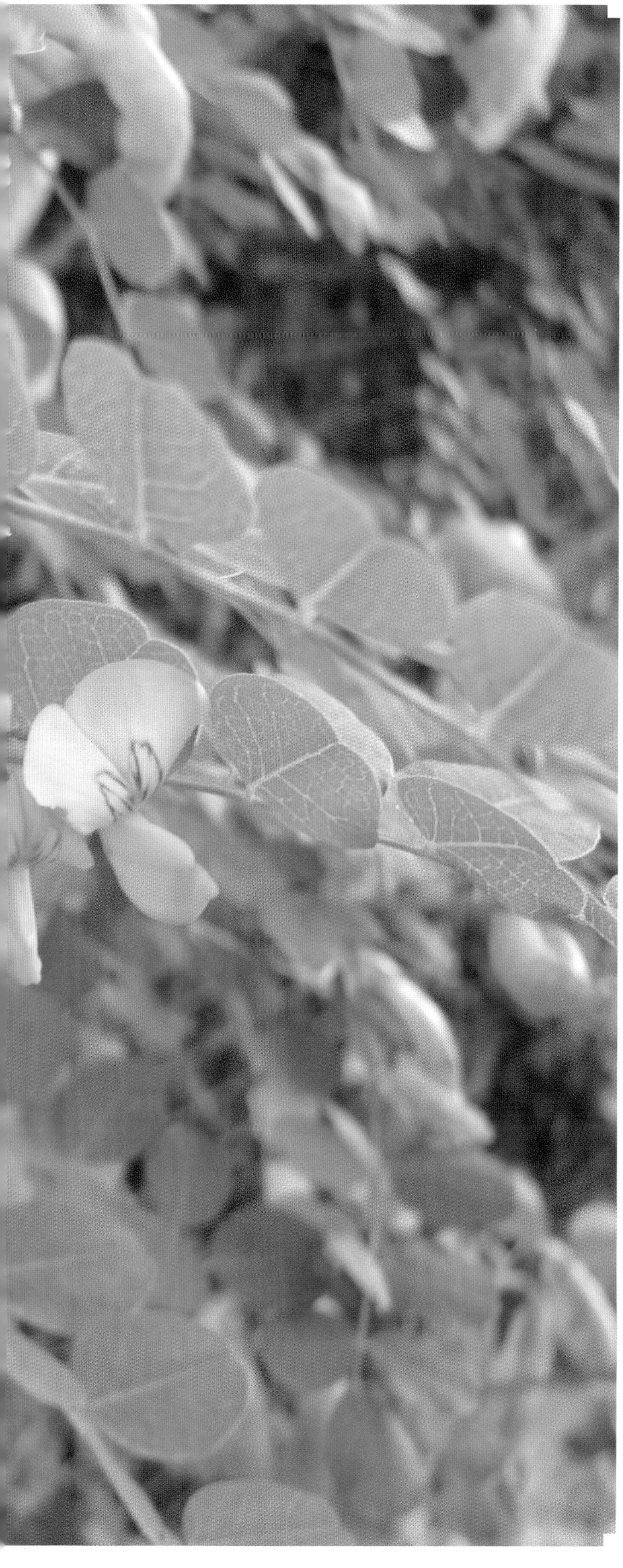

番泻叶

【维药名】萨那。

【别　名】泻叶、旃那叶、泡竹叶。

【来　源】本品为豆科草本状小灌木狭叶番泻 *Cassia angustifolia* Vahl 或尖叶番泻 *Cassia acutifolia* Delile 的干燥小叶。

【性味归经】甘、苦，寒。归大肠经。

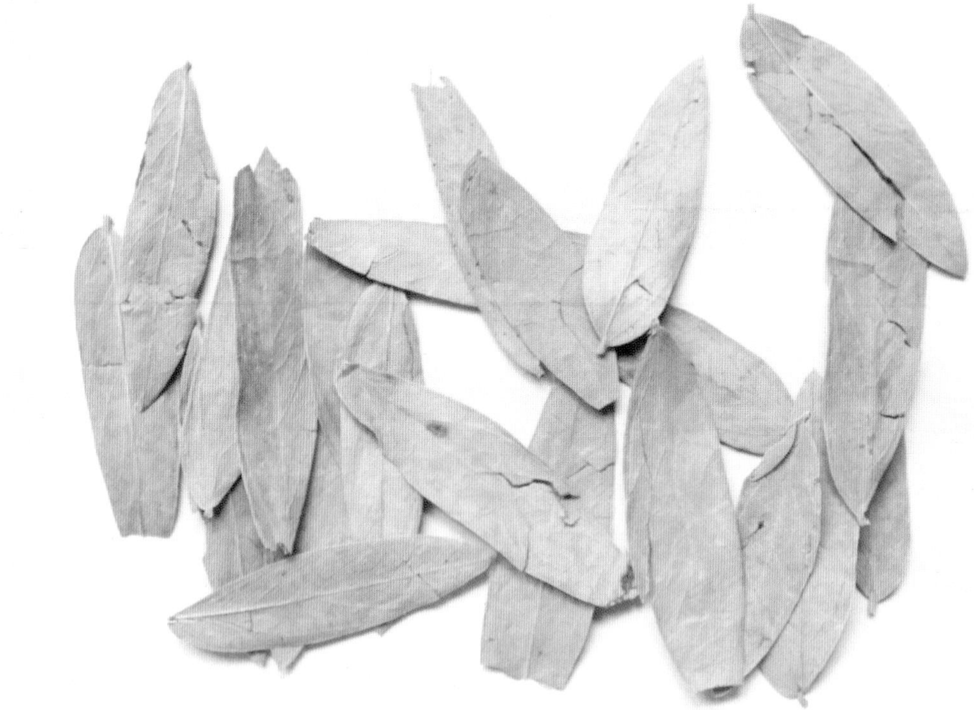

番泻叶药材

识别特征

1. 狭叶番泻　矮小灌木，高约 1 m。叶互生，偶数羽状复叶，小叶 4 ~ 8 对。总状花序，花黄色。荚果扁平，长方形，长 4 ~ 6 cm，宽 1.0 ~ 1.7 cm，含种子 6 ~ 7 枚。

2. 尖叶番泻　与上不同点为小叶基部不对称。荚果宽 2.0 ~ 2.5 cm，含种子 8 枚。花期 9—12 月，果期翌年 3 月。

生境分布

野生或栽培，原分布于干热地带。适宜生长于有 180 ~ 200 日气温高于 10 ℃的气候中。土壤要求为疏松、排水良好的沙质土或冲积土，以微酸性或中性为宜。狭叶番泻分布于印度、埃及和苏丹；尖叶番泻分布于埃及，我国广东、广西及云南等地也有栽培。

采收加工

狭叶番泻在开花前摘取叶，阴干，按叶片大小和品质优劣分级。尖叶番泻在果实成熟时，剪下枝条，摘取叶片，晒干，按完整叶与破碎叶分别包装。

药材鉴别

本品呈长卵形或卵状披针形，全缘，叶端急尖，叶基稍不对称。上表面黄绿色，下表面浅黄绿色。革质。气微弱而特异，味微苦，稍有黏性。

功效主治

泻热通便，消积导滞，止血。主治热结便秘，习惯性便秘，积滞腹胀，水肿臌胀，胃和十二指肠溃疡出血。

药理作用

抗菌作用：番泻叶对多种细菌有抑制作用，对大肠埃希菌、志贺菌属、变形杆菌、甲型溶血性链球菌和白念珠菌有明显抑制作用。止血作用：番泻叶粉口服后可增加血小板和纤维蛋白原，能缩短凝血时间、复钙时间、凝血活酶时间与血块收缩时间，有助于止血。致泻作用：番泻叶浸剂可导致土拨鼠大肠推进性运动而致泻。番泻苷 A、番泻苷 B 是致泻的主要成分。肌肉松弛与解痉作用：番泻叶有箭毒样作用，能在运动神经末梢和骨骼接头处阻断乙酰胆碱，从而使肌肉松弛。番泻叶中某些羟基蒽醌类成分具有一定的解痉作用。

用法用量

内服：温开水泡服，1.5 ~ 3.0 g；煎服，5 ~ 9 g，宜后下。

民族药方

1．便秘　木香、厚朴、番泻叶各 10 g。用开水冲泡，当茶饮。

2．腹水肿胀　番泻叶适量。用开水冲泡，当茶饮。

3．急性水肿性胰腺炎　番泻叶 5 ~ 10 g，泡水 300 ~ 500 ml。频服，首次大便后，改为每次 5 g，每日 2 ~ 3 次，保持大便每日 3 ~ 5 次。

4．肥胖症　番泻叶 1.5 g，决明子、泽泻各 12 g。水煎取药汁，每日 1 剂，分 2 次服。

5．胃弱，消化不良，便秘，腹胀，胸闷　番泻叶、橘皮各 5 g，生大黄、丁香各 3 g，黄连 2.5 g。沸水温浸 2 小时，去渣滤液，每日分 3 次服。

使用注意

哺乳期、月经期妇女及孕妇忌用。

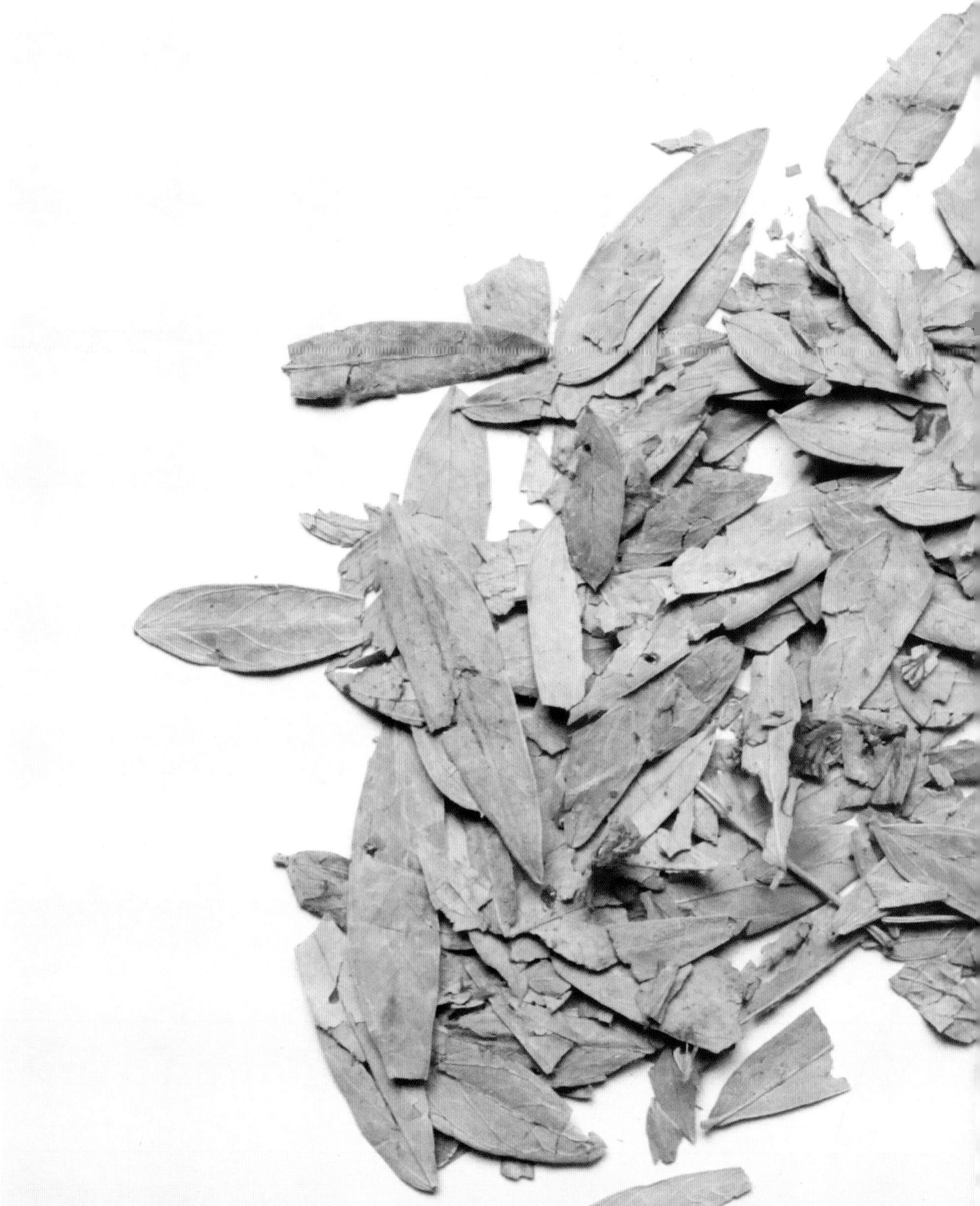

番泻叶

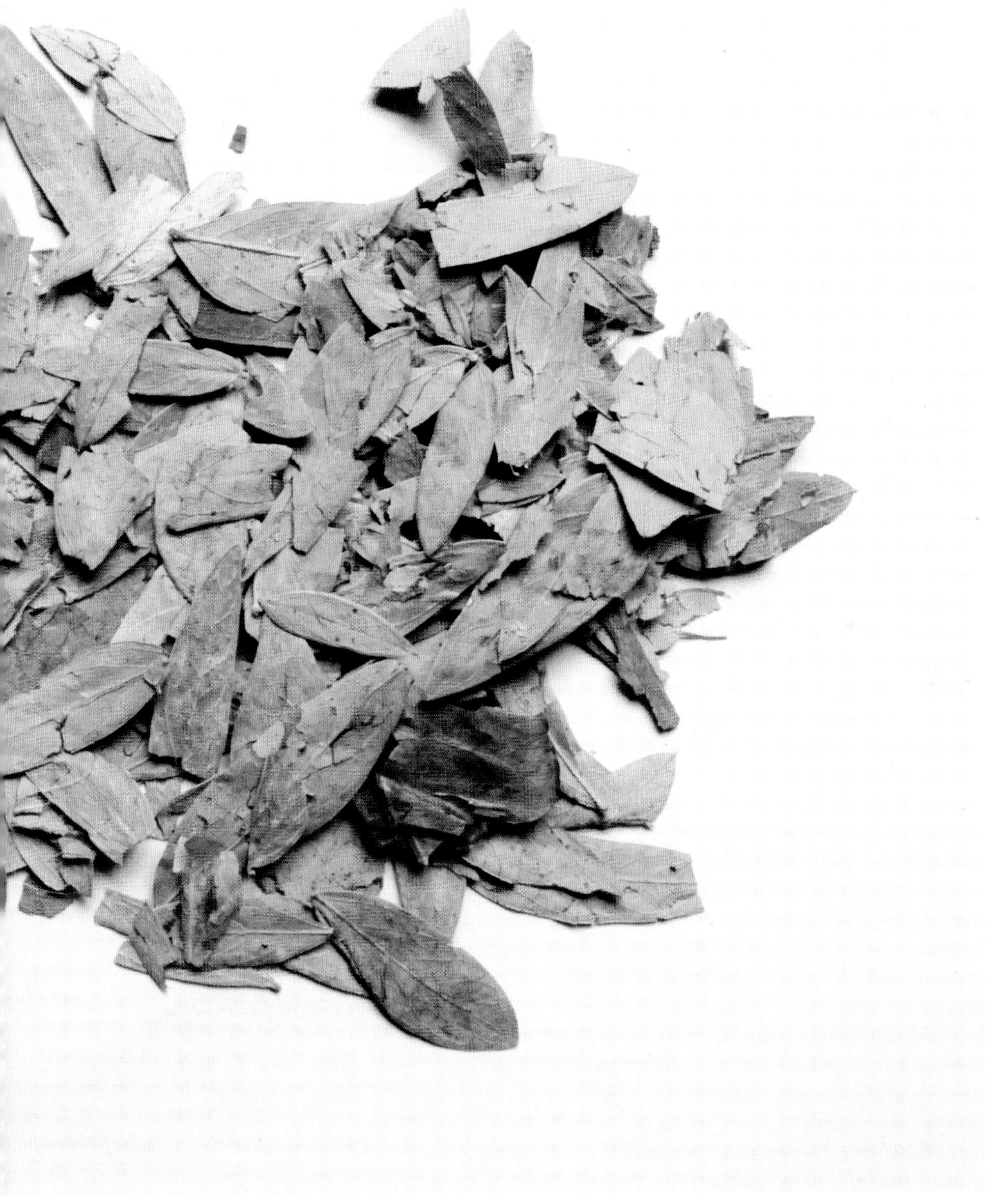

番泻叶饮片

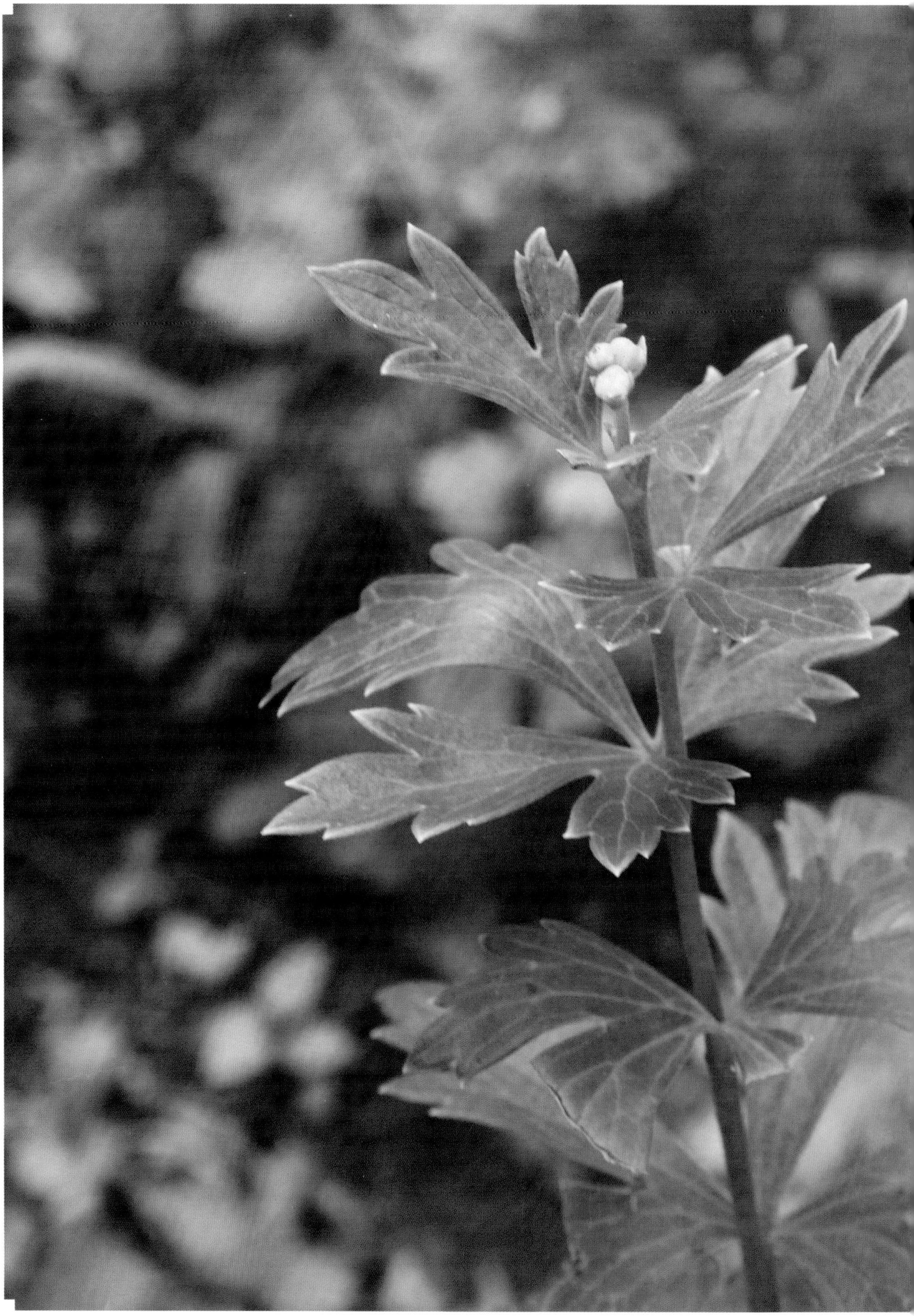

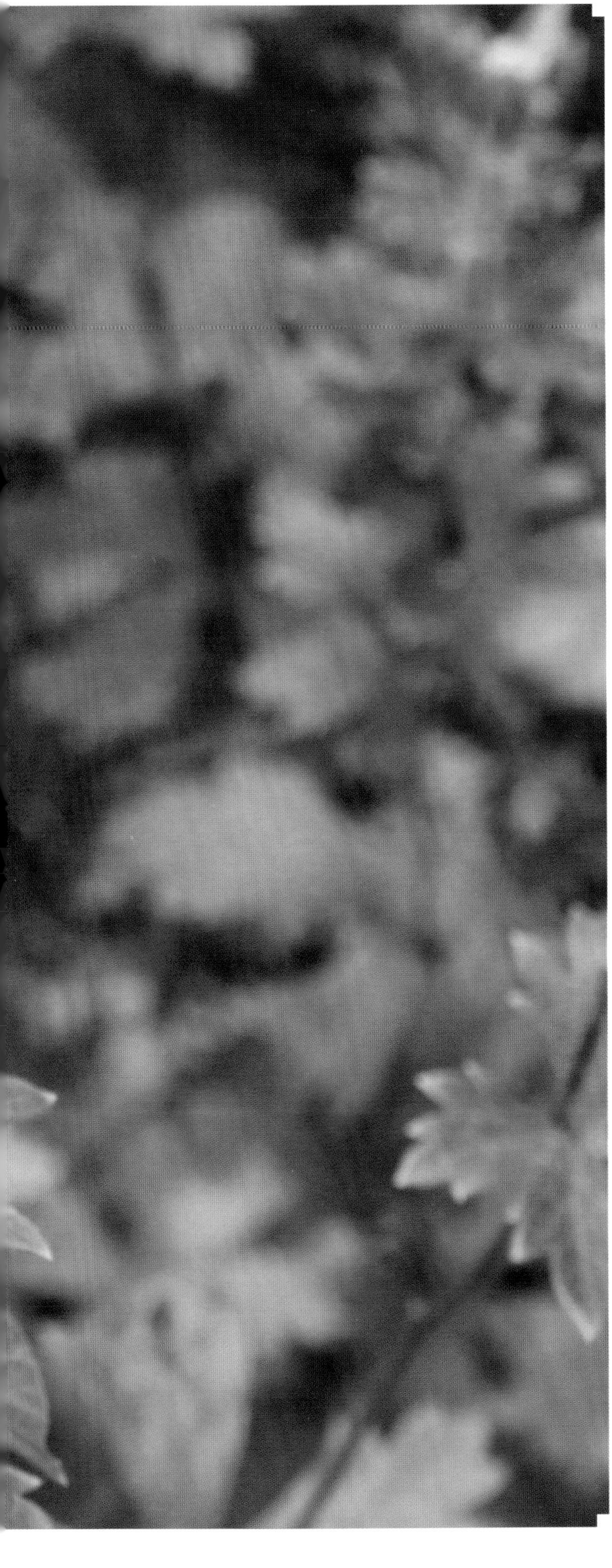

附子

【维药名】节得瓦尔其尼。

【别　名】生附子、制附子、熟附子、淡附子、黑附片、白附片、炮附子。

【来　源】本品为毛茛科植物乌头 *Aconitum carmichaelii* Debx. 的子根的加工品。

【性味归经】辛、甘，大热；有毒。归心、肾、脾经。

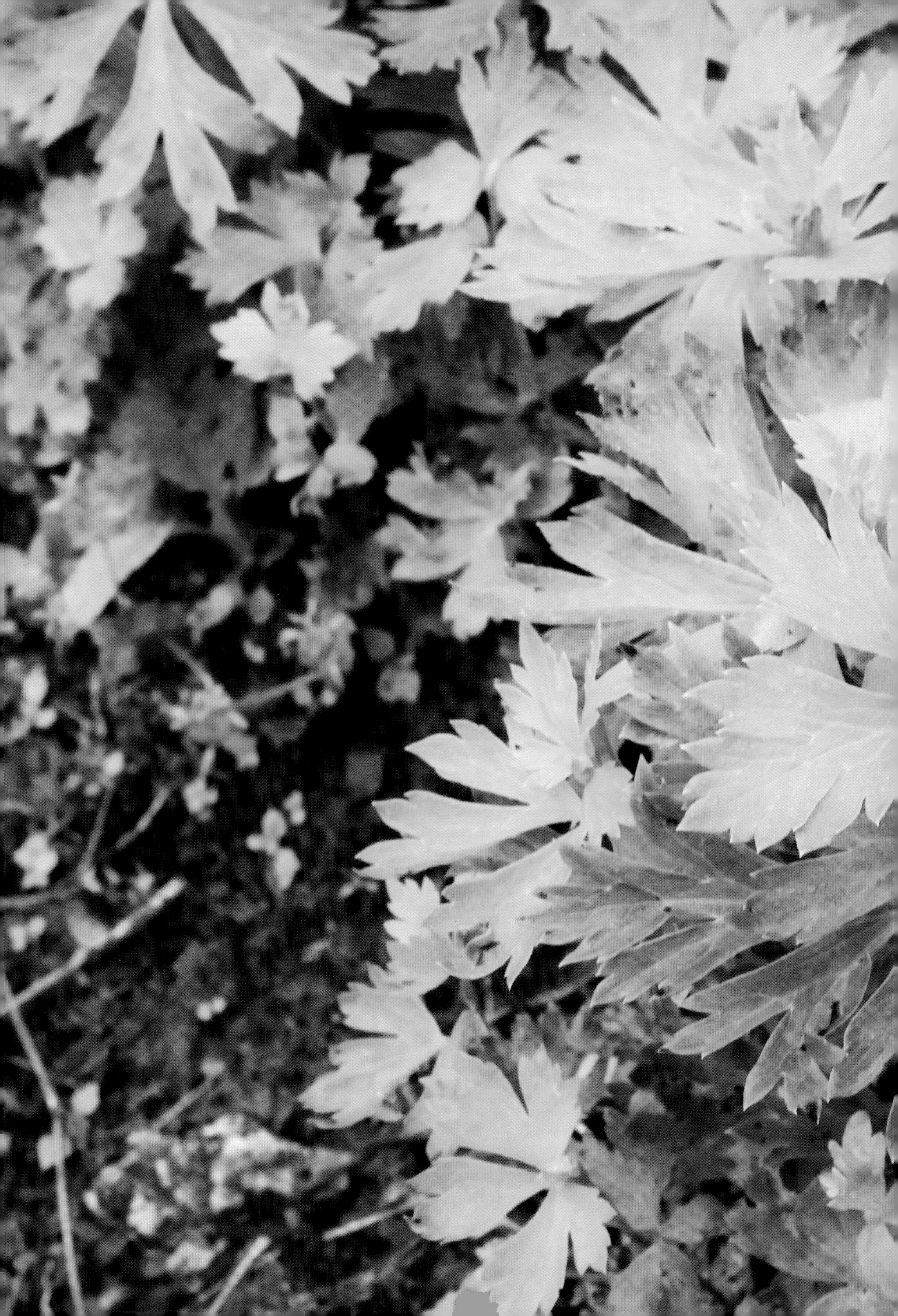

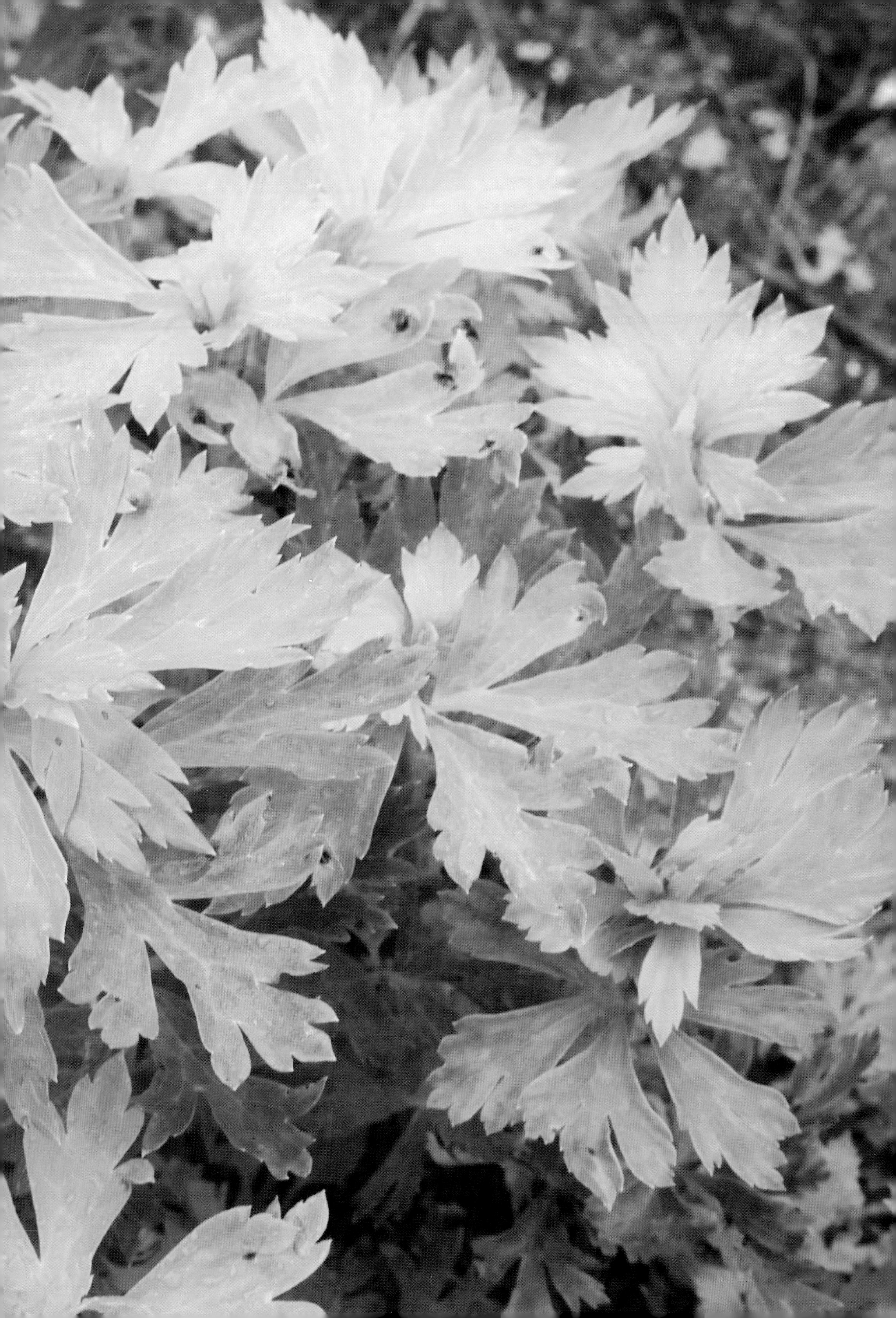

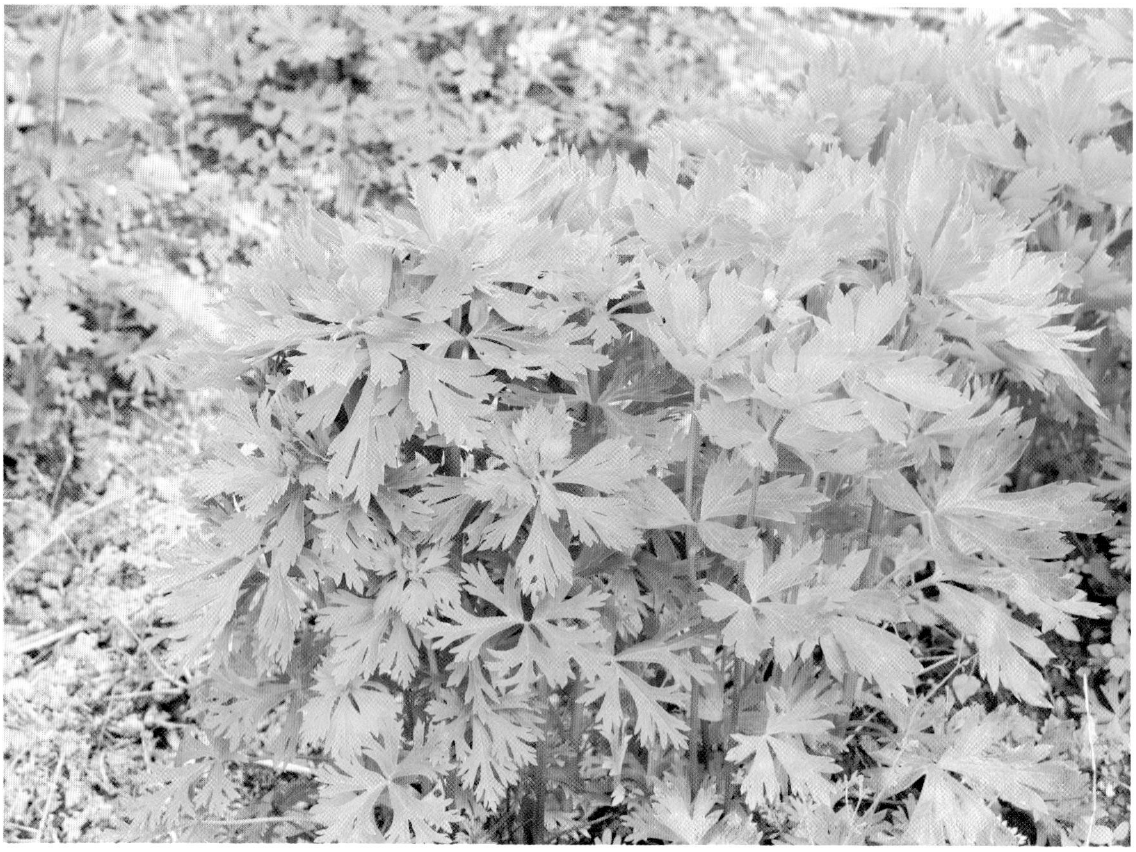

乌头

识别特征

多年生草本，高 60 ~ 150 cm。主根纺锤形至倒卵形，中央的为母根，周围数个子根（附子）。叶片五角形，3 全裂，中央裂片菱形，两侧裂片再 2 深裂。总状圆锥花序狭长，密生反曲的微柔毛；萼片 5，蓝紫色（花瓣状），上裂片高盔形，侧萼片近圆形；花瓣退化，其中两枚变成蜜叶，紧贴盔片下有长爪，距部扭曲；雄蕊多数分离，心皮 3 ~ 5，通常有微柔毛。蓇葖果、种子有膜质翅。根呈瘦长圆锥形，中部多向一侧膨大，顶端有残存的茎基，长 2.0 ~ 7.5 cm，直径 1.5 ~ 4.0 cm。外表棕褐色，皱缩不平，有瘤状侧根及除去子根后的痕迹。花期 9—10 月，果期 10—11 月。

生境分布

生长于山地草坡或灌木丛中。分布于四川、湖北、湖南等省区。

采收加工

6 月下旬至 8 月上旬采挖，除去母根、须根及泥沙，可分为泥附子、盐附子、黑附片、白附片几种。

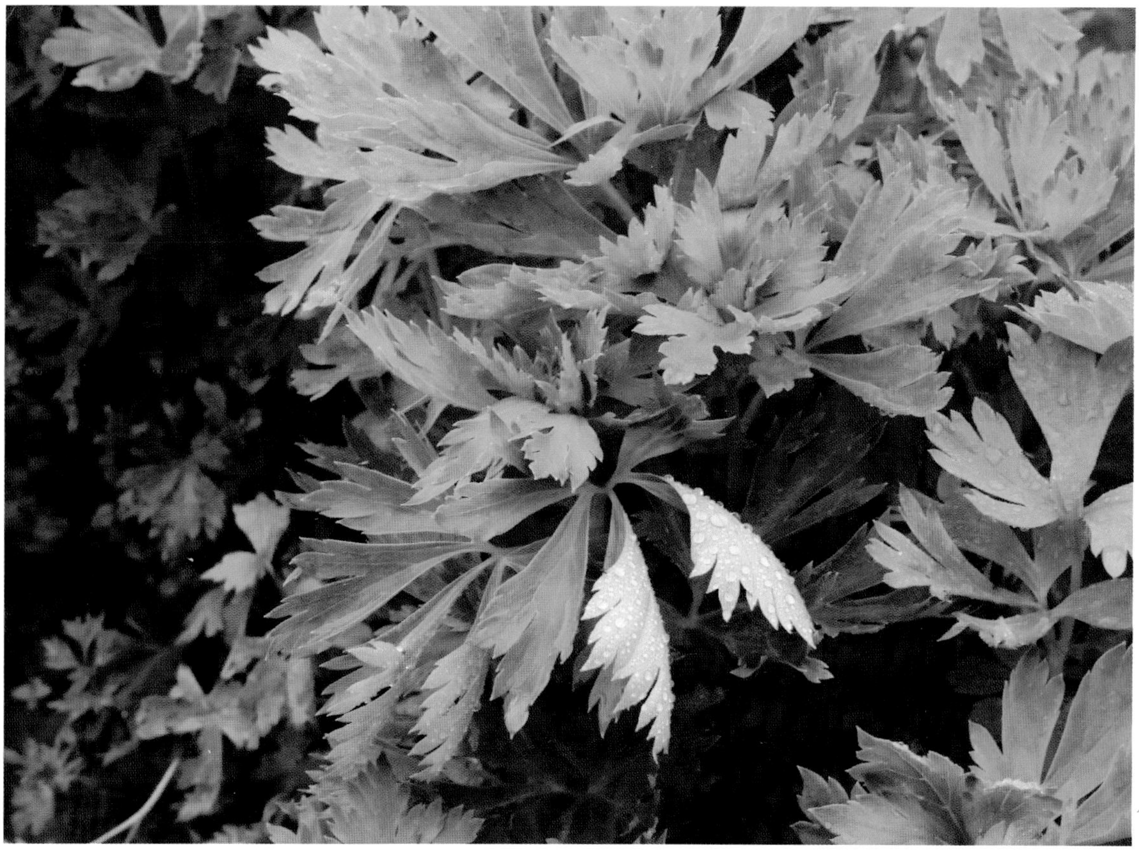

乌头

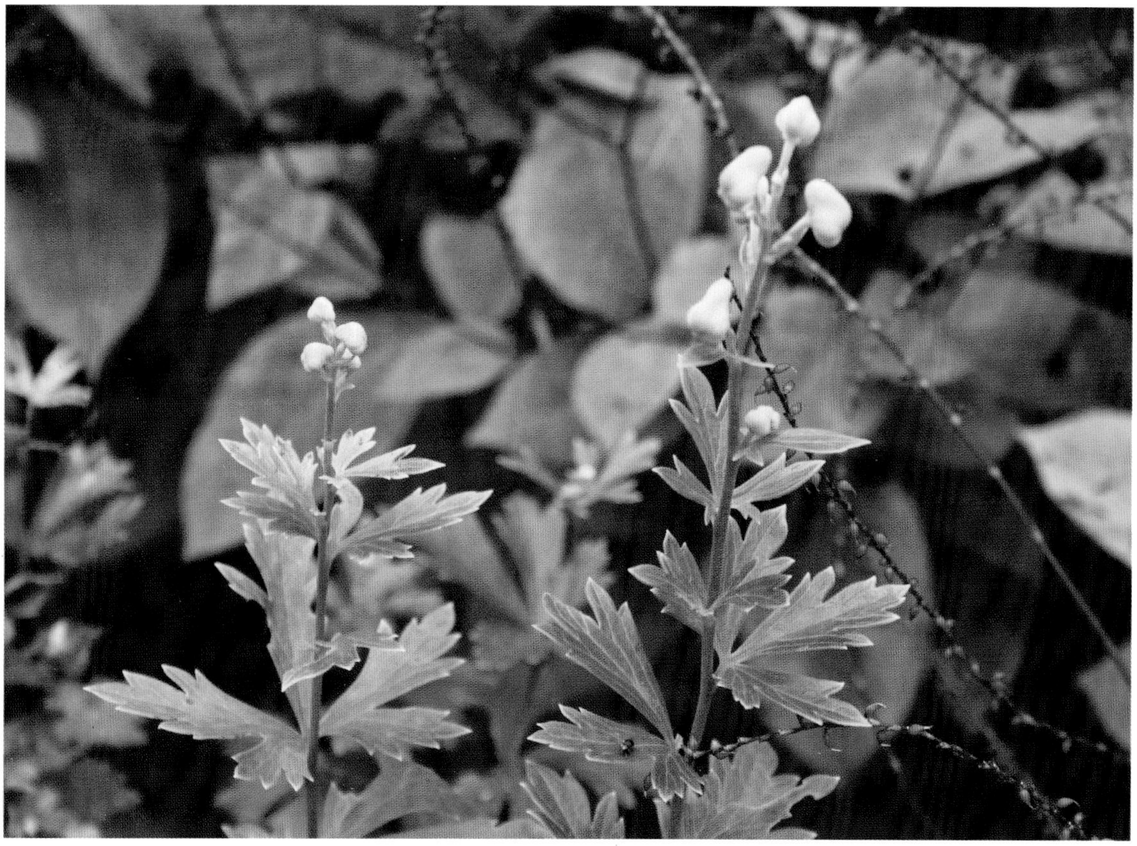

乌头

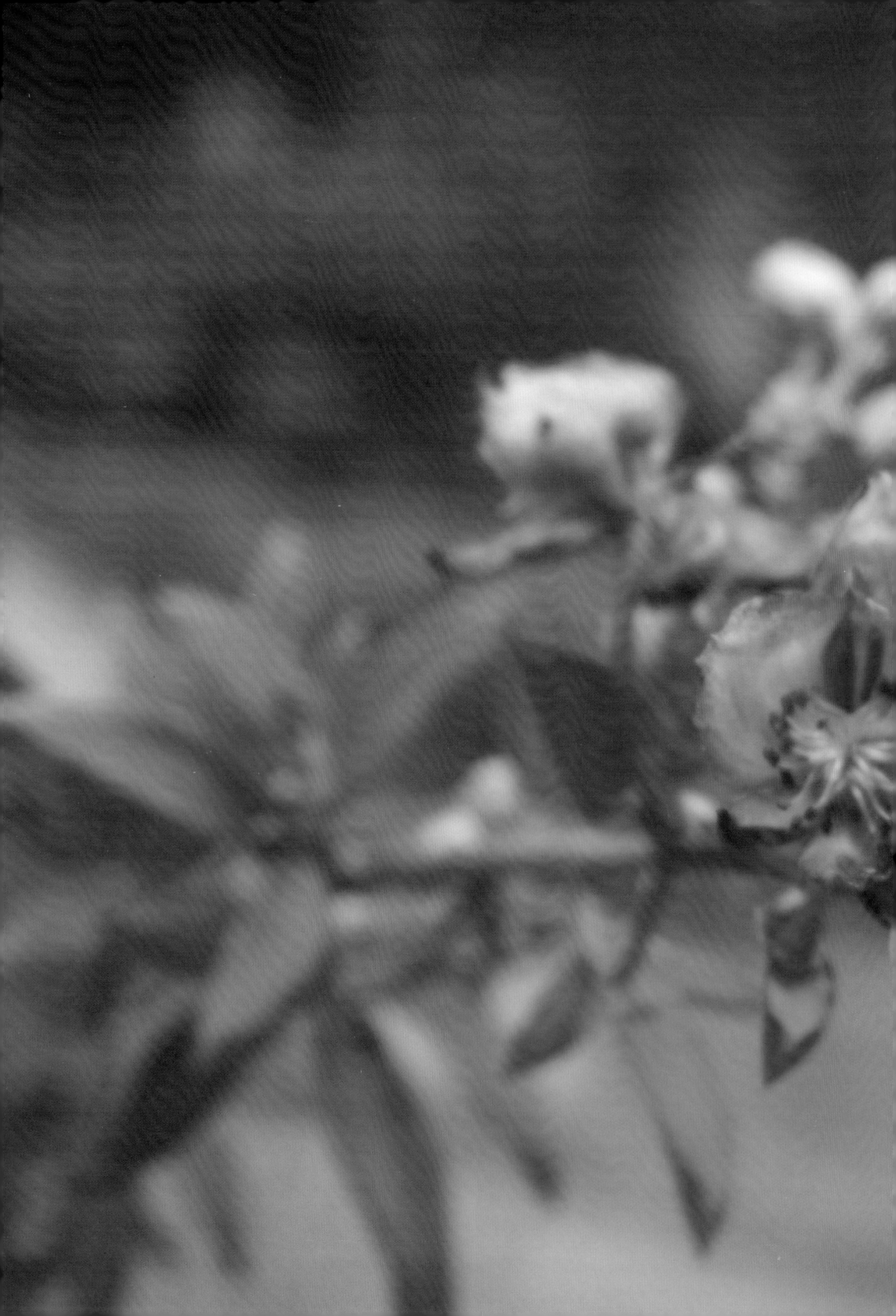

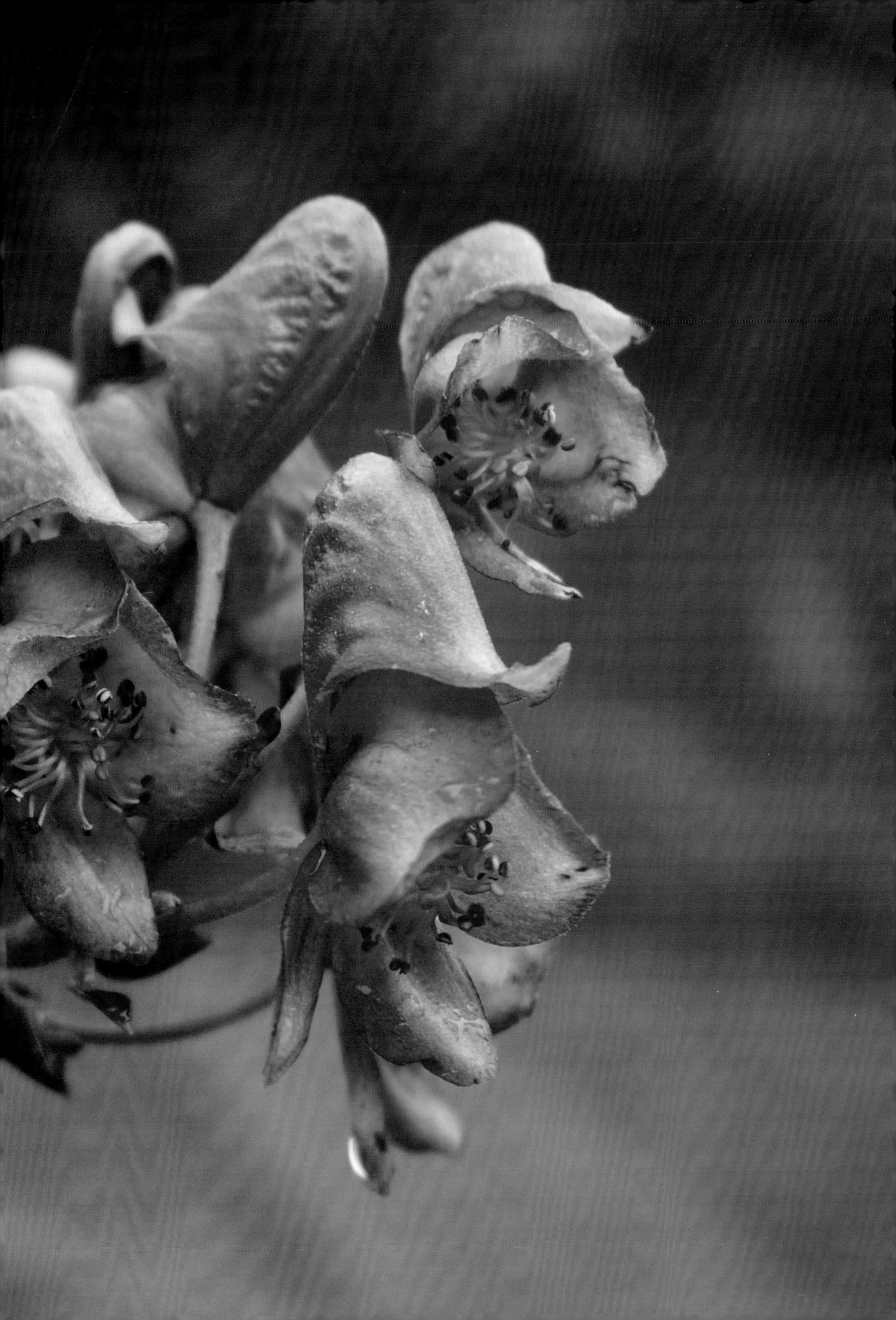

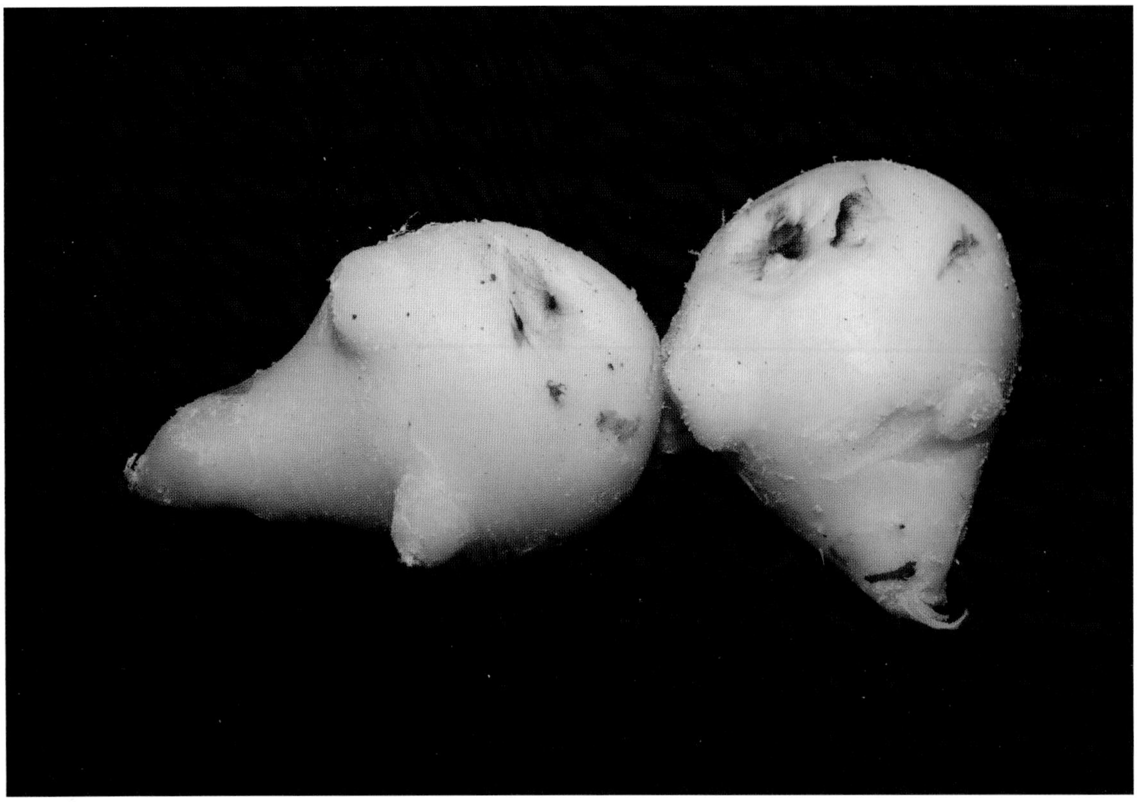

附子鲜药材

药材鉴别

本品为不规则薄片。表面灰白色或灰褐色。味淡，口尝无麻舌感。

功效主治

回阳救逆，补火助阳，散寒止痛。本品辛散甘补、性热燥烈，能上助心阳，中温脾阳，下补肾阳益火，又能散在里之寒邪而止痛，尤为回阳救逆之要药。

药理作用

本品有强心（增加心肌耐缺血、耐缺氧力），以及抗心律失常、抗休克、促凝血、抗炎、镇痛、抗过敏、抗氧化作用，还有局部麻醉的作用。

用法用量

内服：3 ~ 15 g，煎服，宜先煎 0.5 ~ 1.0 小时，至口尝无麻舌感。

民族药方

1．血栓闭塞性脉管炎 附子、大黄、丹参、细辛、赤芍、黄芪、肉桂、甘草、当归、海马、桃仁、金银花各适量。水煎服，并外敷荜茇膏。

2．胃下垂 淡附片（先煎 30 分钟）9 ~ 30 g，炒白术 9 ~ 15 g，焦艾叶 12 ~ 30 g。水煎服，每日 1 剂，连服 50 日。

3．呕逆反胃 大附子 1 个，生姜（细锉）1 个。煮研如面糊，米饮下。

4．头痛 附子（炮）、石膏（煅）各等份。研为细末，入麝少许，茶酒下 1.5 g。

5．鹅口疮（虚火上浮） 附子、吴茱萸各 10 g。共研细末，用米醋调成稠糊，做成饼状，敷贴于两足心涌泉穴，每日换药 1 次，可连用 3 ~ 5 日。

6．顽固性头痛 制附子 60 g，盐 30 g（为 1 剂量）。分别研末，各分成 6 包，每次服 1 包，每日 2 次，饭后冲服。阳虚头痛者，服 1 剂后头痛仍未缓解者，间隔 3 ~ 5 日，可持上方再服 1 剂，但不宜连续久服。

使用注意

本品辛热燥烈，阴虚阳亢者及孕妇忌用。反半夏、瓜蒌、贝母、白蔹、白及。因有毒，内服须经炮制。若内服过量，或煮煎方法不当，会引起中毒。

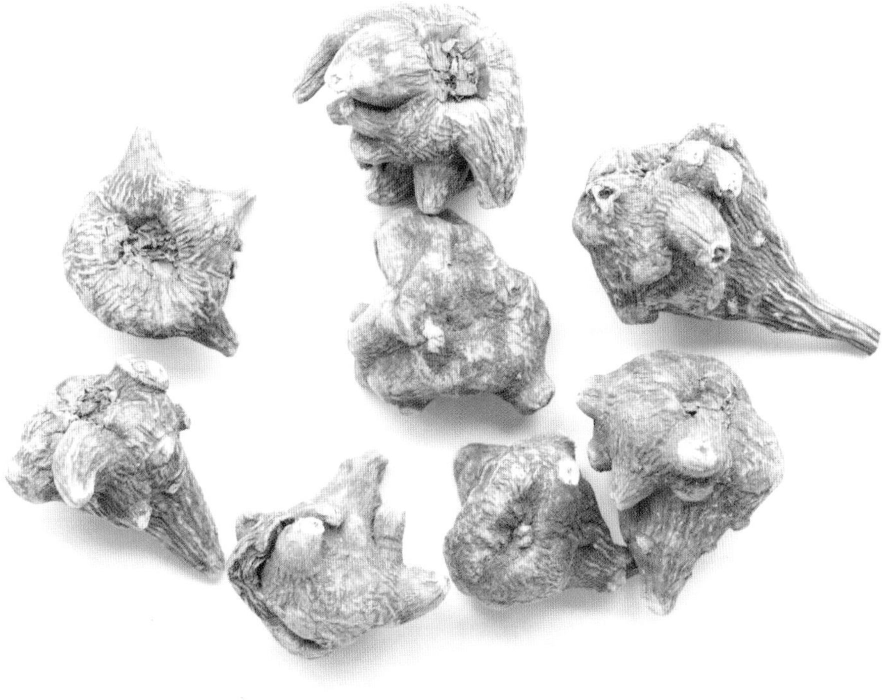

附子药材

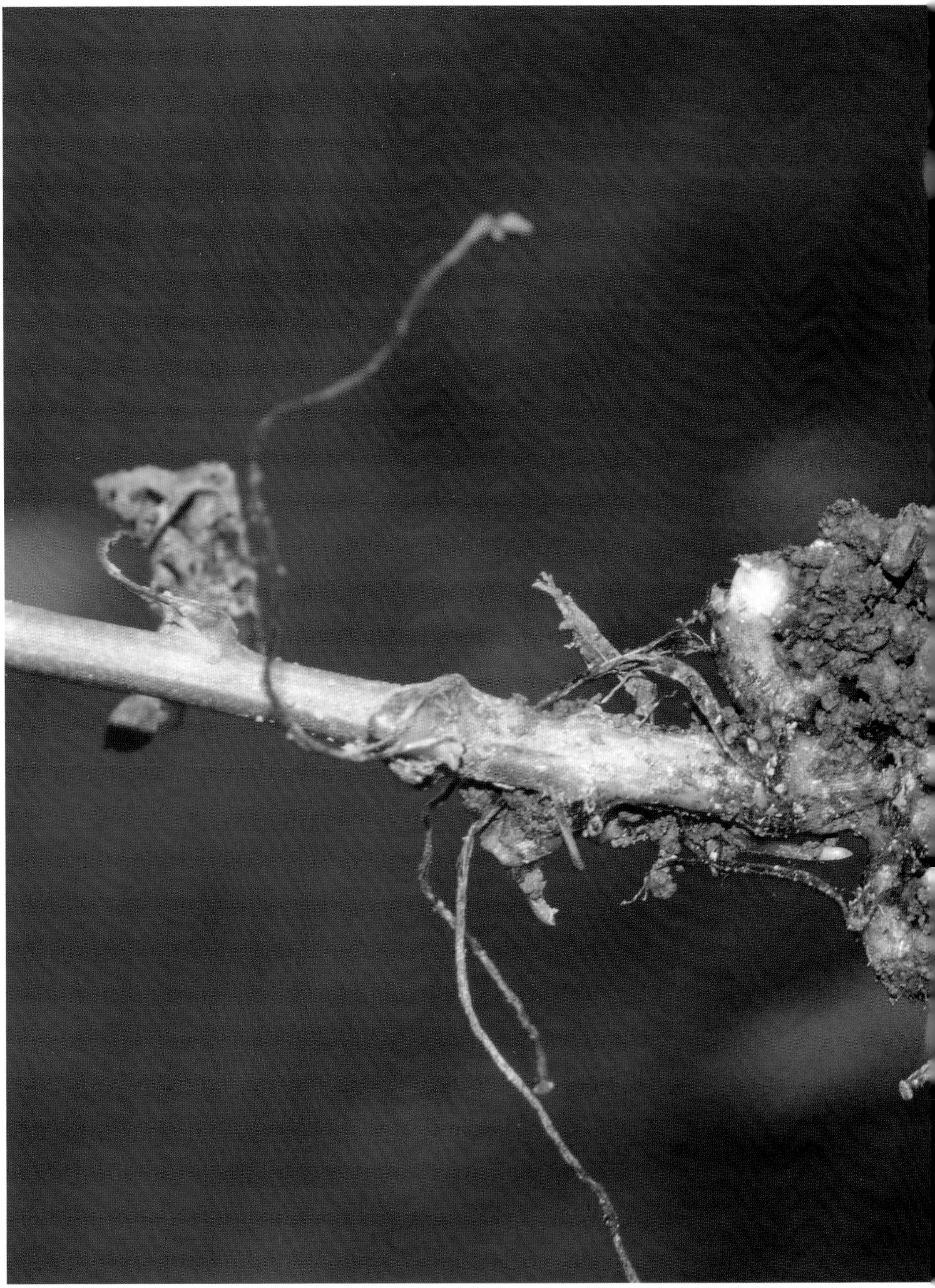

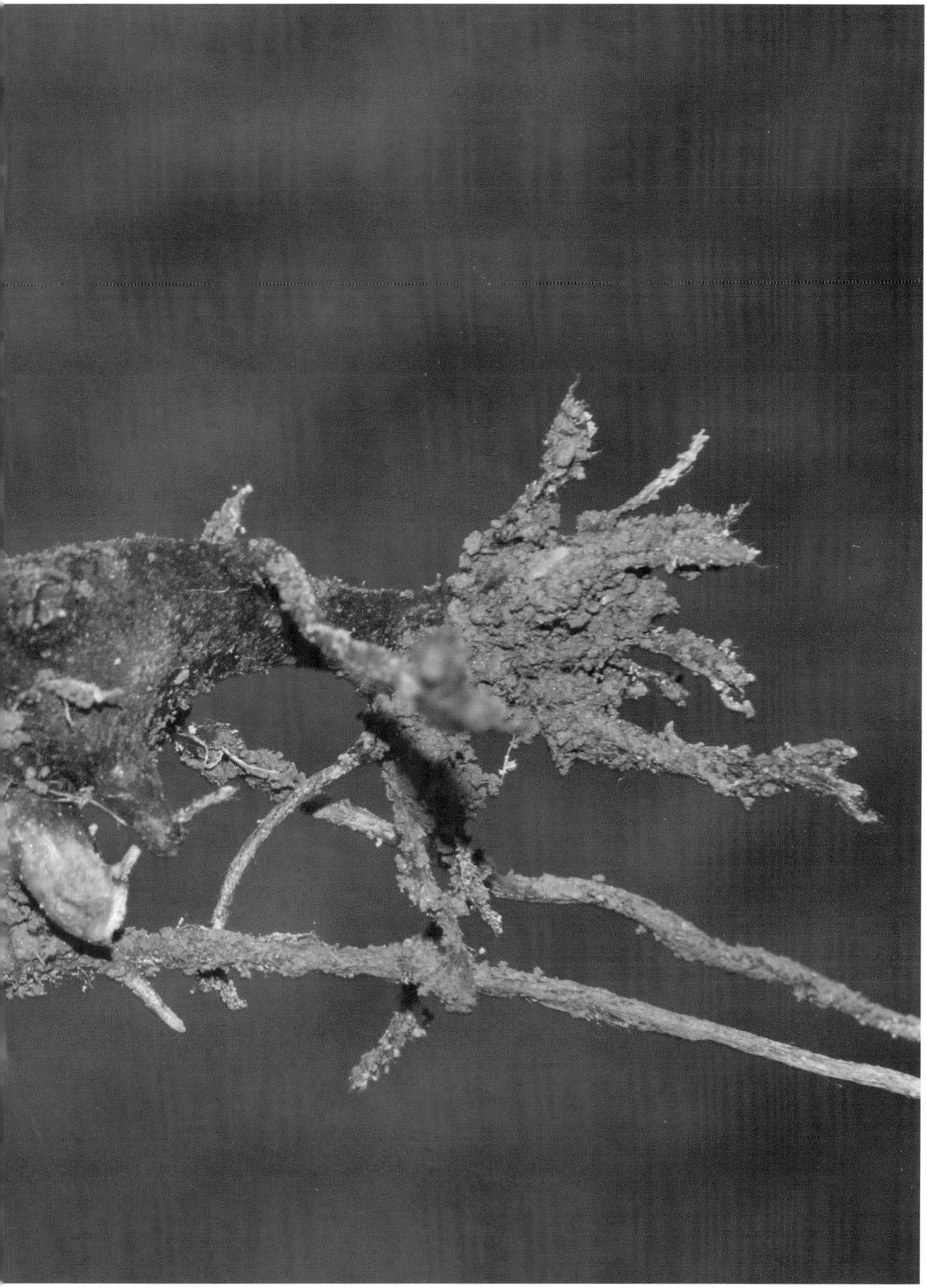

附子药材

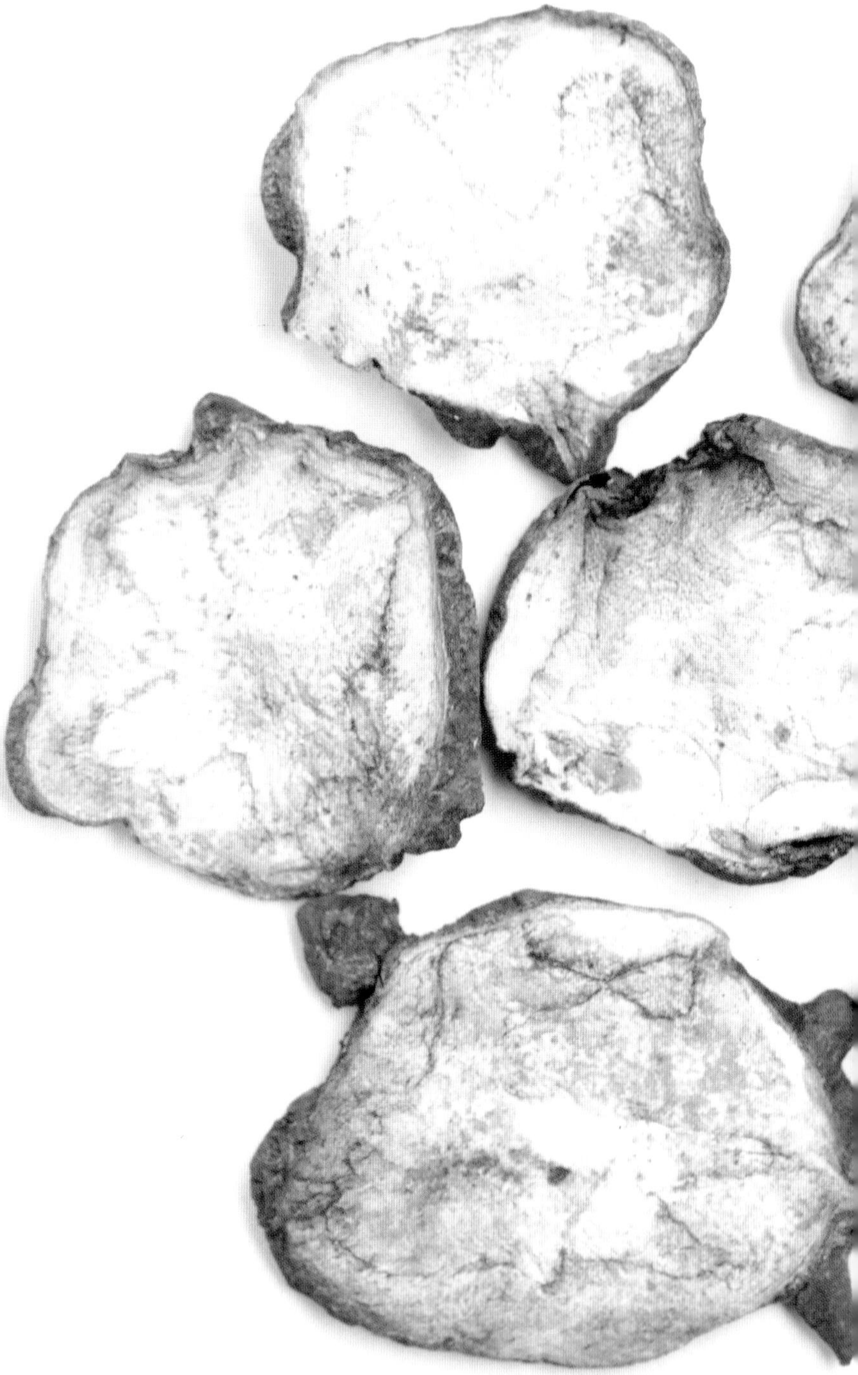

附子

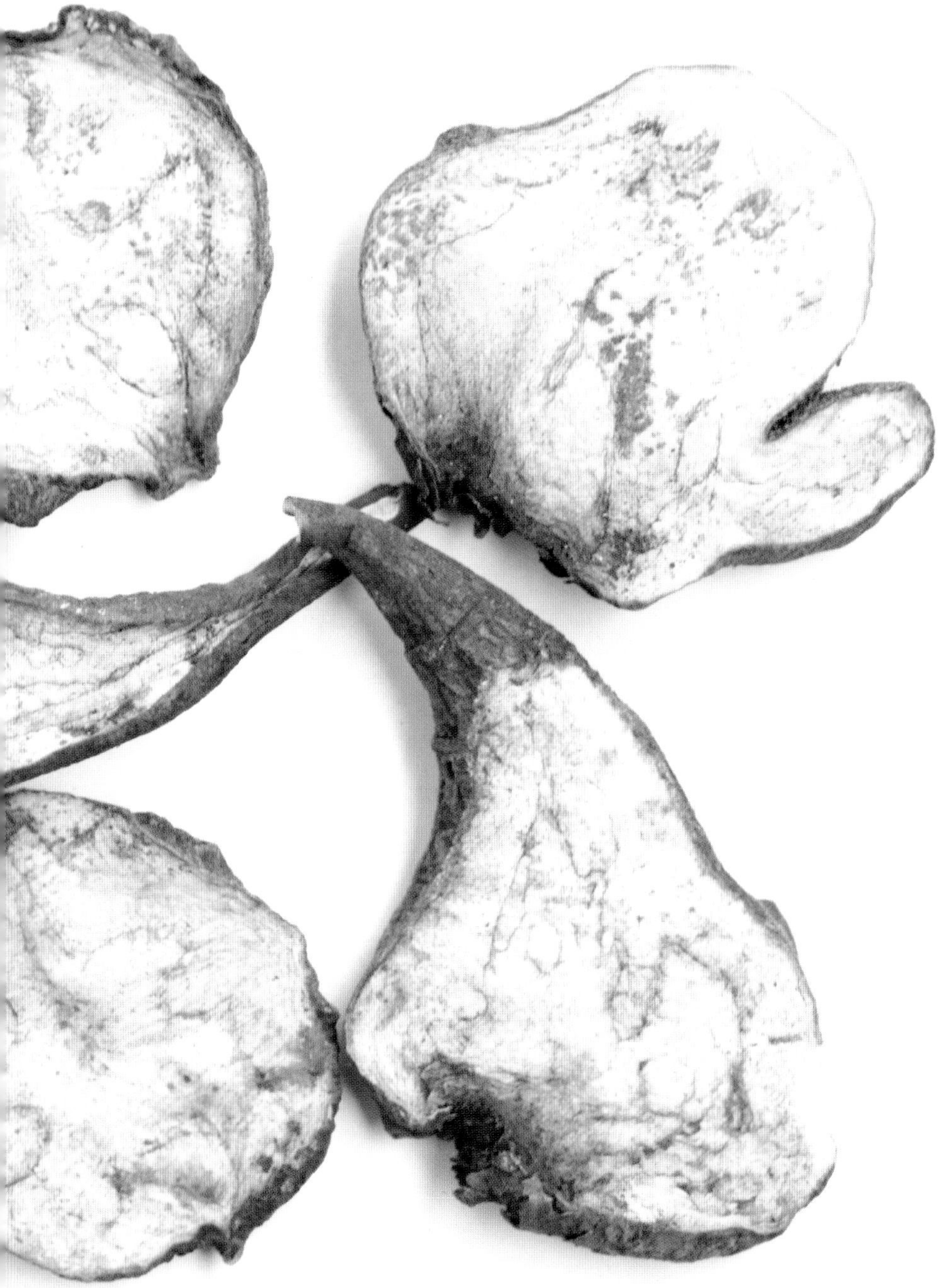

附子饮片

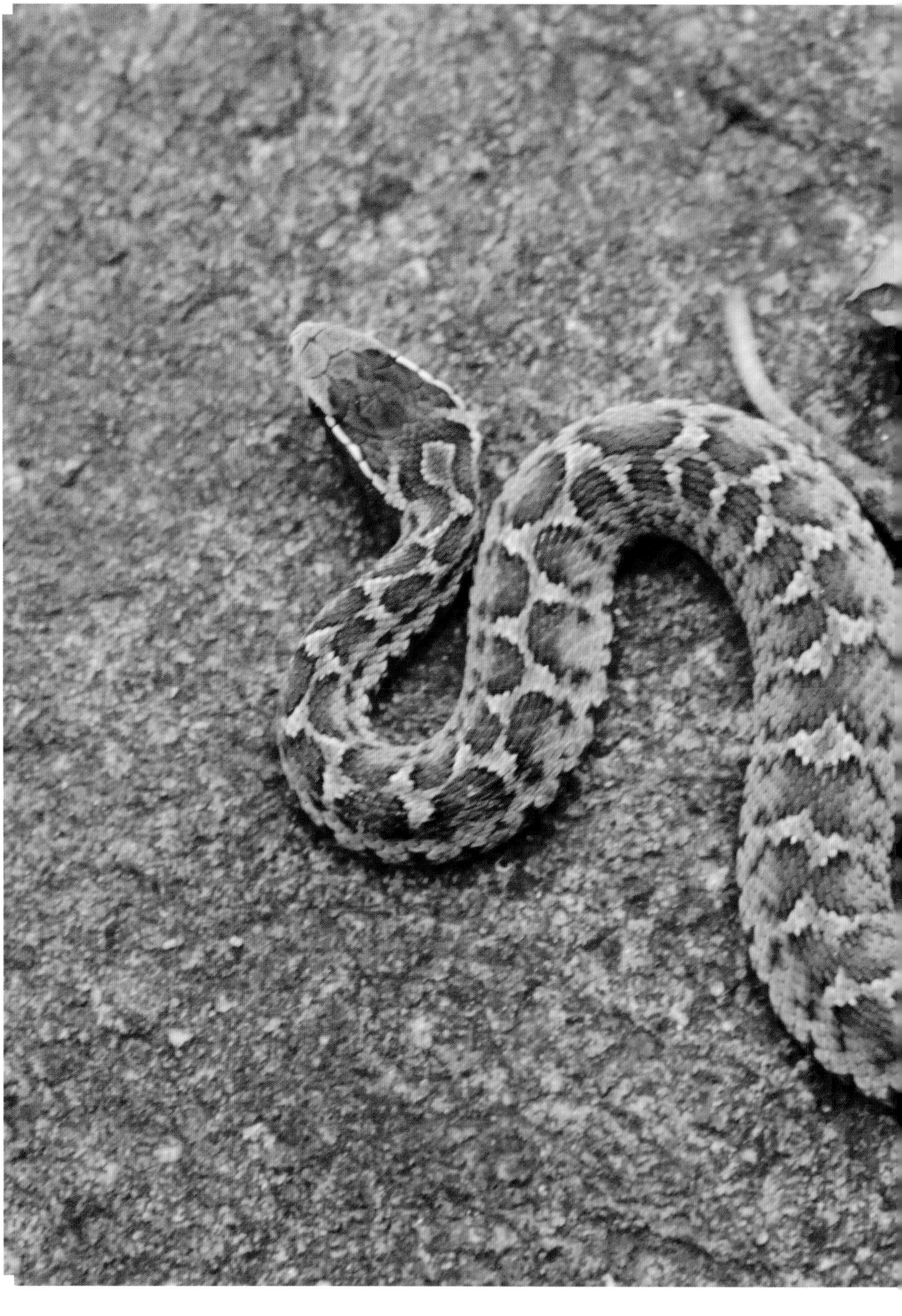

蝮蛇

【维药名】充依朗。

【别　名】土锦、土虺蛇、灰地匾、反鼻蛇、草上飞、地扁蛇、七寸子。

【来　源】本品为蝮蛇科动物蝮蛇 *Agkistrodon halys*（Pallas）除去内脏的全体。

【性味归经】甘、辛，温；有毒。归肝、脾经。

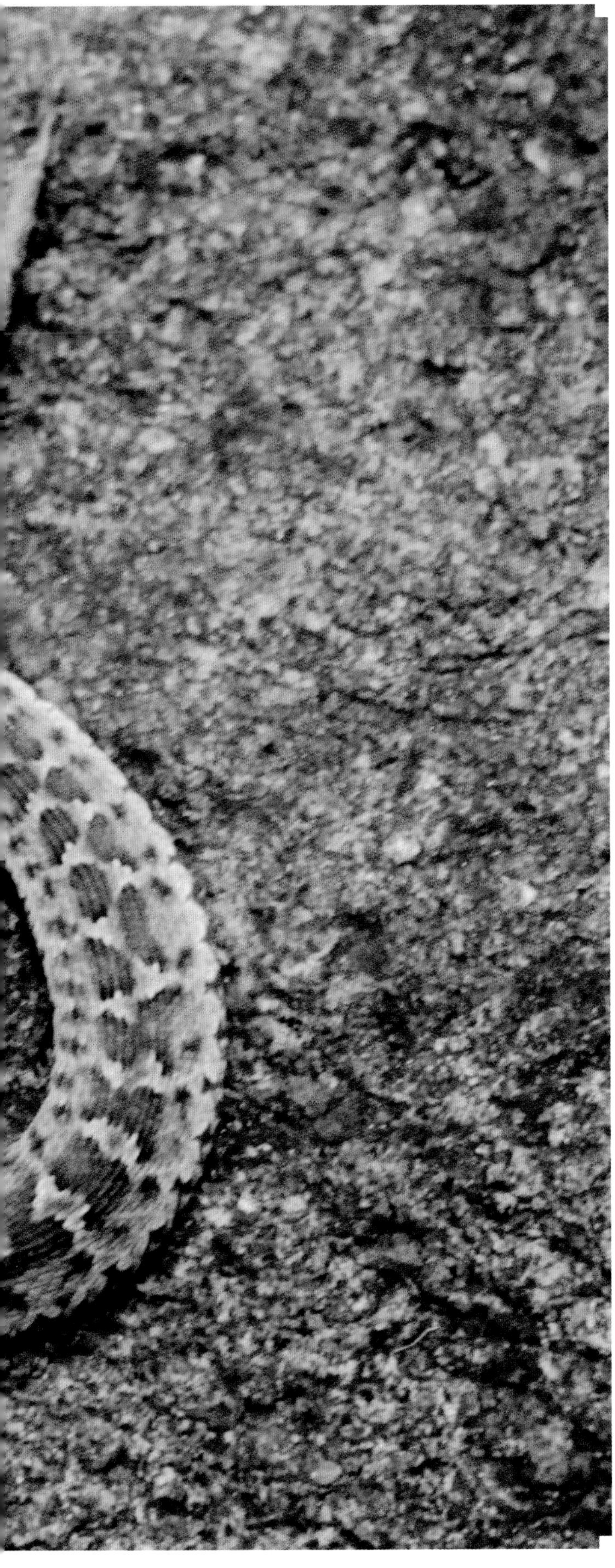

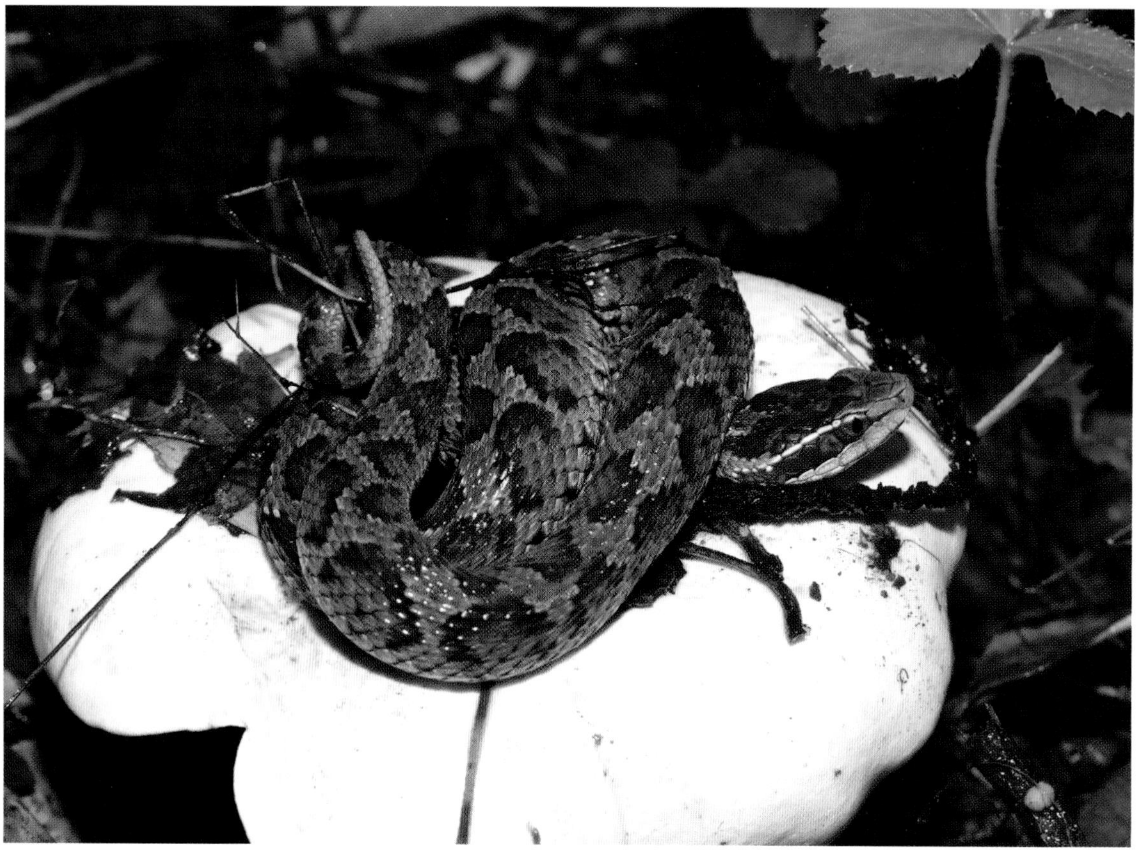

蝮蛇

识别特征

蝮蛇全长 60 cm 左右。头略呈三角形，与颈区分明显，背面浅褐色至红褐色，正脊有两行深棕色圆斑，彼此交错排列略并列，背鳞外侧及腹鳞间有一行黑褐色不规则粗点，略呈星状；腹面灰白，密布棕褐色或黑褐色细点。

生境分布

多栖息于平原、丘陵、荒野、田边和路旁。我国北部、中部均有分布，以内蒙古、辽宁、吉林、黑龙江、山西、河北产量最高，浙江、江西也产。

采收加工

春、夏二季捕捉，剖腹除去内脏，鲜用或焙干用。

药材鉴别

本品呈圆盘状，盘径 6 ~ 8 cm，头居中，体背黑灰色，有的个体有圆形黑斑，背鳞起棱，多脱落。腹面可见剖除内脏后的沟槽，脱落的腹鳞长条形，半透明。尾部较短，长 6 ~ 8 cm。质坚韧，不易折断。气腥。骨骼特征：鼻骨前端较突出，躯干椎的棘突较低矮，基本不后倾，椎体不突，尖端较平截，多数呈长短不等的竖刀状，尾椎骨突侧面观亦呈短竖刀状。

功效主治

祛风，攻毒。主治麻风，癞疾，皮肤顽痹，瘰疬，痔疾。

药理作用

抗炎作用：蝮蛇挥发油中的棕榈酸及月桂酸，对角叉菜引起的大鼠足肿胀有抑制作用；癸酸和月桂酸对小鼠网状内皮系统和吞噬功能有刺激作用。溶栓作用：蝮蛇毒素这类纤维酶具有对家兔实验性肺栓塞的溶栓效应，对照组与给药组有显著差别（$P < 0.05$）。

用法用量

内服：干蛇粉 1 ~ 2 g；或入丸、散，酒浸或烧存性研末。外用：浸油、酒渍或烧存性研末，调敷。

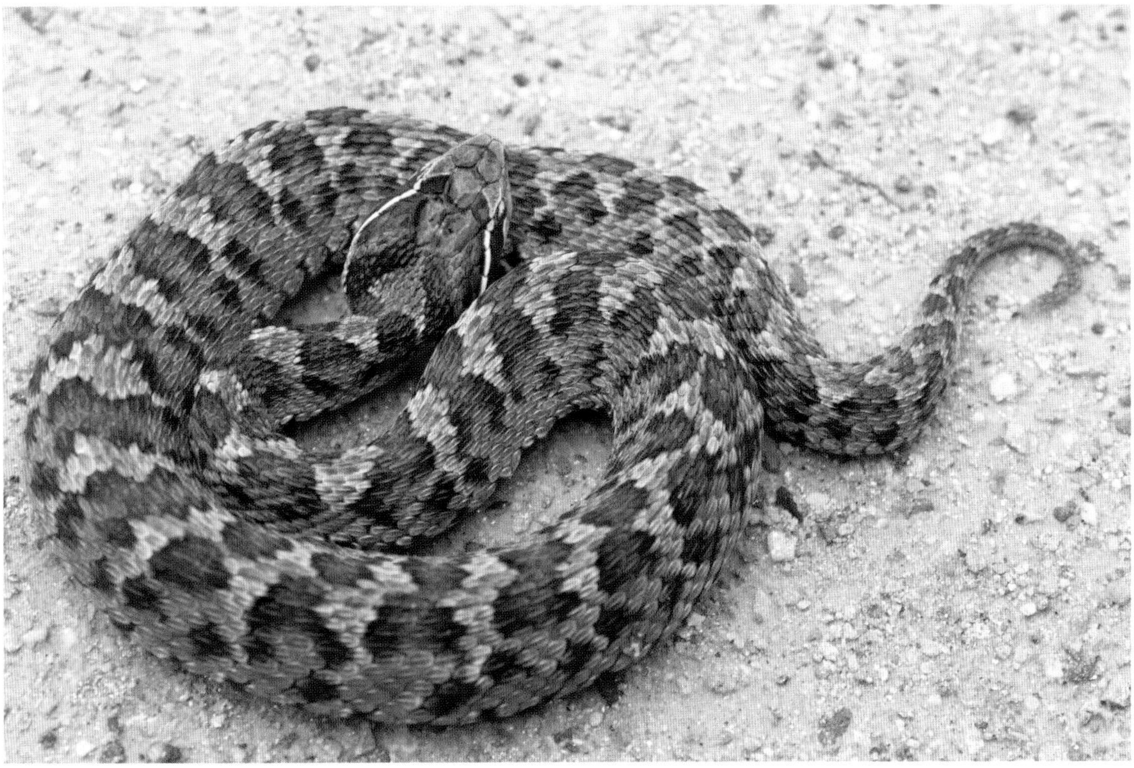

蝮蛇

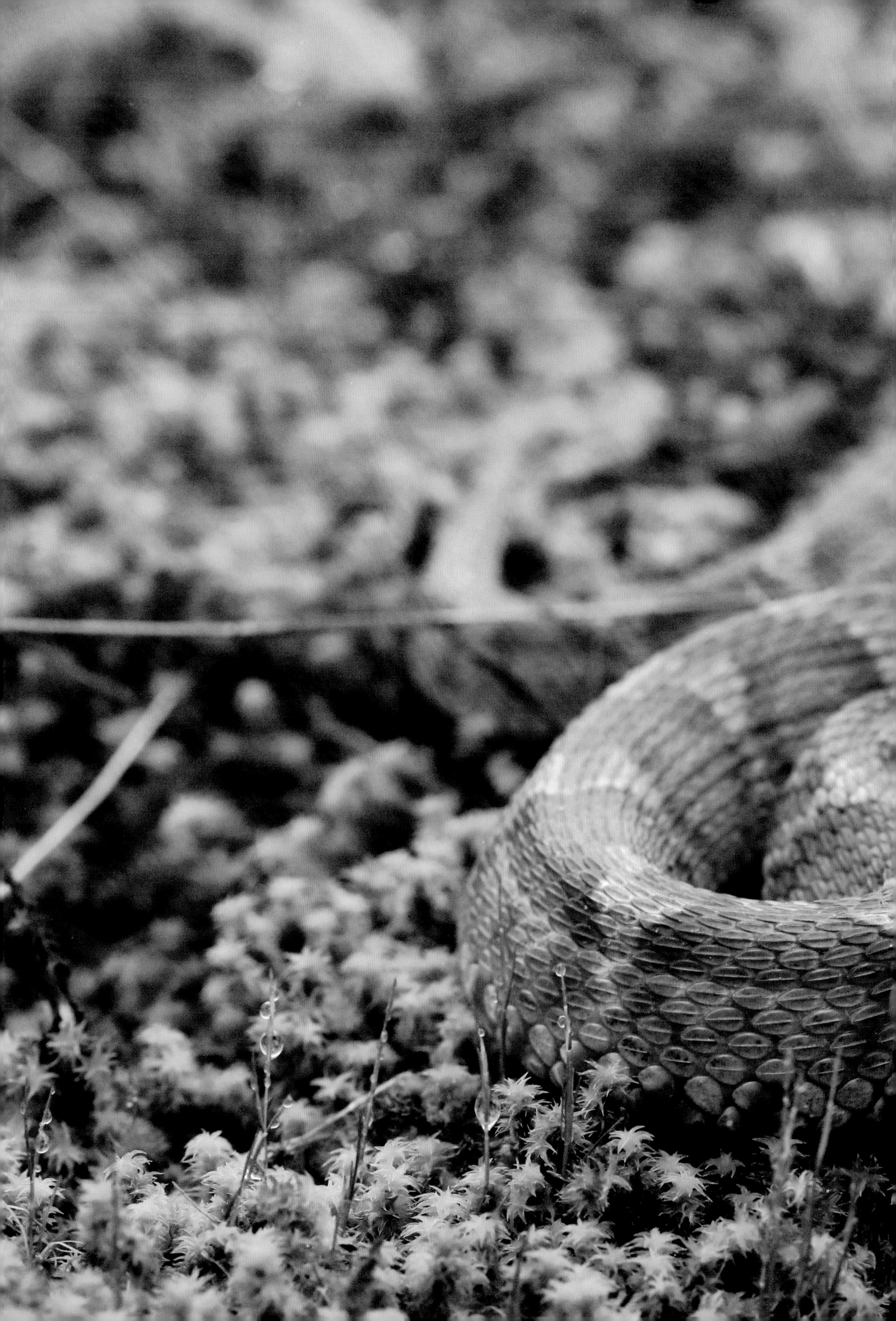

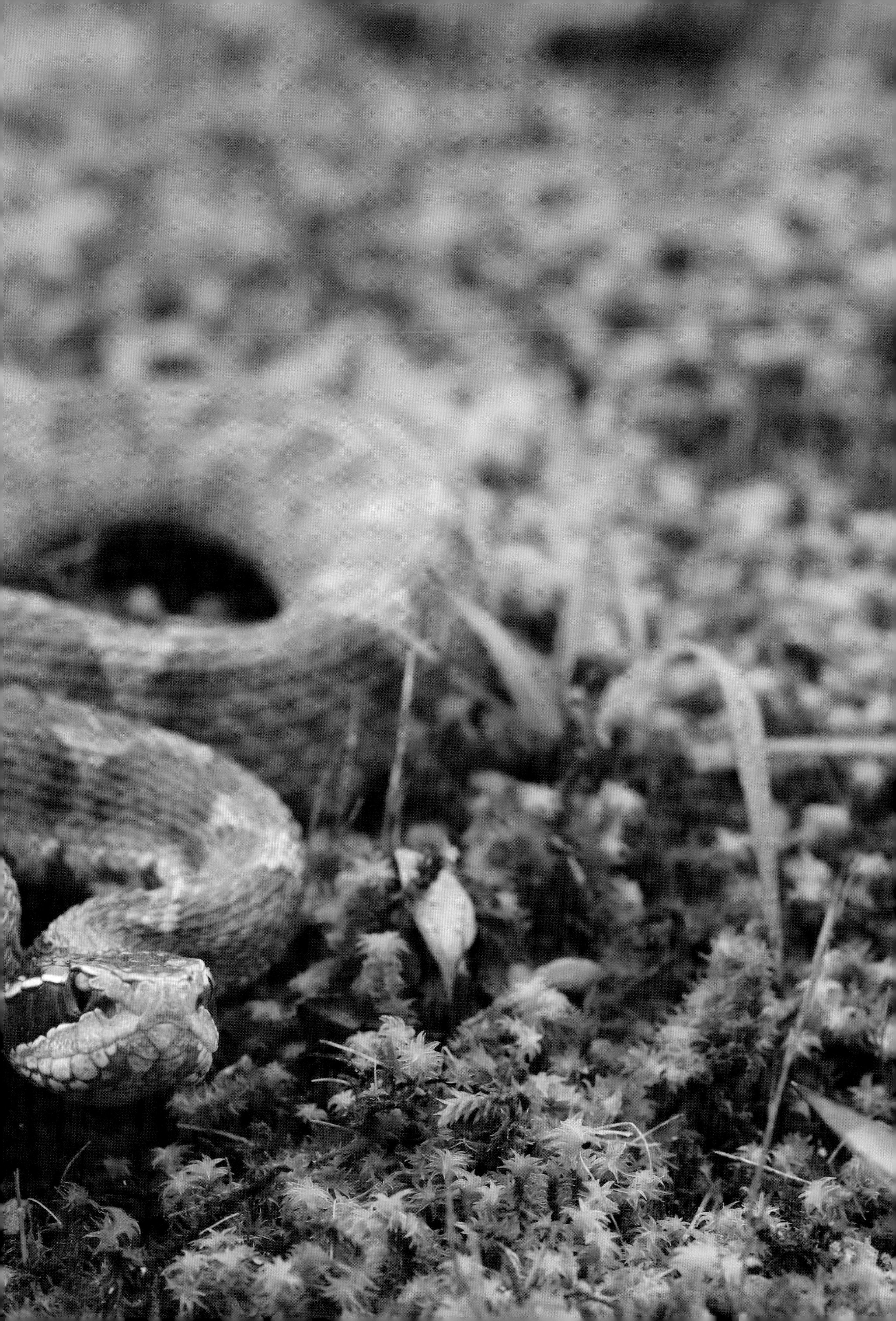

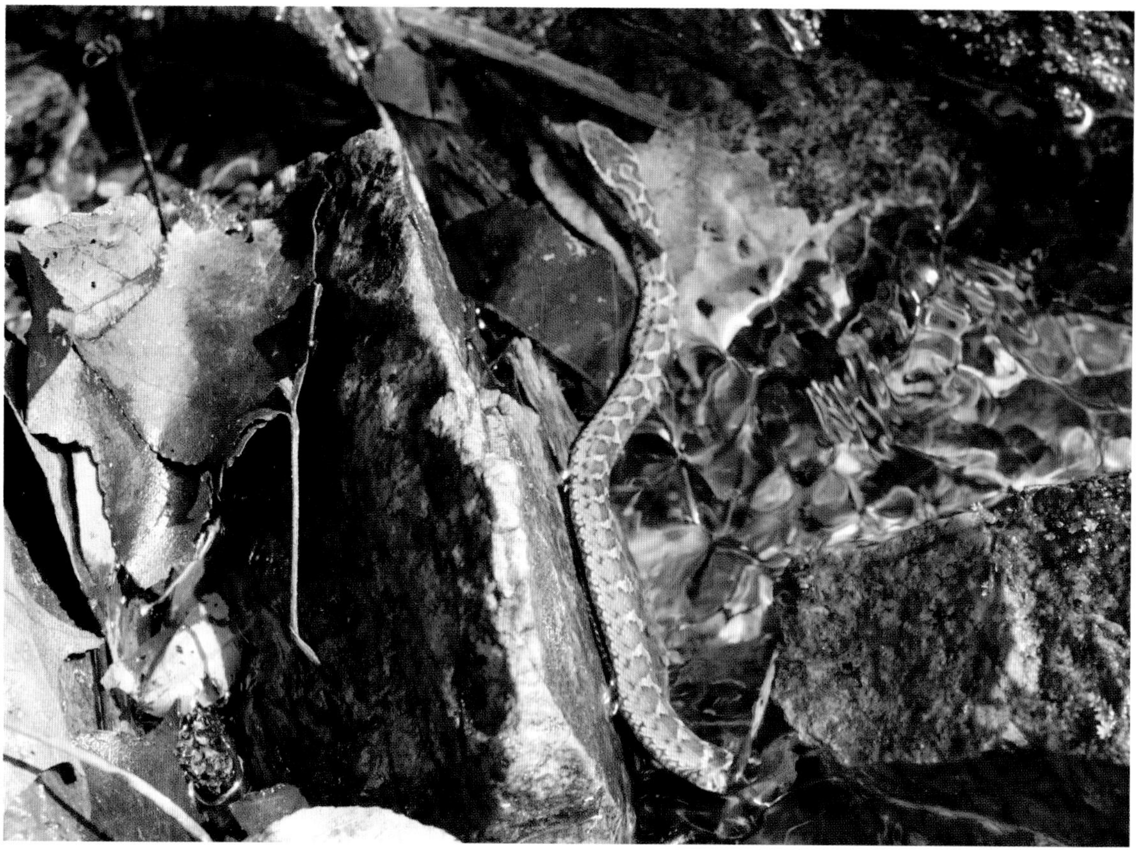

蝮蛇

民族药方

1．白癞 大蝮蛇 1 条。切勿令伤，以酒渍之，大者 10 L，小者 5 L，以糠火温，令下，寻取蛇 1 寸许，以腊月猪油和，敷疮。

2．一般肿毒、创伤溃烂久远等症 蝮蛇 1 条。去其首尾，刳腹除肠，锉，浸油中，50 日后，微蒸取用，外涂。

3．胃痉挛 蝮蛇 1 条，香油 500 ml。先将香油放入瓷罐内，后将蝮蛇放入浸泡，封口，埋地下，百日后取出，晒半干，捣成膏状物，敷胃部皮肤处。

4．遗溺 蝮蛇 5 g，鸡舌香 1 g。研为细末，临睡前用白汤送服。7 ~ 15 岁，每次服 2.5 g；15 岁以上，每次服 1 g。

5．半身不遂 蝮蛇 500 g，高粱酒 1500 ml，浸泡 10 日，饭后服 25 ~ 50 g，每日 2 ~ 3 次。

使用注意

阴虚血亏者慎服，孕妇禁服。

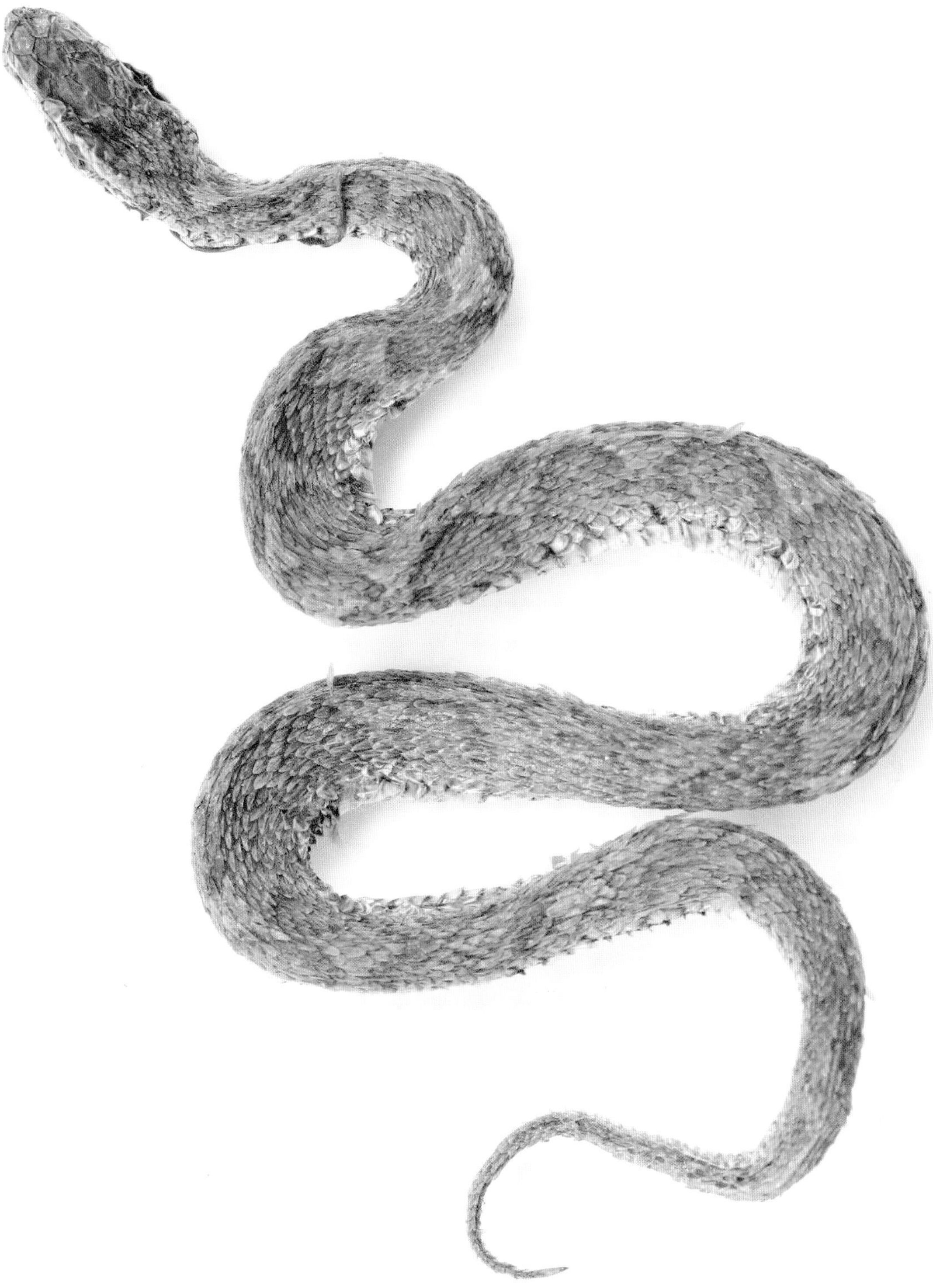

蝮蛇药材

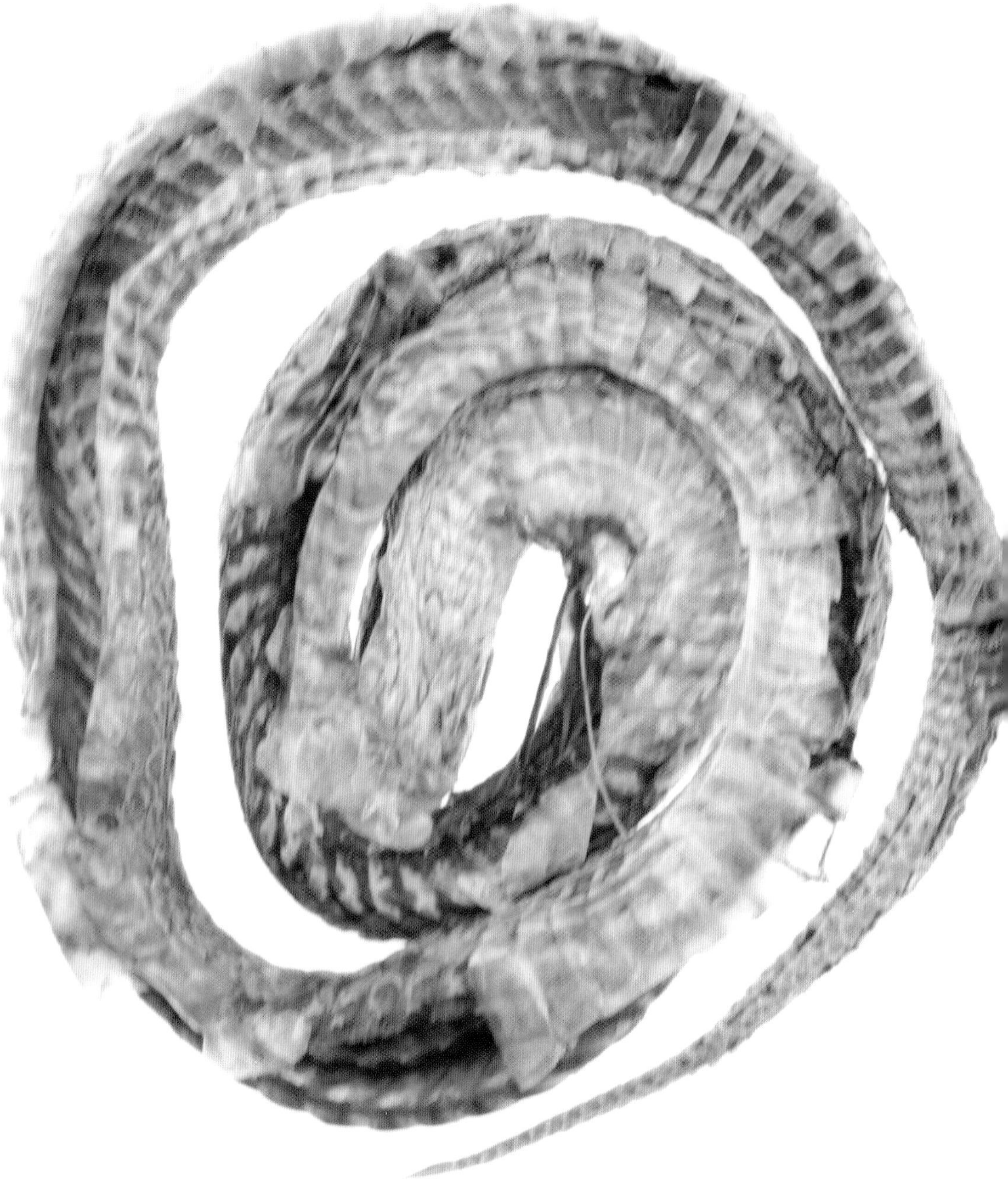

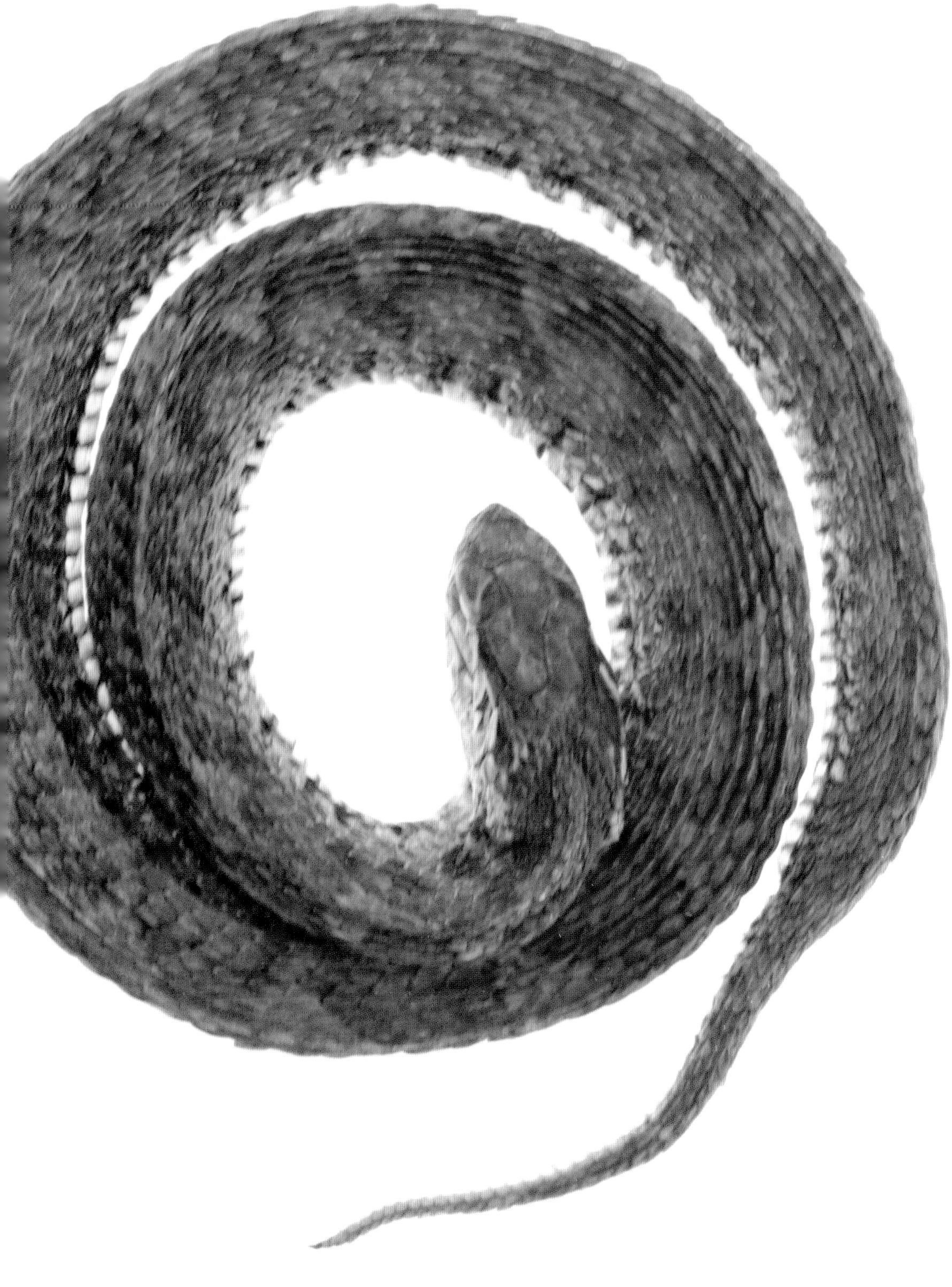

蝮蛇药材

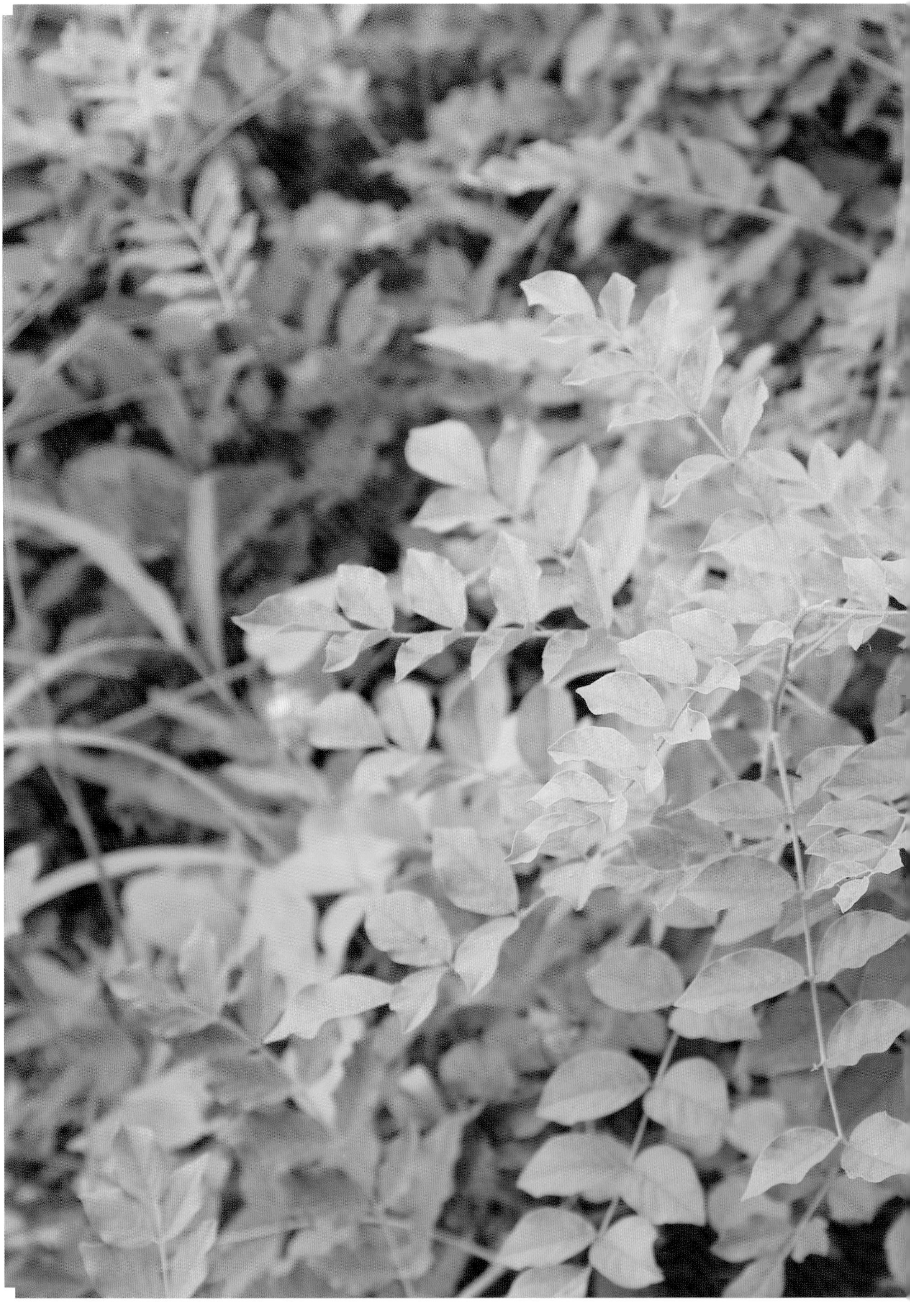

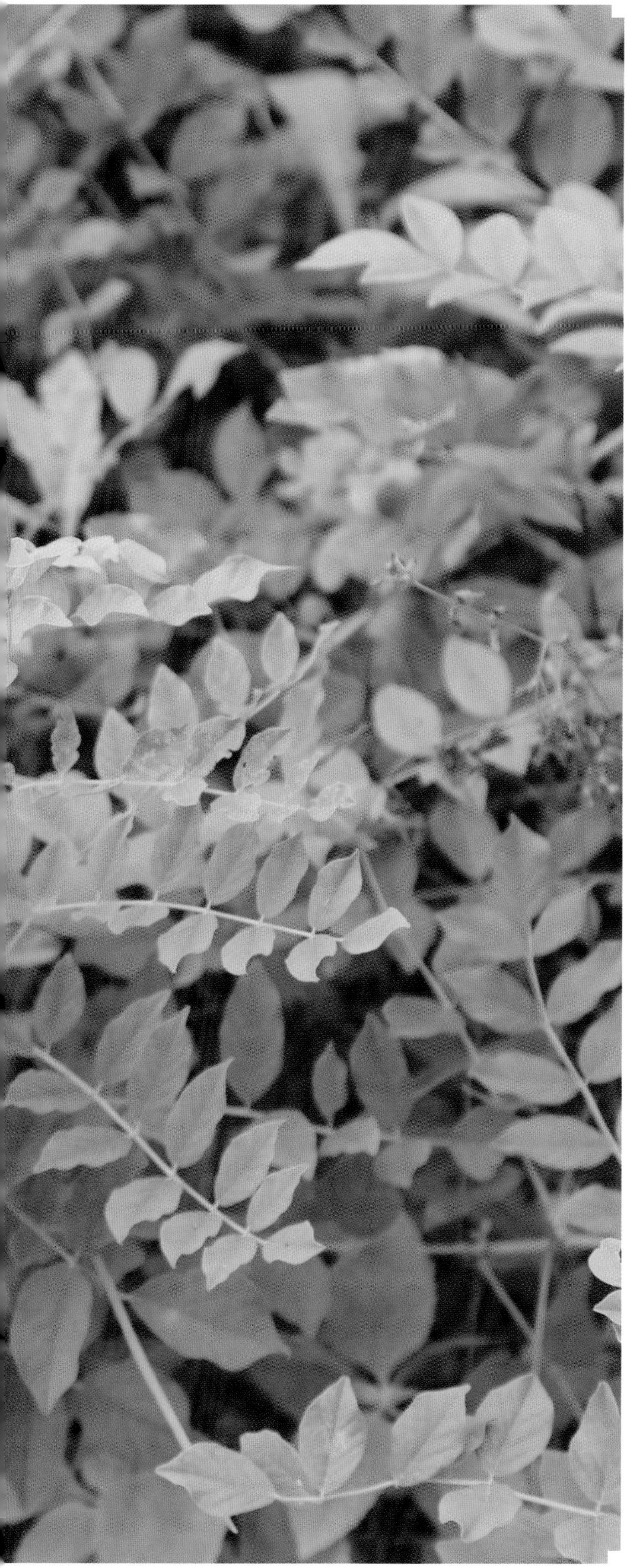

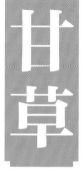

甘草

【维药名】曲曲克布亚。

【别　名】国老、粉甘草、生甘草、炙甘草、甘草梢、甘草节、甘草头。

【来　源】本品为豆科植物甘草 *Glycyrrhiza uralensis* Fisch. 的干燥根及根茎。

【性味归经】甘，平。归心、肺、脾、胃经。

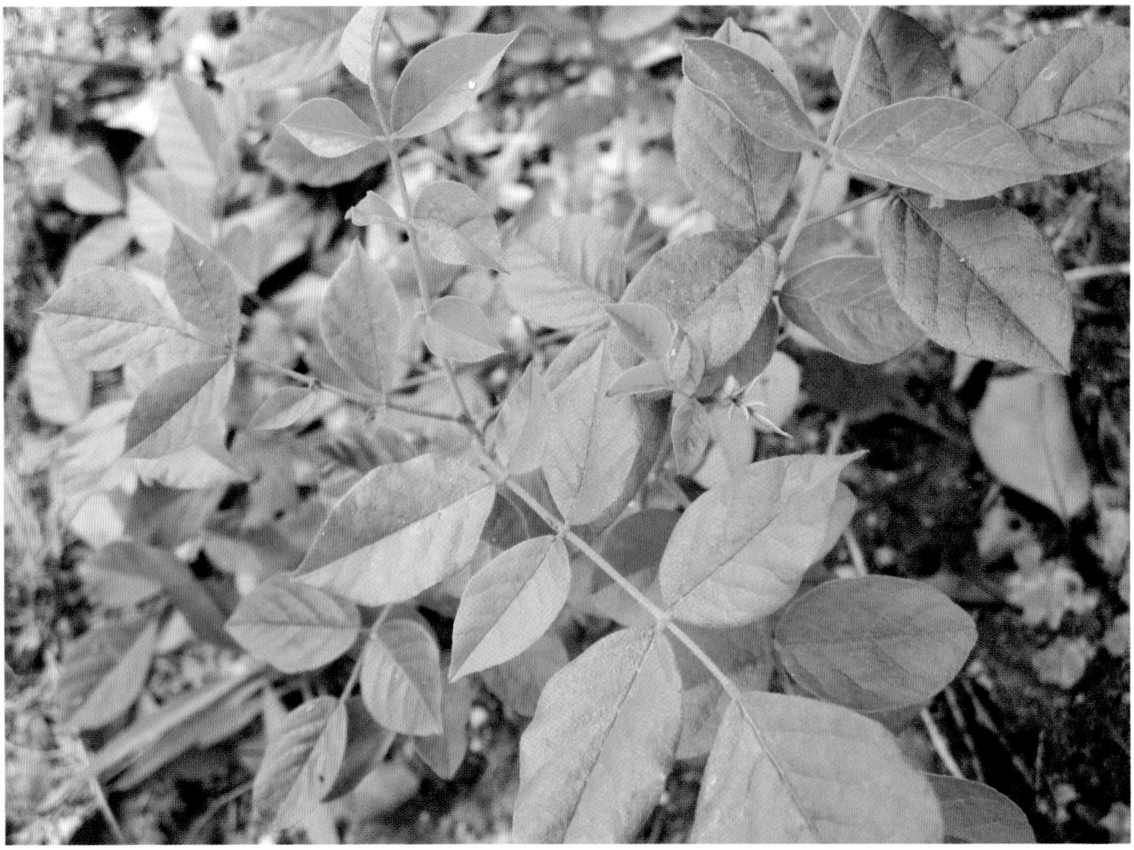

甘草

识别特征

甘草为多年生草本植物，高 30 ~ 80 cm，根茎多横走，主根甚发达。外皮红棕色或暗棕色。茎直立，有白色短毛和刺毛状腺体。奇数羽状复叶互生，小叶 7 ~ 17 对，卵状椭圆形，全缘，两面被短毛及腺体。总状花序腋生，花密集。花萼钟状，外被短毛或刺状腺体，花冠蝶形，紫红色或蓝紫色。荚果扁平，呈镰刀形或环状弯曲，外面密被刺状腺毛，种子扁卵圆形，褐色。花期 6—8 月，果期 7—10 月。

生境分布

生长于干旱、半干旱的荒漠草原及沙漠边缘和黄土丘陵地带。分布于内蒙古、山西、甘肃、新疆等省区。

采收加工

春、秋二季均可采挖， 但以春季为佳。对于挖取的根和根茎，切去茎基的幼芽串条、枝杈、须根，洗净。截成适当的长短段，按粗细、大小分等级，晒至半干，打成小捆，再晒至全干，去掉栓皮者，称“粉甘草”。

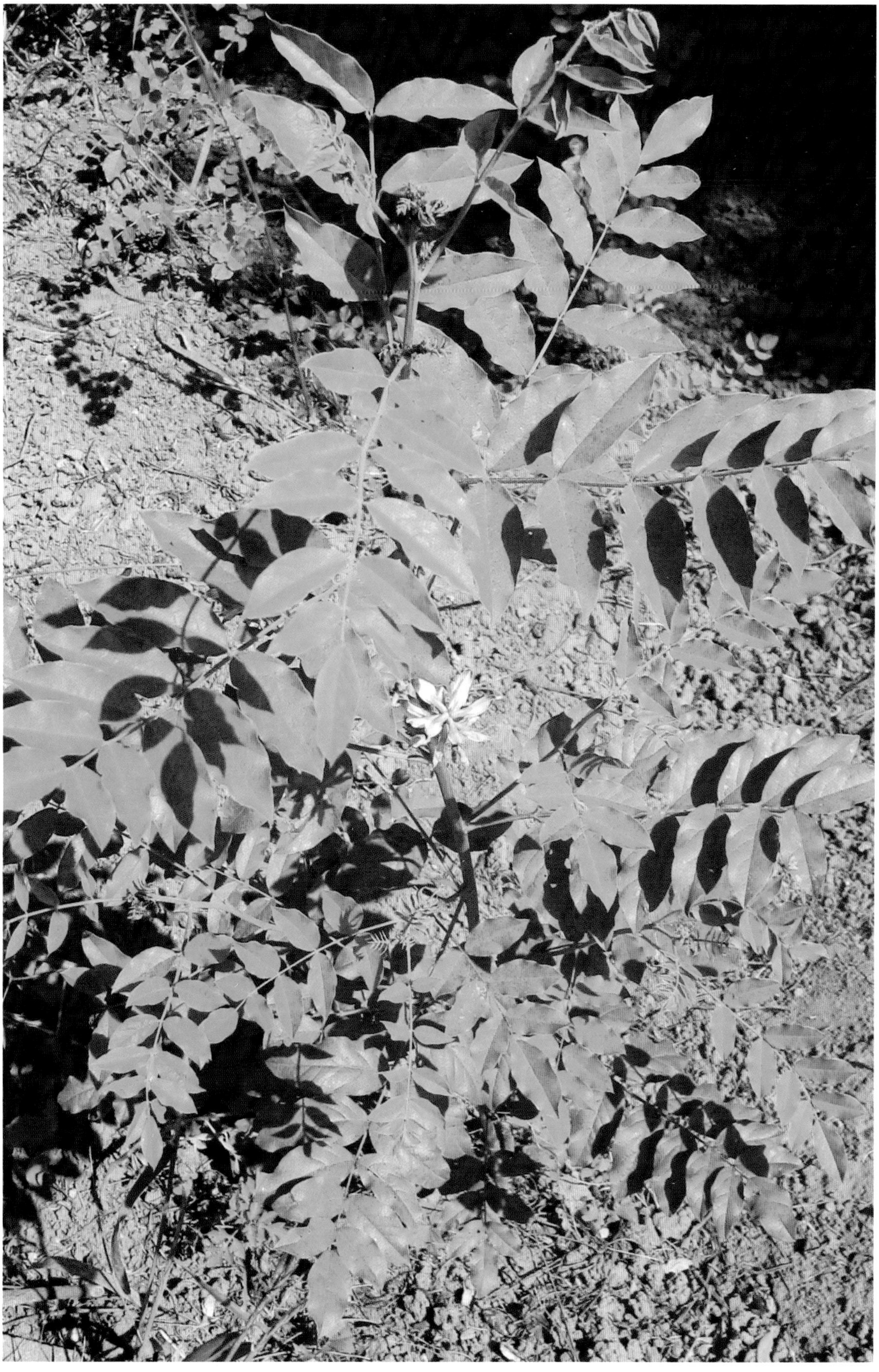

甘草

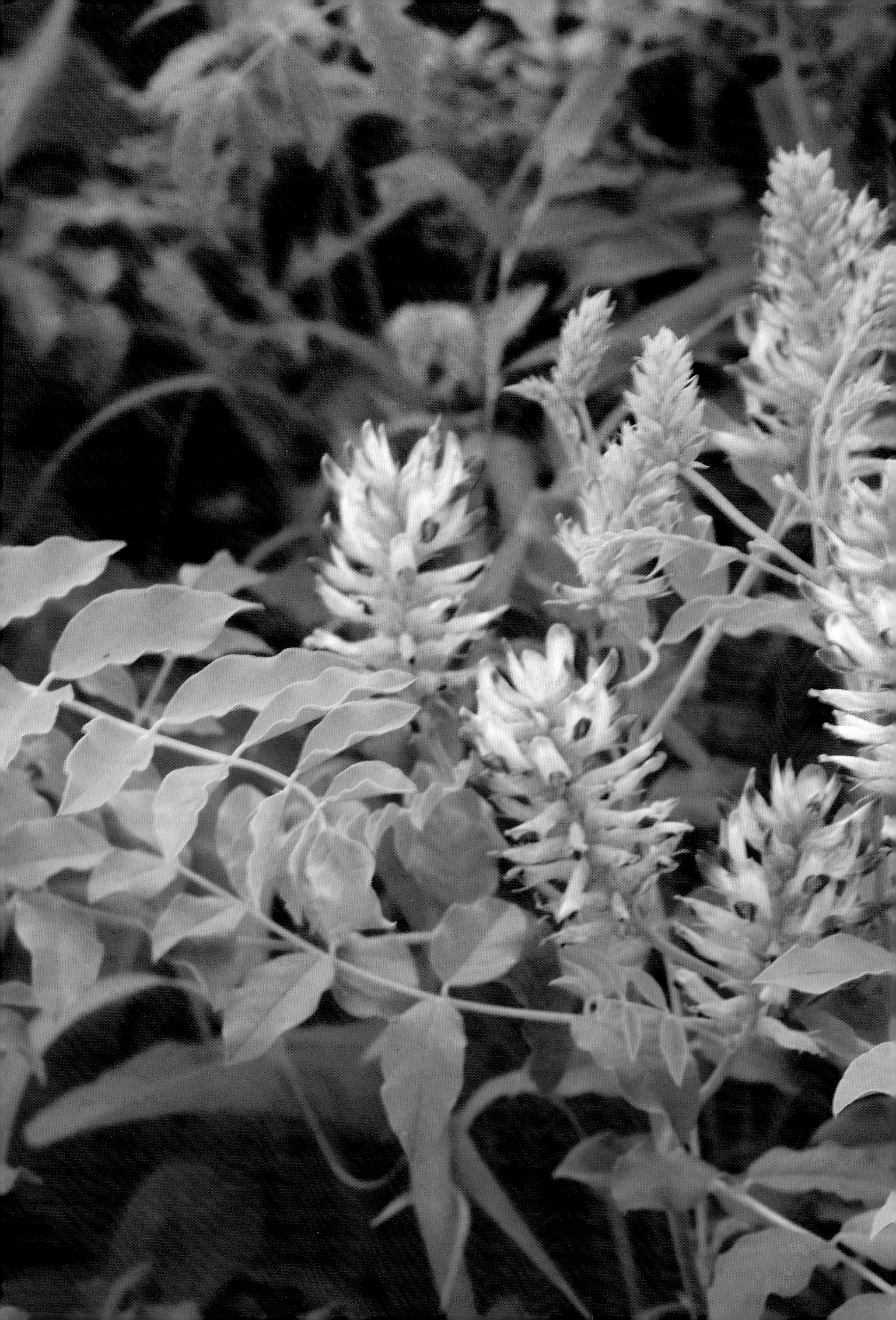

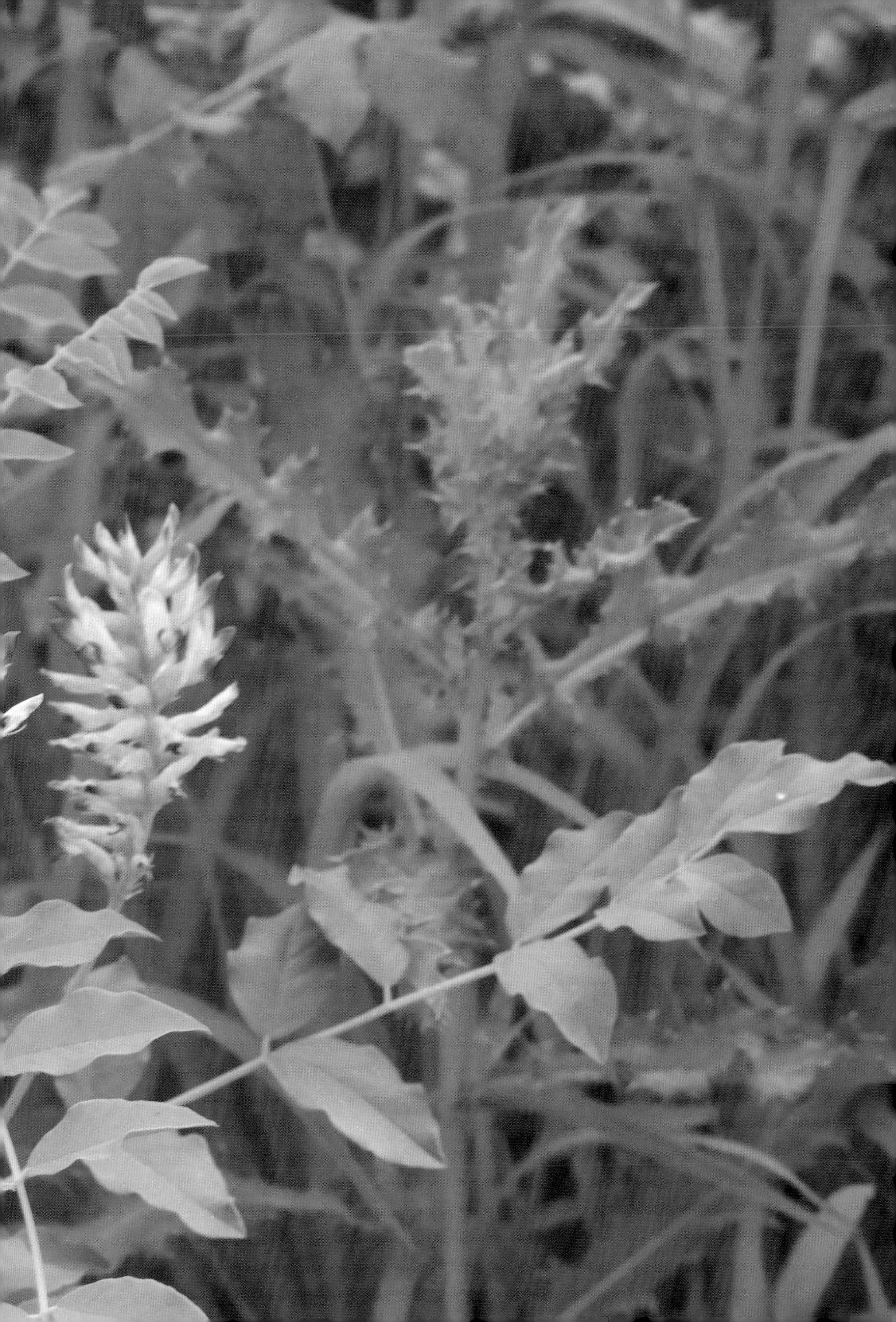

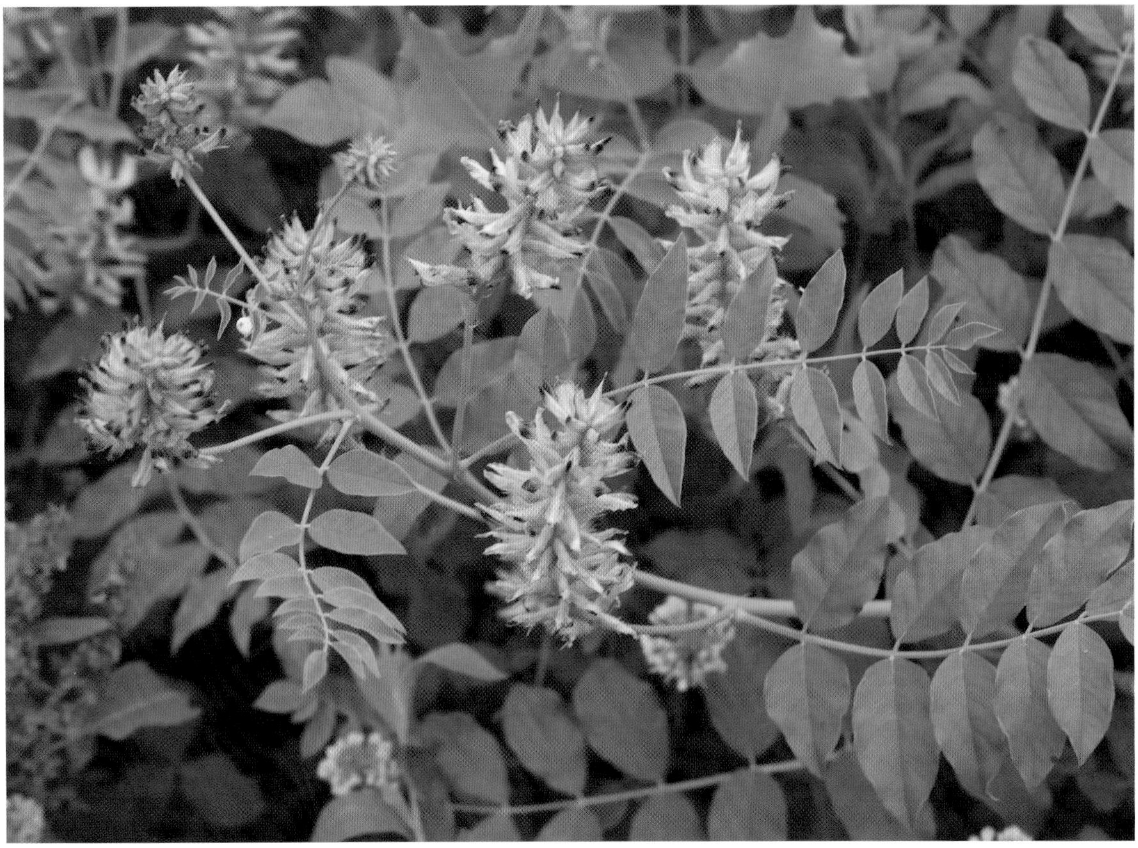

甘草

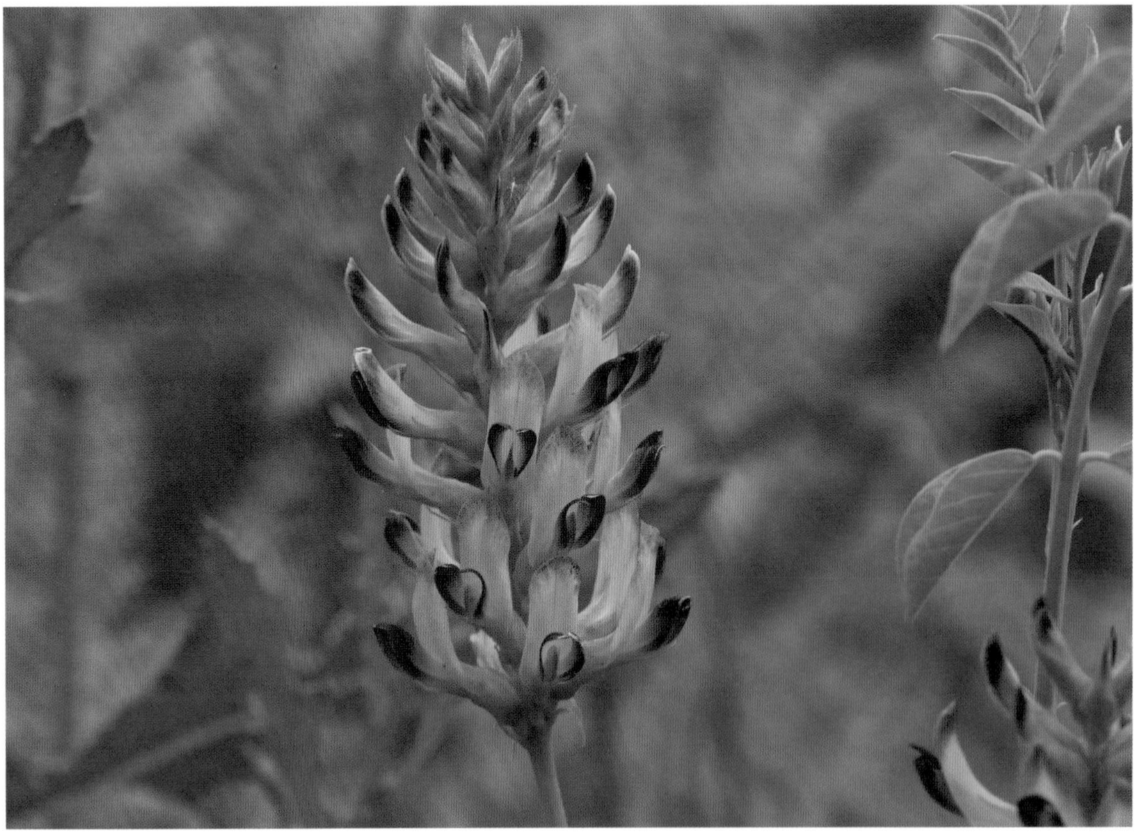

甘草花

药材鉴别

本品为类圆形或椭圆形厚片，或斜片。表面黄白色，略显纤维性，中间有一较明显的棕色环纹及放射状纹理，有裂隙。周边棕红色、棕色或灰棕色，粗糙，具纵皱纹。质坚，有粉性。气微，味甜而特殊。粉甘草表面淡黄色，显菊花纹，周边光洁，有刀削痕迹，质坚实，粉性，气味同甘草。

功效主治

补脾益气，祛痰止咳，清热解毒，缓急止痛，调和诸药。本品甘平，为治脾胃要药。生用偏凉，能清热解毒，祛痰止咳；炙用偏温，能补中益气。其甘缓之性又可缓急止痛，调和药性。

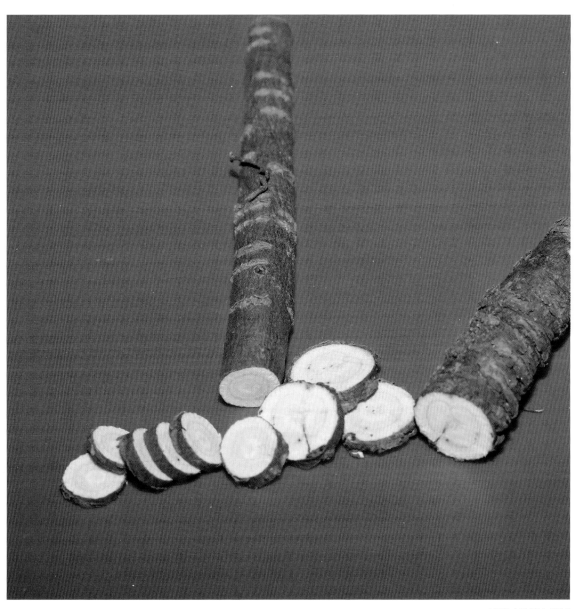

甘草（种植）药材

药理作用

本品具有盐皮质激素及糖皮质激素样作用。有抗炎、抗变态反应作用，有抗消化道溃疡作用，有解毒作用。

用法用量

内服：3 ~ 10 g，煎服。生用：清热解毒。炙用：补中益气。

民族药方

1. 消化性溃疡 甘草研粉适量。口服，每次 3 ~ 5 g，每日 3 次。

2. 原发性血小板减少性紫癜 甘草 12 ~ 20 g。水煎，早、晚分服。

3. 室性早搏 生甘草、炙甘草、泽泻各 30 g。水煎服，每日 2 剂，早、晚分服。

4. 肺结核 甘草 50 g。每日 1 剂，煎汁分 3 次服。

5. 胃和十二指肠溃疡 甘草、海螵蛸各 15 g，白术、延胡索各 9 g，白芍 12 g，党参 10 g。水煎服。

6. 癔症 甘草 25 g，大枣 50 g，浮小麦 20 g。水煎服。

7. 暑热烦渴 甘草 5 g，西瓜皮 50 g，滑石 30 g。水煎服。

8. 变应性鼻炎 甘草 8 g，乌梅、柴胡、防风、五味子各 12 g。水煎取药汁，每次饮用时加 15 g 蜂蜜，每日 1 剂，分 2 次服。

9. 流行性感冒 甘草 15 g，贯众、板蓝根各 30 g。用开水冲泡，代茶饮用，每日 1 剂，不拘时频饮。

10. 急性咽炎 甘草 3 g，桔梗 6 g，葱白 2 根。将桔梗、甘草放入适量清水中煎煮 6 分钟，再放入葱白，焖 2 分钟，即成。趁热服用，早、晚各 1 次。

使用注意

恶心呕吐者忌用。各种水肿、肾病、高血压、低血钾、充血性心力衰竭者不宜服。不宜与洋地黄、利尿药、水杨酸、磺酰脲类降血糖药合用。

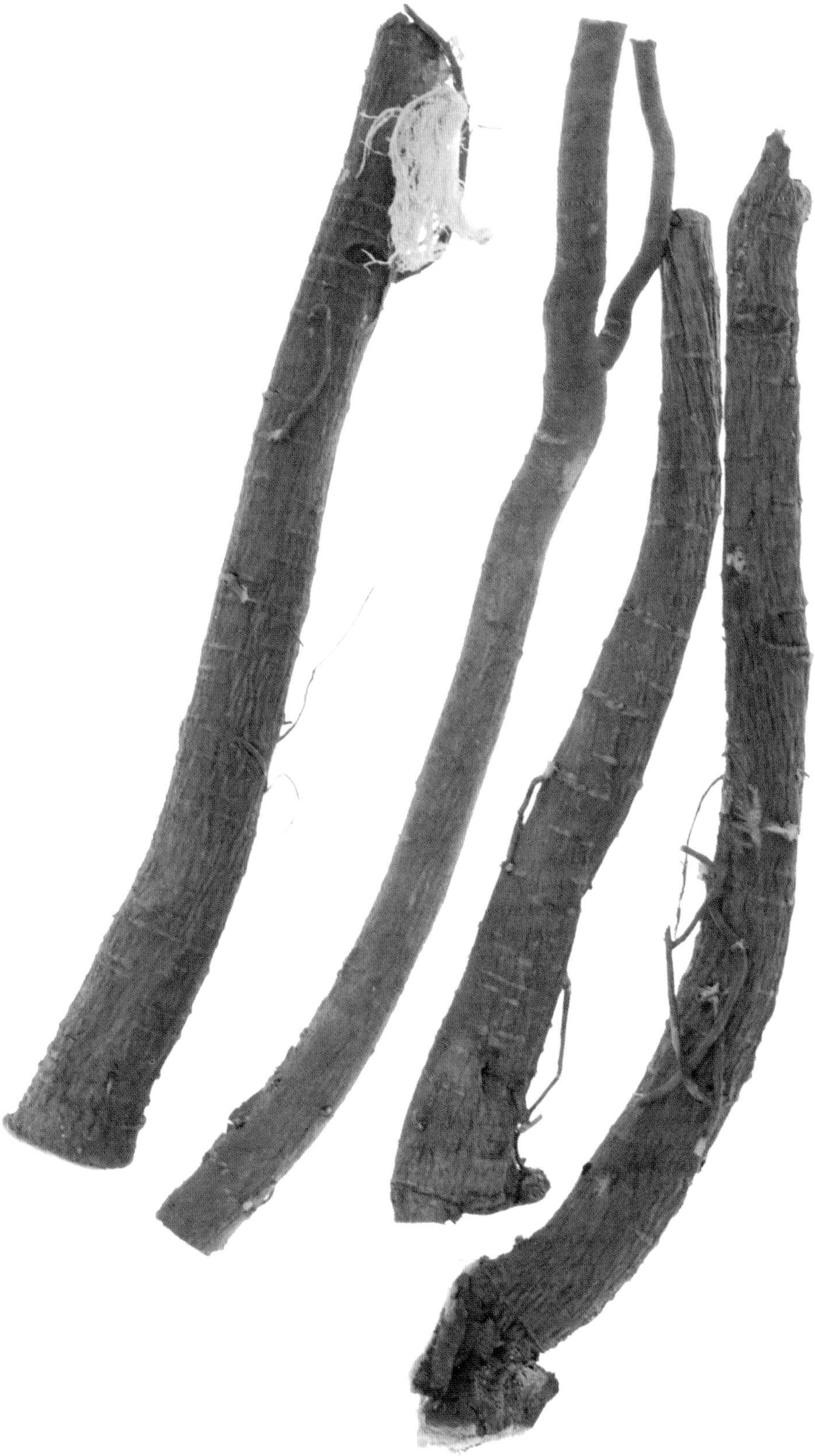

甘草药材

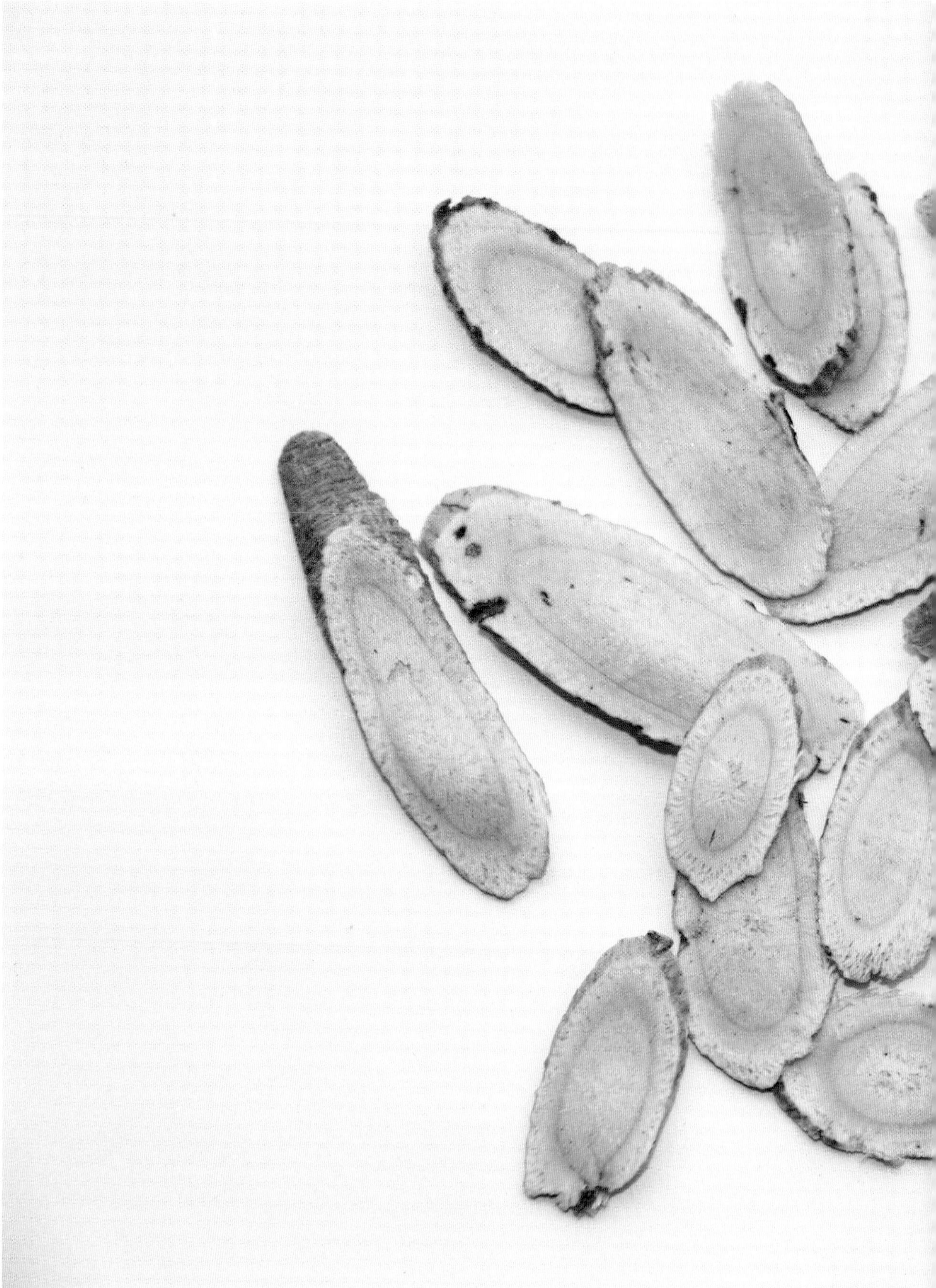

甘草

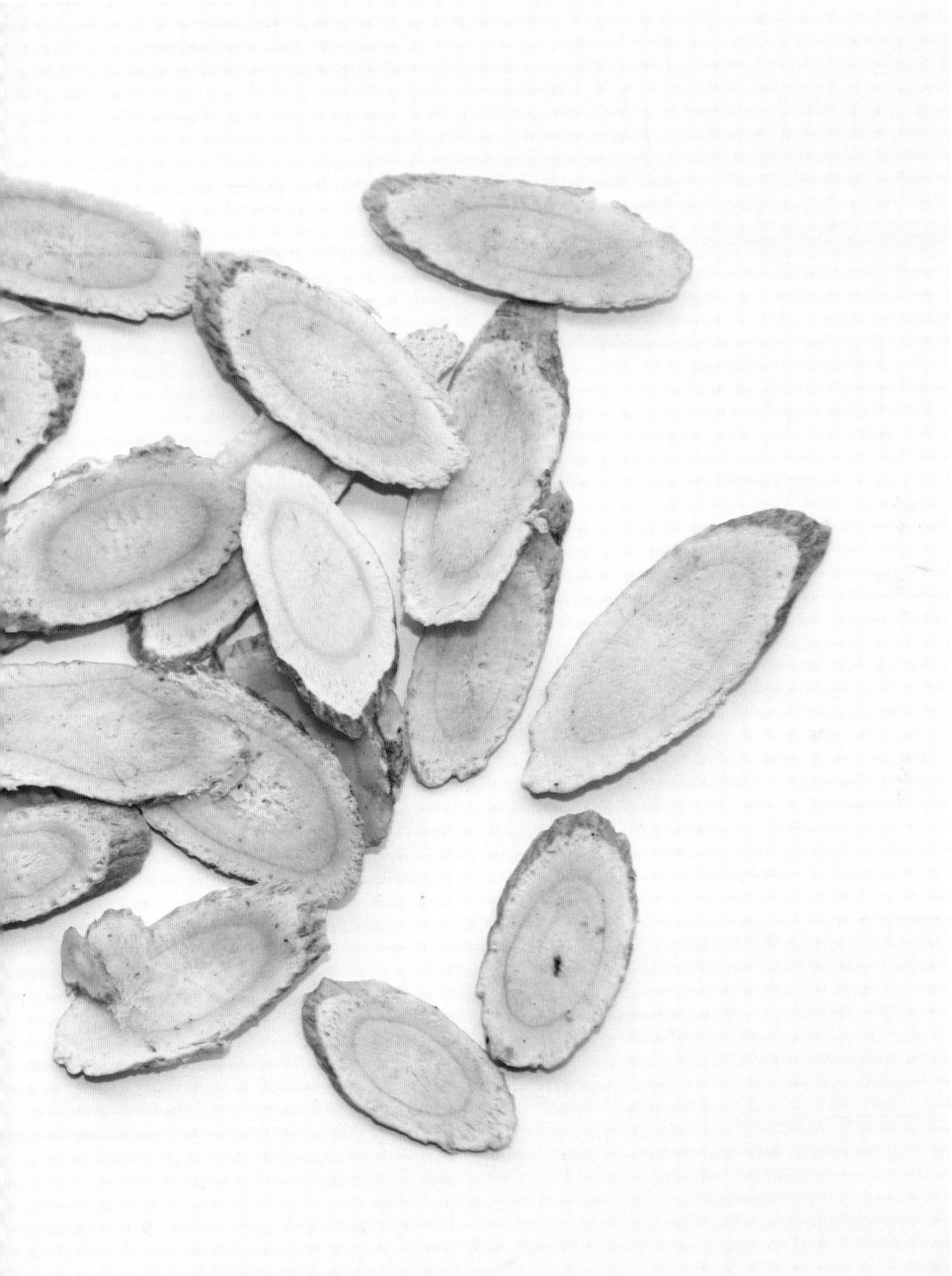

甘草饮片

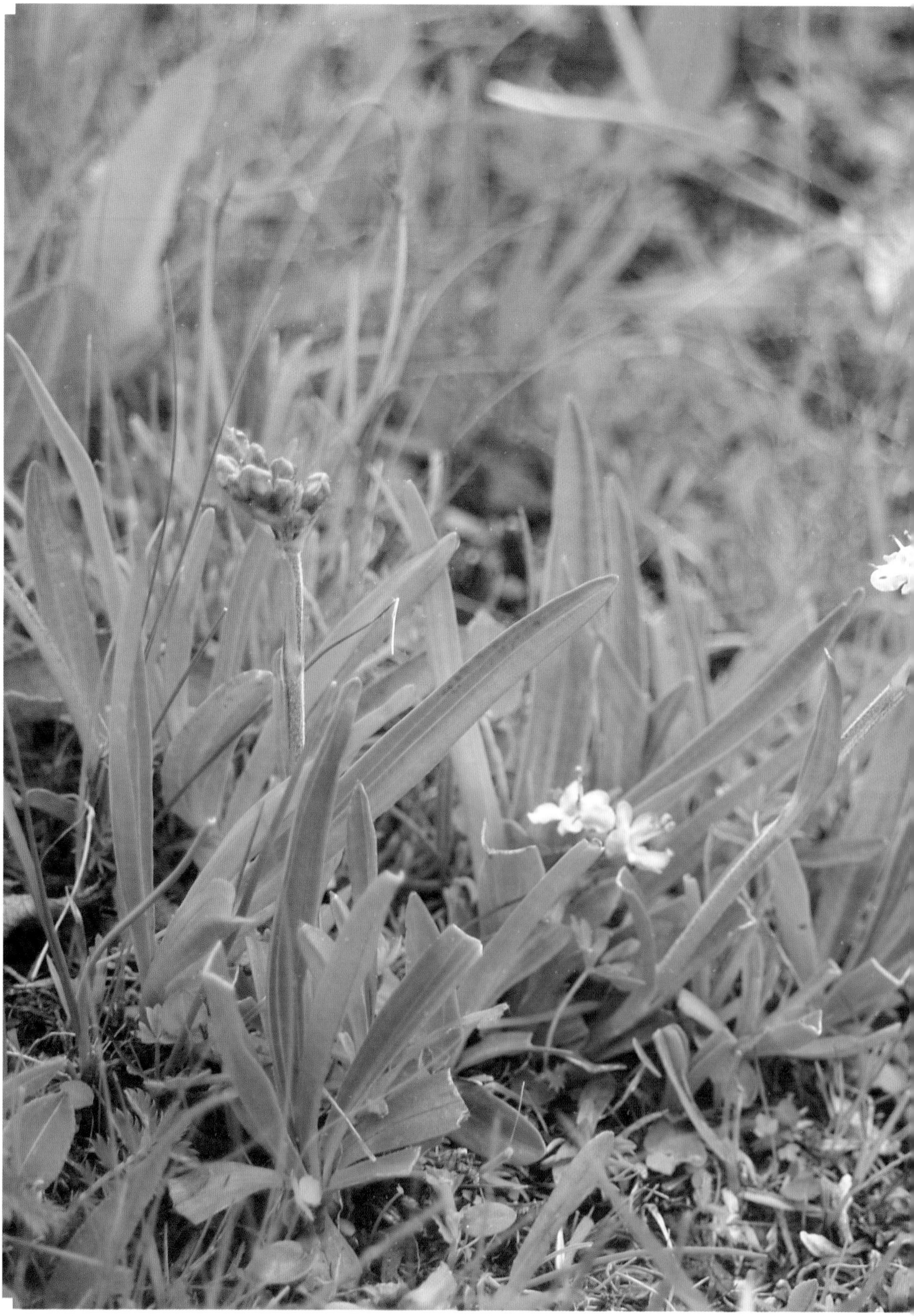

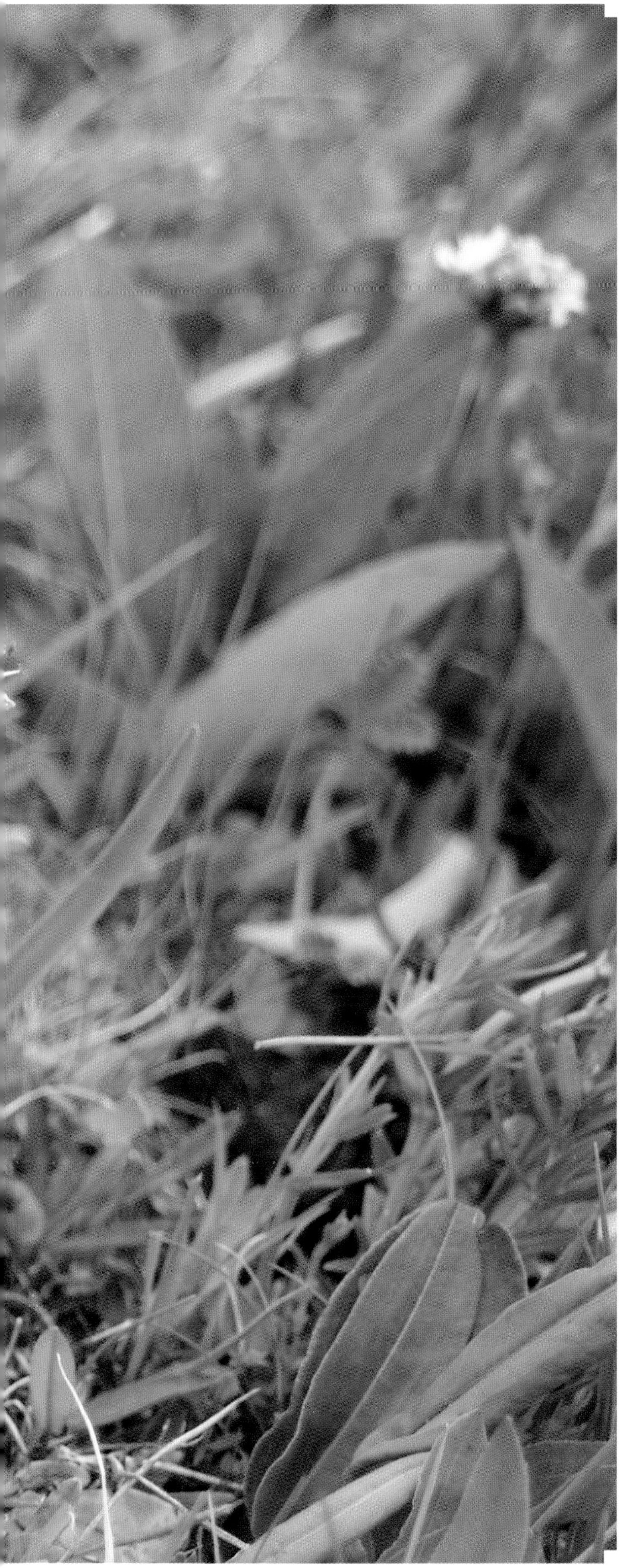

甘松

【维药名】松布力。

【别　名】甘松香。

【来　源】本品为败酱科植物甘松 *Nardostachys jatamansi* DC. 的干燥根及根茎。

【性味归经】辛、甘，温。归脾、胃经。

识别特征

多年生草本，高 20 ~ 35 cm。基生叶较少而疏生，通常每丛 6 ~ 9 片，叶片窄线状倒披针形或倒长披针形，先端钝圆，中以下渐窄略成叶柄状，基部稍扩展成鞘，全缘，上面绿色，下面淡绿色；主脉 3 出。聚伞花序呈紧密圆头状，花萼 5 裂，齿极小，花粉红色，花冠筒状，花柱细长，伸出花冠外，柱头漏斗状。瘦果倒卵形，长约 3 mm，萼突残存。花期 6—8 月。

生境分布

生长于高山、草原地带。分布于四川、甘肃、青海等省区。

采收加工

春、秋二季采挖，以秋季采为佳。除去泥沙杂质，晒干或阴干。

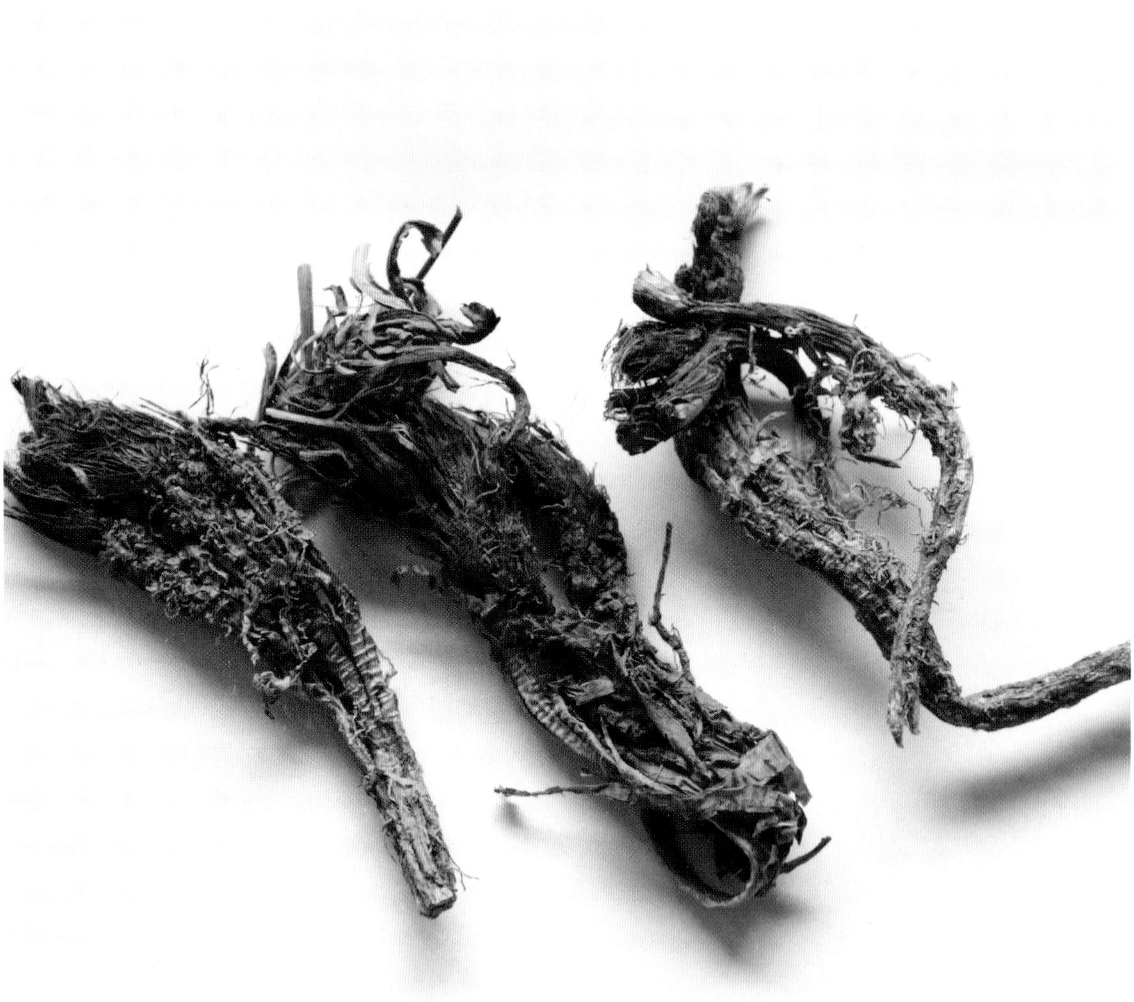

甘松药材

药材鉴别

本品为类圆柱形大片。外表面黑棕色或棕褐色。切面皮部深棕色，常呈裂片状，木部黄白色。质松脆。气特异，味苦而辛，有清凉感。

功效主治

本品辛温、行散、温通，兼甘缓香窜，为脾、胃经之药，故有行气止痛、开郁醒脾之效。

药理作用

本品有镇静、安定作用。所含缬草酮有抗心律不齐作用。匙叶甘松能使支气管扩张，其醇提取物对实验动物的离体大肠、小肠、子宫、支气管有抗组胺、5- 羟色胺及乙酰胆碱的作用，也可拮抗氯化钡引起的平滑肌痉挛。

用法用量

内服：3 ~ 6 g，煎服。外用：适量。

民族药方

1. 神经性胃痛 甘松香、香附、沉香各适量。水煎服。

2. 神经衰弱，癔症，胃肠痉挛 甘松 18 g，广陈皮 4.5 g，水 500 ml。浸于沸水中 3 小时（每半小时煮沸 1 次），分 12 次服，每日 6 次。

3. 胃和十二指肠球部溃疡 甘松、白及、鹿角胶（冲）、延胡索各 12 ~ 15 g，黄芪、海螵蛸各 20 ~ 30 g，白芍 15 ~ 18 g，甘草 6 ~ 9 g。每日 1 剂，水煎服；或研细末，炼蜜为丸（每丸重 9 g），每次 1 丸，每日 2 ~ 3 次。

4. 病毒性心肌炎 甘松 6 ~ 9 g，生地黄、炙甘草、党参、丹参各 15 ~ 30 g，麦冬、桂枝各 6 ~ 9 g，苦参 9 ~ 12 g，紫石英 30 g，板蓝根 12 ~ 15 g。水煎服。

5. 胃腹胀痛，食欲不振 甘松、香附、乌药、陈皮各 15 g，肉桂 5 g，麦芽 25 g。水煎服。

使用注意

气虚血热者忌用。

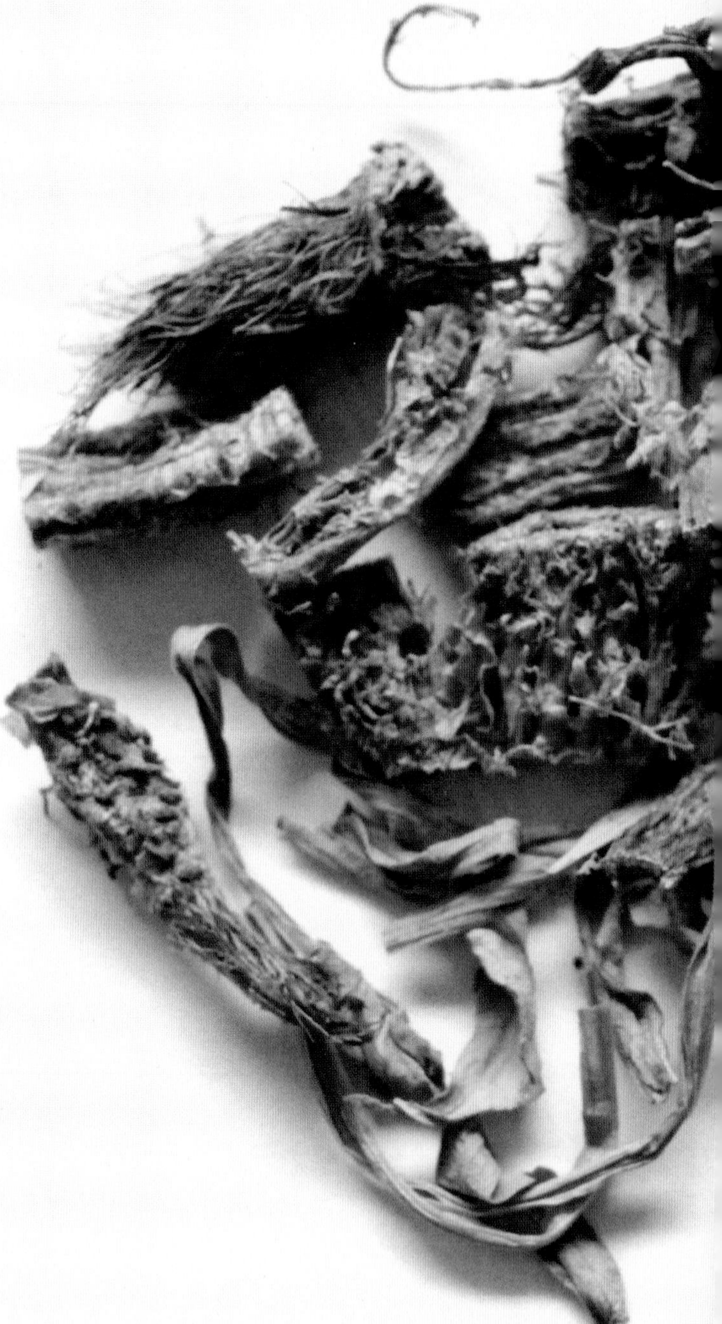

甘松

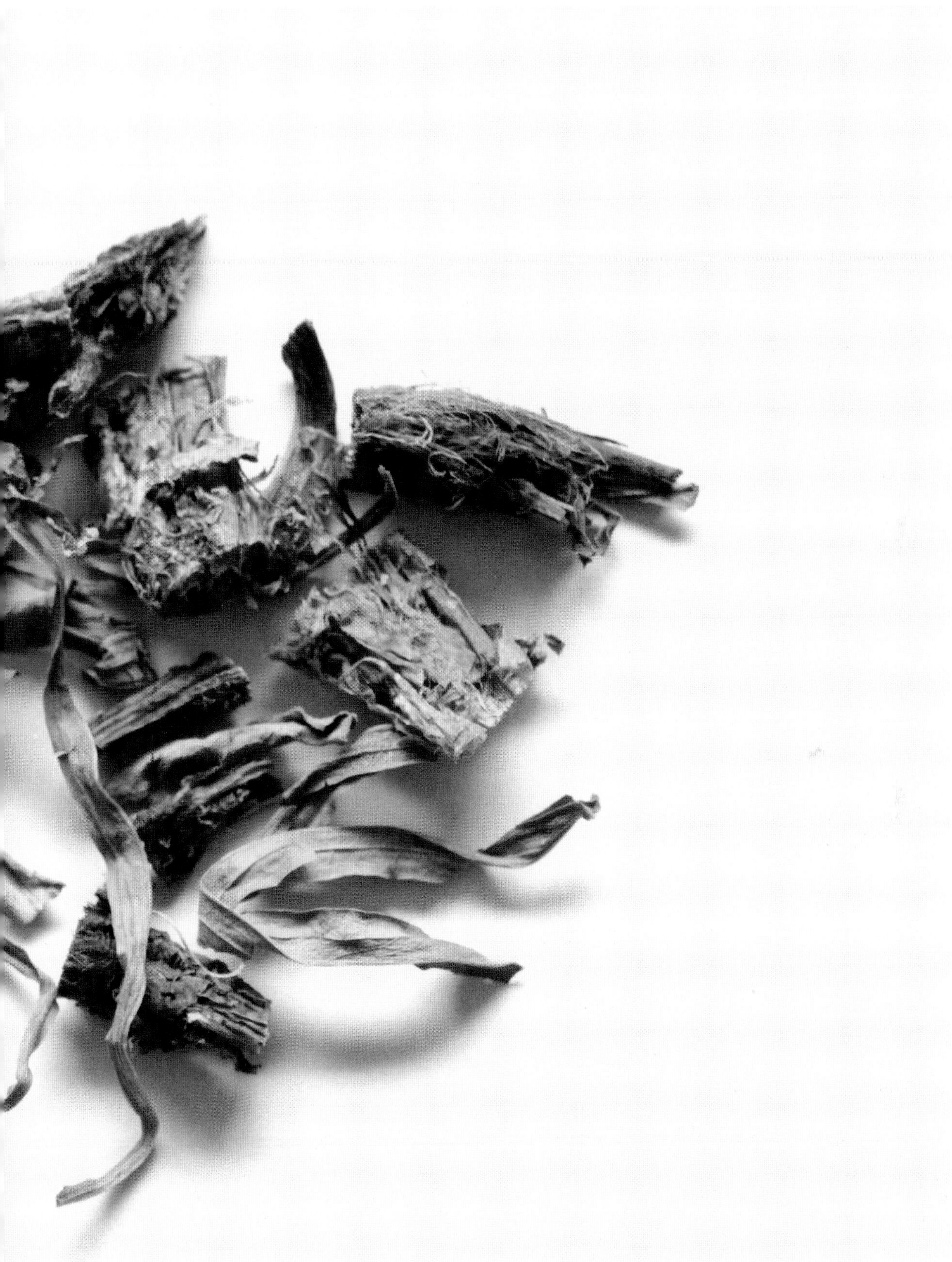

甘松饮片

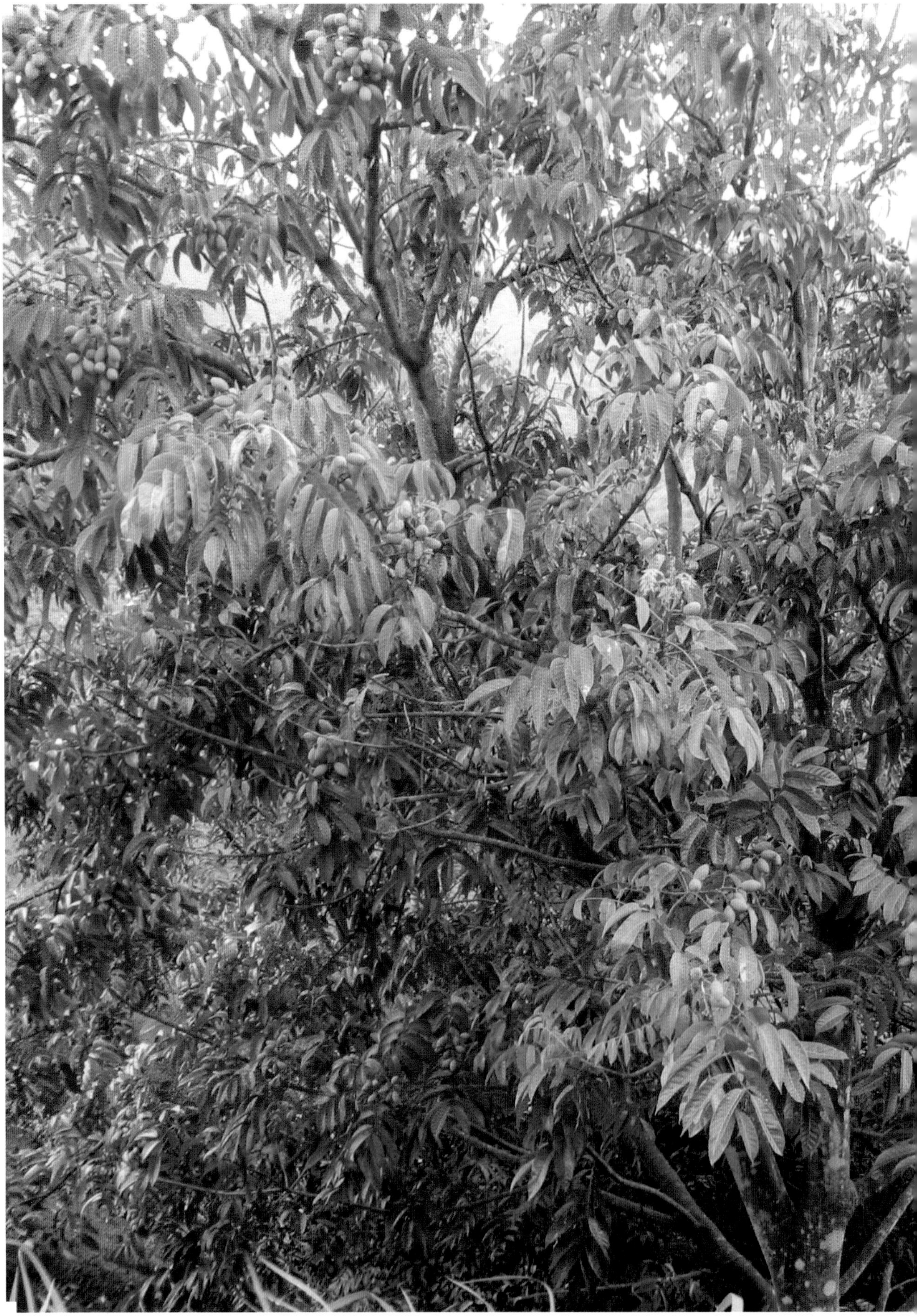

橄榄

【维药名】再屯。

【别　名】青果、忠果、甘榄、黄榄、青橄榄、干青果、橄榄子。

【来　源】本品为橄榄科常绿乔木橄榄 *Canarium album* Raeusch. 的成熟果实。

【性味归经】甘、涩、酸，平。归肺经。

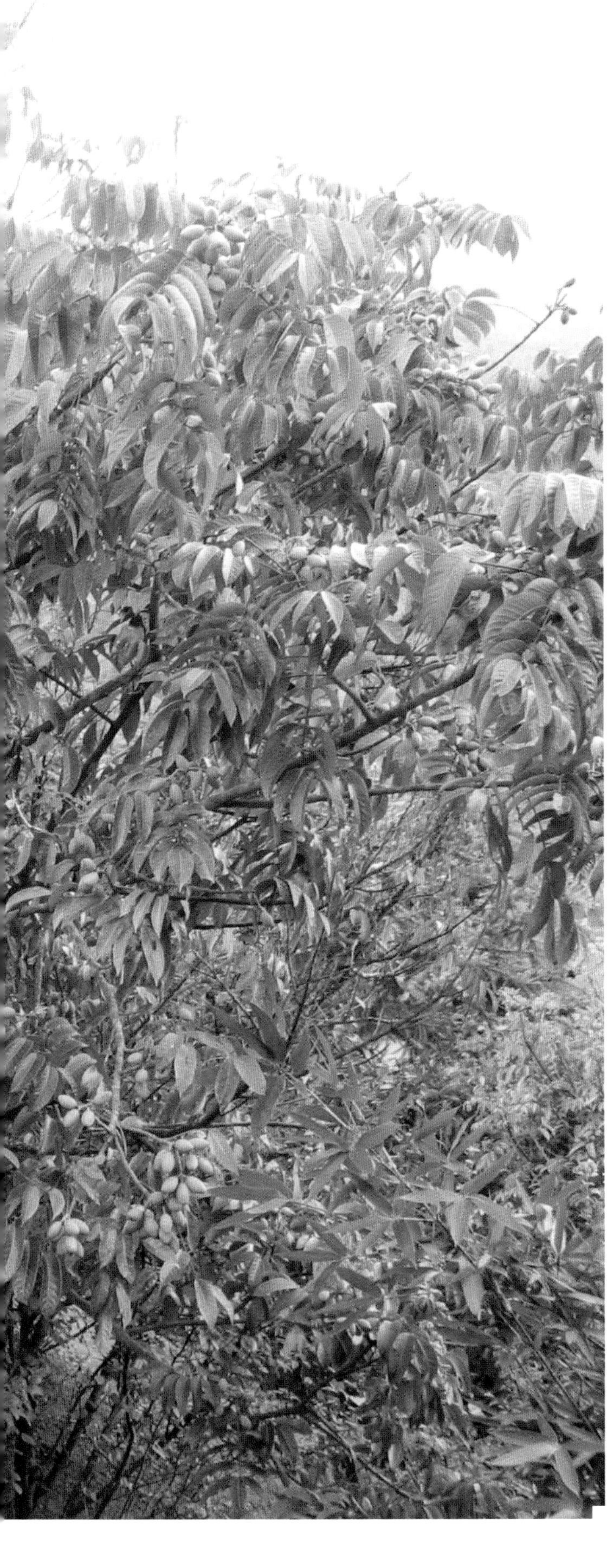

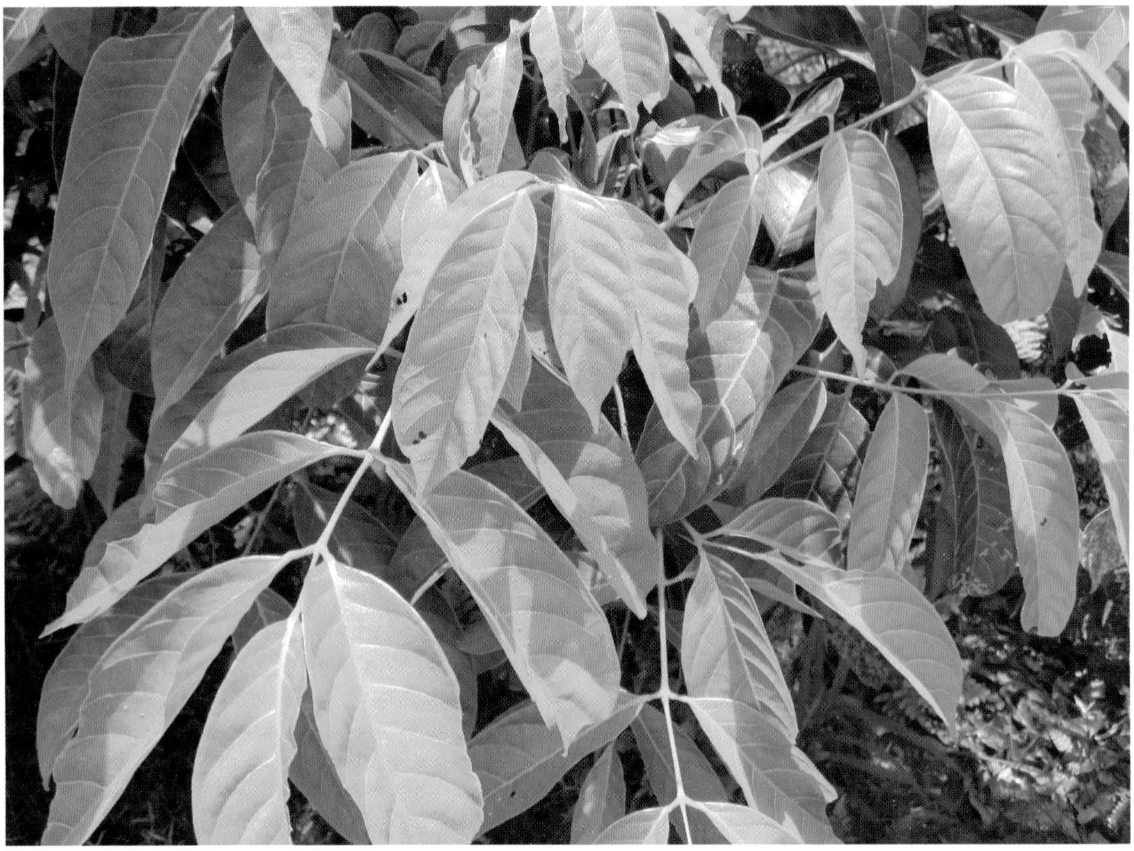

橄榄

识别特征

常绿乔木，高 10 ~ 20 m。羽状复叶互生；小叶 9 ~ 15，对生，革质，长圆状披针形，先端尾状渐尖，下面网脉上有小窝点。圆锥花序顶生或腋生；花小，两性或杂性；萼杯状，花瓣白色。核果卵形，长约 3 cm，青黄色。花期 5—7 月，果期 8—10 月。

生境分布

生长于低海拔的杂木林中，多为栽培。分布于广东、福建、四川等省区。

采收加工

秋季果实成熟时采收，鲜用或阴干生用。

药材鉴别

本品呈纺锤形，两端钝尖，长 2.5 ~ 4.0 cm，直径 1.0 ~ 1.5 cm。表面棕黄色或黑褐色，有不规则皱纹。果肉灰棕色或棕褐色，质硬。果核梭形，暗红棕色，具纵棱；内分 3 室，各有种子 1 粒。气微，果肉味涩，久嚼微甜。

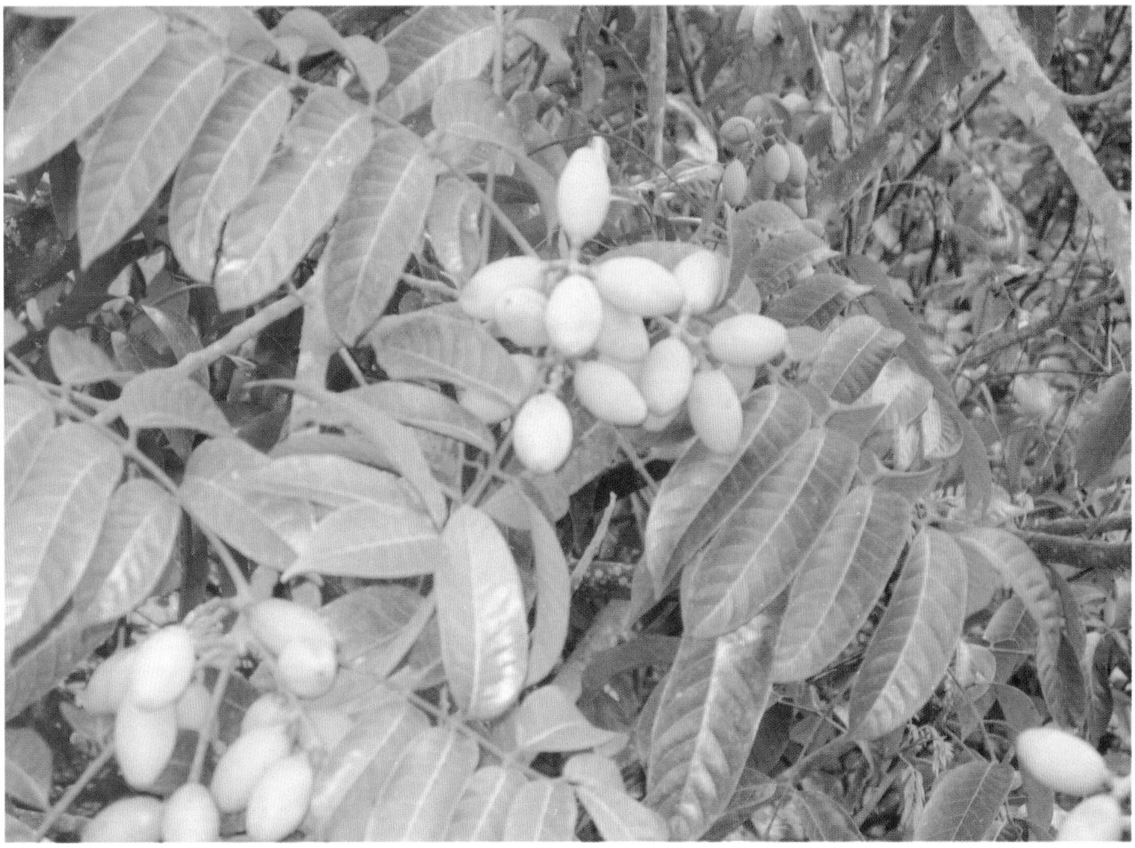

橄榄

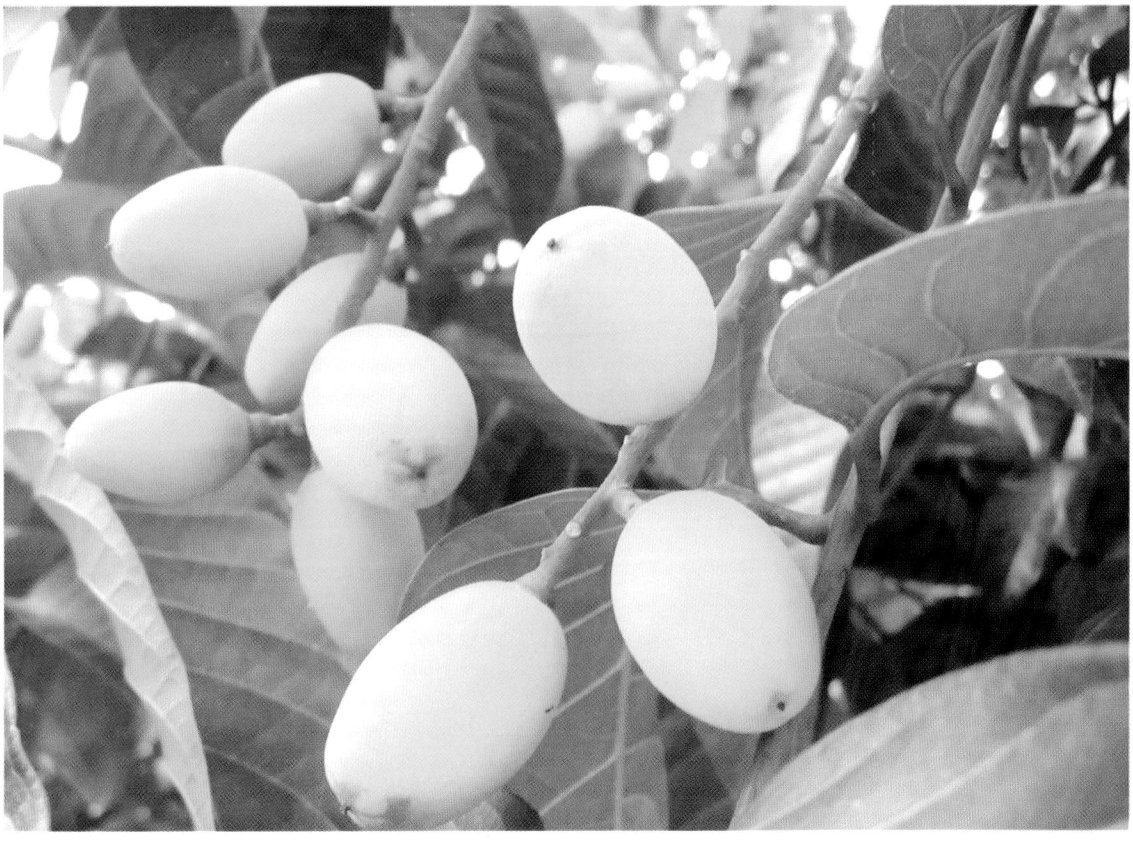

橄榄

功效主治

清肺，利咽，生津，解毒。主治咽喉肿痛，烦渴，咳嗽吐血，细菌性痢疾，癫痫，解河豚毒及酒毒。

药理作用

本品具有保肝作用：熊果-12-烯-3α，16β-二醇和齐墩果-12-烯-3α，16β-二醇对由半乳糖胺引起的鼠肝细胞中毒有保肝作用。短叶苏木酚、并没食子酸和3，3'-二甲氧基并没食子酸能减少四氯化碳对鼠肝脏的损害作用。

用法用量

内服：6～12 g，或用至30 g，煎服。

民族药方

1. 肺胃热毒壅盛，咽喉肿痛 鲜橄榄15 g，鲜萝卜250 g。切碎或切片，加水煎汤服。

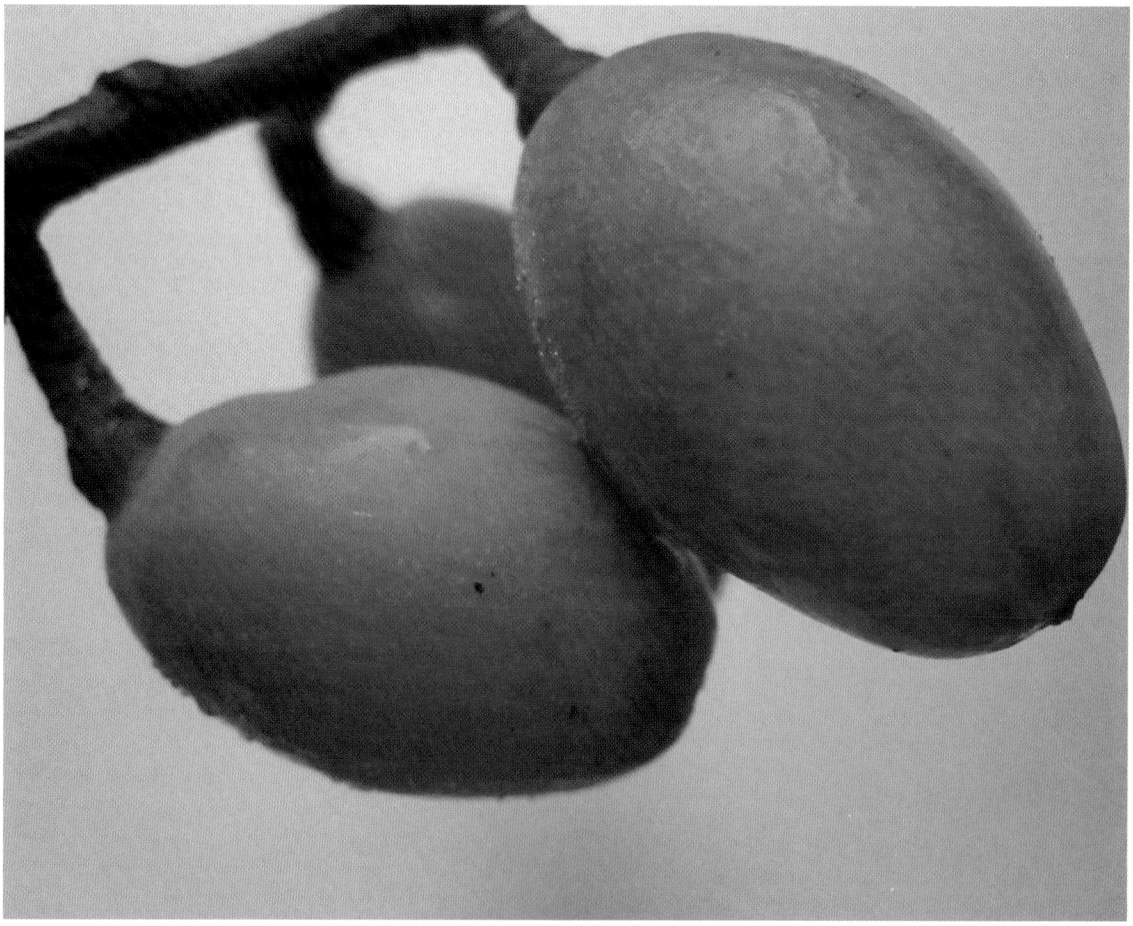

橄榄果实

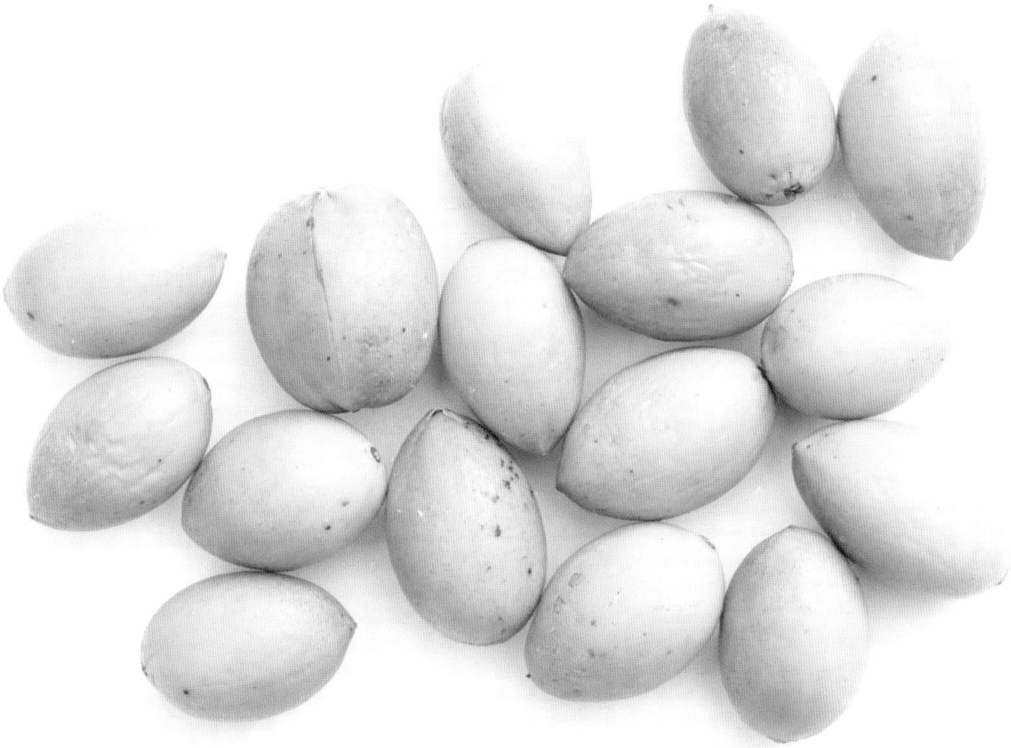

橄榄药材

2．癫痫　橄榄 500 g，郁金 25 g。加水煎取浓汁，放入白矾（研末）25 g，混匀再煎，约得 500 ml，每次 20 ml，早、晚分服，温开水送下。

3．慢性咽炎　咸橄榄 4 枚，麦冬 30 g，芦根 20 g。加水两碗半，煎至一碗后，去药渣取汁服用，每日 1 剂，分数次饮用。

4．溃疡性结肠炎　橄榄果、绞股蓝、香菇各 20 g，黄芪 50 g，当归、川芎各 10 g，丹参 30 g。水煎取药汁，每日 1 剂，分 2 次服，2 个月为 1 个疗程。

使用注意

本品不宜多服，脾胃虚寒及大便秘结者慎服。

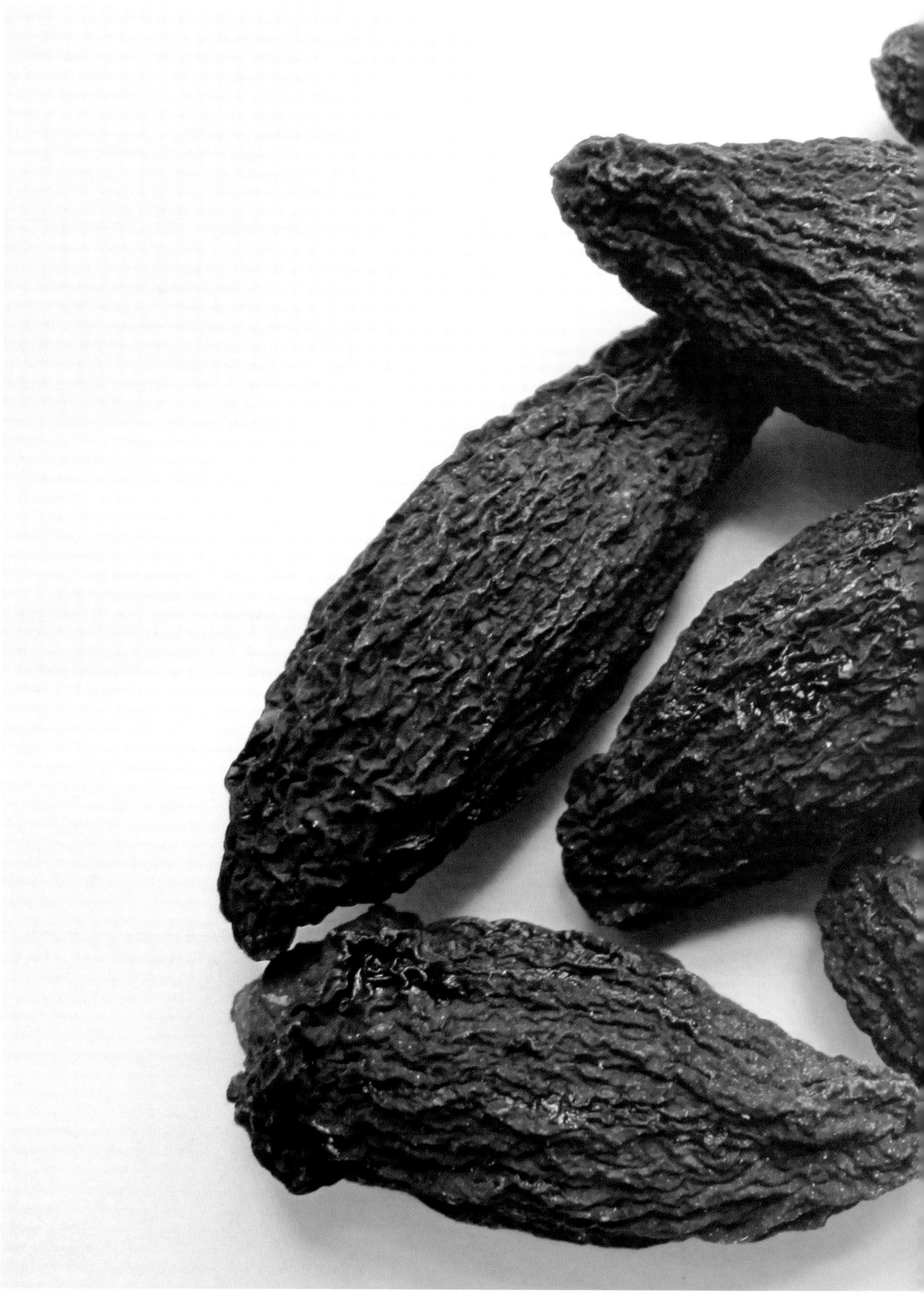

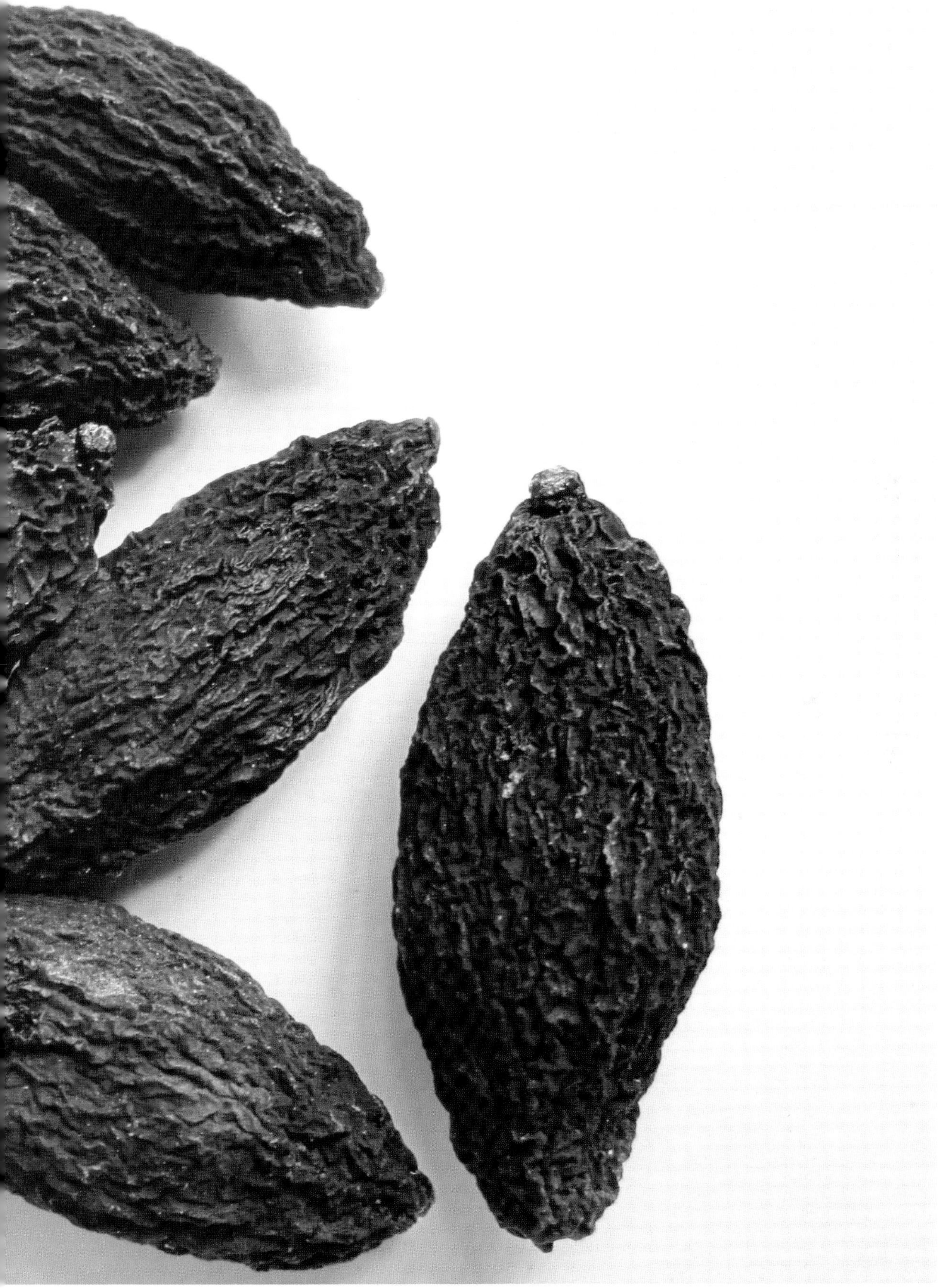

橄榄饮片

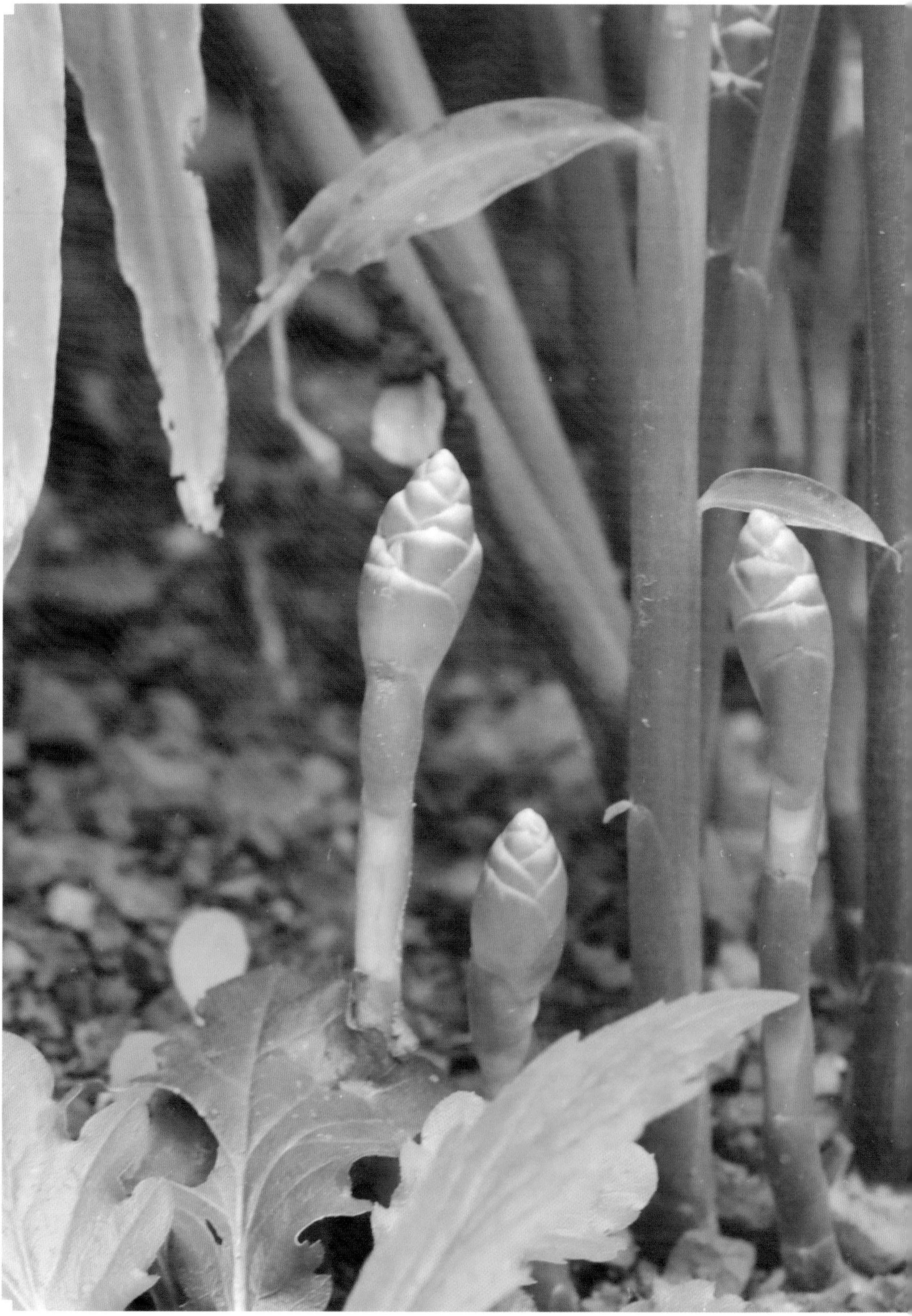

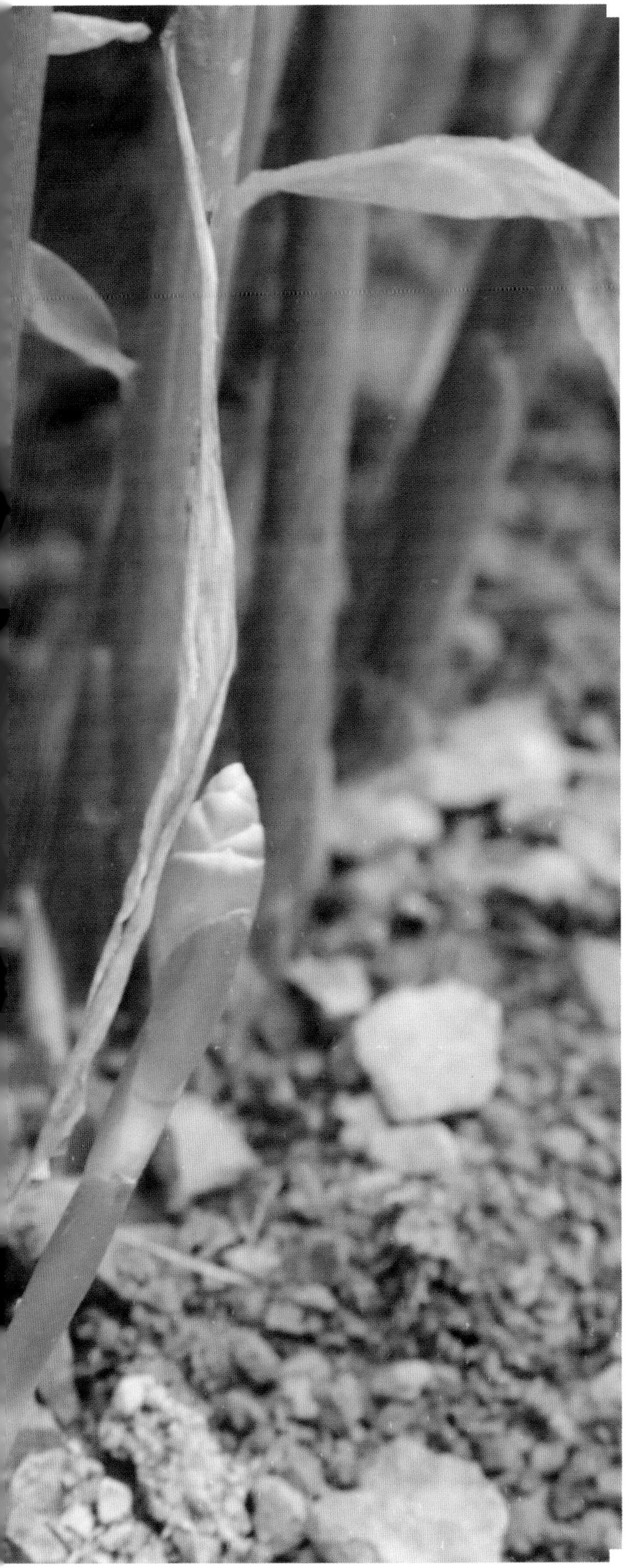

干姜

【维药名】赞吉维力。

【别　名】淡干姜、白干姜。

【来　源】本品为姜科植物姜 *Zingiber officinale* Rosc. 的干燥根茎。

【性味归经】辛，热。归脾、胃、心、肺经。

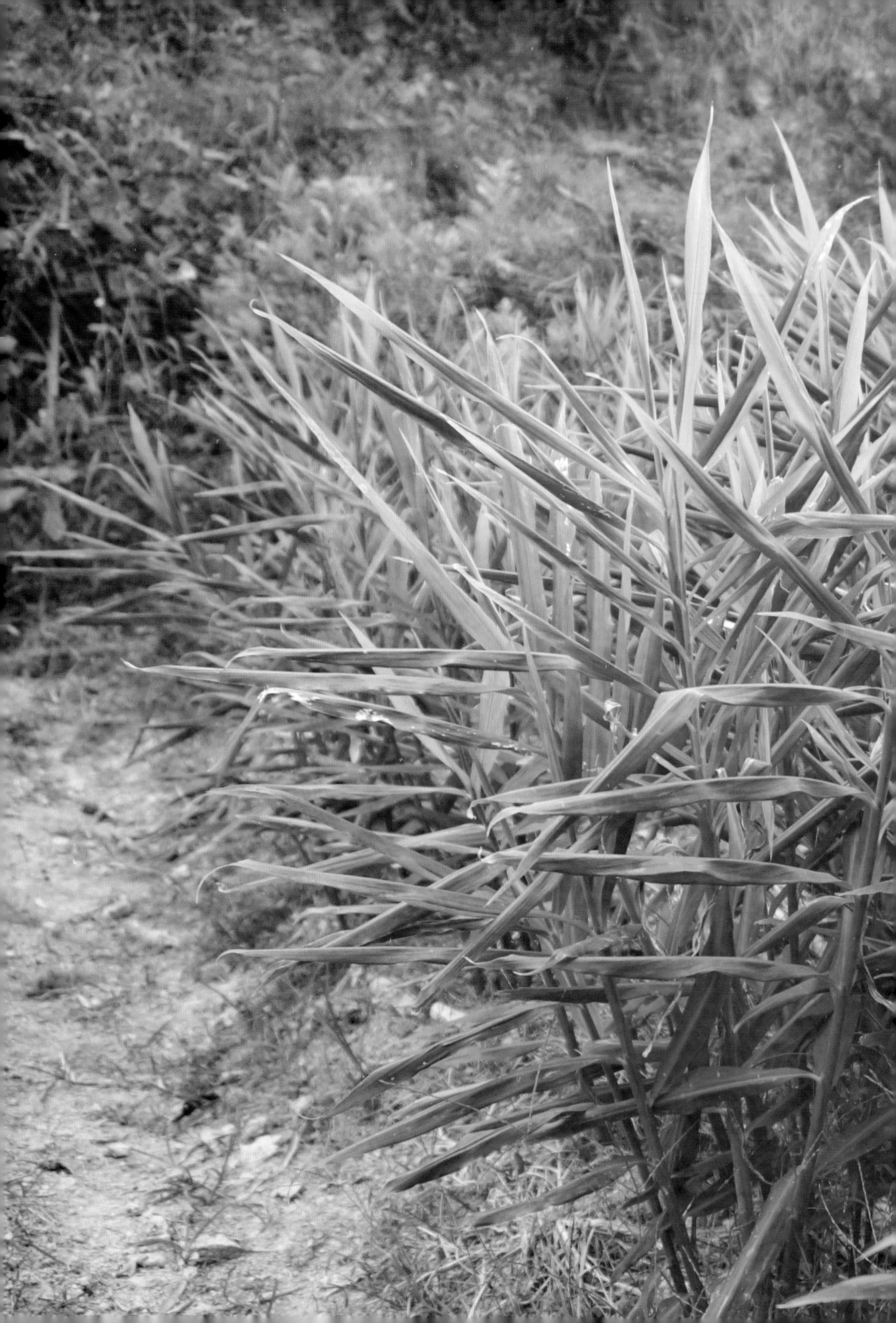

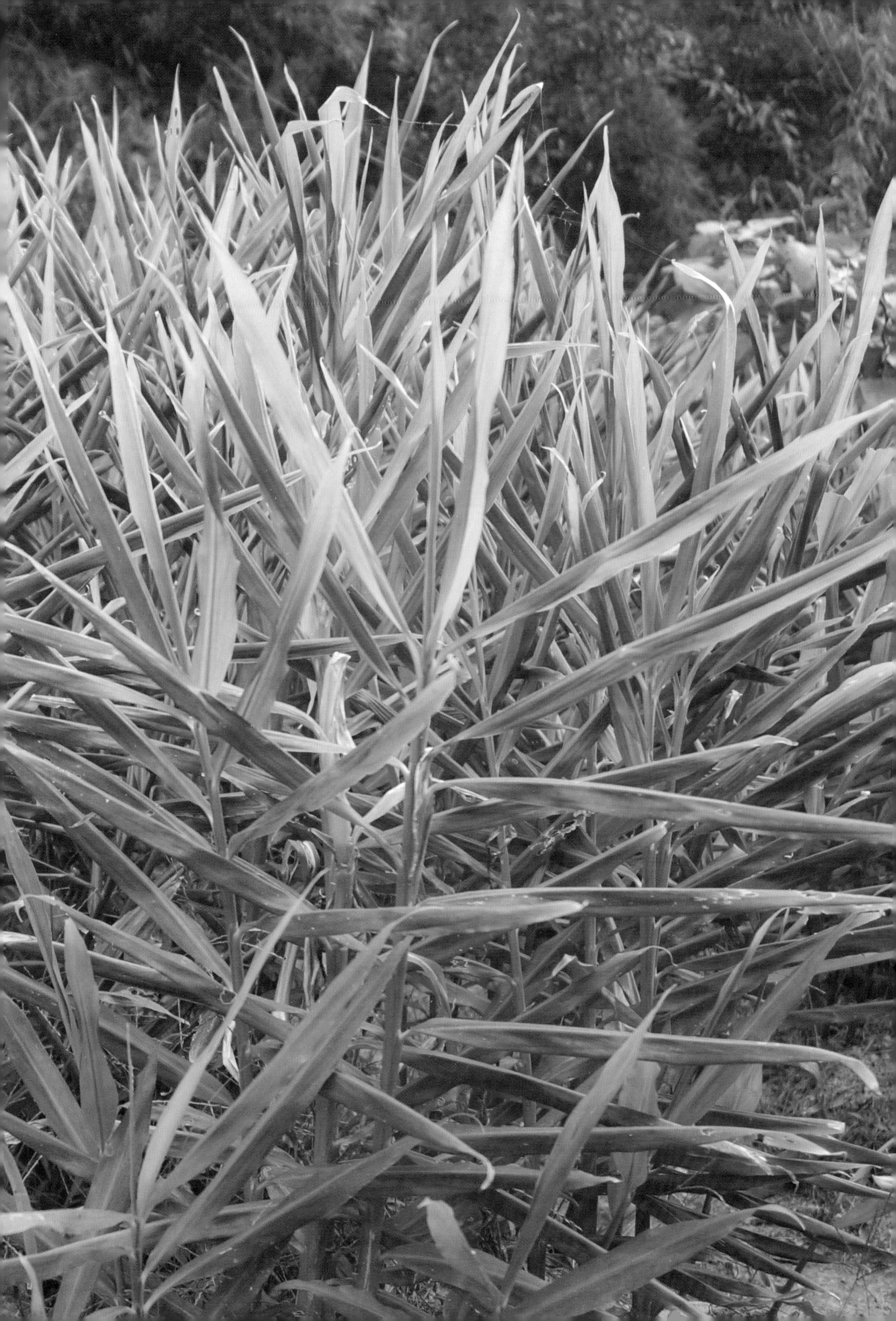

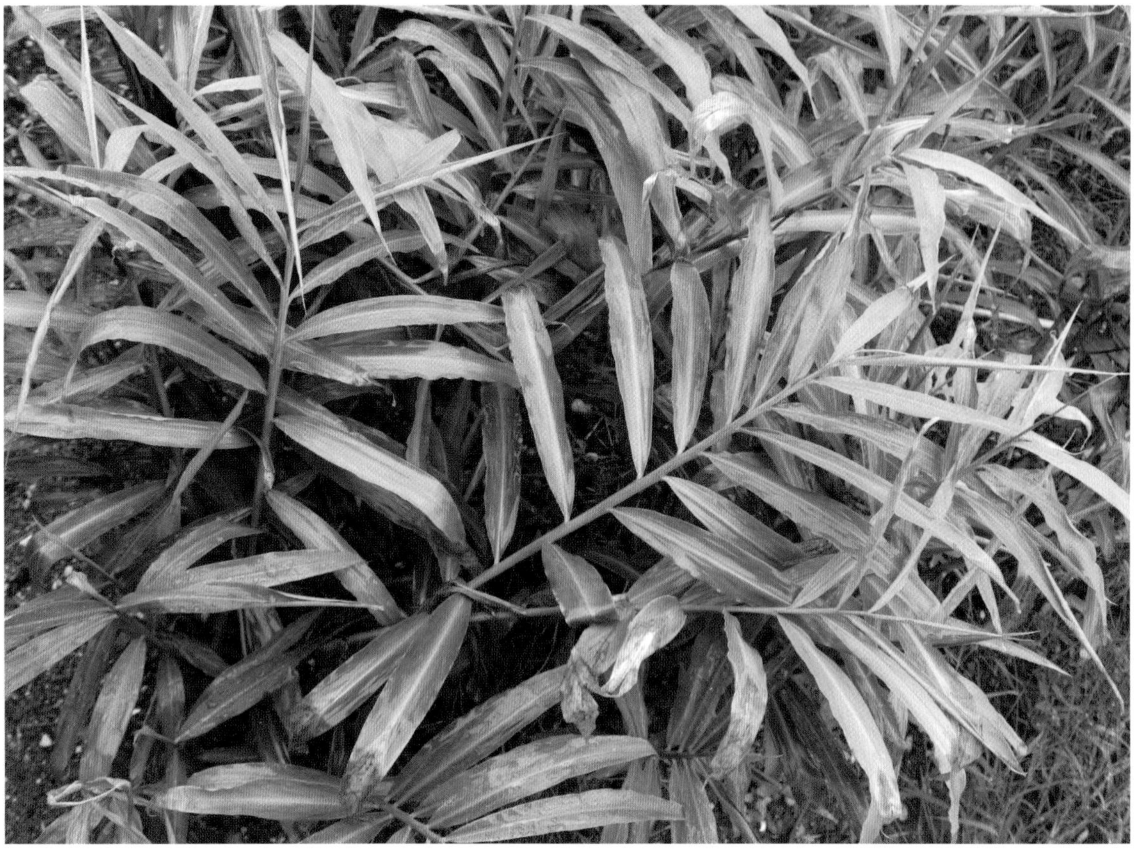

姜

识别特征

本品呈扁平块状，长 3 ~ 6 cm。表皮皱缩，灰黄色或灰棕色。质硬，断面粉性和颗粒性，白色或淡黄色，有黄色油点散在。气香，味辣。去皮干姜表面平坦，淡黄白色。花期 6—8 月，果期 12 月至翌年 1 月。

生境分布

生长于阳光充足、排水良好的沙质地。分布于四川、广东、广西、湖北、贵州、福建等省区。

采收加工

冬季采挖，除去须根及泥沙，晒干或低温干燥。

药材鉴别

本品为不规则的厚片或段片。表面灰棕色或浅黄棕色，粗糙；切面黄白色或灰白色，内皮层环明显，具筋脉点。质坚脆。香气特异，味辛辣。

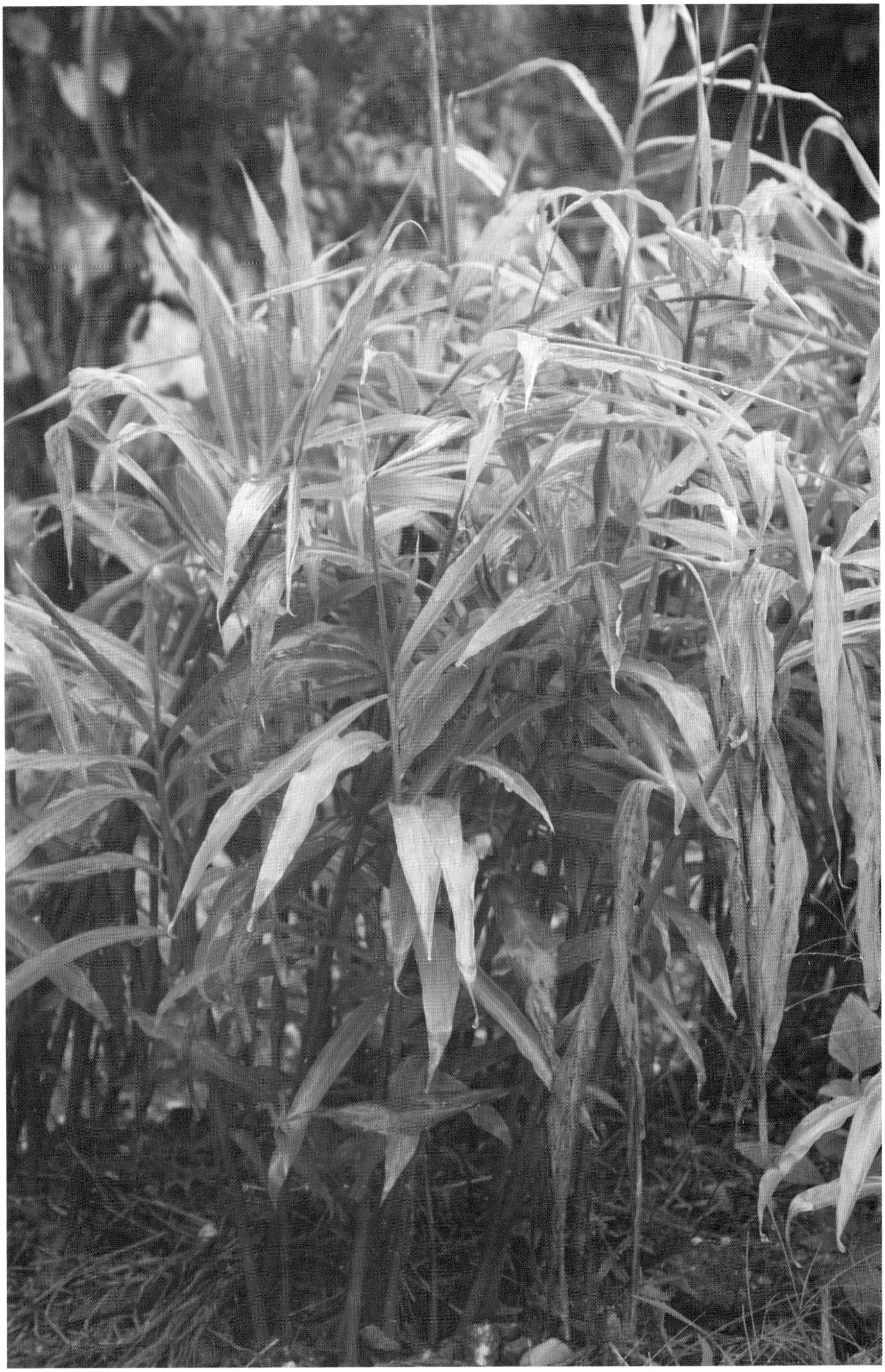

姜

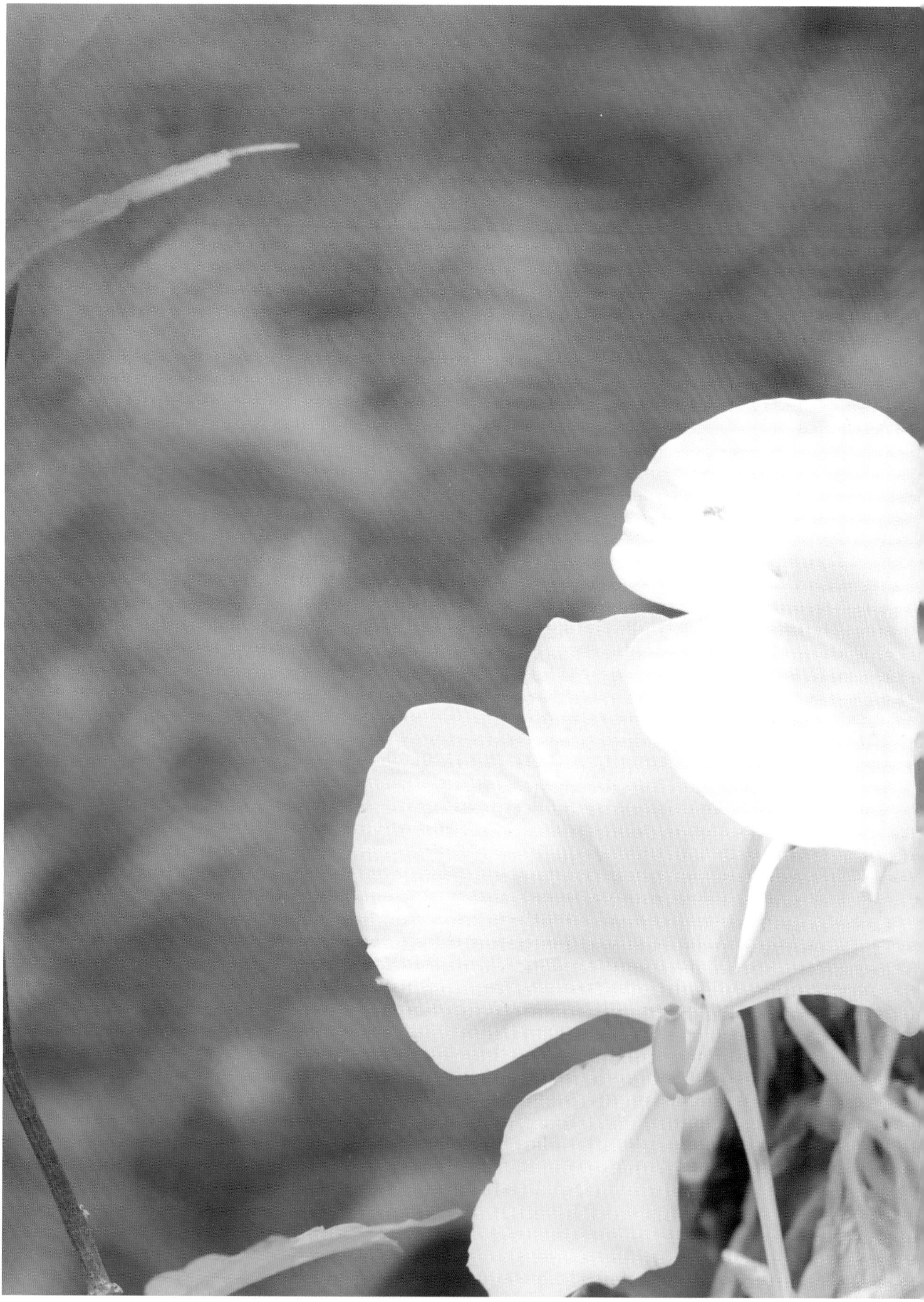

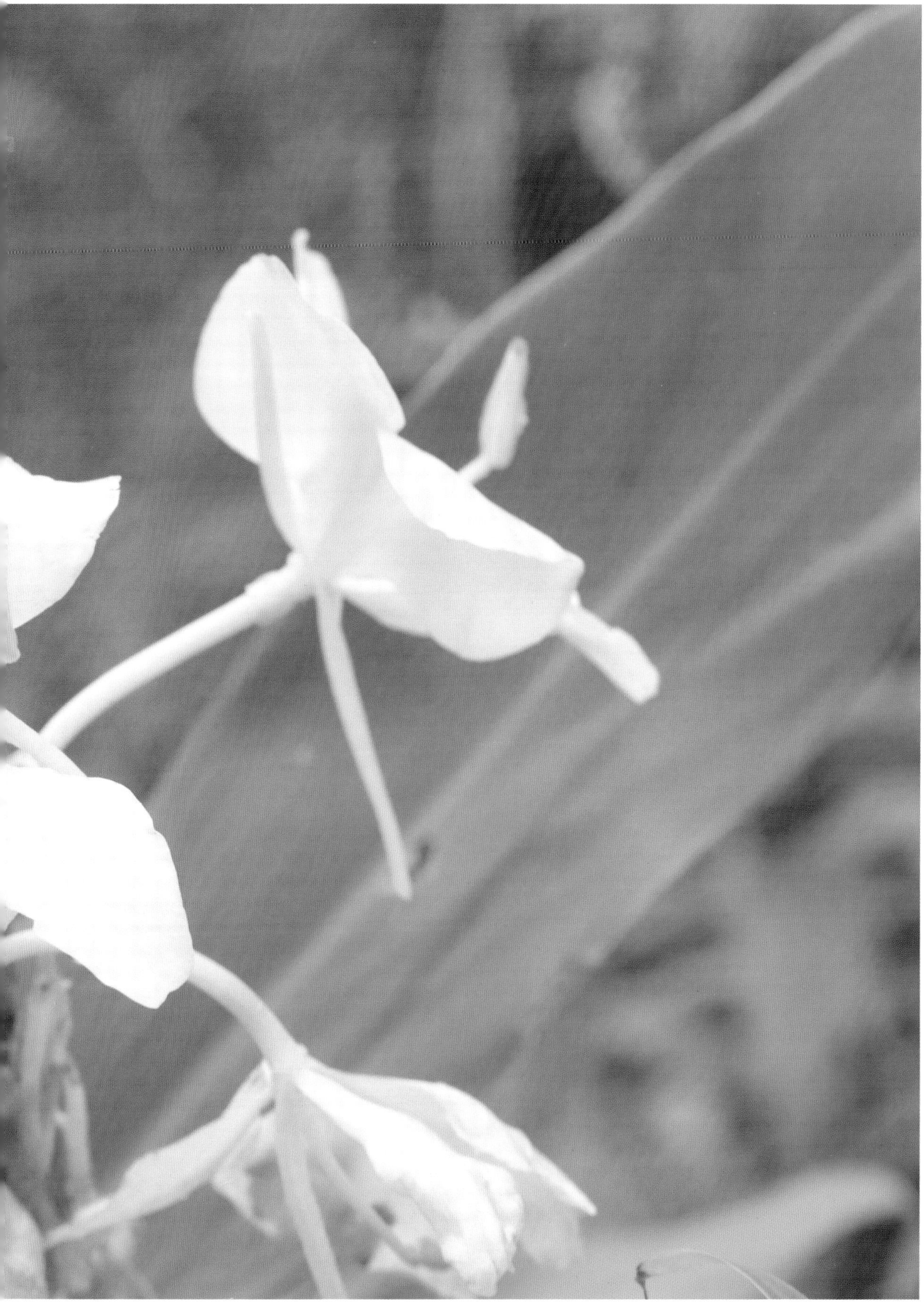

姜花

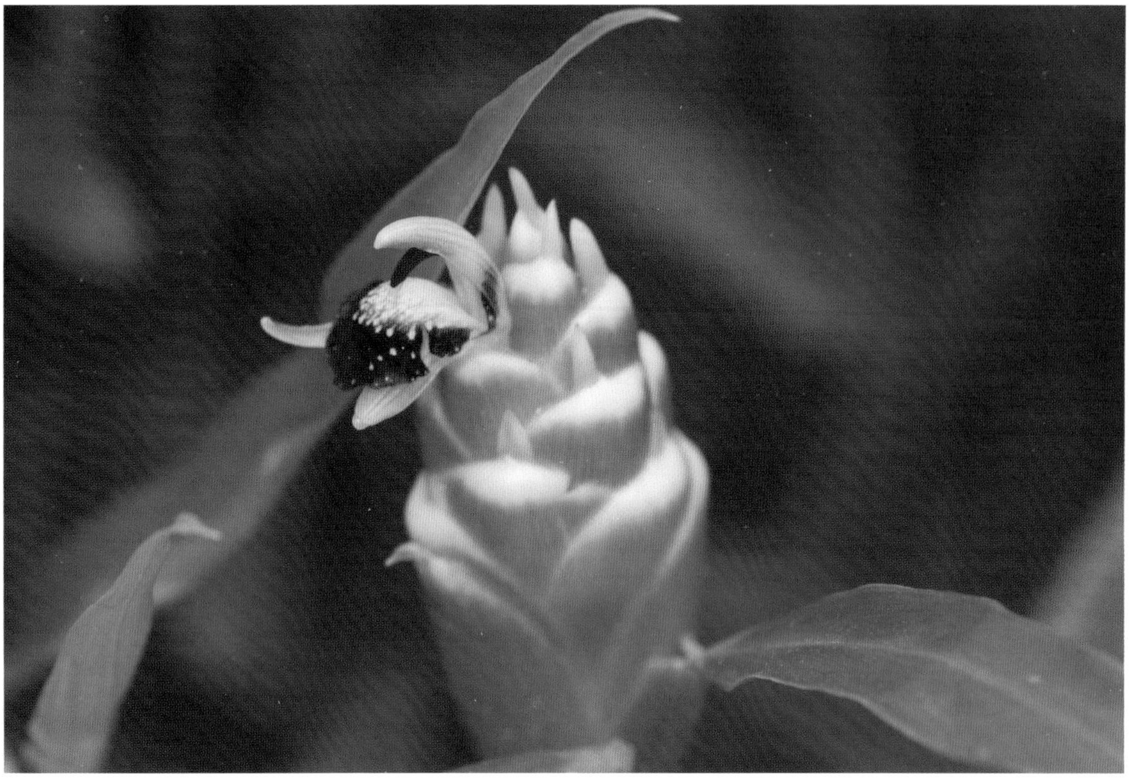

姜花

功效主治

温中散寒，回阳通脉，温肺化饮。本品辛热燥烈，为温中散寒之主药。

药理作用

本品有镇呕、镇静、镇痛、祛风健胃、止咳等作用。姜的乙醇提取液能直接兴奋心脏，对血管运动中枢有兴奋作用。

用法用量

内服：3 ~ 10 g，煎服。

民族药方

1．中寒水泻 干姜（炮）适量。研细末，饮服 10 g。

2．崩漏，月经过多 干姜（炮）10 g，艾叶 15 g，红糖适量。水煎服。

3．脾寒疟疾 干姜、高良姜各等份。研细末，每次 6 g，水冲服。

4．赤痢 干姜适量。烧黑存性，候冷为末，每次 3 g，用米汤送饮。

5．痛经 干姜、红糖、大枣各 30 g。将大枣去核洗净，干姜洗净切片，加红糖同煎汤服，每日 2 次，温热服。

6. 小儿腹泻 干姜、艾叶、小茴香各20 g，川椒15 g。共为细末，然后以鲜姜30 g捣烂拌匀，敷于脐部并以热水袋保持温度，昼夜持续，5 日为1个疗程。

7. 妊娠呕吐 干姜、人参各50 g，半夏100 g。研细末，以生姜糊为丸，如梧桐子大，每次10丸，每日3次。

8. 胃寒痛 小茴香、干姜、木香各15 g，甘草10 g。水煎服。

使用注意

阴虚内热、血热妄行者忌用。孕妇慎用。

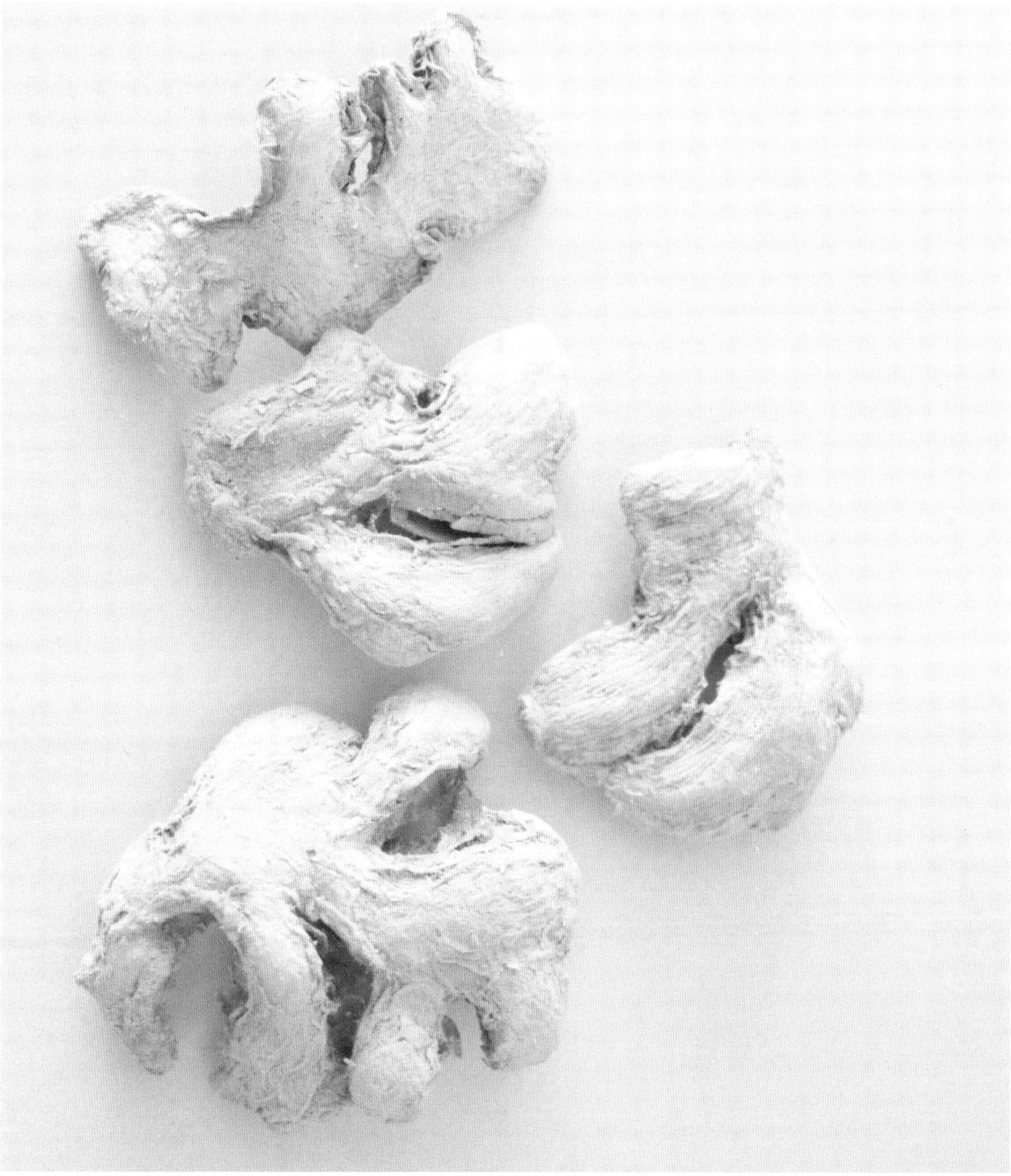

干姜药材

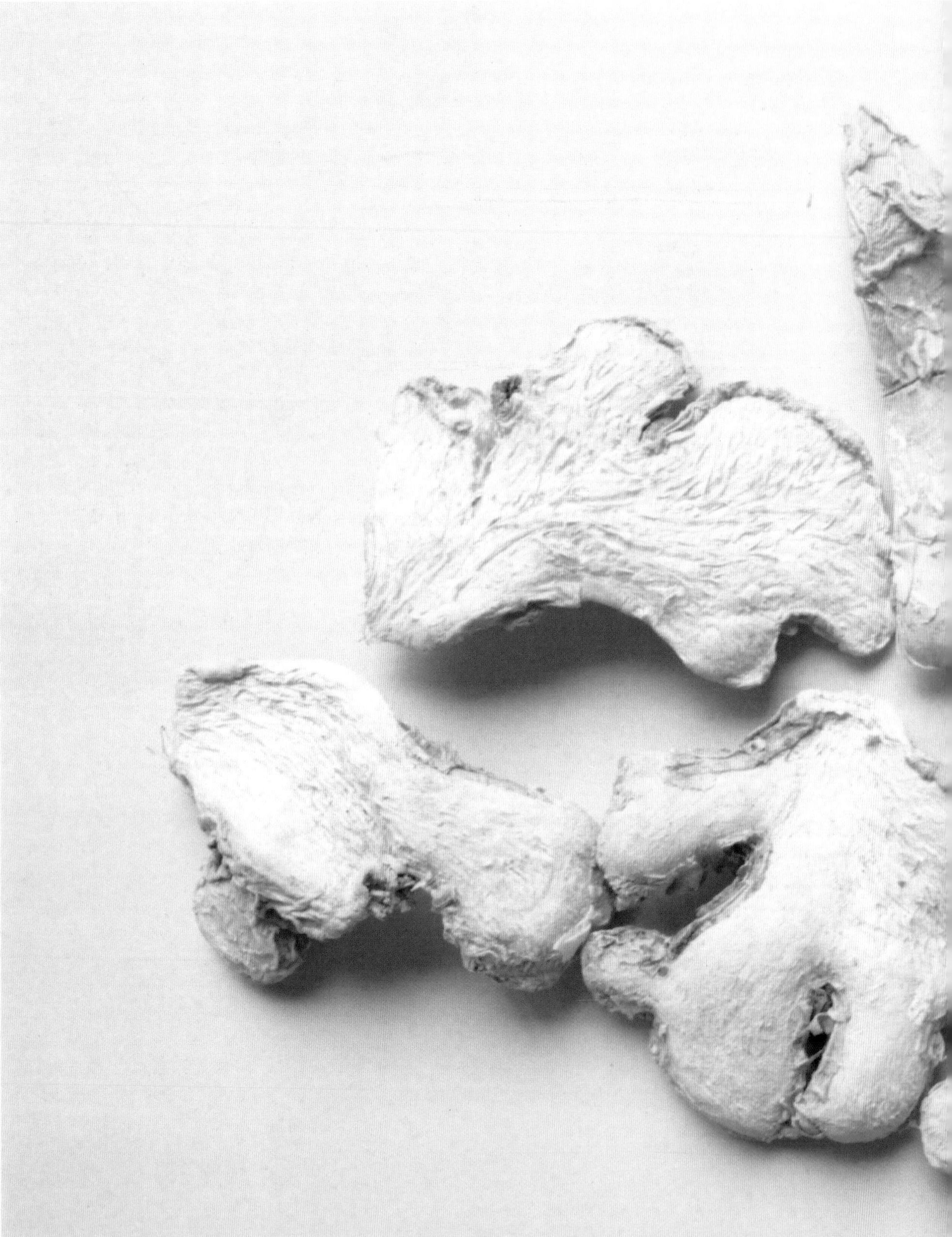

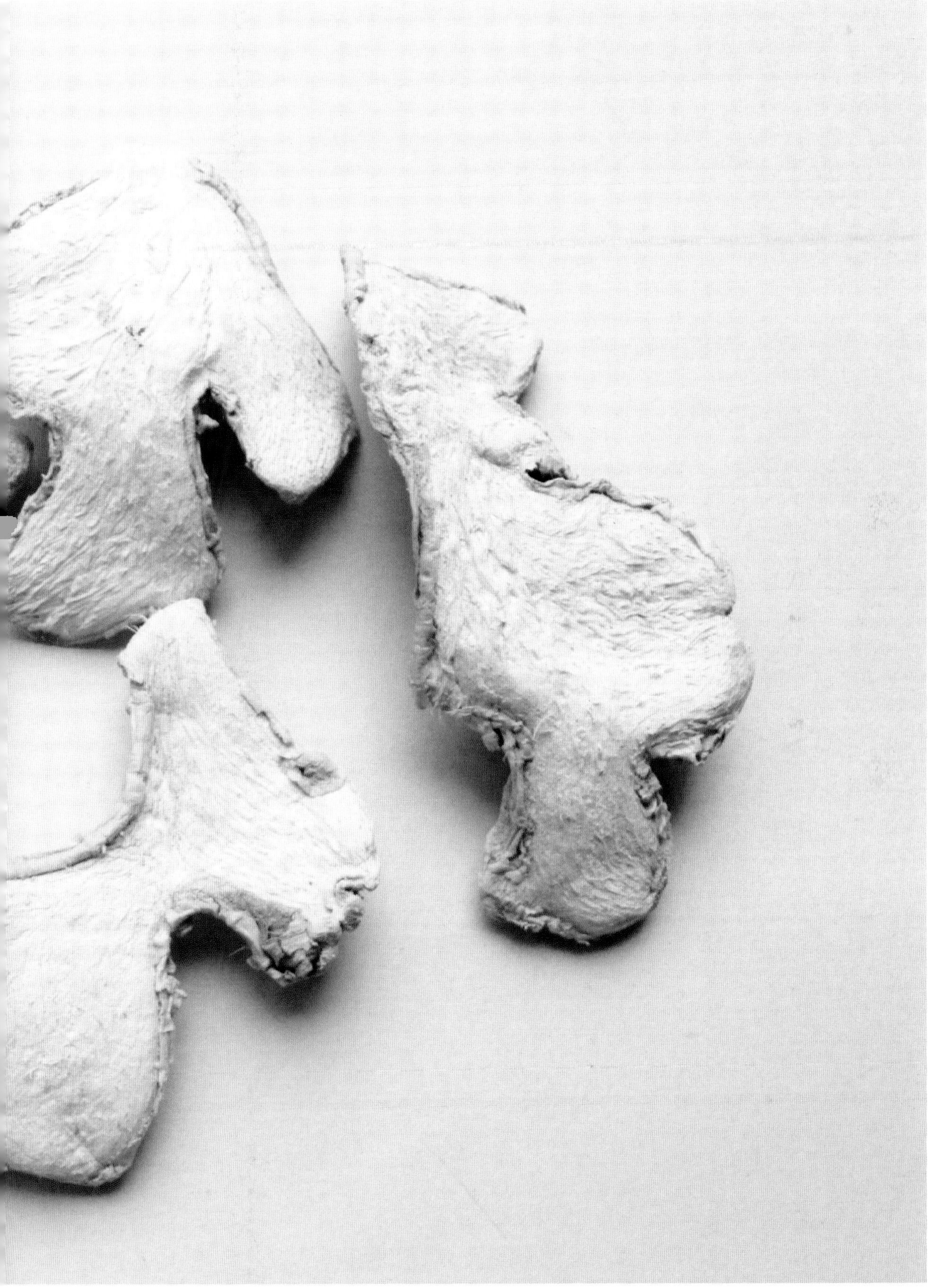

干姜饮片

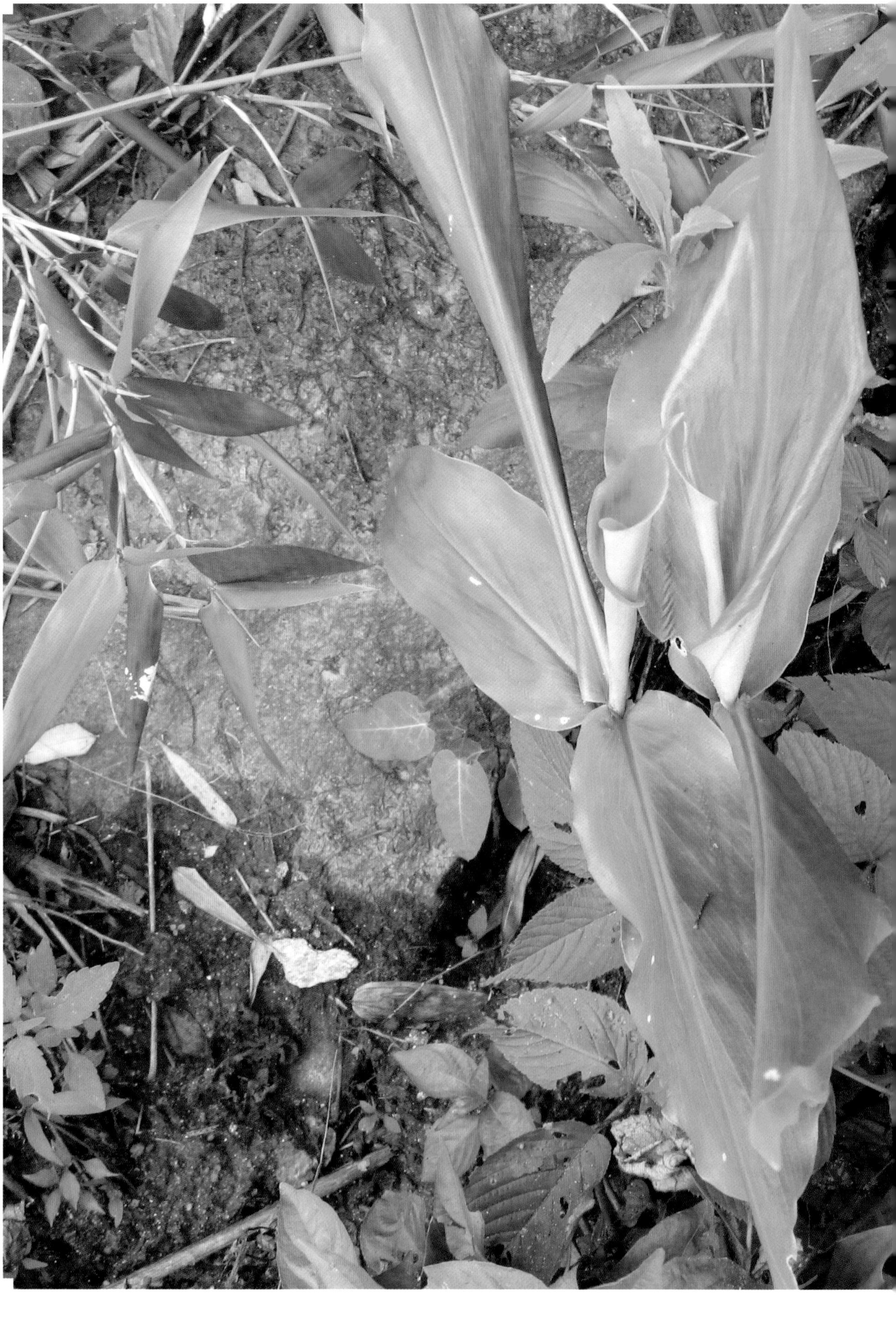

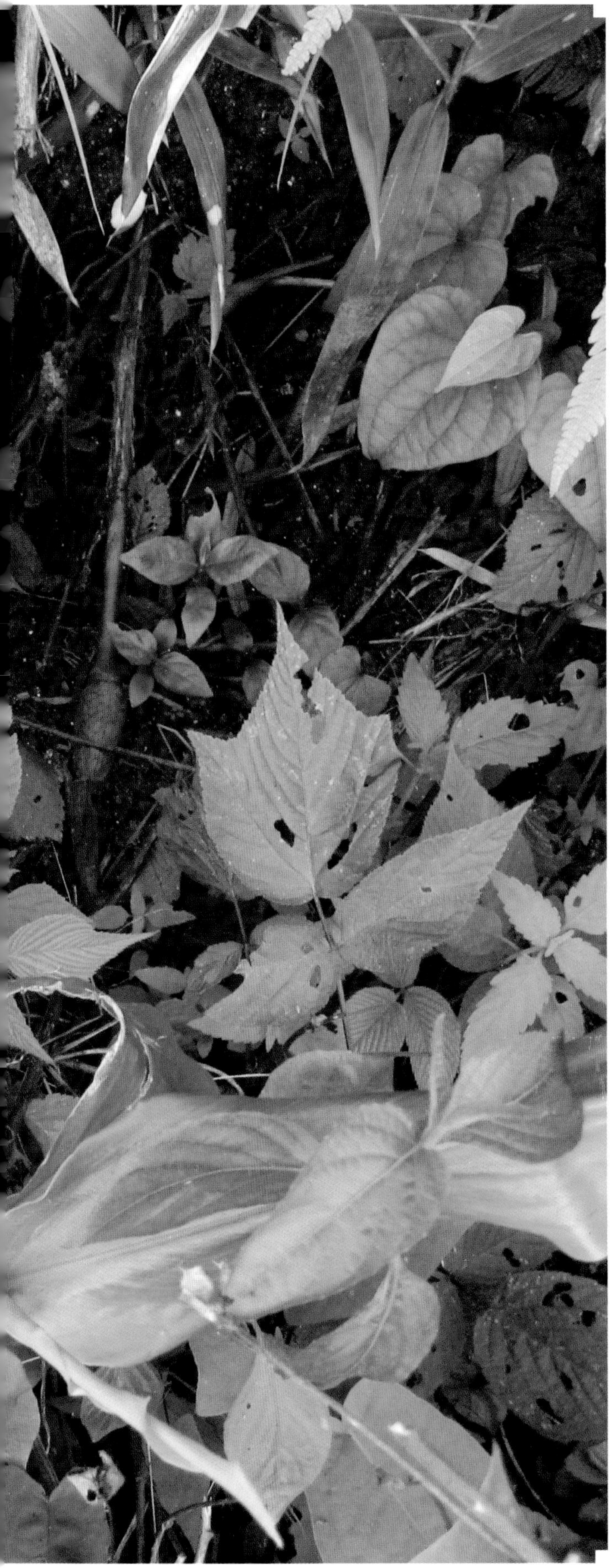

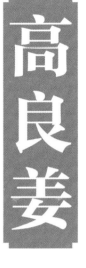

高良姜

【维药名】胡林江。

【别　名】良姜。

【来　源】本品为姜科植物高良姜 *Alpinia officinarum* Hance 的干燥根茎。

【性味归经】辛，热。归脾、胃经。

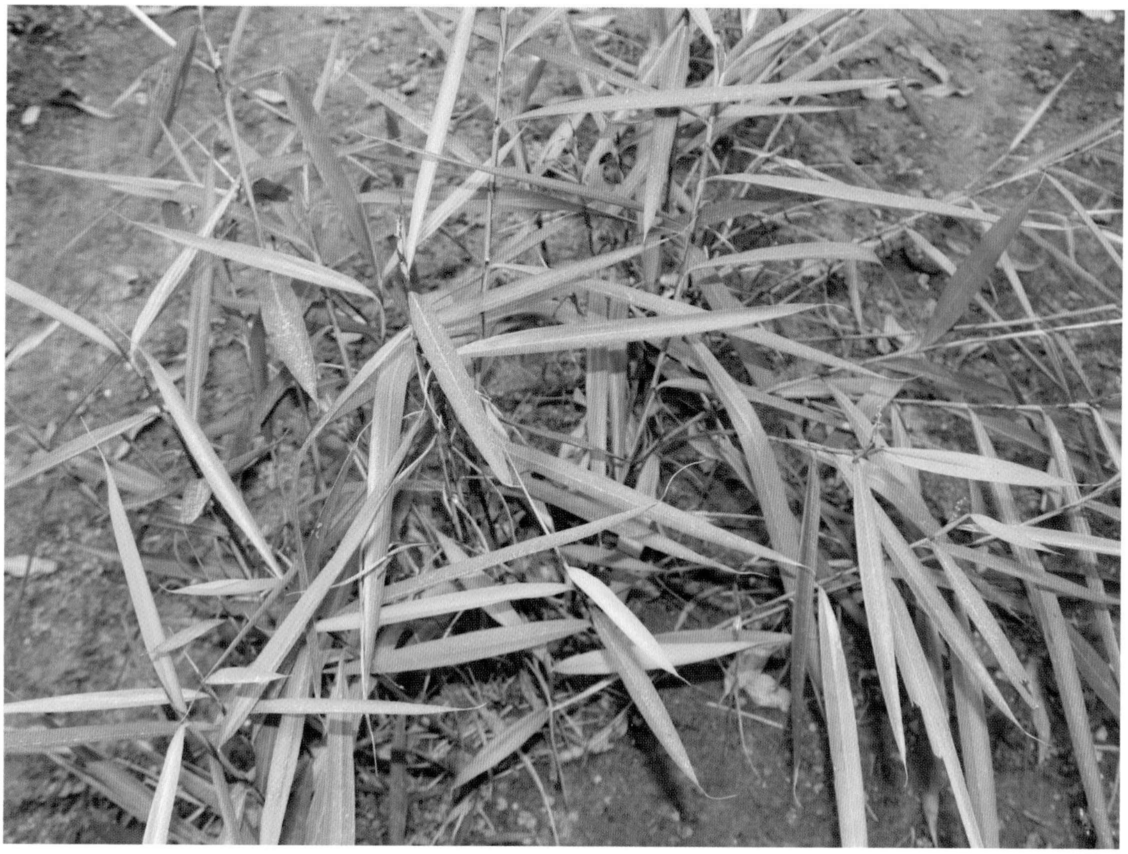

高良姜

识别特征

多年生草本，高 30 ~ 110 cm，根茎棕红色或紫红色。叶互生，叶片线状披针形，先端渐尖或尾尖，基部渐窄，全缘或具不明显的疏钝齿，两面颓净；叶鞘开放抱茎，叶舌膜质，长达3 cm，棕色。总状花序顶生，花序轴被绒毛，小苞片极小，花萼先端不规则，3浅圆裂，外被短毛；花冠管漏斗状。蒴果球形，不开裂，被绒毛，熟时橙红色。花期4—9月，果期5—11月。

生境分布

生长于山坡、旷野的草地或灌木丛中。分布于广东、广西、台湾等省区。

采收加工

夏末秋初采挖生长4 ~ 6年的根茎，除去地上茎、须根及残留鳞片，洗净，切段，晒干。

药材鉴别

本品为类圆形或不规则形的薄片。外皮棕红色或暗褐色。切面灰棕色或红棕色，纤维性，中柱约占 1/3。质坚韧。气香，味辛辣。

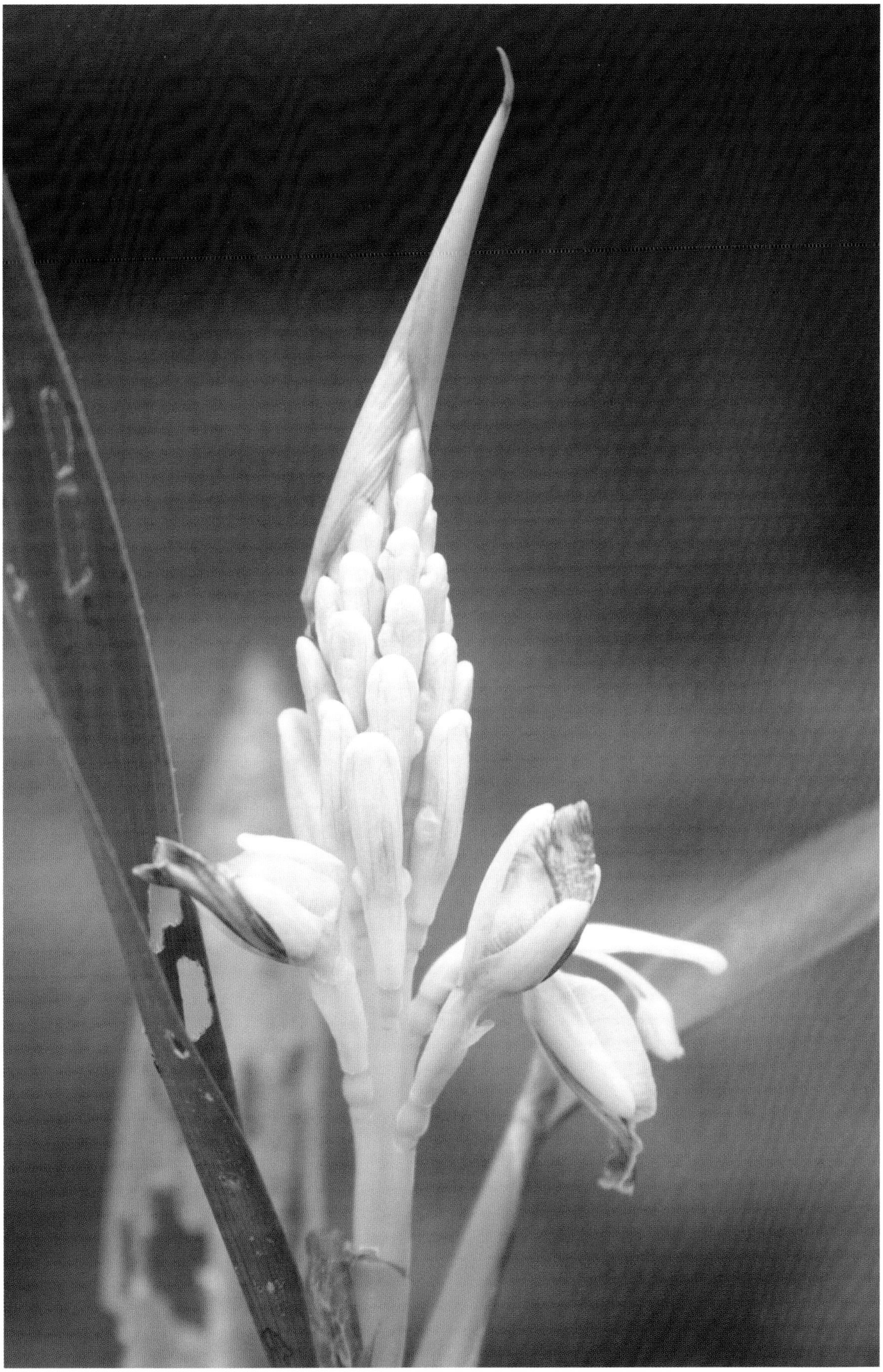

高良姜花

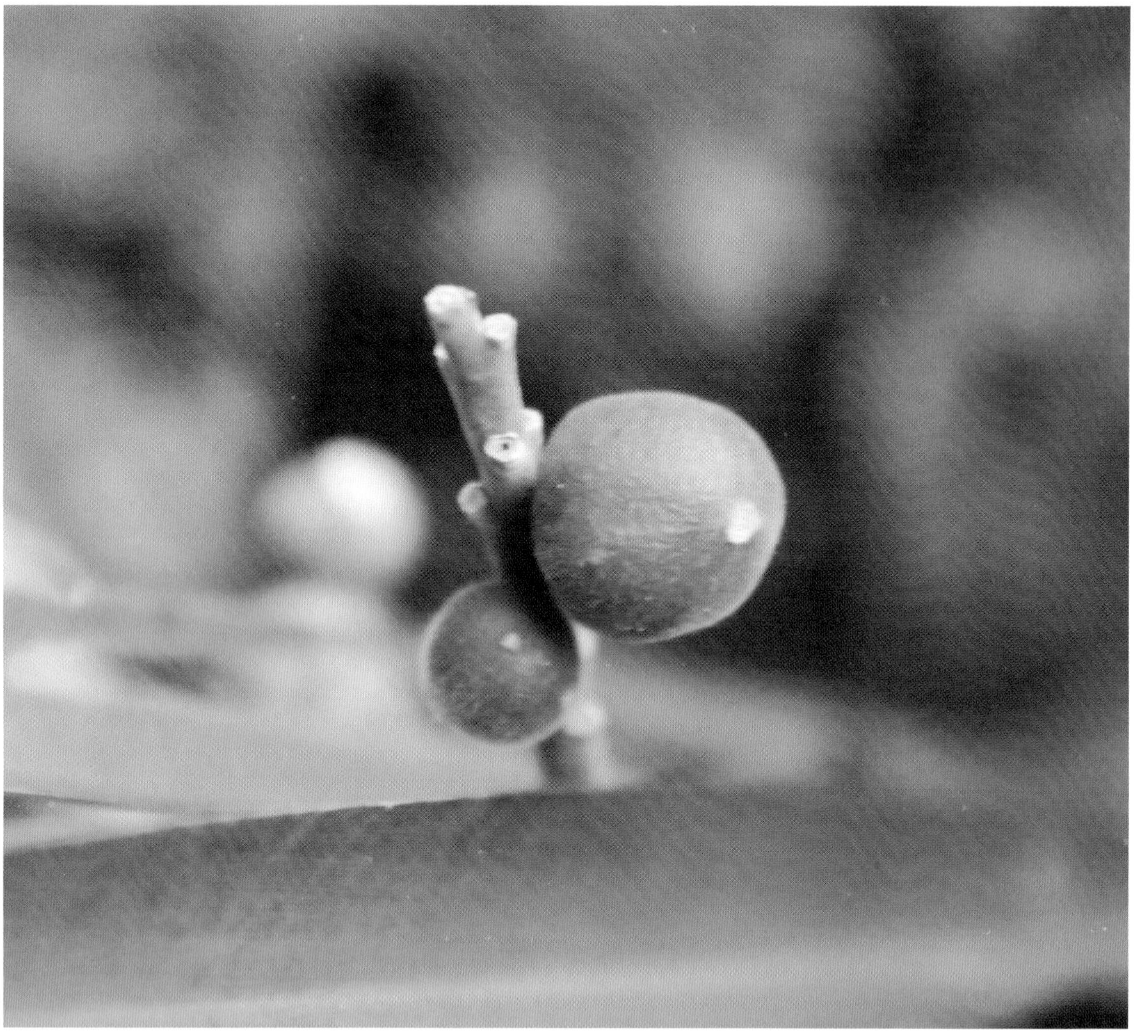

高良姜果实

功效主治

散寒止痛，温中止呕。本品辛热散寒，专祛脾胃之寒邪，故有温中散寒、止呕、止痛之效。

药理作用

本品有促进胃酸分泌和小肠收缩，抑制前列腺素合成，抑制炭疽杆菌、白喉棒状杆菌、溶血性链球菌、枯草芽孢杆菌、肺炎链球菌、金黄色葡萄球菌、人型结核分枝杆菌等作用。

用法用量

内服：3 ~ 10 g，煎服；研末服，每次 3 g。

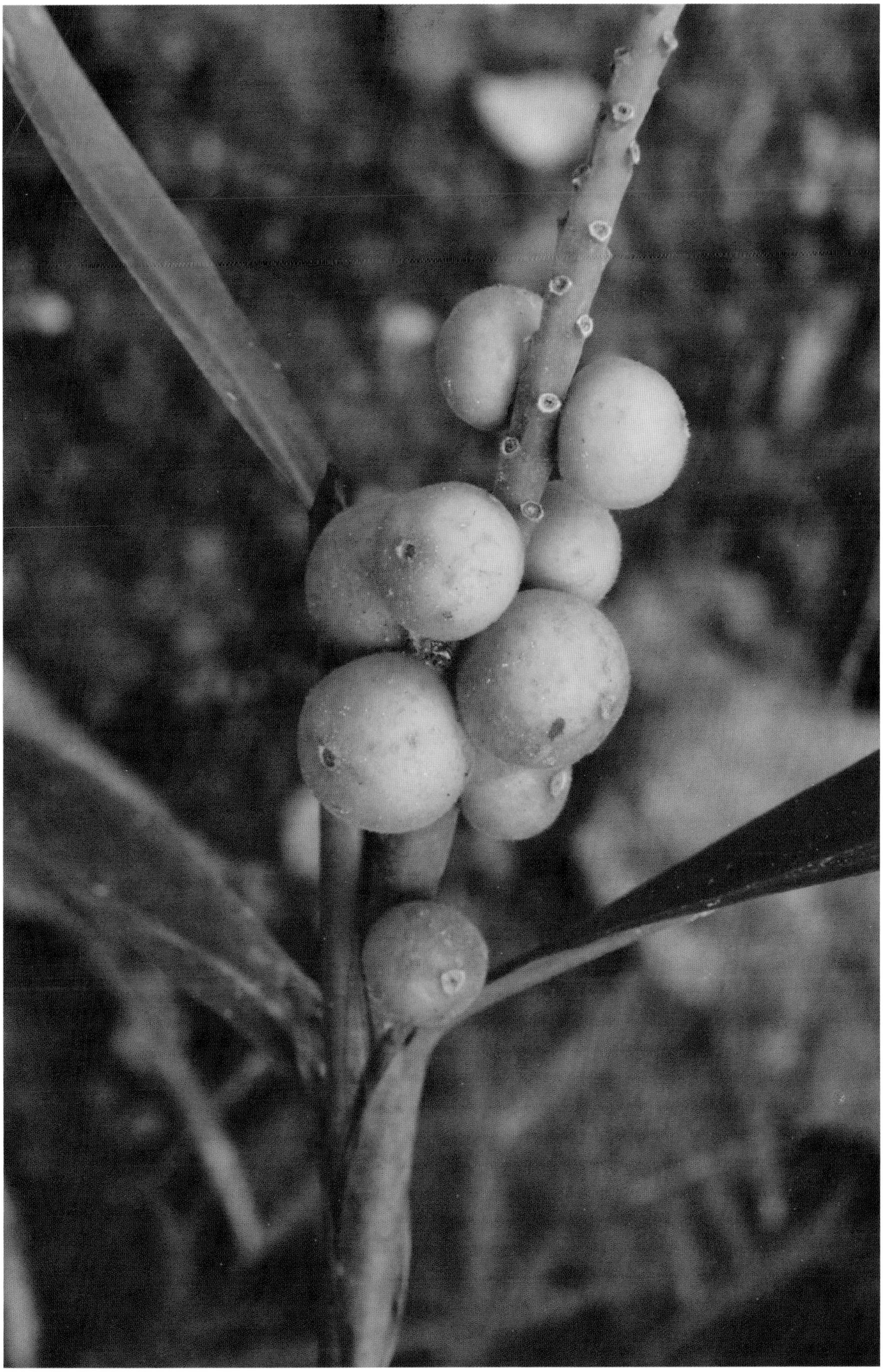

高良姜果实

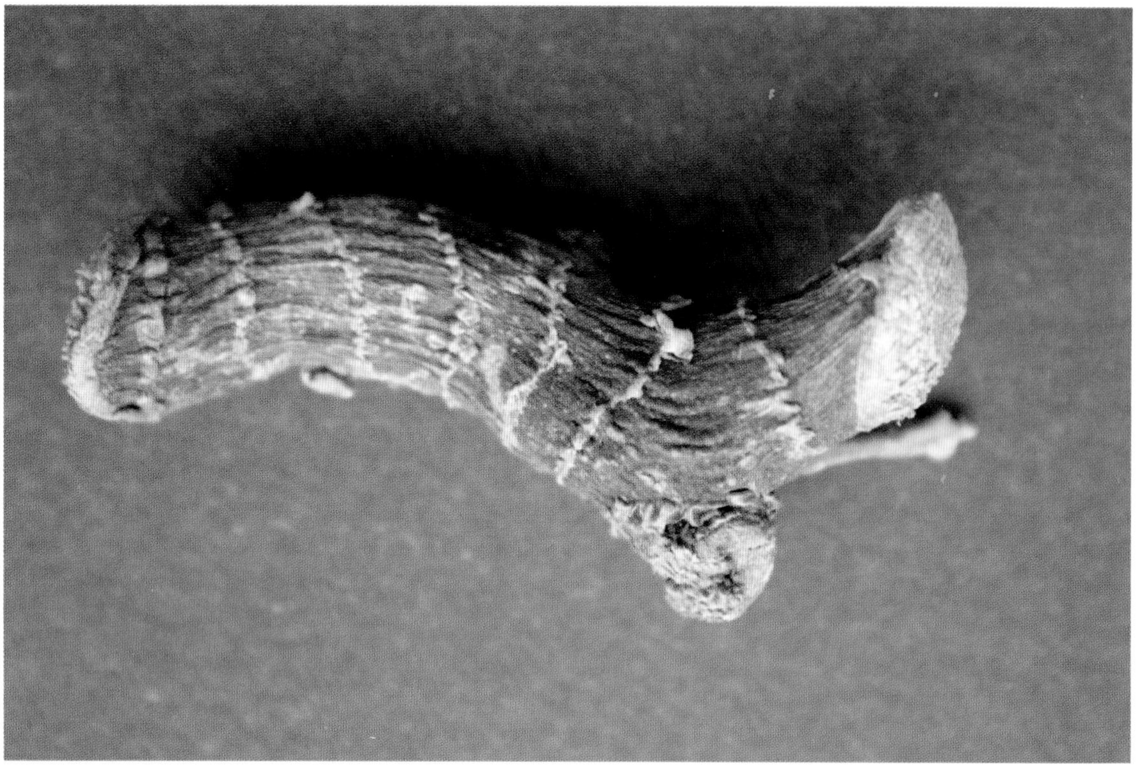

高良姜药材

民族药方

1. 花斑癣 高良姜 50 g，75% 乙醇溶液 250 ml。混合浸泡 7 日备用，用时涂擦患处，每日 2 次，涂擦后有隐刺痛，几分钟后自行消失。

2. 霍乱，吐泻，腹痛 将高良姜火炙焦香。用 250 g 加酒 1 L，煮沸，顿服。

3. 胃痛 高良姜、制香附、延胡索、海螵蛸各 30 g，姜半夏 10 g。上药研末，每次 3 g，每日 3 次，饭前温开水送服。

4. 胃寒病，吐清水 高良姜、延胡索各 15 g。水煎服。

5. 胃寒，气滞，作痛 高良姜、制香附各 100 g。共研细粉，水泛为丸，每次 5 g，每日 3 次。

6. 胸胁胀痛 高良姜、厚朴、当归各 15 g，桂心 5 g，生姜 10 g。水煎服。

使用注意

阴虚有热者忌服。

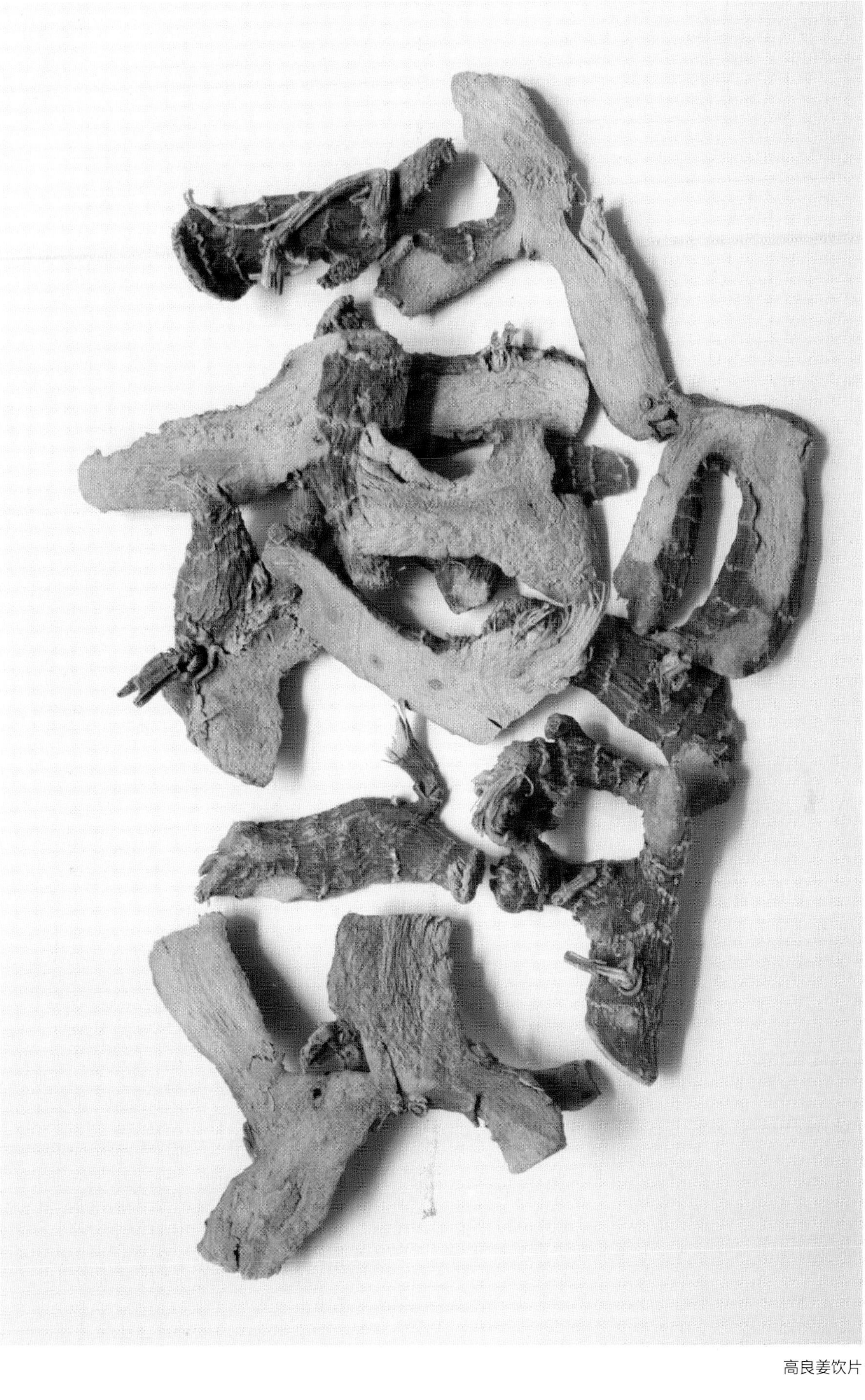

高良姜饮片

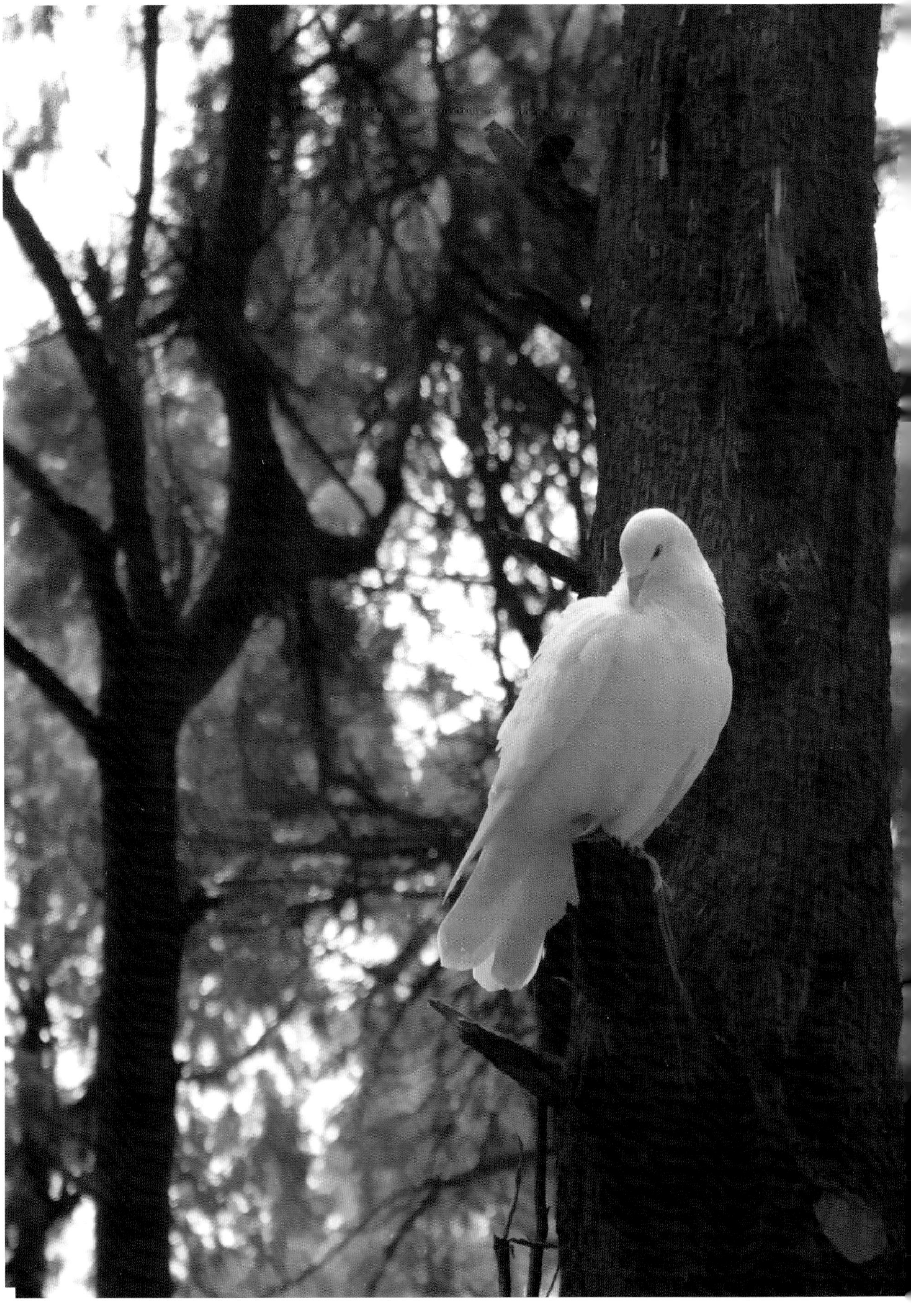

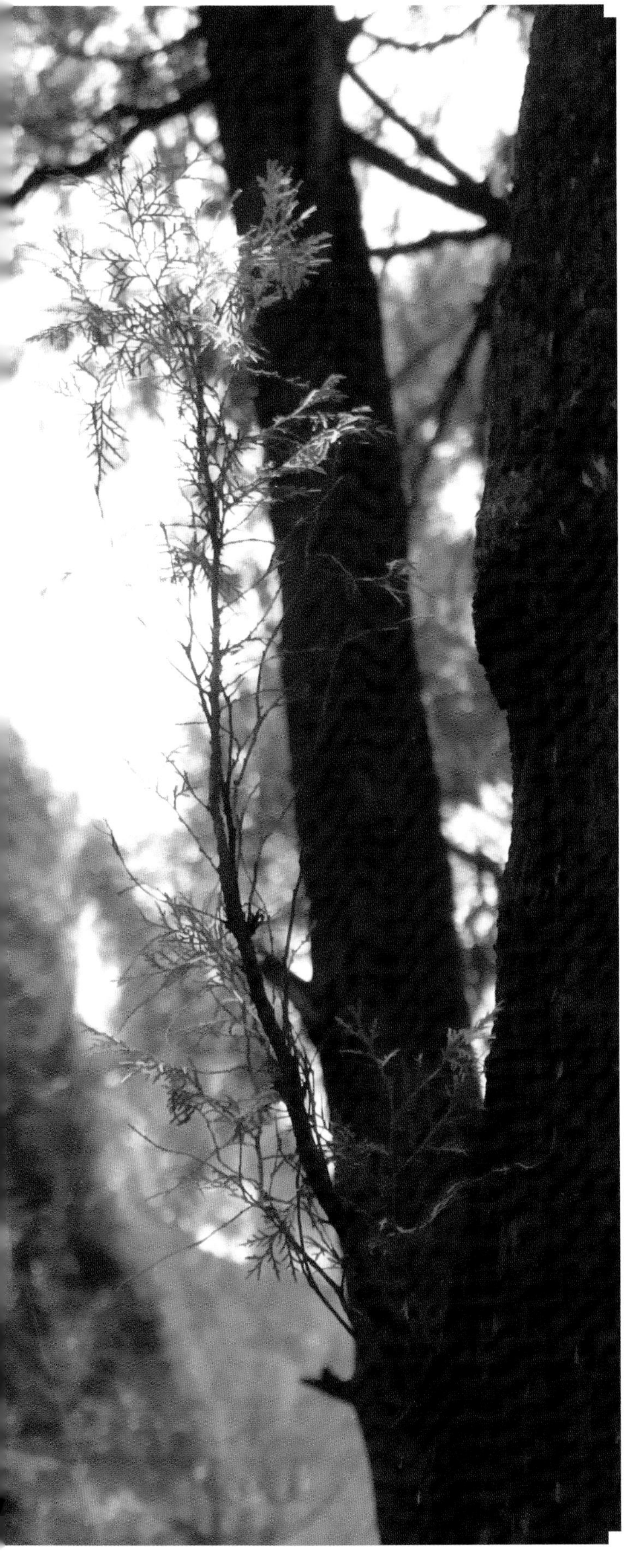

鸽肉

【维药名】开普台尔古西。

【别　名】鸽子肉。

【来　源】本品为鸠鸽科动物原鸽 *Colmba livia* Gmelin、家鸽 *Colmba livia domestica* Gmelin 或岩鸽 *Colmba rupestris* Pallas 的肉或全体。

【性味归经】咸，平。归肝、肾经。

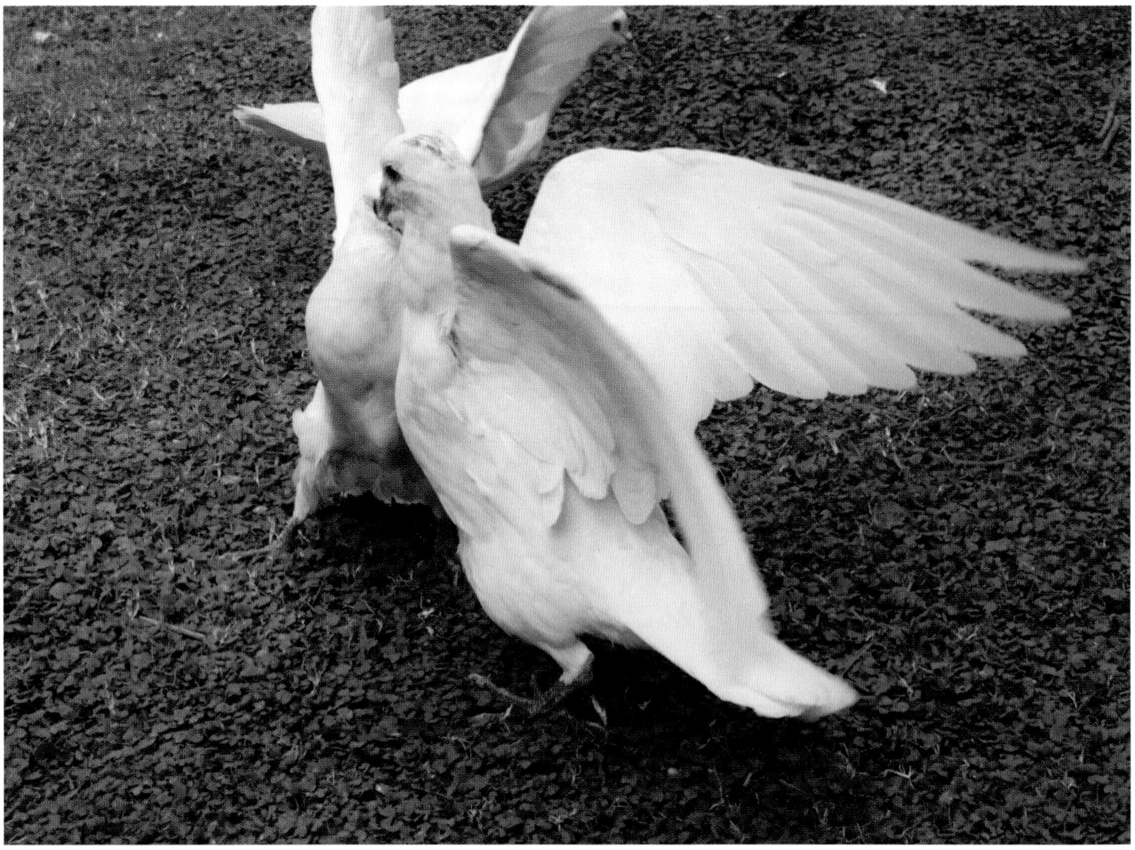

鸽

识别特征

1. 原鸽 体长约 30 cm。头较小而圆。头、颈、胸和上背为石板灰色，颈部、上背、前胸闪耀着金属绿紫色；背的其余部分及两翅覆羽，呈暗灰色，翅上各有一道黑色横斑；下体自胸以下为鲜灰色。雌鸟体色似雄鸟，但要暗一些。幼鸟背部灰黑，羽端多少为白色，下体也较暗。

2. 家鸽 由原鸽驯养而来，同时又有家鸽野生化。但在人工饲养过程中其形态的变化较小，以青灰色较普遍，有纯白、茶褐、黑白混杂等。

3. 岩鸽 很似普通驯养的鸽子，但腰和尾上覆羽为石板灰色；尾羽基部也为石板灰色，先端黑色，中段贯以宽阔的白色横带。

生境分布

原鸽栖息于高山岩壁上或高大建筑物上，性喜群飞，晨、晚飞至耕作地上觅食，以各种植物种子及果实为食。岩鸽栖息于山区多岩和峭壁处，常小群在山谷或平原觅食，分布于我国北部。家鸽在我国大部分地区饲养。

采收加工

将鸽杀死，去毛与肠杂。

功效主治

滋肾益气，祛风解毒。主治虚羸，消渴，久疟，妇女血虚经闭，恶疮疥癣。

药理作用

本品有调节人体血糖、壮体补肾、健脑提神的作用。

用法用量

内服：30 ~ 60 g，煮食或蒸食。

民族药方

1．消渴、饮水不知足　白花鸽 1 只。切作小脔，以土酥煎，含之咽汁。

2．久疟　鸽肉适量。蒸食。

3．妇女干血劳和月经闭止　鸽肉、魔芋、夜明砂、鳖甲、龟甲各适量。共炖服。

4．麻疹，猩红热，神昏　鸽子 1 只。剖腹贴患儿胸前，绷带包扎。

使用注意

食多减药力。

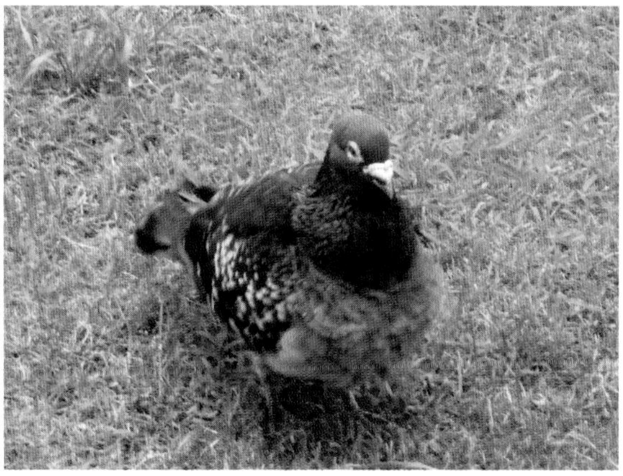

鸽

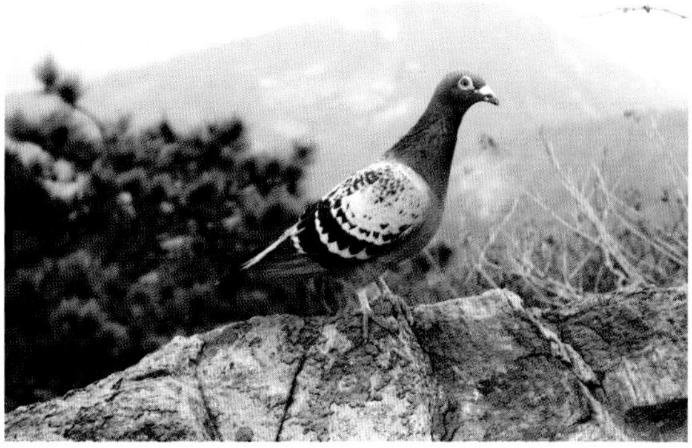

鸽

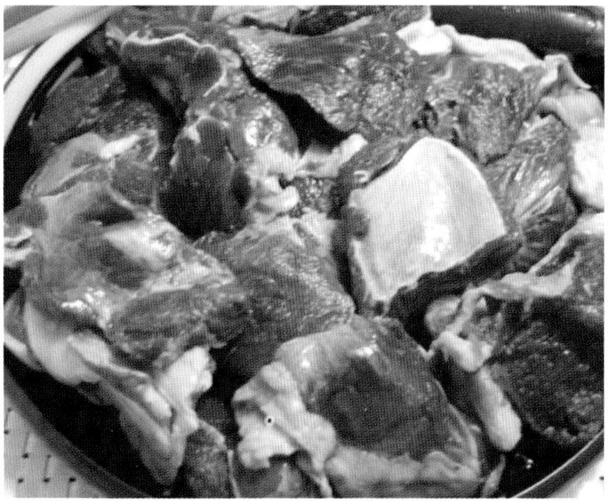

鸽肉

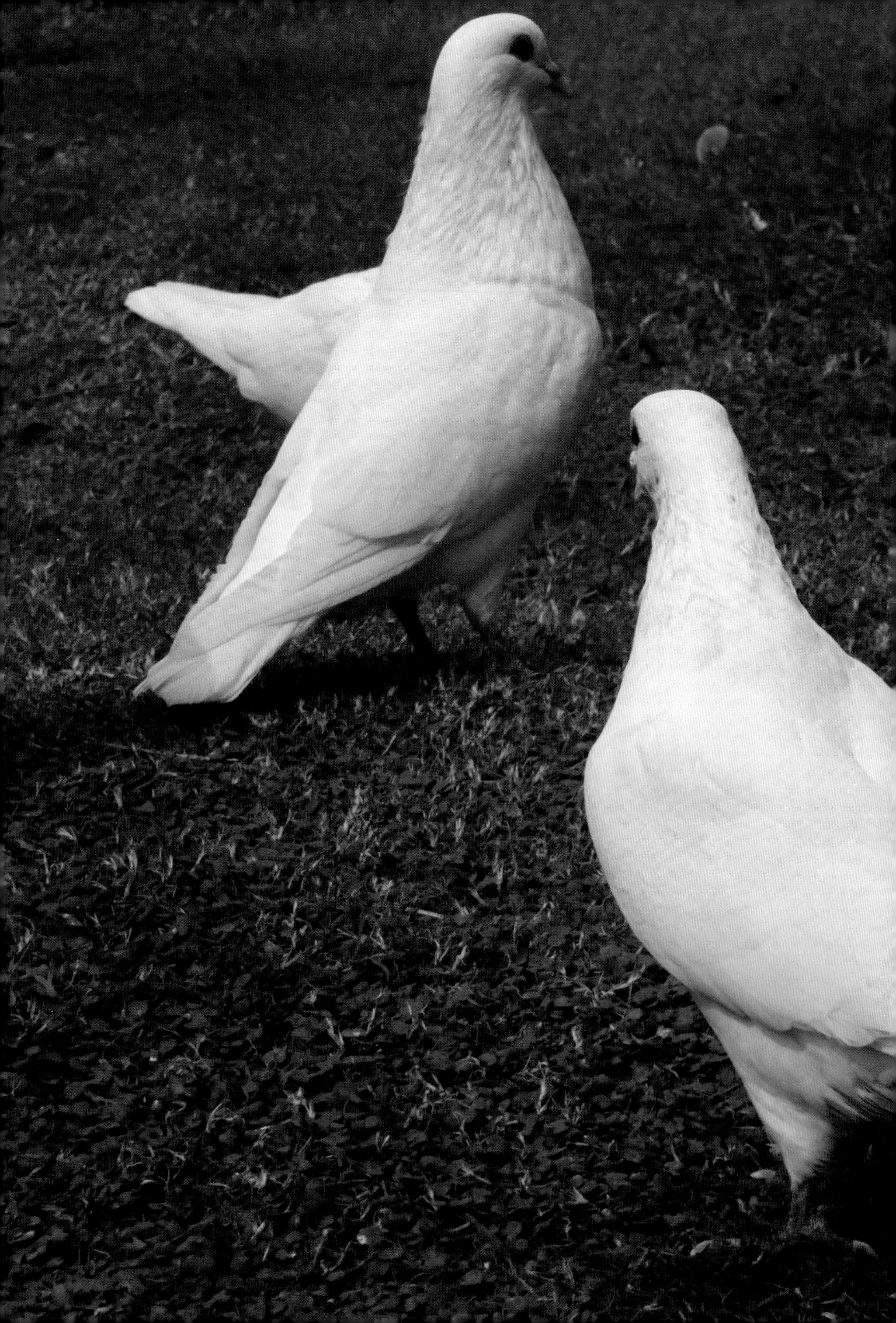

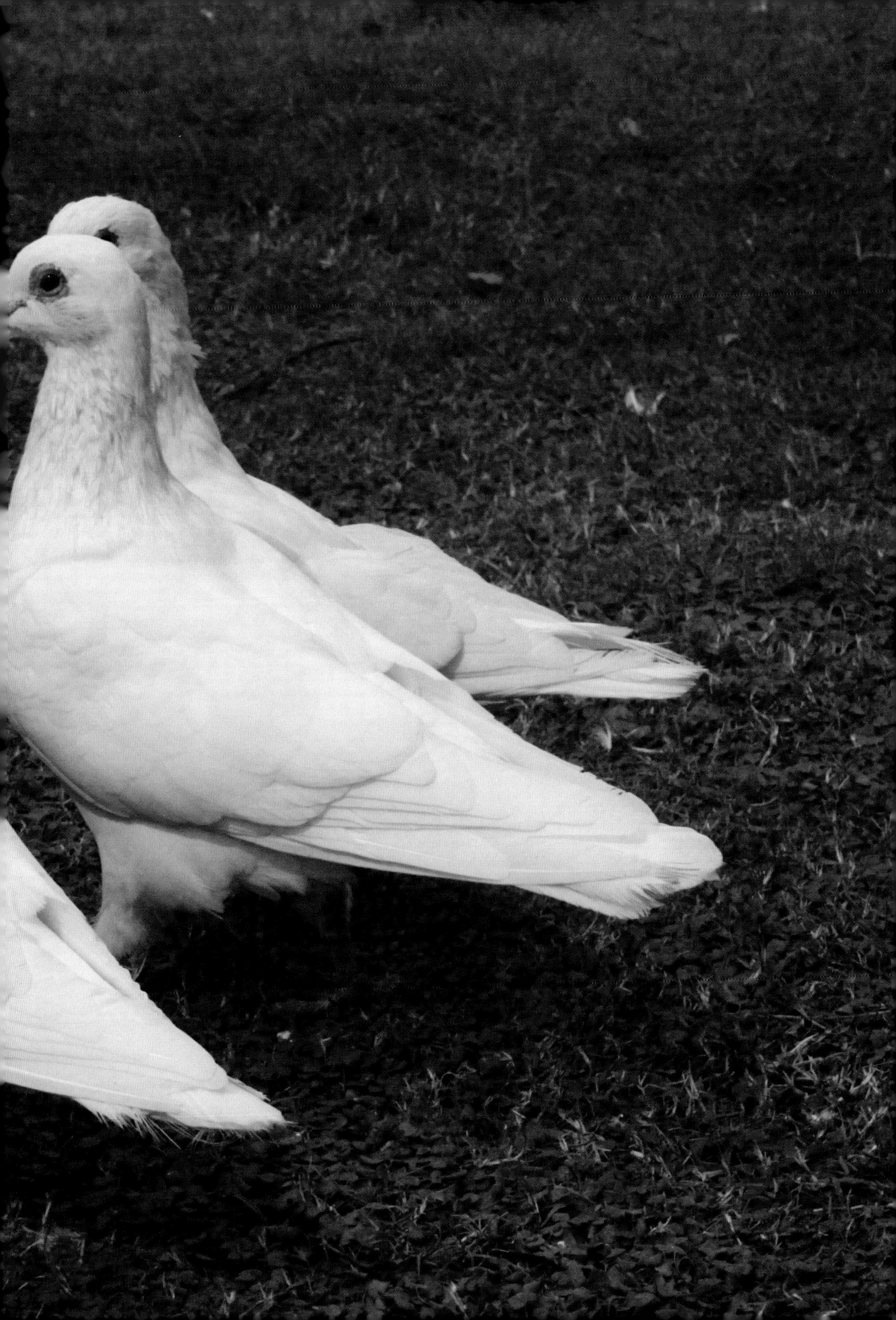

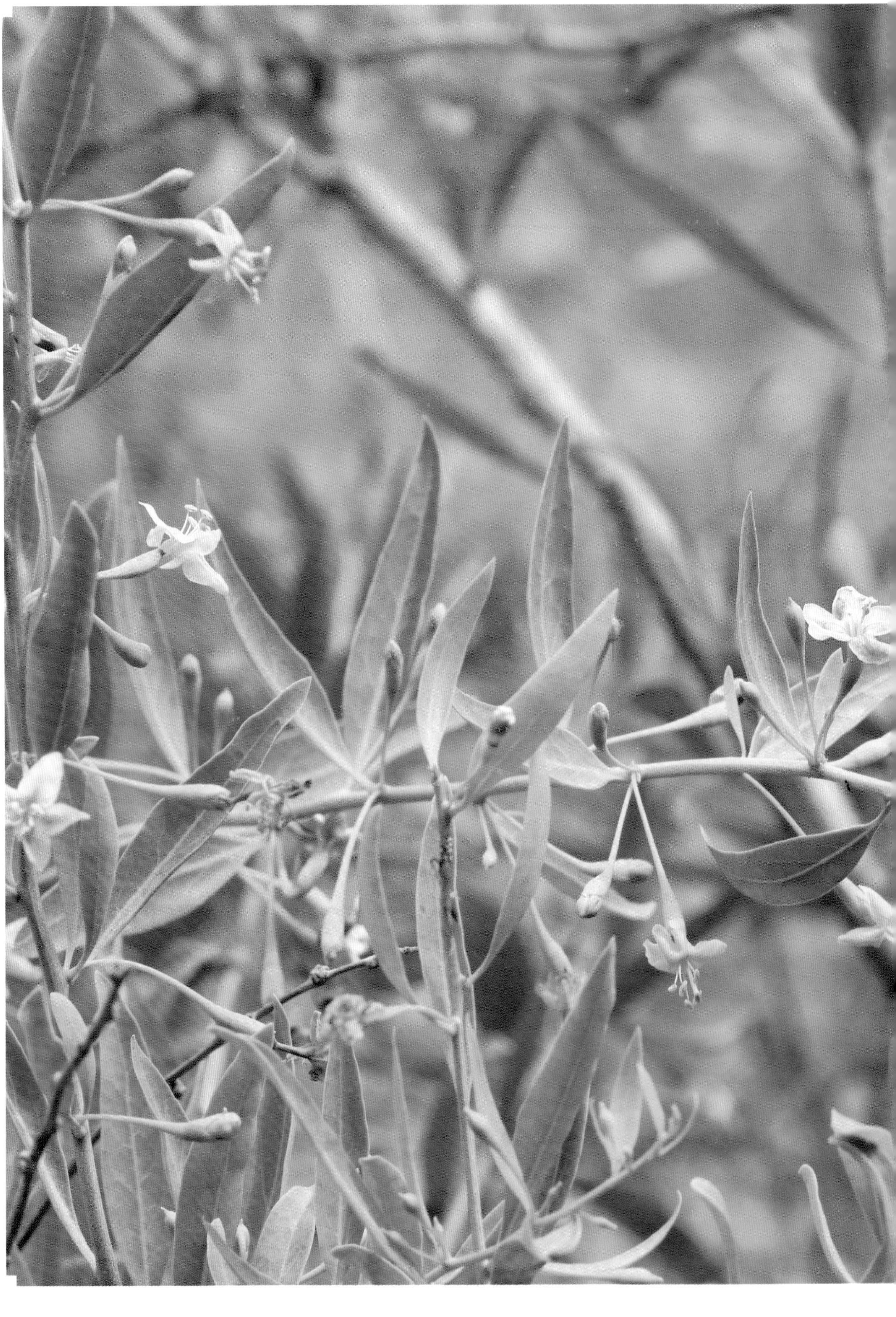

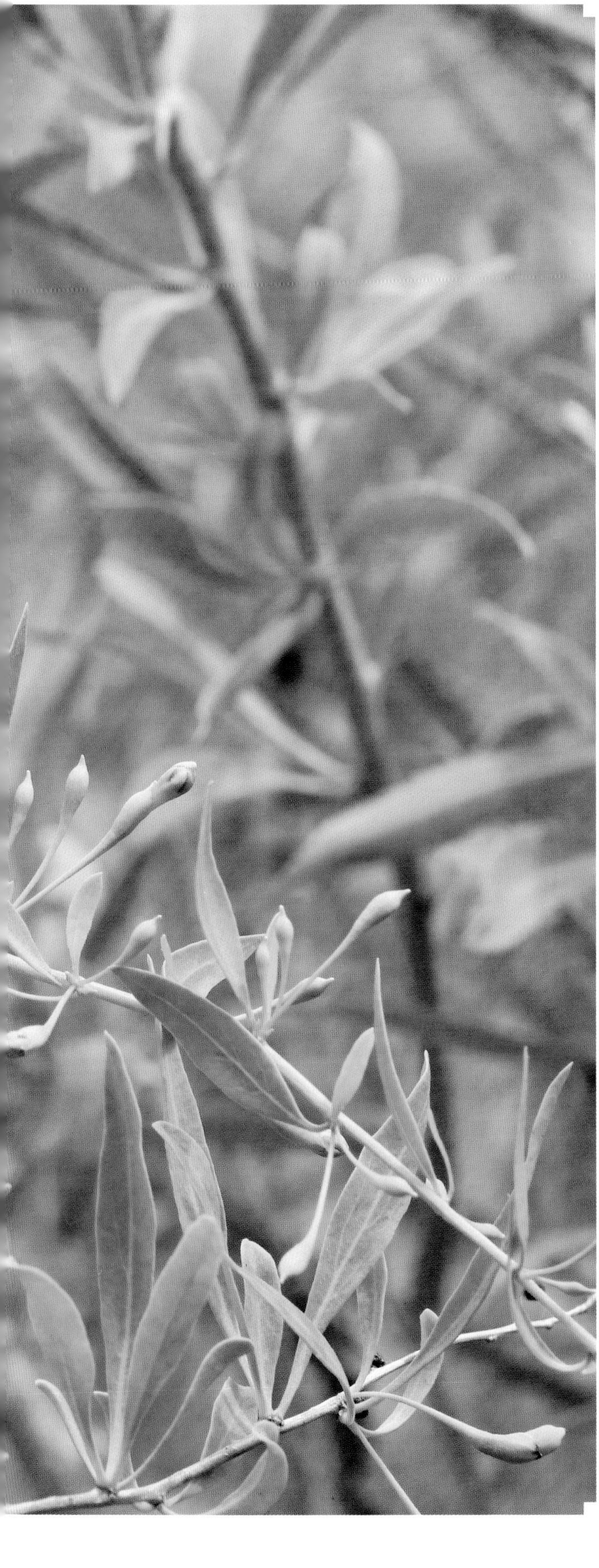

枸杞子

【维药名】阿勒卡特。

【别　名】杞子、杞果、枸杞、西杞果、甘枸杞、枸杞豆。

【来　源】本品为茄科植物宁夏枸杞 *Lycium barbarum* L. 的干燥成熟果实。

【性味归经】甘，平。归肝、肾、肺经。

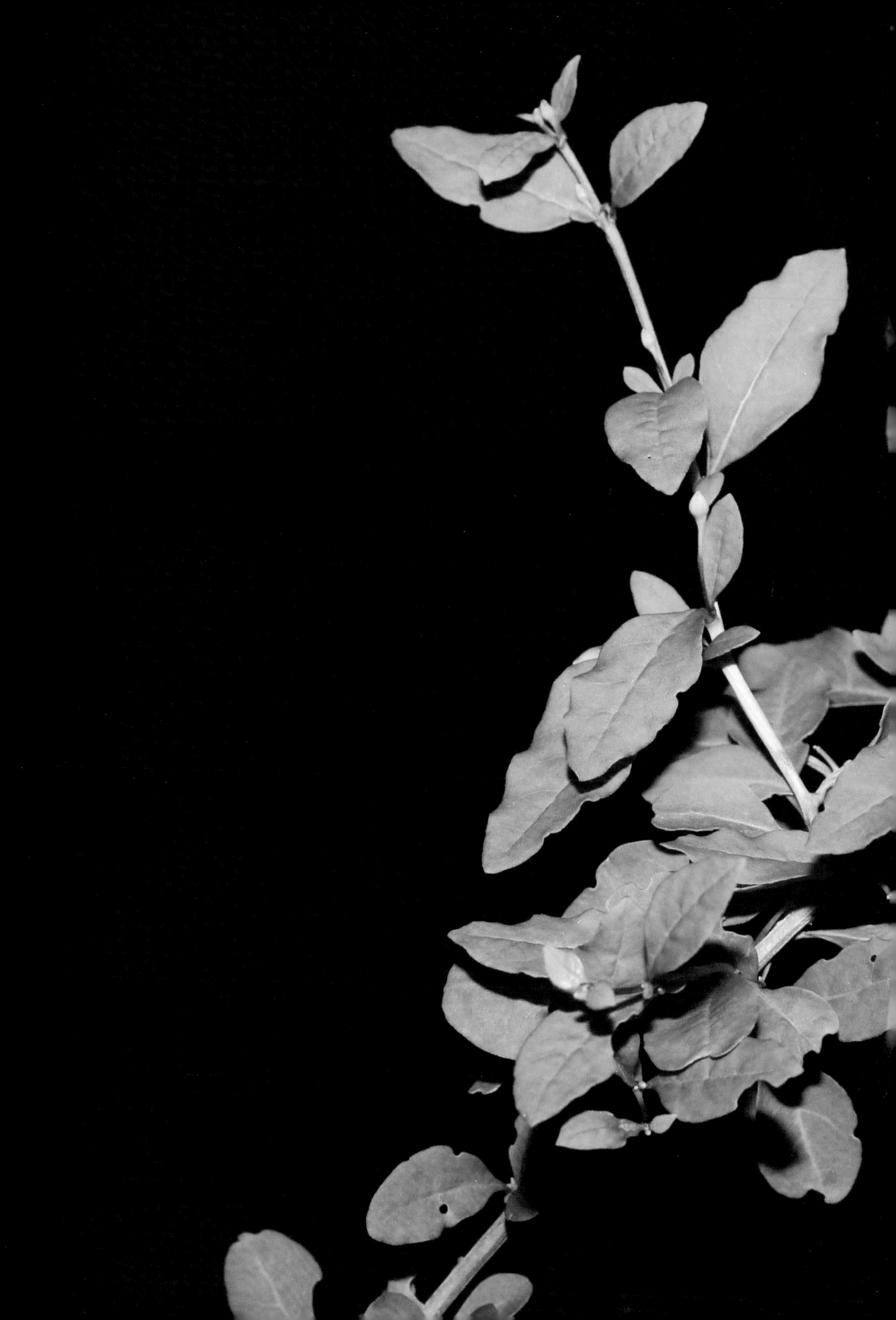

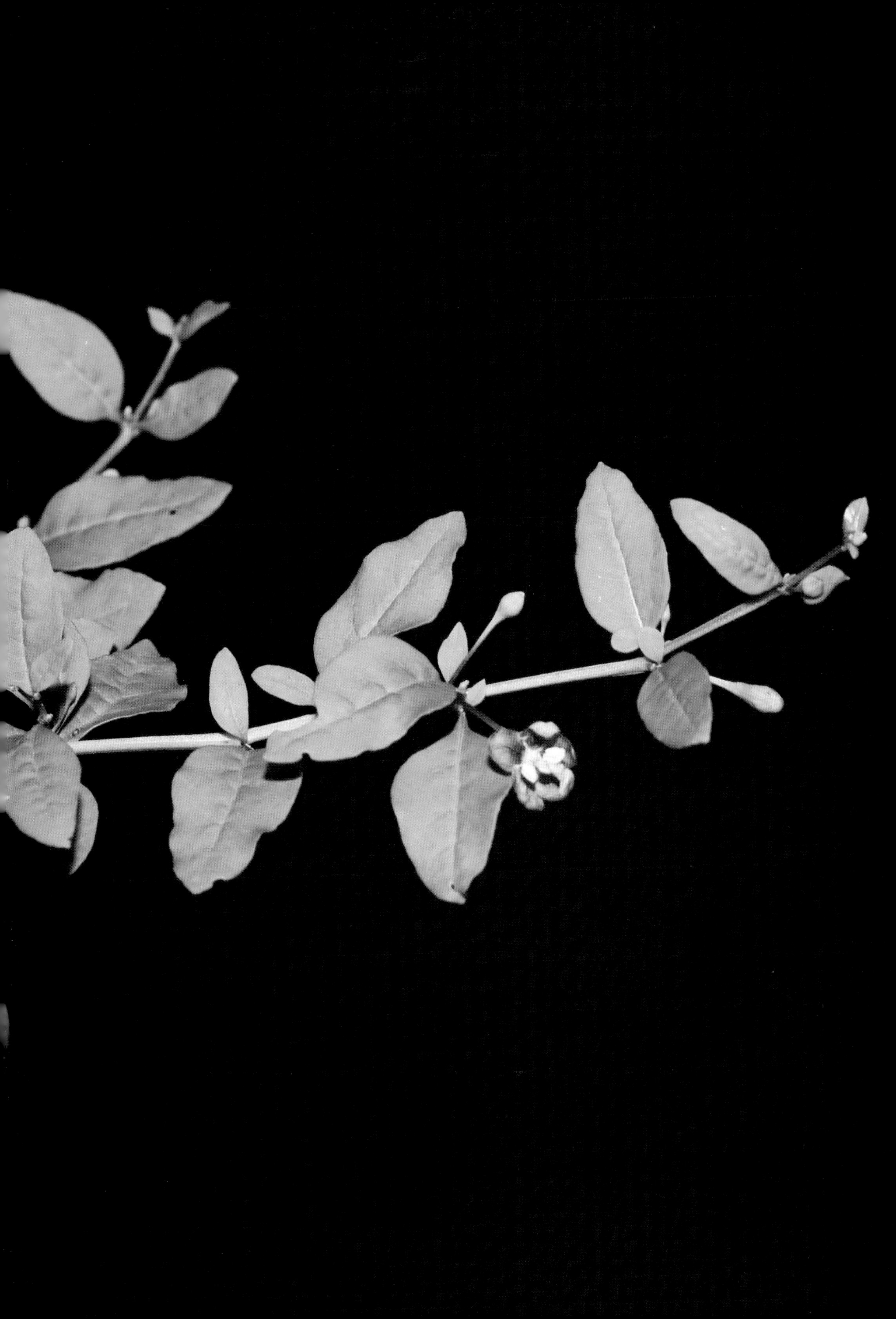

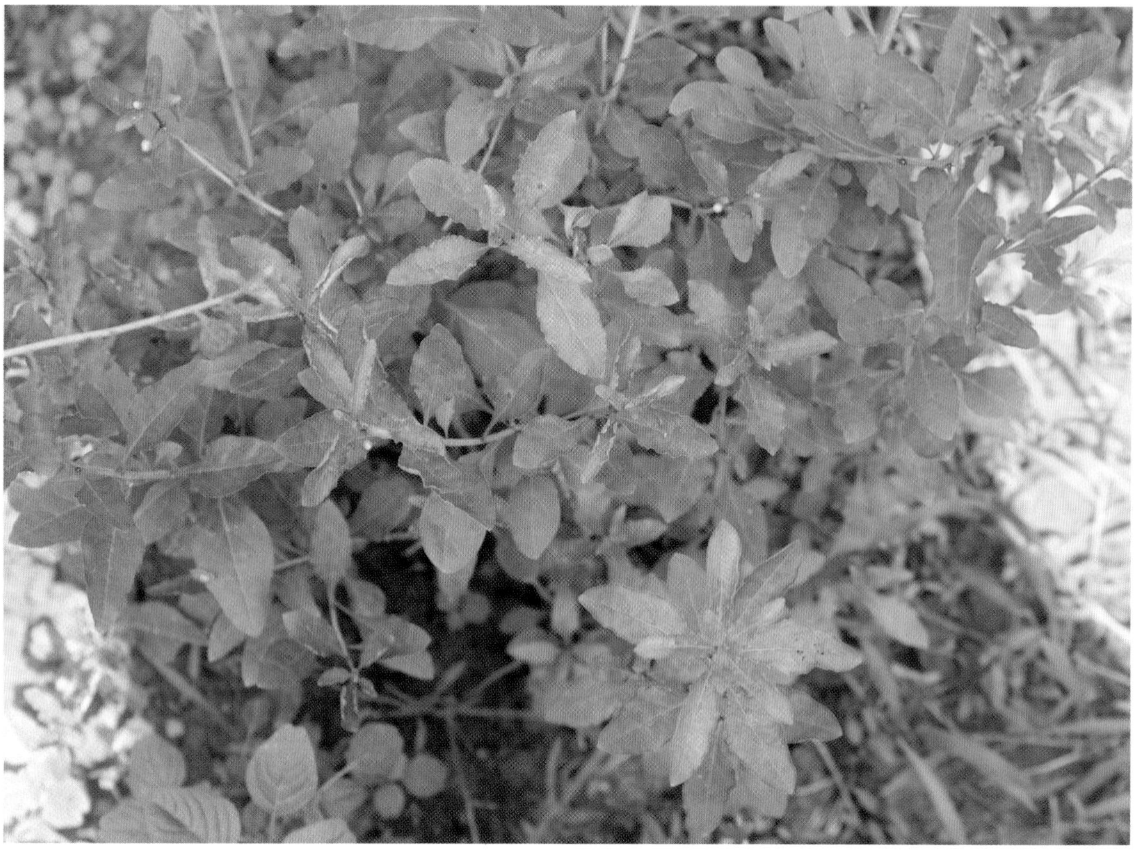

宁夏枸杞

识别特征

为灌木或小乔木状。主枝数条，粗壮，果枝细长，先端通常弯曲下盘，外皮淡灰黄色，刺状枝短而细，生于叶腋。叶互生或丛生于短枝上。叶片披针形或卵状长圆形，花腋生，花冠漏斗状，粉红色或深紫红色。果实熟时鲜红，种子多数。花、果期较长，一般从5月至10月，边开花边结果。

生境分布

生长于山坡、田野向阳干燥处。分布于宁夏、内蒙古、甘肃，新疆等省区，以宁夏产者质地最优，有“中宁枸杞甲天下”之美誉。

采收加工

夏、秋二季果实呈橙黄色时采收，晾至皮皱后，再曝晒至外皮干硬、果肉柔软，除去果梗，生用或鲜用。

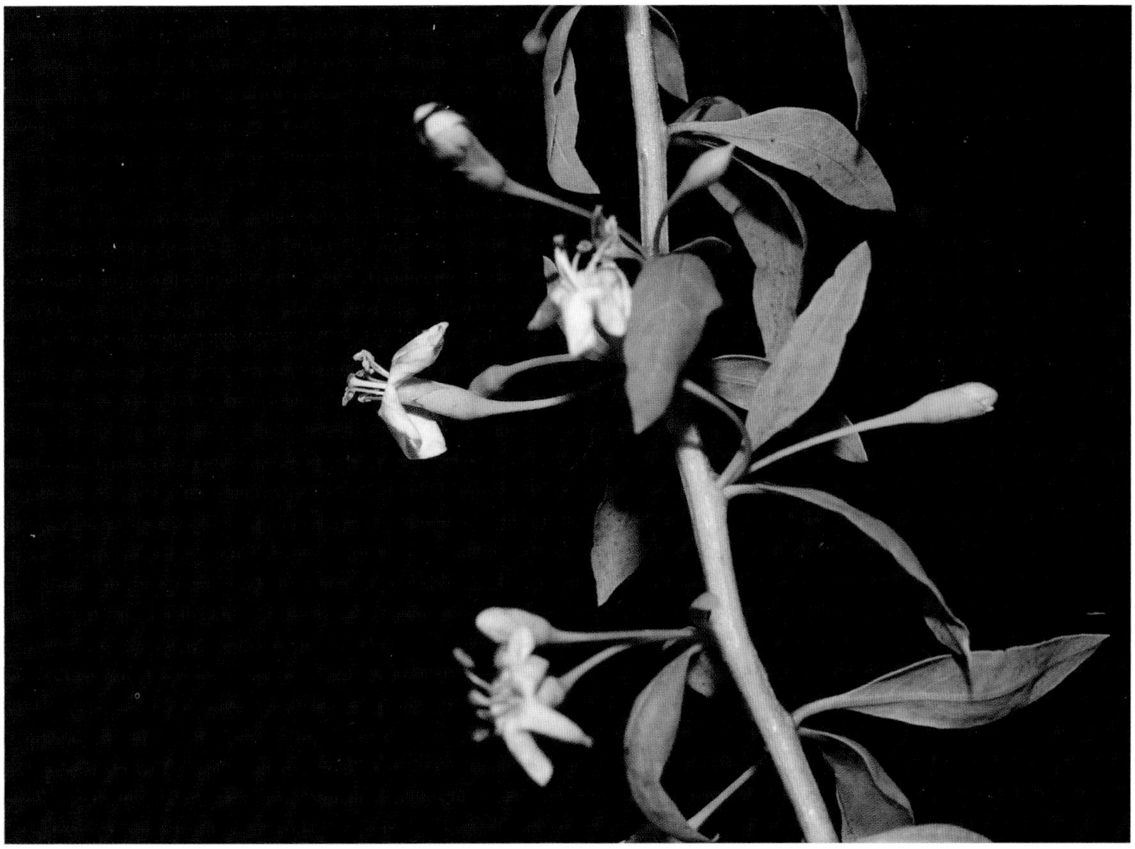

宁夏枸杞

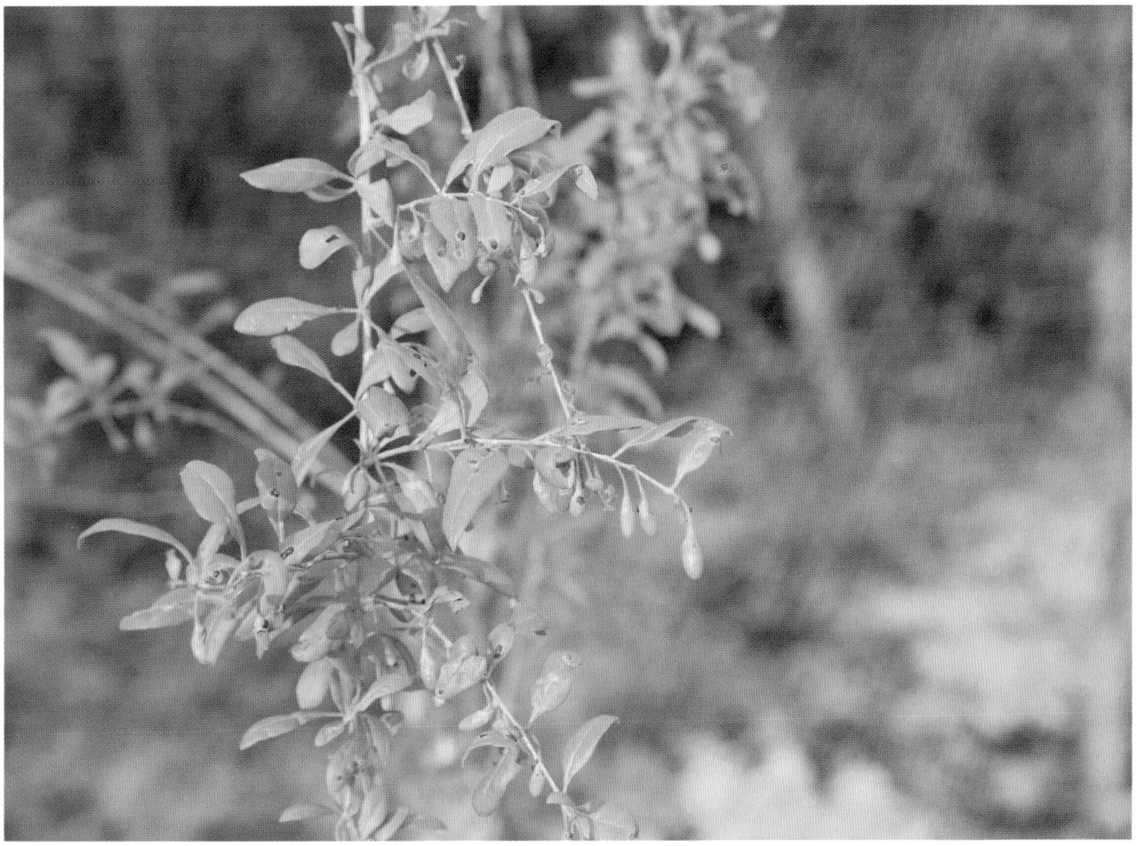

宁夏枸杞

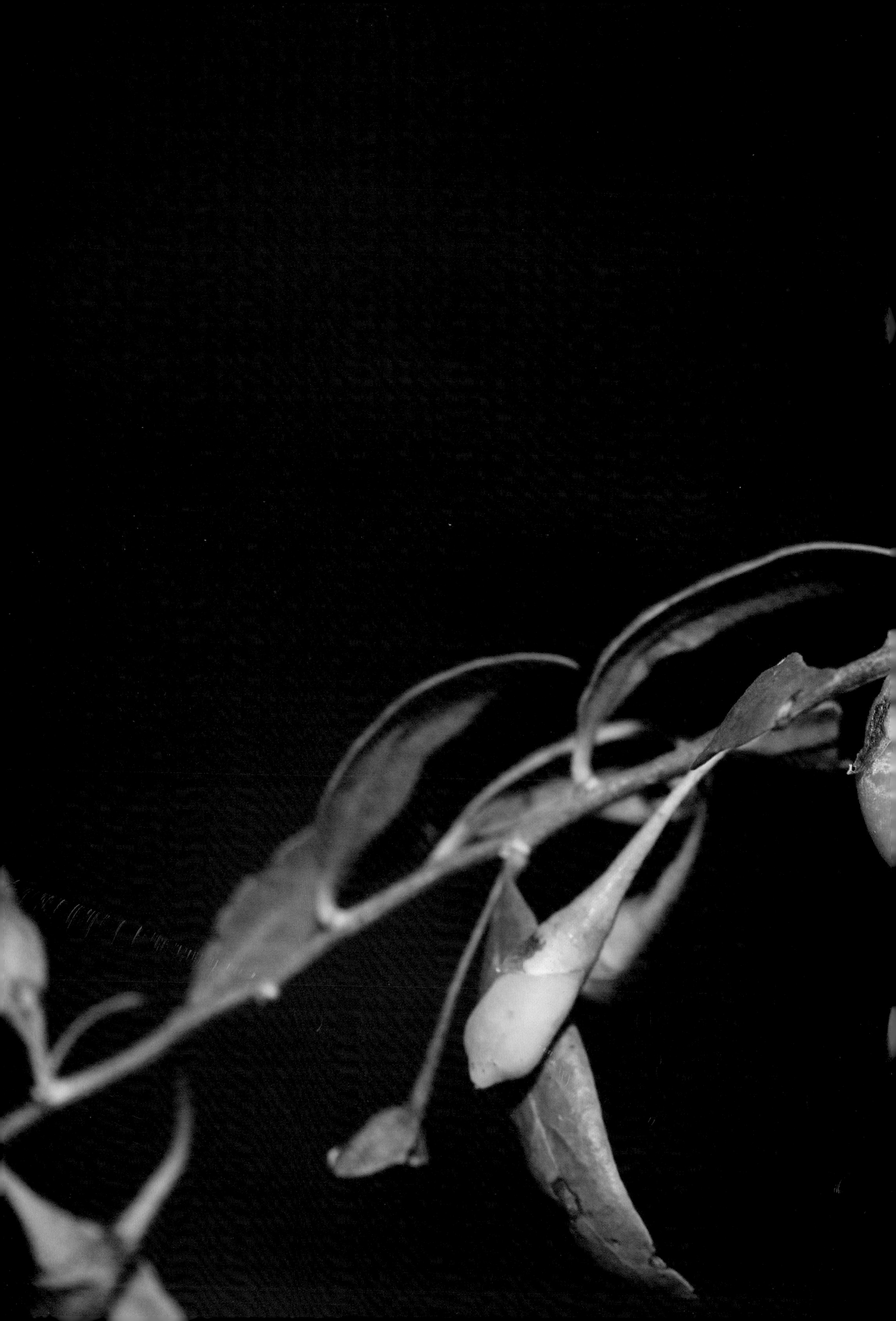

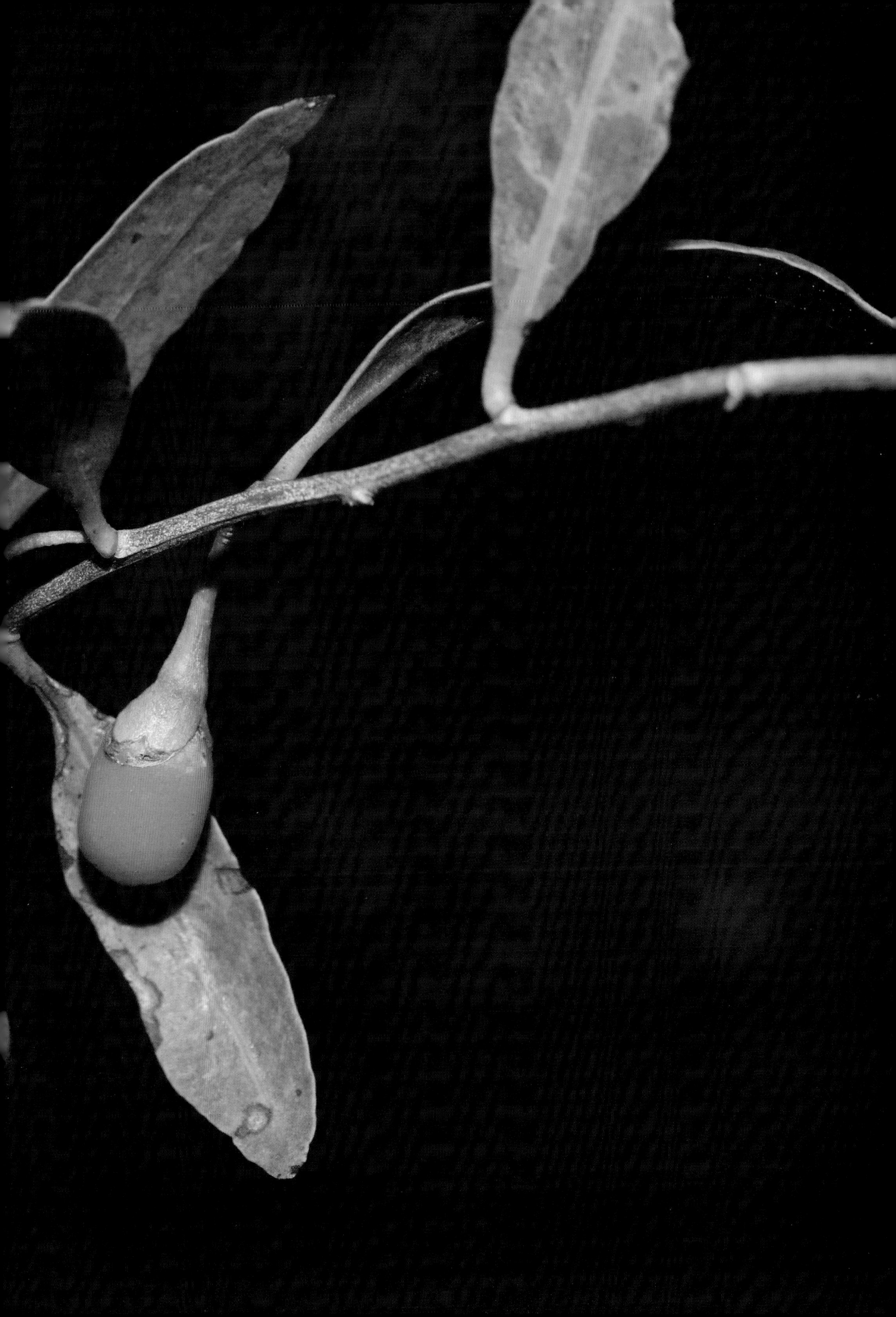

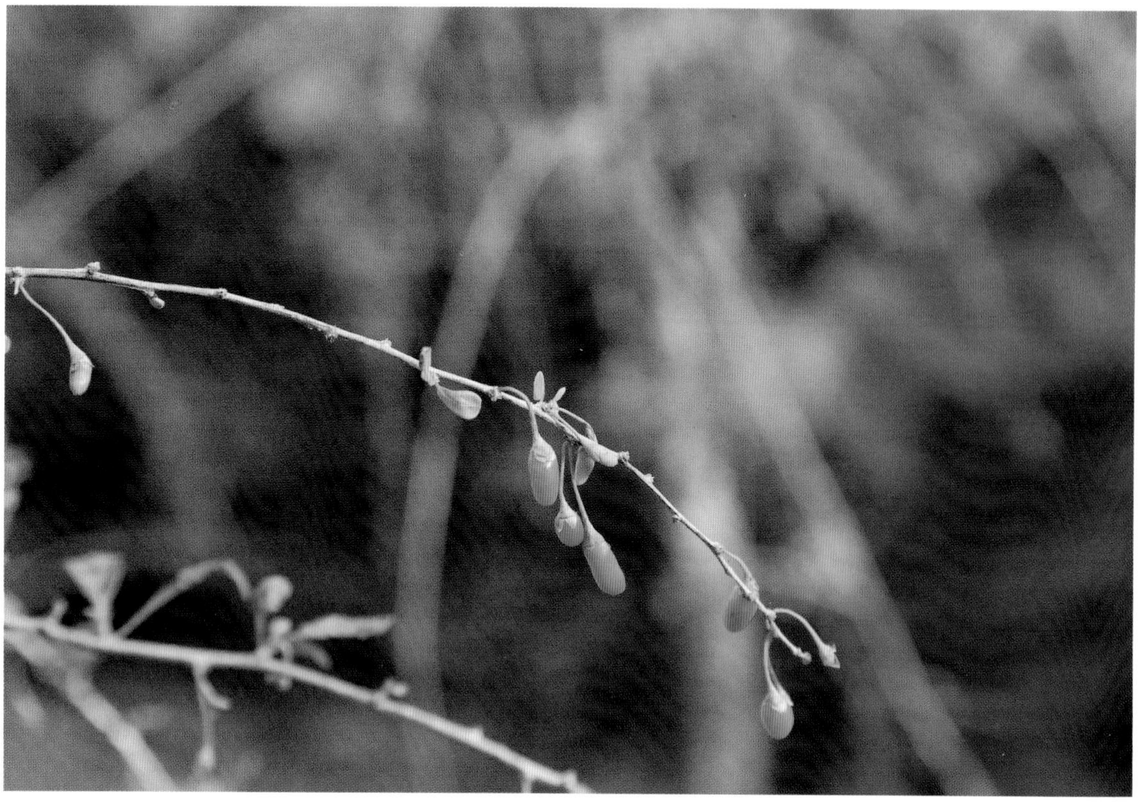

宁夏枸杞

药材鉴别

本品呈扁长卵形或类纺锤形，有皱纹，色鲜红或暗红。顶端有小突起的花柱痕，基部有白色的果梗痕，质柔，肉厚，有黏性，内具多数黄色肾形种子 20 ~ 50 粒。气微，味酸甜。

功效主治

本品甘平质润，药性平和，药食兼用，平补肝肾，为滋肾、润肺、补肝明目要药。

药理作用

本品有降低血糖及胆固醇的作用。有轻微地抑制脂肪在肝细胞内沉积和促进肝细胞新生的作用。能显著增加血清及肝中磷脂含量。有中枢性及末梢性的副交感神经兴奋作用，对心脏有抑制作用，可使血压下降。甜菜碱可扩张血管。对造血功能有促进作用。对环磷酰胺既能抑制白细胞生成，也有支持的作用，对小鼠 S180 实体瘤有一定的抑制作用。

用法用量

内服：9 ~ 12 g，大剂量可用至 30 g，煎服；或入丸、散、酒剂。

民族药方

1．疖肿　枸杞子 15 g，凡士林 50 g。枸杞子烘脆研末，加凡士林制成软膏，外涂患处，每日 1 次。

2．妊娠呕吐　枸杞子、黄芩各 50 g。置于带盖大瓷杯内，用沸水冲泡，频频饮服。

3．男性不育症　枸杞子 15 g。每晚嚼服，连服 1 个月为 1 个疗程，待精液常规检查正常后再服 1 个疗程，服药期间应戒房事。

4．肥胖病　枸杞子 15 g。用沸水冲泡当茶饮服，早、晚各 1 次。

5．老人夜间口干　枸杞子 30 g。每晚嚼服，10 个月为 1 个疗程。

6．身体虚弱，腰膝酸软　枸杞子、墨旱莲、桑椹各 20 g，女贞子 15 g。水煎服。

7．早期高血压　枸杞子、白菊花各 15 g，生杜仲 20 g，桑寄生 25 g，生牡蛎 30 g。水煎服。

8．遗精，滑精　枸杞子、芡实各 20 g，补骨脂、韭菜子各 15 g，牡蛎（先煎）40 g。水煎服。

9．肝肾不足，头晕盗汗，迎风流泪　枸杞子、菊花、熟地黄、山药各 20 g，山茱萸肉、牡丹皮、泽泻各 15 g。水煎服。

10．肾虚腰痛　枸杞子、金毛狗脊各 20 g。水煎服。

使用注意

外有表邪，内有实热，脾胃湿盛、肠滑者忌用。

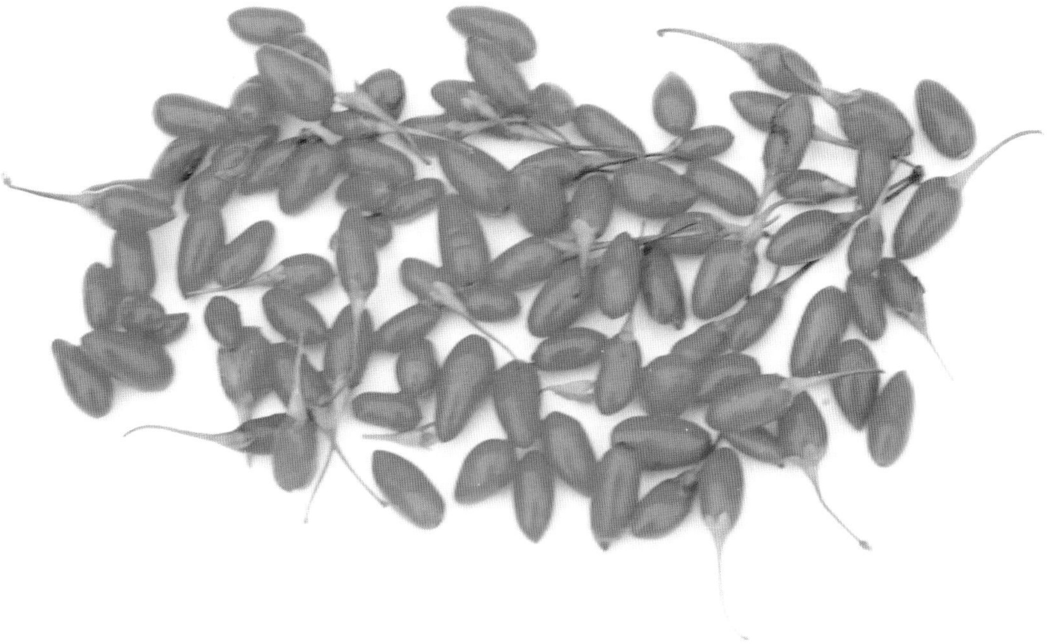

宁夏枸杞药材

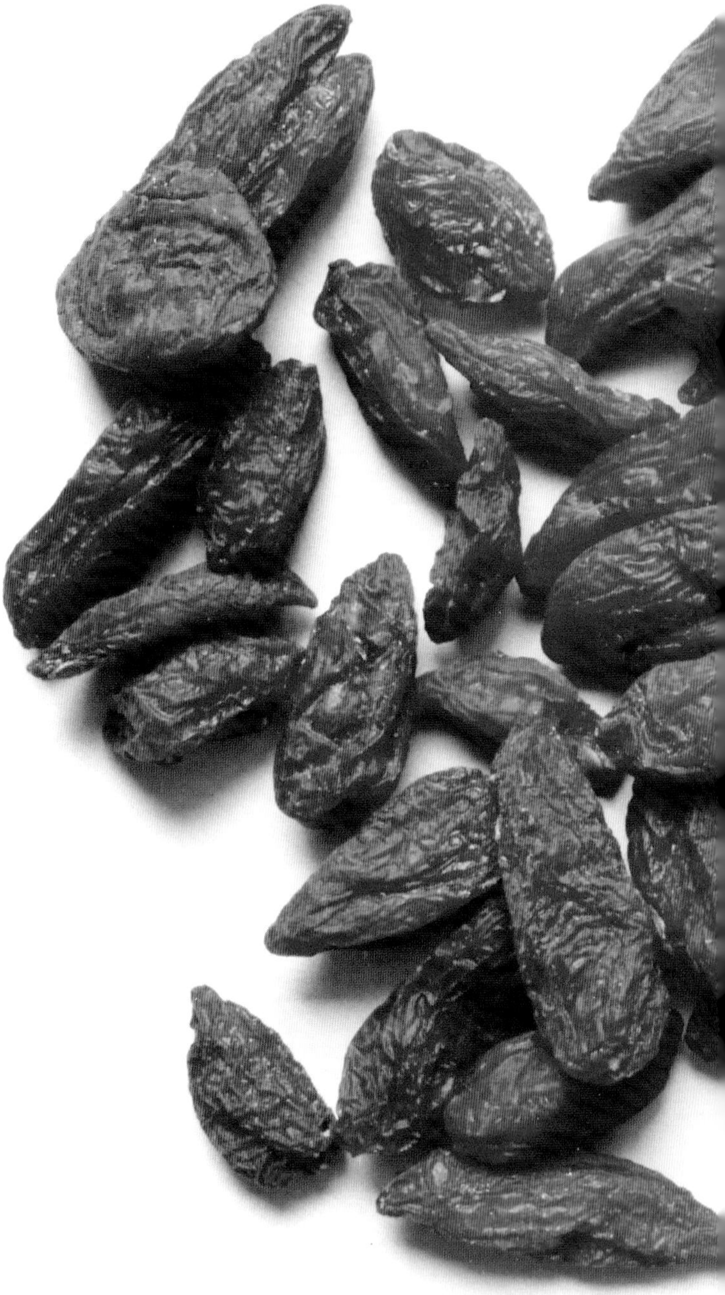

枸杞子

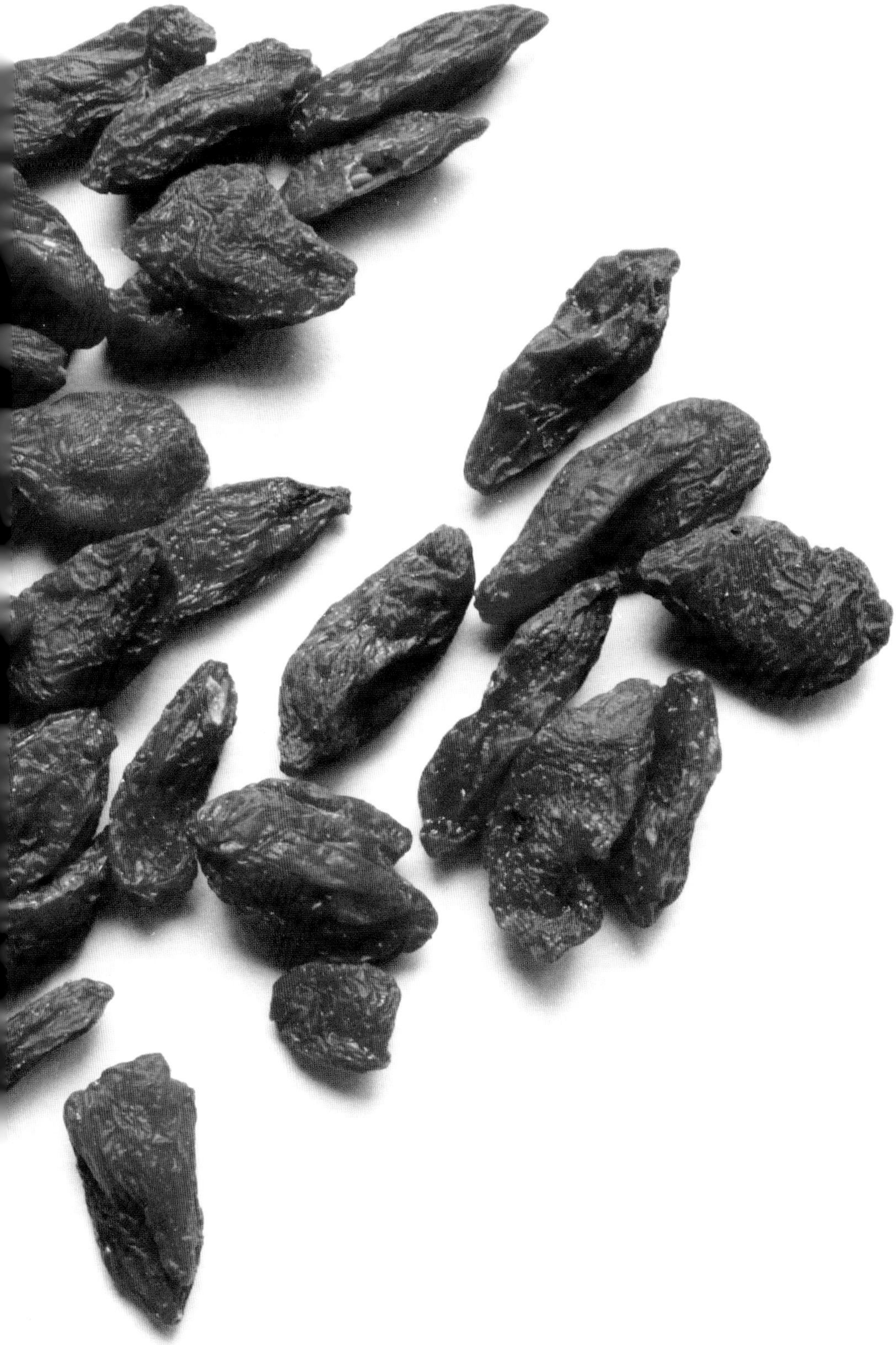

枸杞子饮片

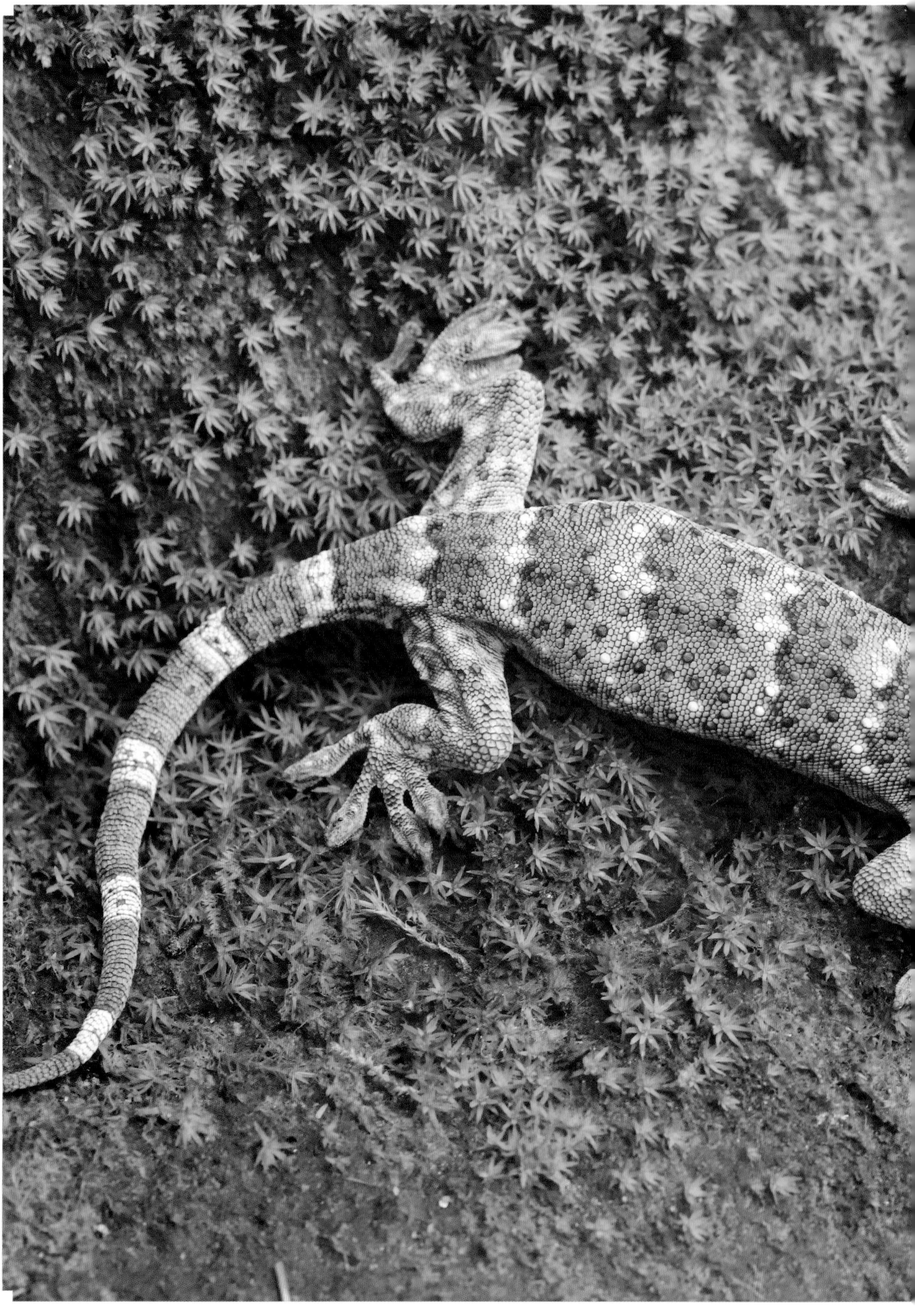

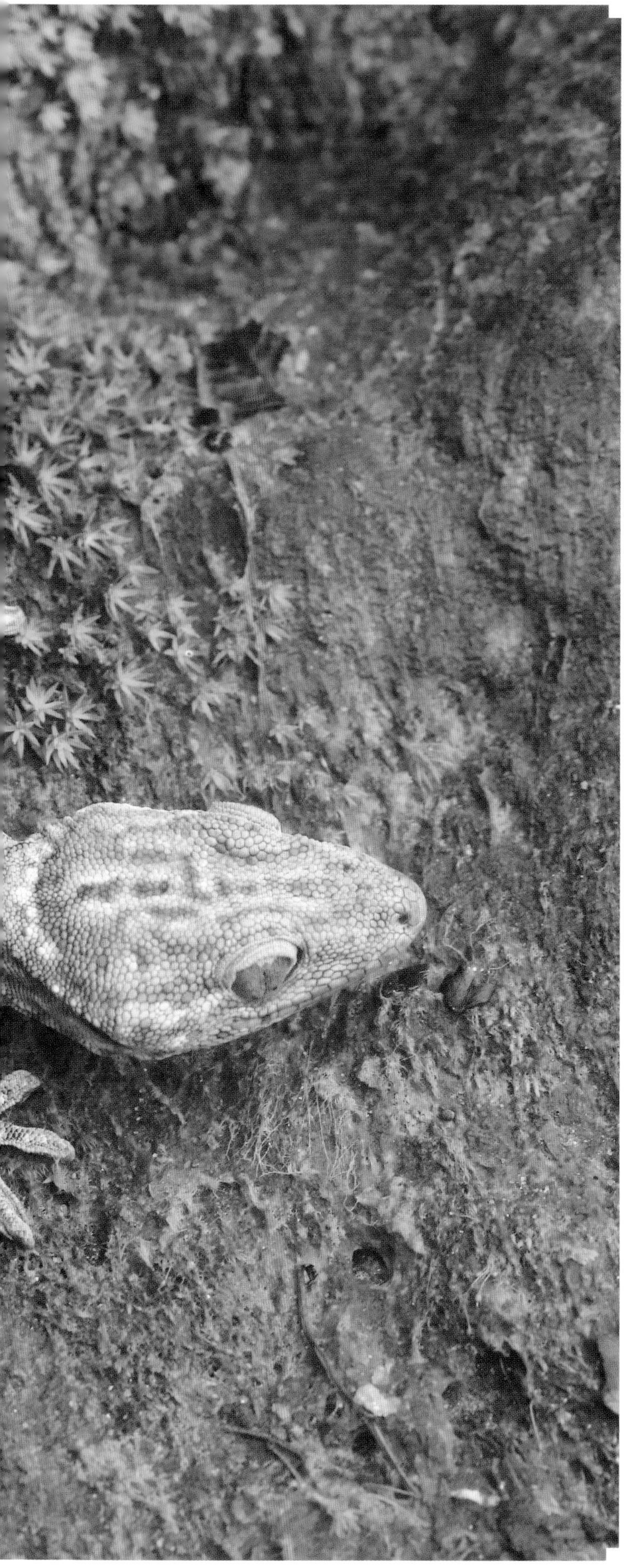

蛤蚧

【维药名】克来尔。

【别　名】蛤解、蛤蟹、仙蟾、蚧蛇、大壁虎。

【来　源】本品为壁虎科动物蛤蚧 *Gekko gecko* Linnaeus 的干燥尸体。

【性味归经】咸，平。归肺、肾经。

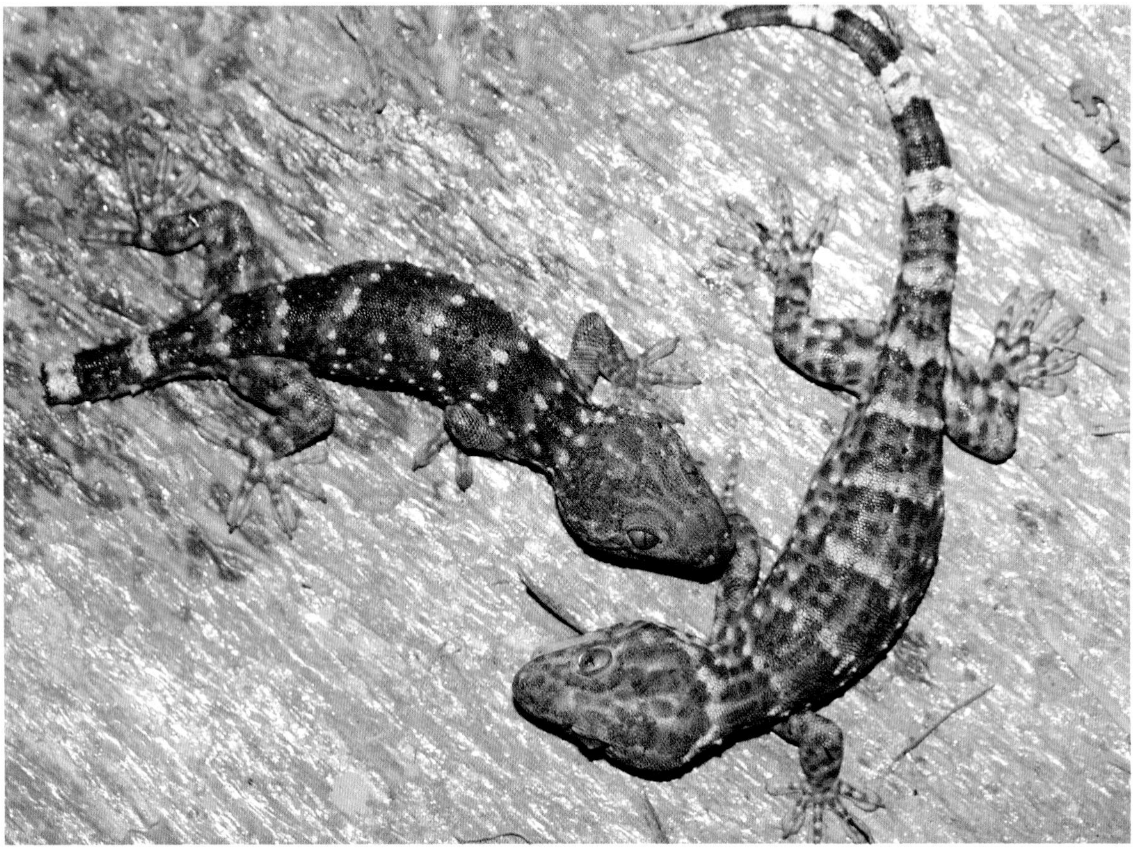

蛤蚧

识别特征

陆栖爬行动物。形如大壁虎，全长 34 cm。体尾等长。头呈三角形，长大于宽，吻端凸圆。鼻孔近吻端，耳孔椭圆形，其直径为眼径之半。头及背面鳞细小，呈多角形，尾鳞不甚规则，近于长方形，排成环状；胸腹部鳞较大，均匀排列呈覆瓦状。指、趾间具蹼；指趾膨大，底部具有单行劈褶皮瓣，第一指趾不是特别短小但无爪，余者末端均具小爪。体背为紫灰色，有砖红色及蓝灰色斑点。

生境分布

多栖于山岩及树洞中，或居于墙壁上。分布于广西南宁、梧州及广东肇庆地区，我国贵州、云南及越南也产。

采收加工

全年均可捕捉，除去内脏，拭净血液，切开眼睛，放出汁液。然后用竹片撑开，使全体扁平顺直，烘干（低温）。

药材鉴别

本品为不规则的片状小块，表面灰黑色或银灰色，有棕黄色的斑点及鳞甲脱落的痕迹。切面黄白色或灰黄色。脊椎骨和肋骨突起。气腥，味微咸。

功效主治

补肺益肾，定喘止嗽。主治虚劳，肺痿，喘嗽，咯血，消渴，阳痿。

药理作用

本品具雄激素和雌激素样作用。其提取物对小鼠遭受低温、高温、缺氧等应激刺激有明显的保护作用及免疫增强作用。有抗炎及促肾上腺皮质激素样作用，并有一定的降血糖作用。

用法用量

内服：3 ~ 7 g，煎汤，研末服，每次 1 ~ 2 g，也可浸酒服。

民族药方

1. 小儿慢性支气管炎 蛤蚧 4 对，人参、三七粉各 30 g，紫河车 2 具，蜂蜜 250 g。将洗净的紫河车置于花椒汤中煮 2 ~ 3 分钟，捞出沥水，剪成碎块，瓦上焙干，研末；其他各药也烘干研末，炼蜜为丸，每丸约重 3 g。4 ~ 8 岁每次服 1 丸，9 ~ 12 岁服 2 丸，13 ~ 16 岁服 3 丸，每日 2 次，30 日为 1 个疗程。

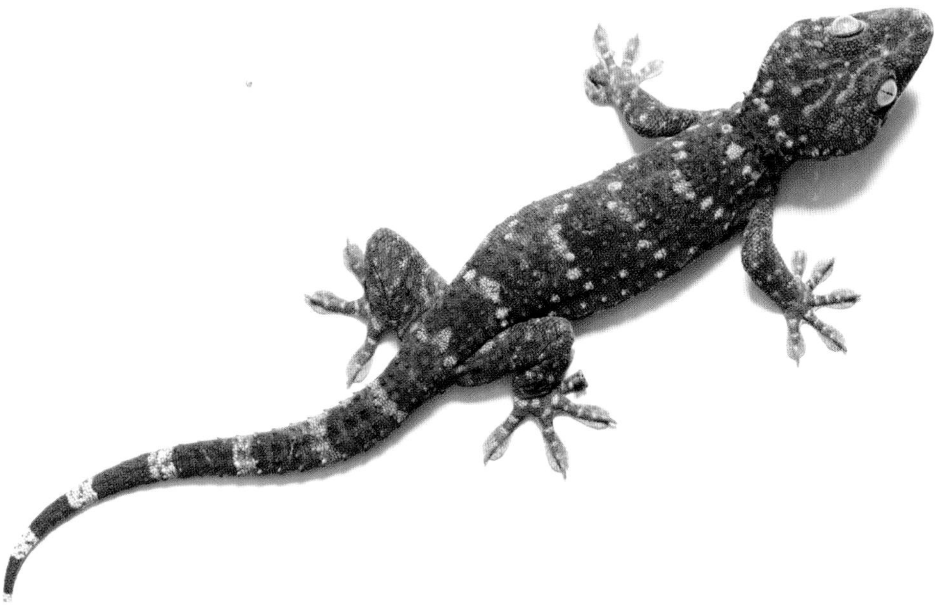

蛤蚧

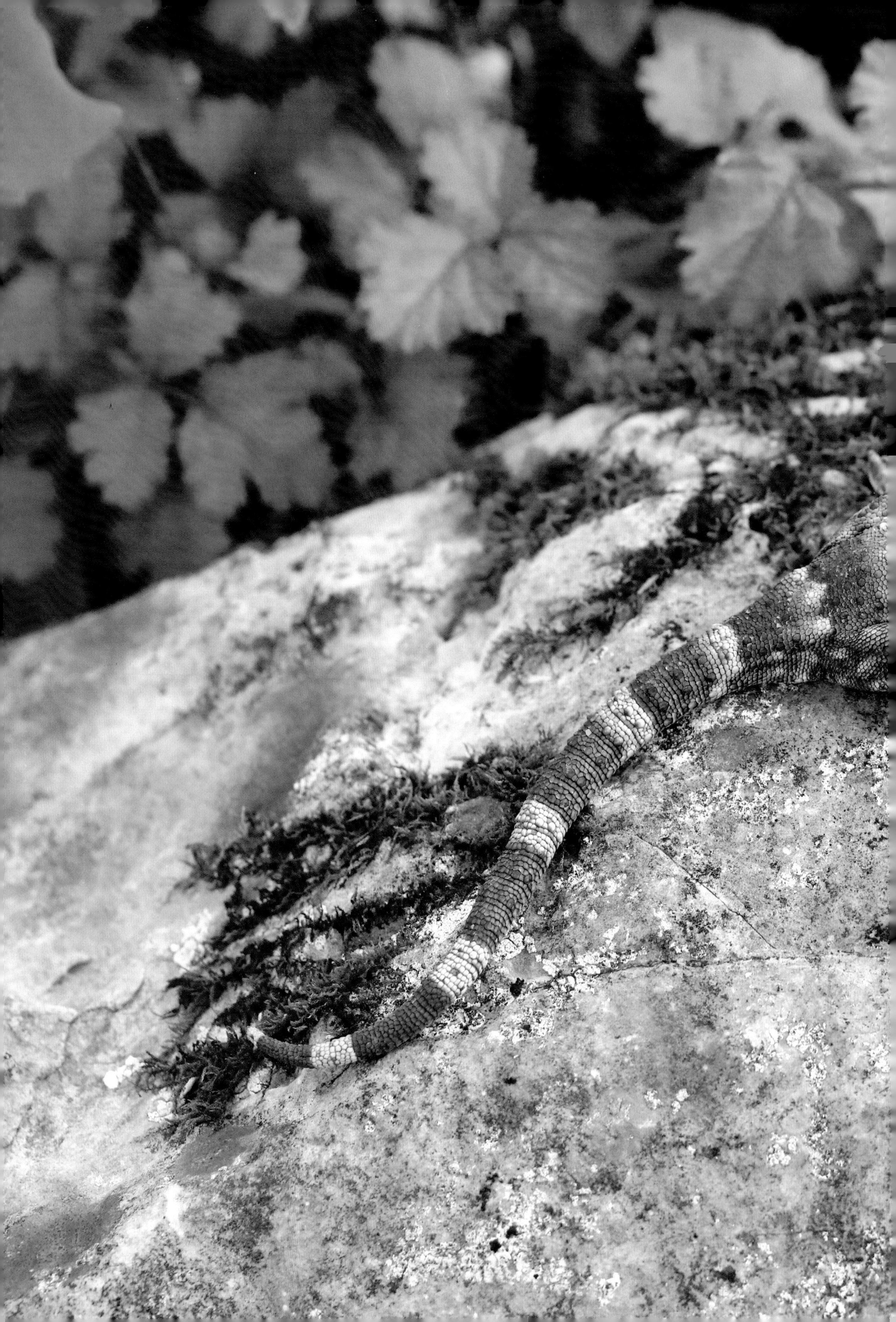

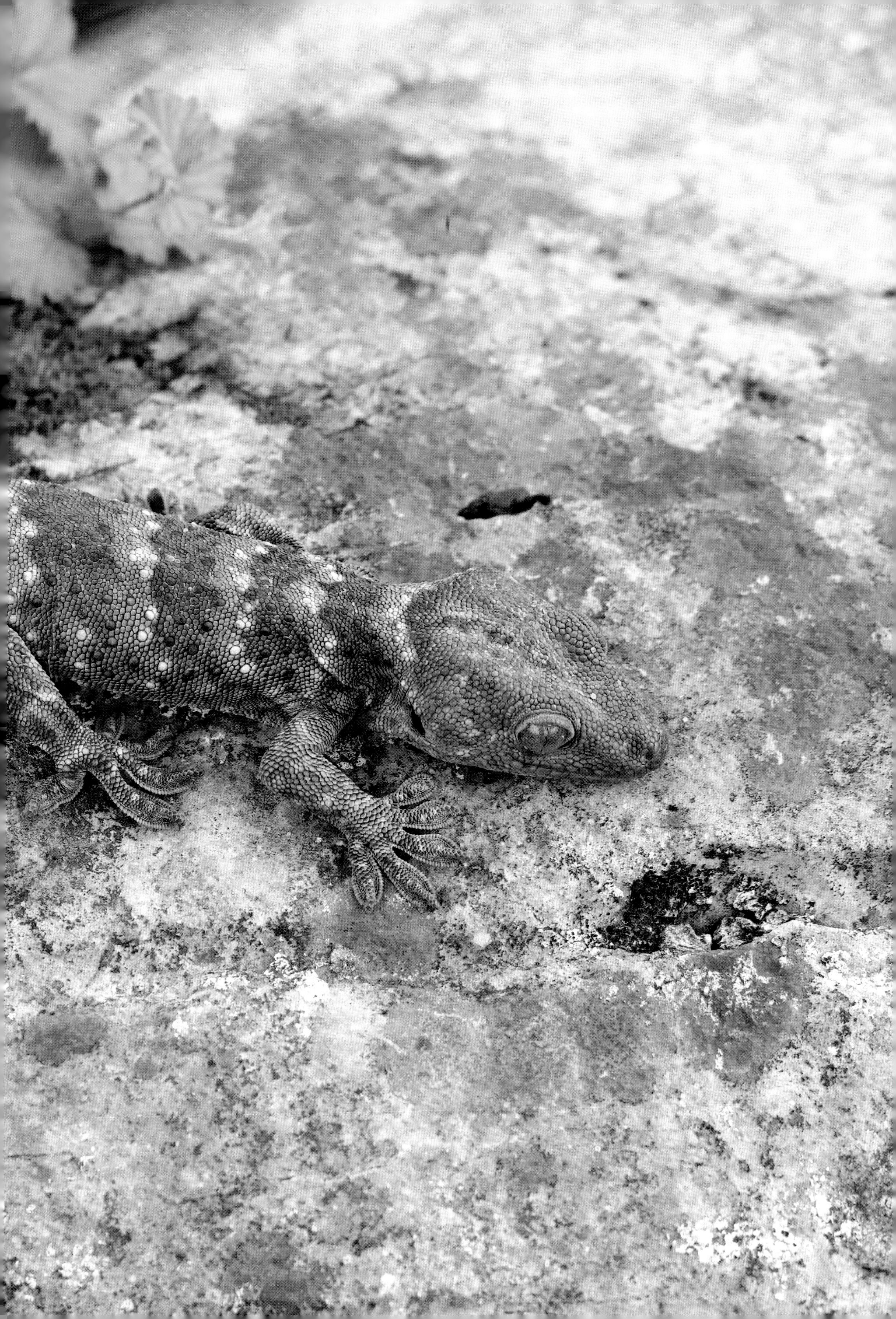

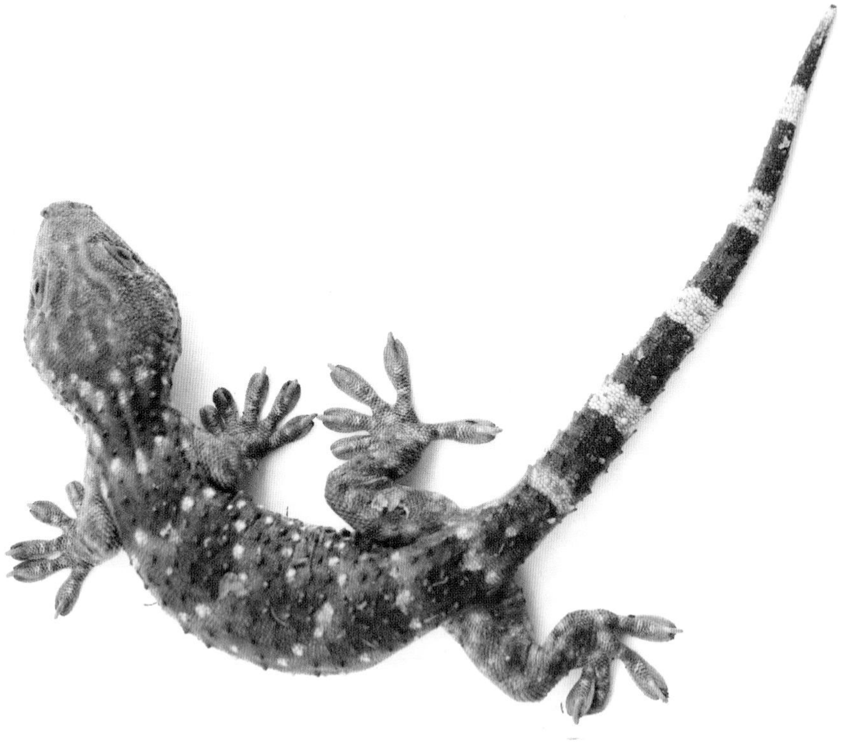

蛤蚧

2. 夜尿频多 蛤蚧、茯苓、巴戟天、白术、狗脊、黄芪、杜仲、熟地黄、黄精、续断、当归、枸杞子、女贞子、山药、炙甘草等各适量。共研细末，制丸，每服 4 粒，每日 2 次，40 日为 1 个疗程。

3. 阳痿 蛤蚧 2 对，鹿茸 20 g。将蛤蚧置清水中浸透，捞起后去头足黑皮（不要损坏尾部）隔纸微火烤干，鹿茸切片，微烤后共研粉，临睡前黄酒适量，送服 2 g，每晚 1 次，服完为止。

4. 男性不育症 蛤蚧 2 对，枸杞子、龟甲、菟丝子各 200 g，仙茅、淫羊藿各 150 g，柴胡 120 g，五味子、白芍、蛇床子各 10 g，黄精 250 g。小火烘干，研细末，每次 3 g，每日 2 次，30 日为 1 个疗程。

5. 小儿哮喘 蛤蚧 1 对（约 80 g），海螵蛸 10 g。焙干研细末，每次 6 g，每日 3 次，连服 4 个月。

6. 老年慢性喘息性支气管炎 蛤蚧（去头足）2 对，冬虫夏草、川贝母各 60 g，海螵蛸 80 g，冰糖 80 ~ 120 g。早、晚各服 1 次，每次 8 g，在秋末、春初服用。

使用注意

风寒及实热咳喘均忌。

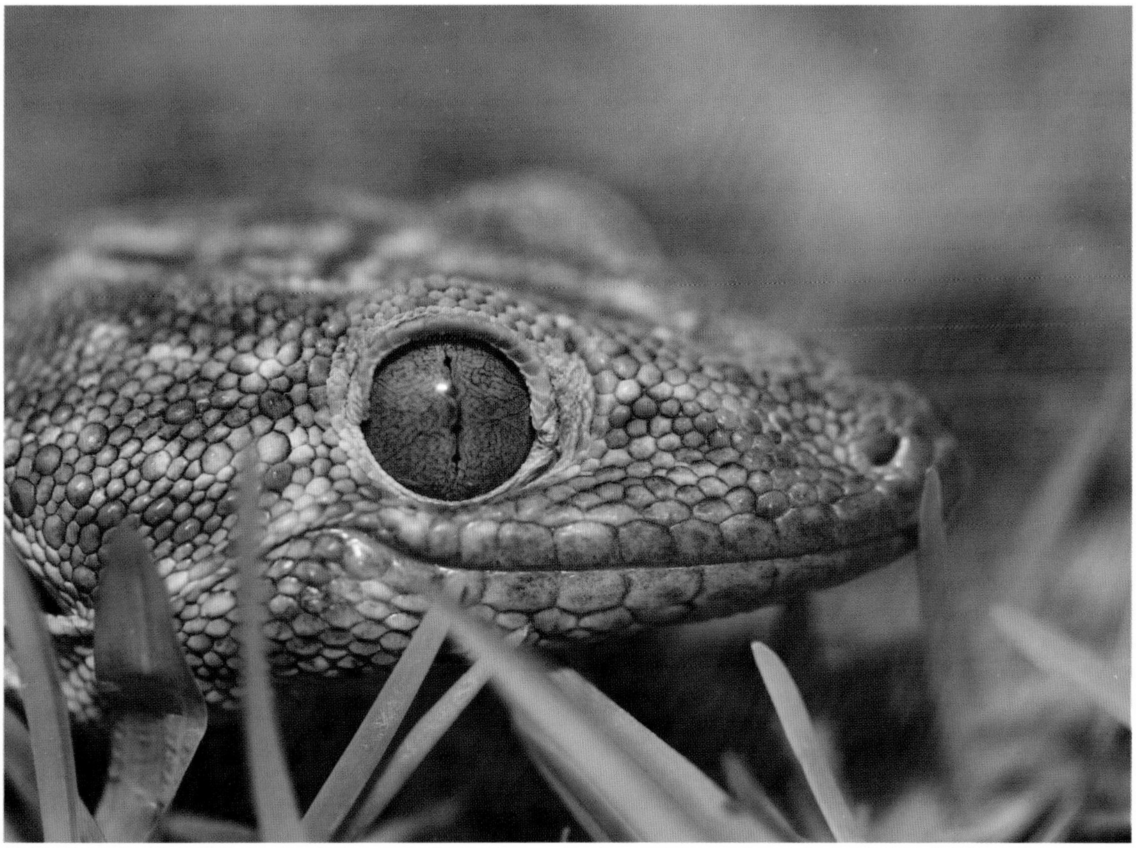

蛤蚧

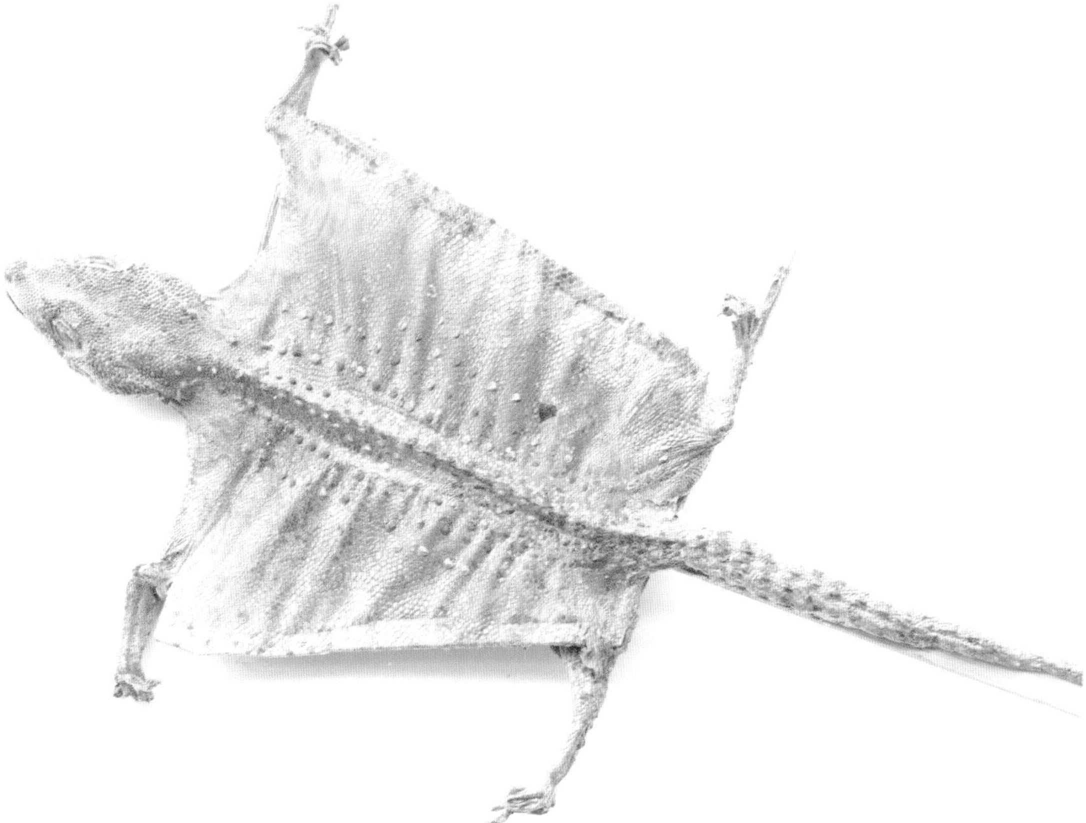

蛤蚧药材

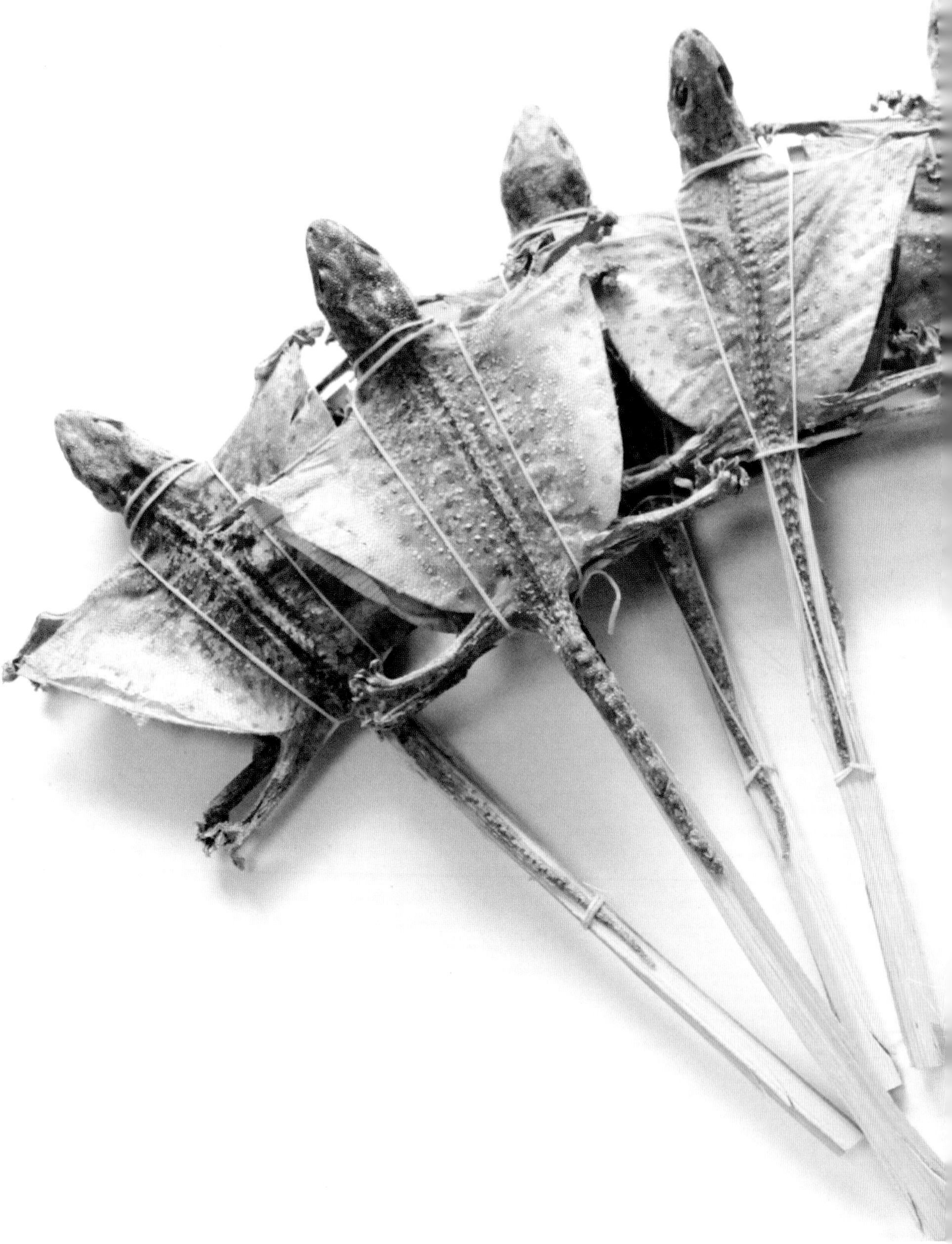

蛤蚧

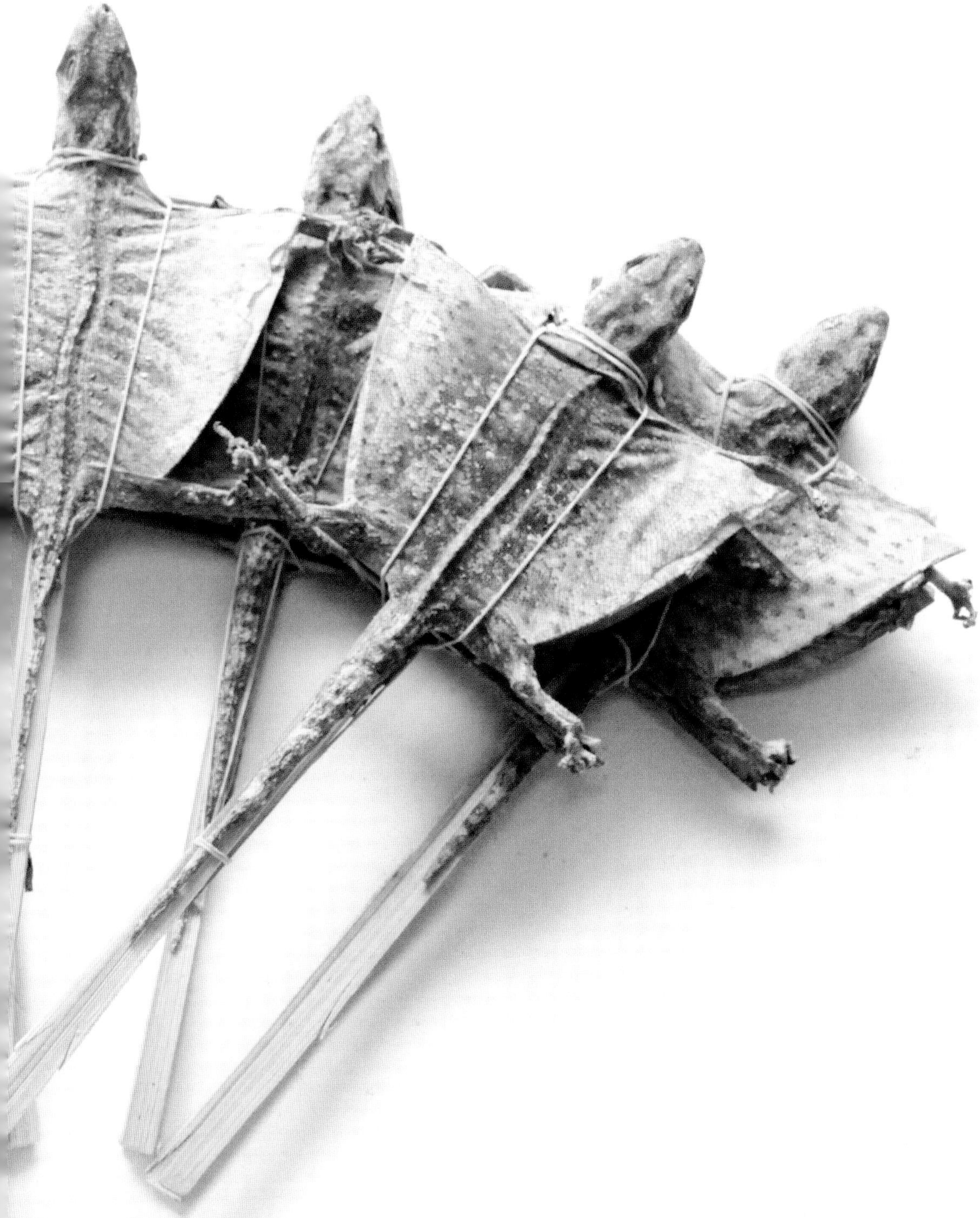

蛤蚧药材

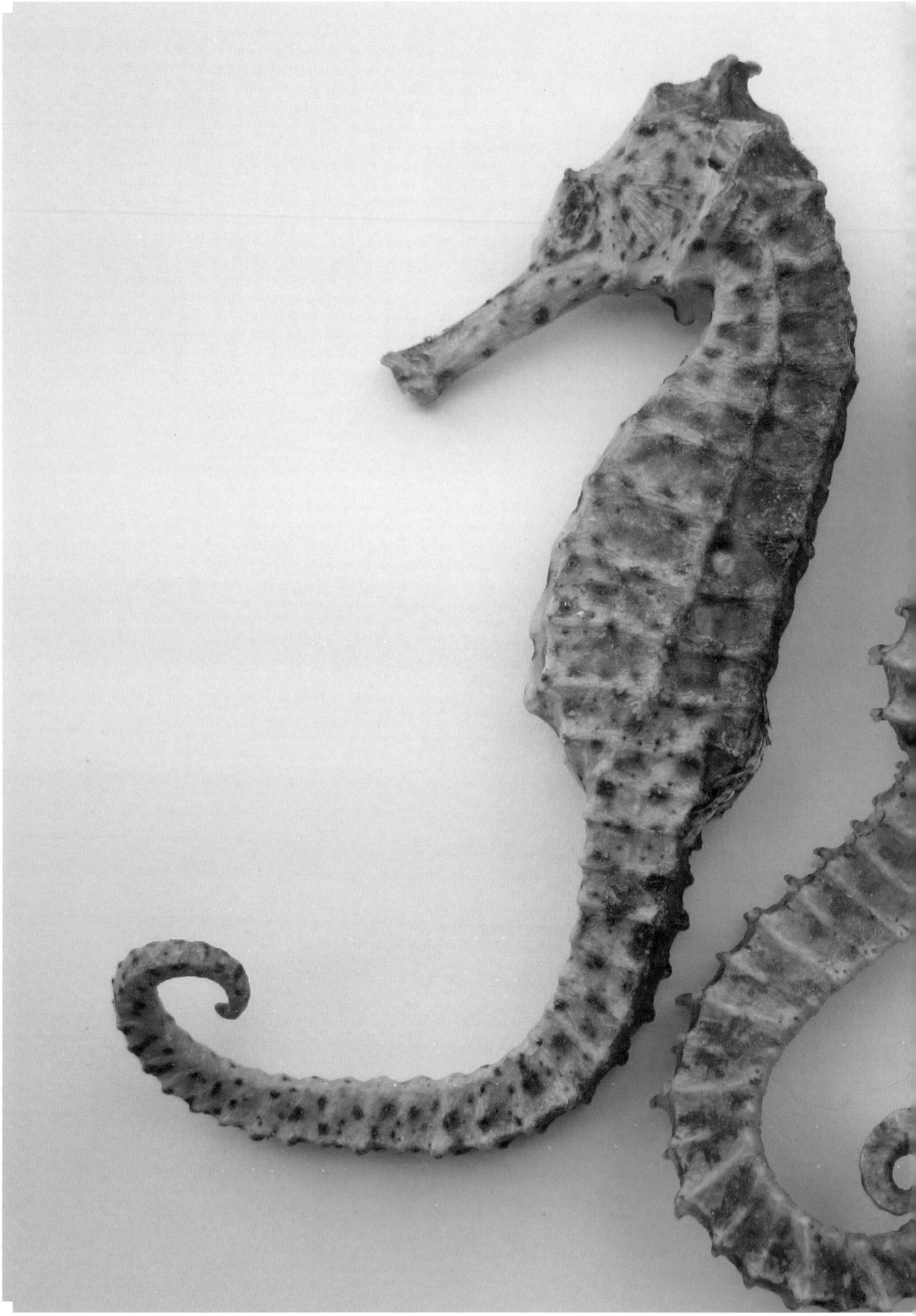

海马

【维药名】阿提别西别克力。

【别　名】水马、海蛆、对海马、大海马。

【来　源】本品为海龙科动物线纹海马 *Hippocampus kelloggi* Jordan et Snyder 的干燥体。

【性味归经】甘、咸，温。归肝、肾经。

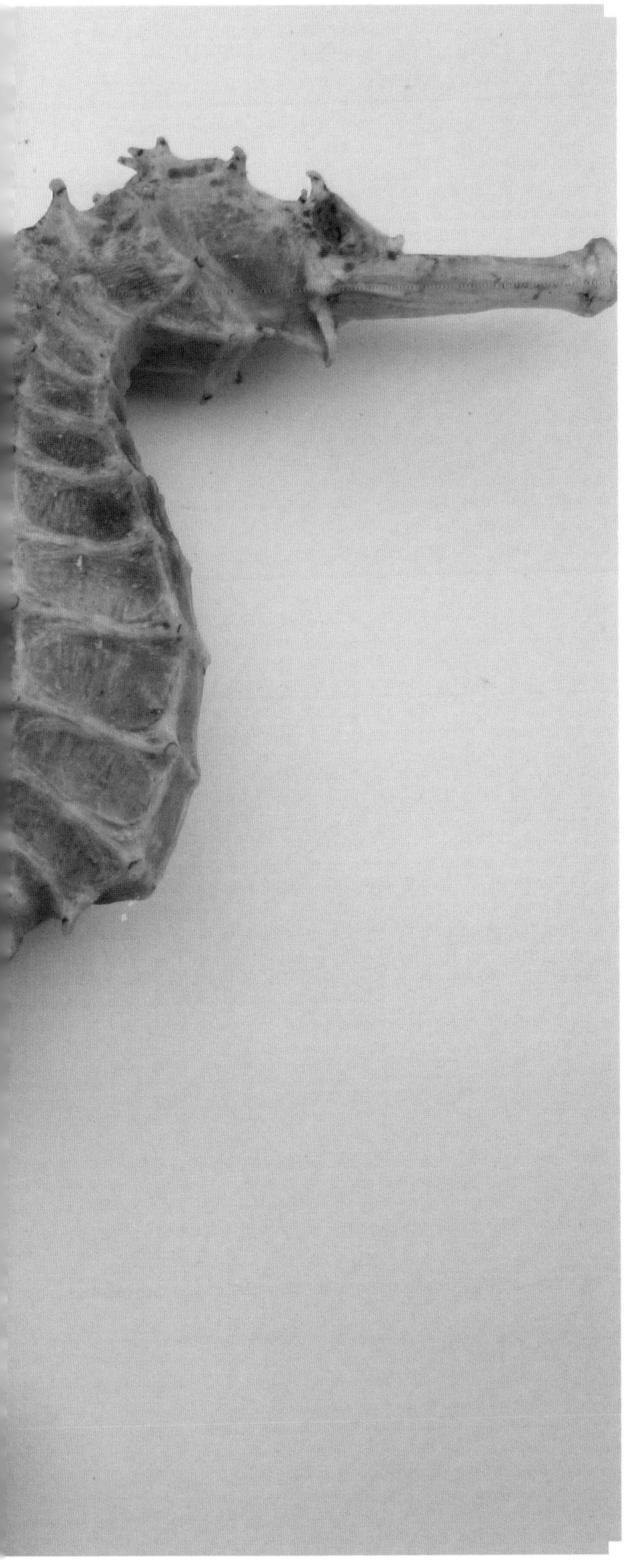

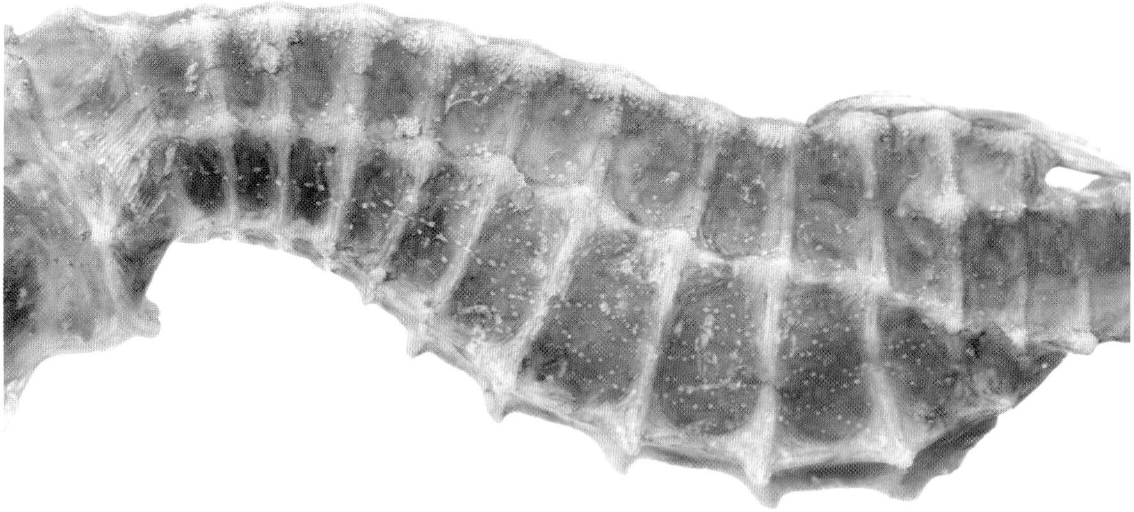

线纹海马药材

识别特征

线纹海马体形侧扁，腹部稍凸出，躯干部呈七棱形，尾部四棱形，为海马中最大的一种。体长 30 ~ 33 cm。头冠短小，尖端有 5 个短小的棘，略向后方弯曲。吻长，呈管状。眼较大，侧位而高。眼间隔小于眼径，微隆起。鼻孔很小，每侧 2 个，相距甚近，紧邻于眼的前方。口小，端位，无牙。鳃盖凸出，无放射状纹。鳃孔小，位于侧背方。肛门位于躯干第 11 节的腹侧下方。体无鳞，完全为骨质环所包，骨质环体部 11，尾部 39 ~ 40；体上各环棱棘短钝，呈瘤状。背鳍长，18 ~ 19，较发达，位于躯干最后 2 体环及尾部最前 2 体环的背方。臀鳍 4，短小，胸鳍 18，短宽，略呈扇形。无腹鳍及尾鳍。各鳍无棘，鳍条均不分枝。尾端卷曲。全体淡黄色，体侧具白色线状斑点。

生境分布

线纹海马、刺海马多栖于深海藻类繁茂处。分布于广东、福建、海南等沿海地区。

采收加工

夏、秋二季捕捞。洗净，晒干；或除去皮膜及内脏，将尾盘起，晒干。

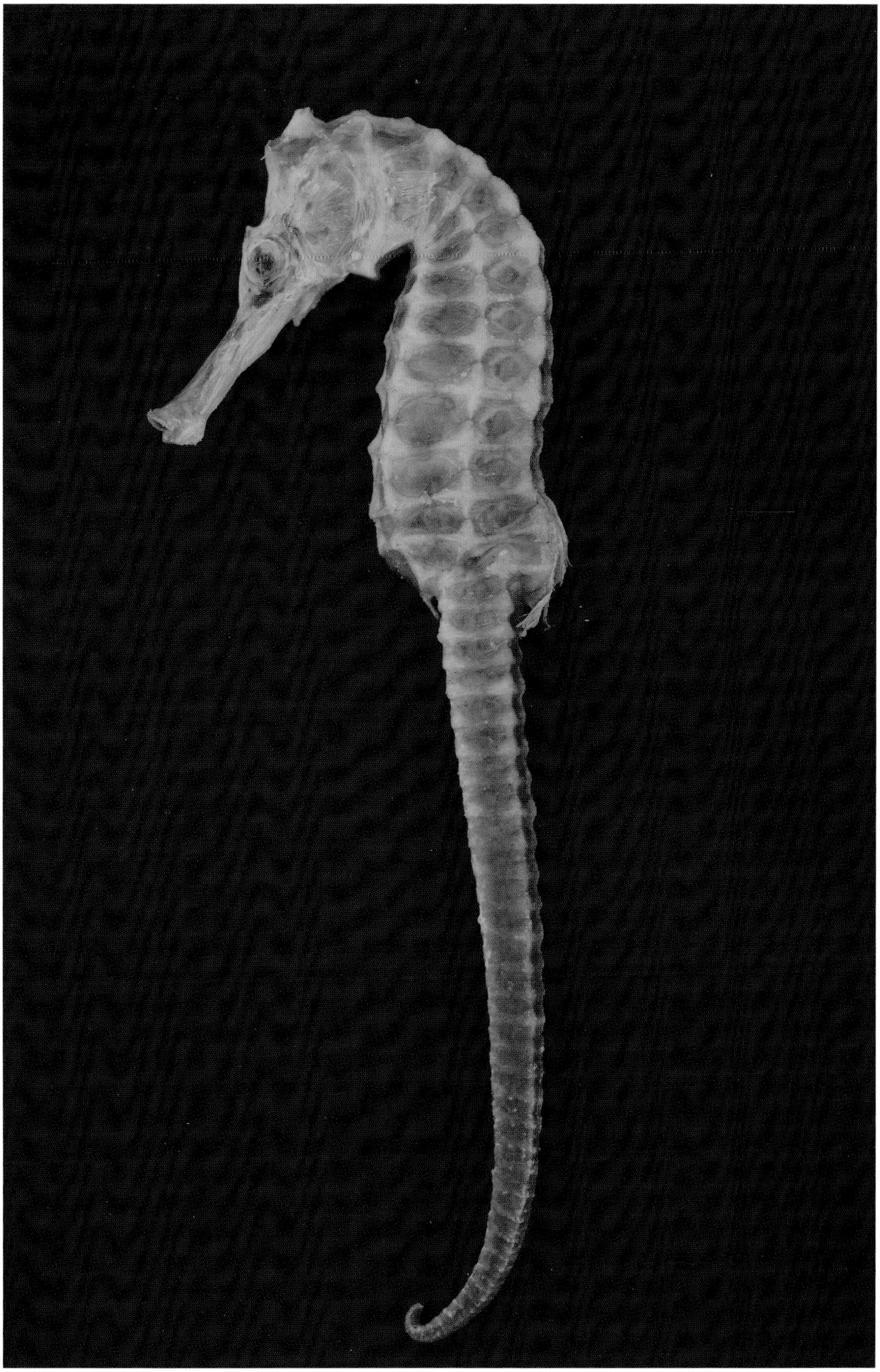

线纹海马药材

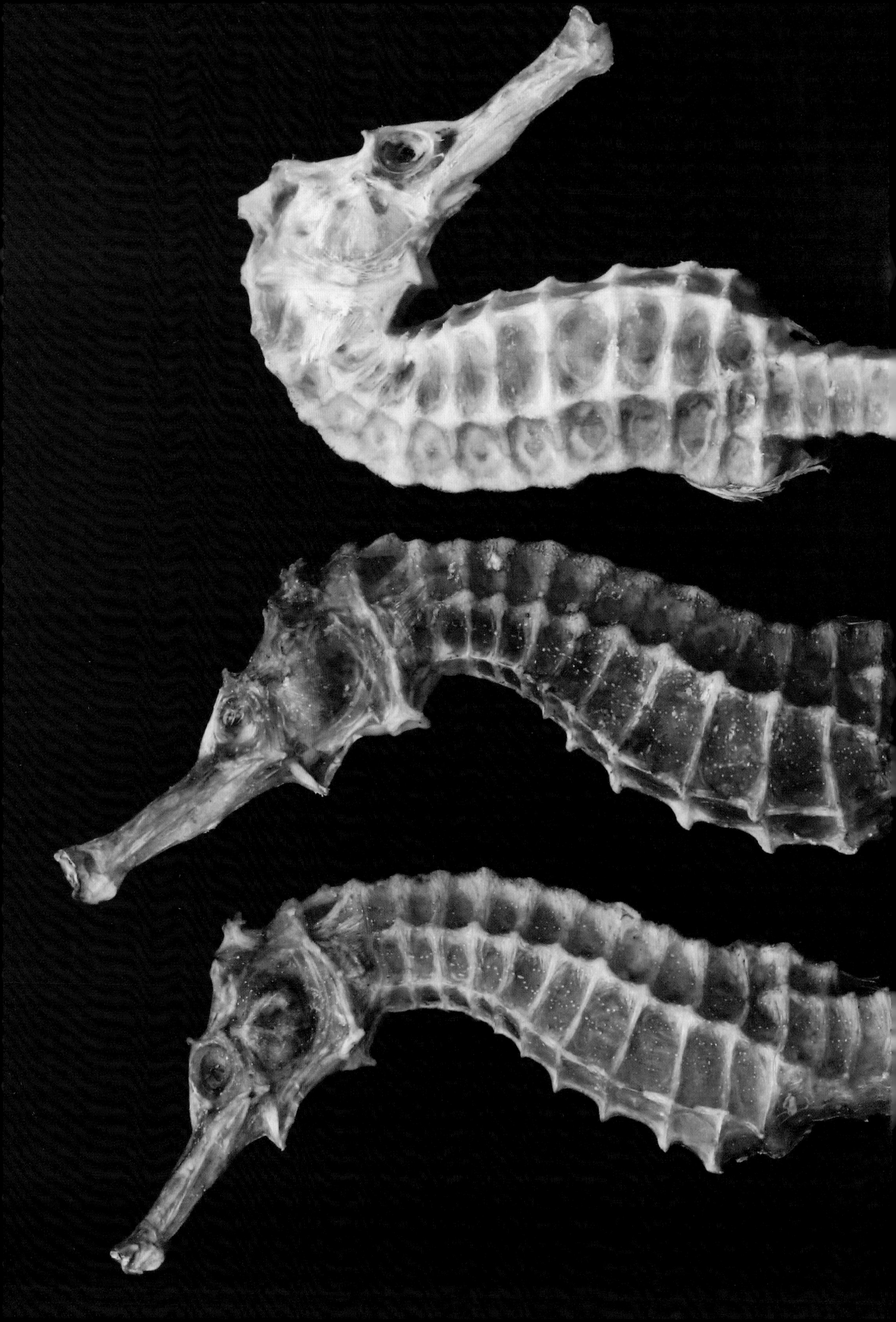

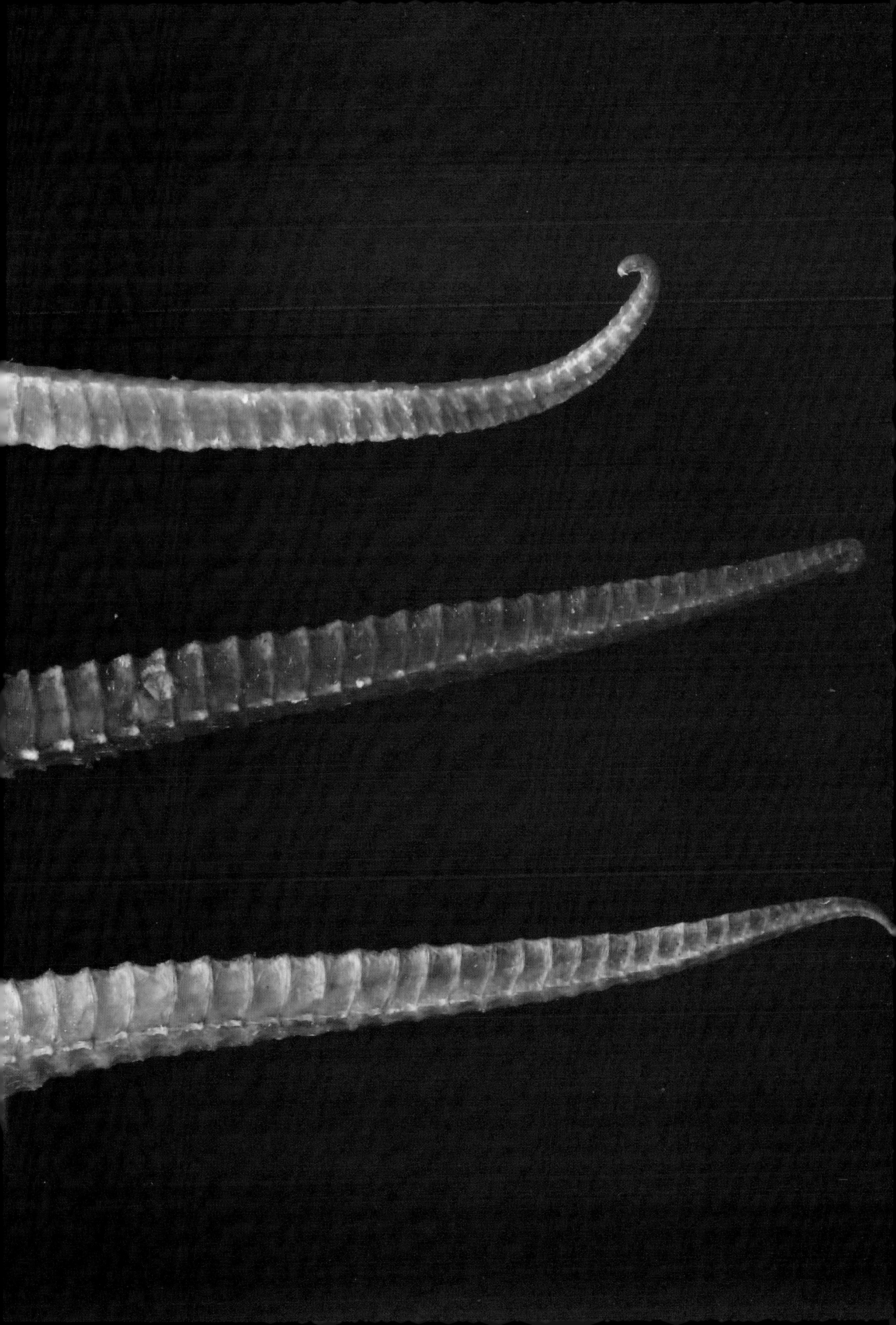

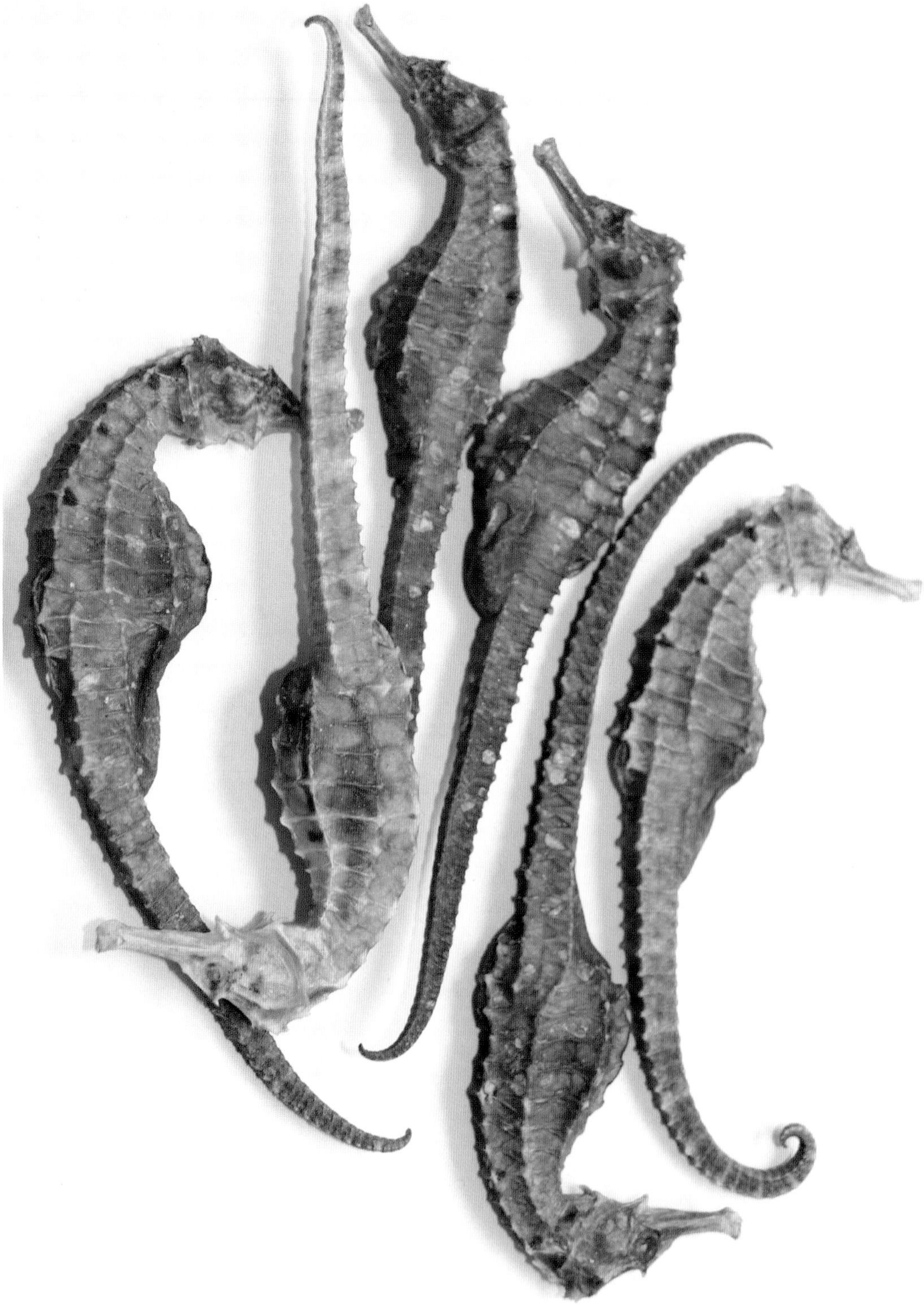

线纹海马药材

药材鉴别

本品呈扁长形，弯曲。外表面呈黄白色。头部有冠状突起，具管状长吻，口小，无牙，两眼深陷。躯干部呈七棱形，尾部呈四棱形，渐细卷曲。体轻，骨质，坚硬。气微腥，味微咸。

功效主治

温肾壮阳，散结消肿。主治阳痿，遗尿，肾虚作喘，癥瘕积聚，跌扑损伤；外治痈肿疔疮。

药理作用

克氏海马的乙醇提取物可延长正常雌小鼠的动情期，对去势鼠也可发挥作用，并能使子宫及卵巢（正常小鼠）质量增加。以小鼠前列腺、精囊、提睾肌的质量为指标，海马提取液表现雄激素样作用，其效力较蛇床子、淫羊藿弱，但比蛤蚧强。

用法用量

内服：3 ~ 9 g，研末服。外用：适量，研末敷患处。

民族药方

1. 年老体弱，神经衰弱　海马 30 g。研粉，温开水送服，每次 3 g，每日 3 次。

2. 妇女宫寒不孕　海马 1 对。炙焦研粉，黄酒送服，每次 3 g，每日 3 次。

3. 阳痿腰酸，少气乏力　海马、人参、小茴香各等份。共研细末，加盐少许，温水送下，或用熟肉蘸食，每次 1 g。

4. 阳痿　海马 2 只，白酒 500 ml。浸泡 1 周，每日睡前饮服 10 ~ 15 ml。还可用海马 1 对，炙燥，研细粉，温酒送服，每次 2.5 g，每日 3 次。

5. 遗尿，尿频　海马、虾仁各 15 g，仔公鸡 1 只。共炖服。

6. 再生障碍性贫血　海马 15 g，鹿茸 2 g。共为细末，以仙鹤草 50 g 煎汤，分 2 次送服，每日 1 剂。

7. 小儿缺钙、脚软无力　制海马 1 只，猪尾巴 1 条。加水共炖熟，每日分数次服用，隔 2 ~ 3 日再服，连服 2 ~ 3 剂。

8. 跌打损伤　海马适量。焙燥研末，黄酒送服，每次 3 ~ 9 g。

使用注意

孕妇及阴虚火旺者忌服。

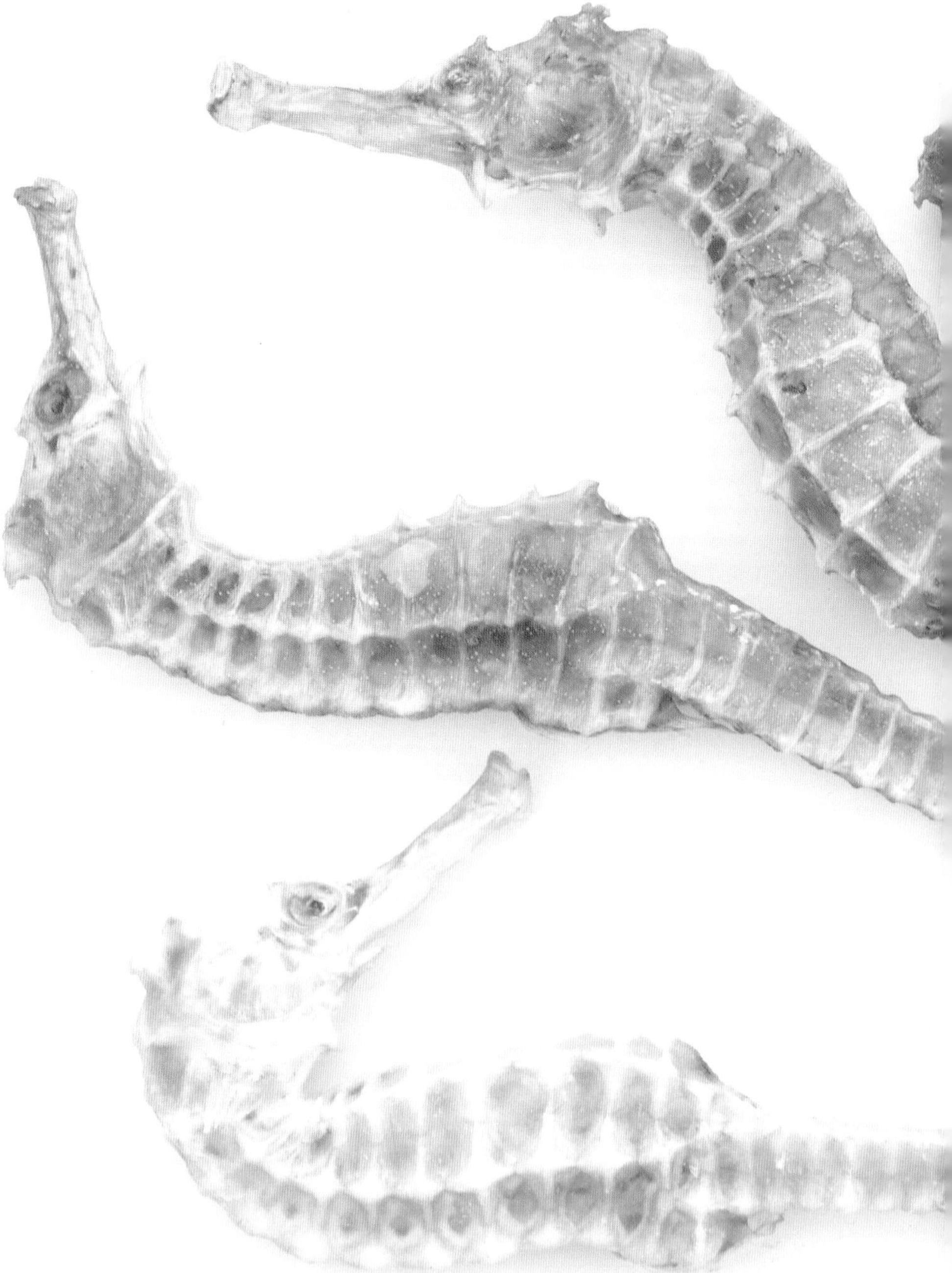

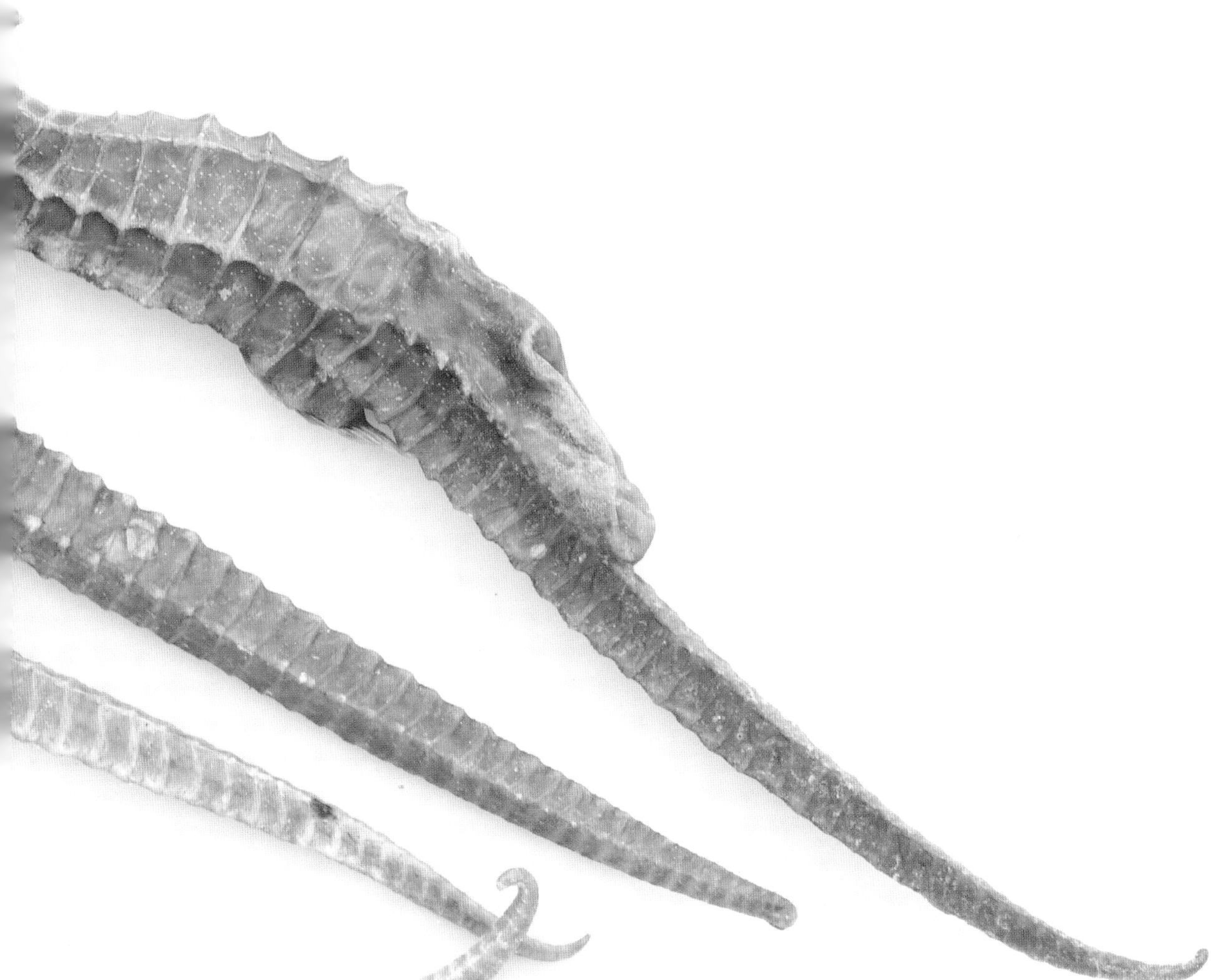

线纹海马药材

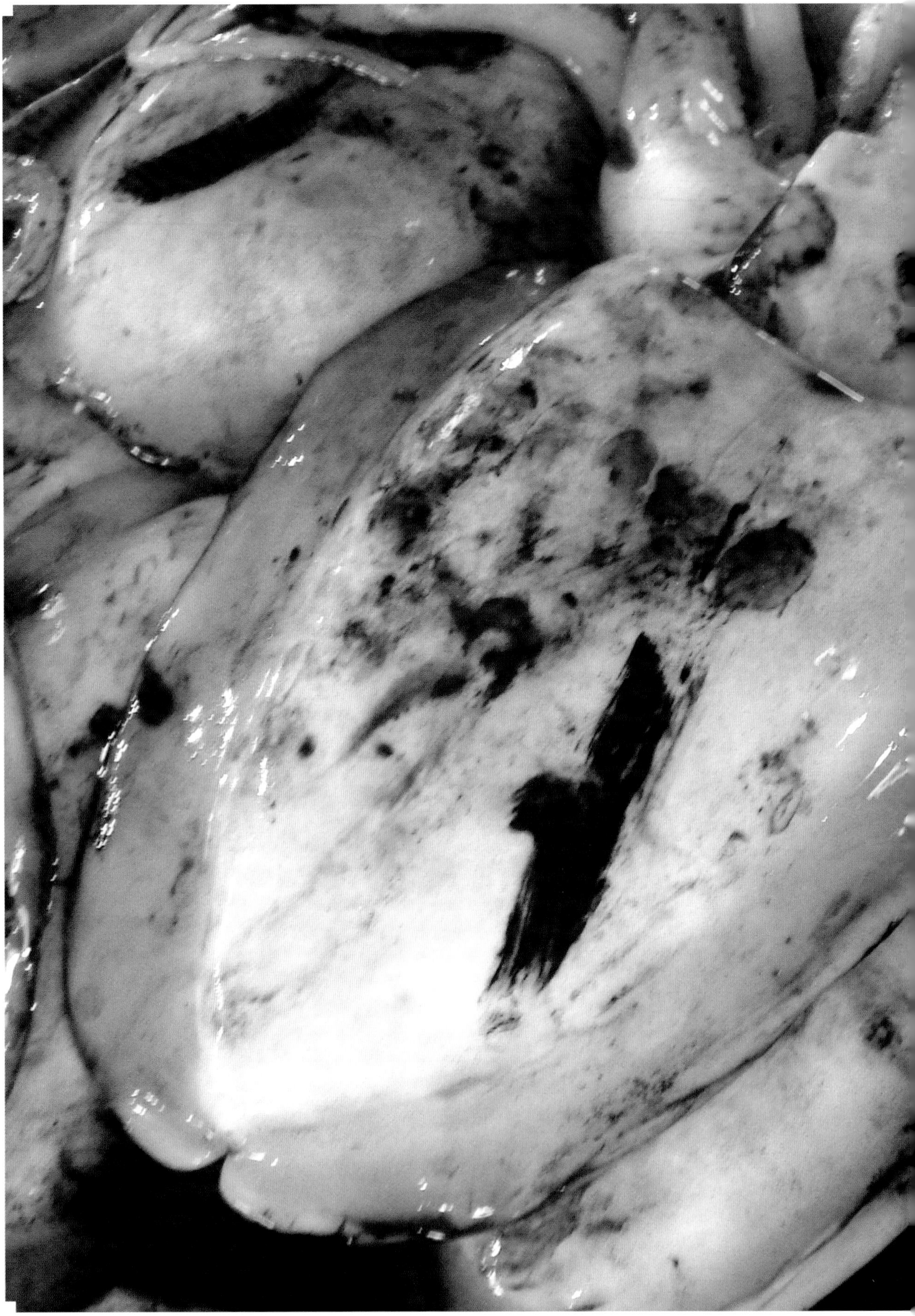

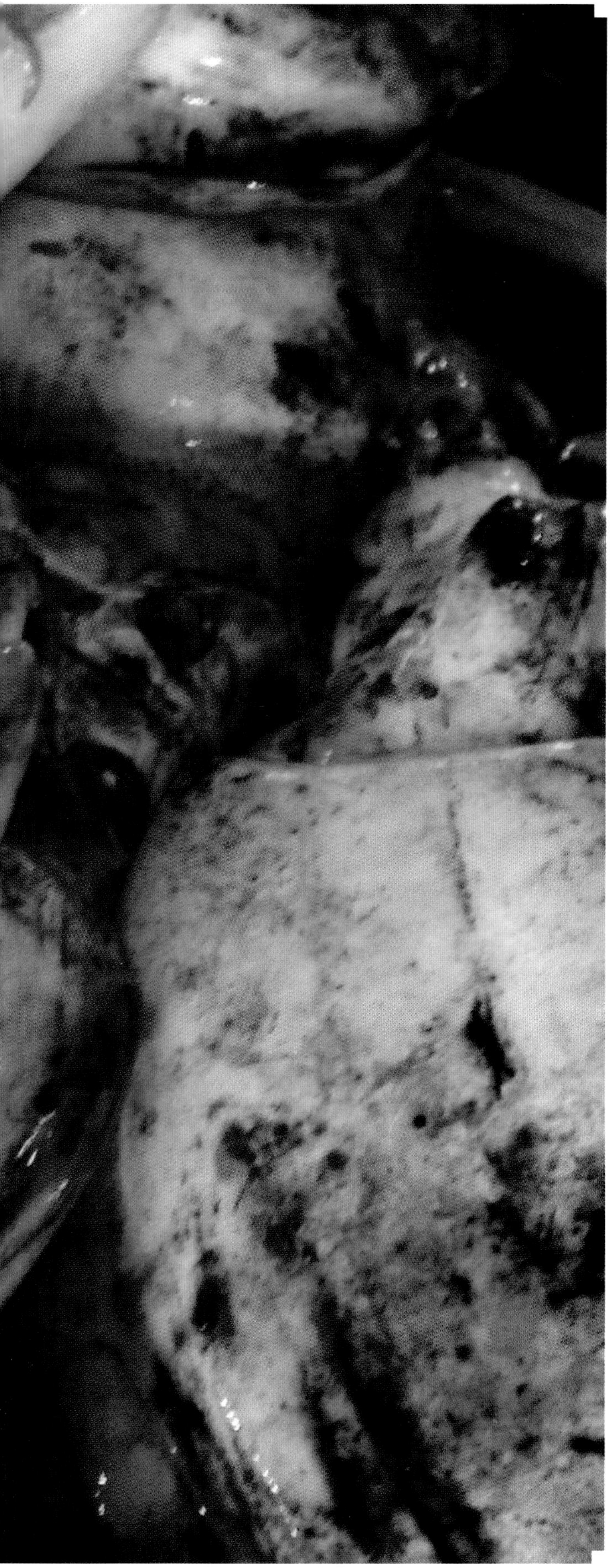

海螵蛸

【维药名】库皮克代尔亚。

【别　名】乌贼骨、墨鱼骨。

【来　源】本品为乌贼科动物无针乌贼 *Sepiella maindroni* de Rochebrune 或金乌贼 *Sepia esculenta* Hoyle 的干燥内壳。

【性味归经】咸、涩，温。归肝、肾经。

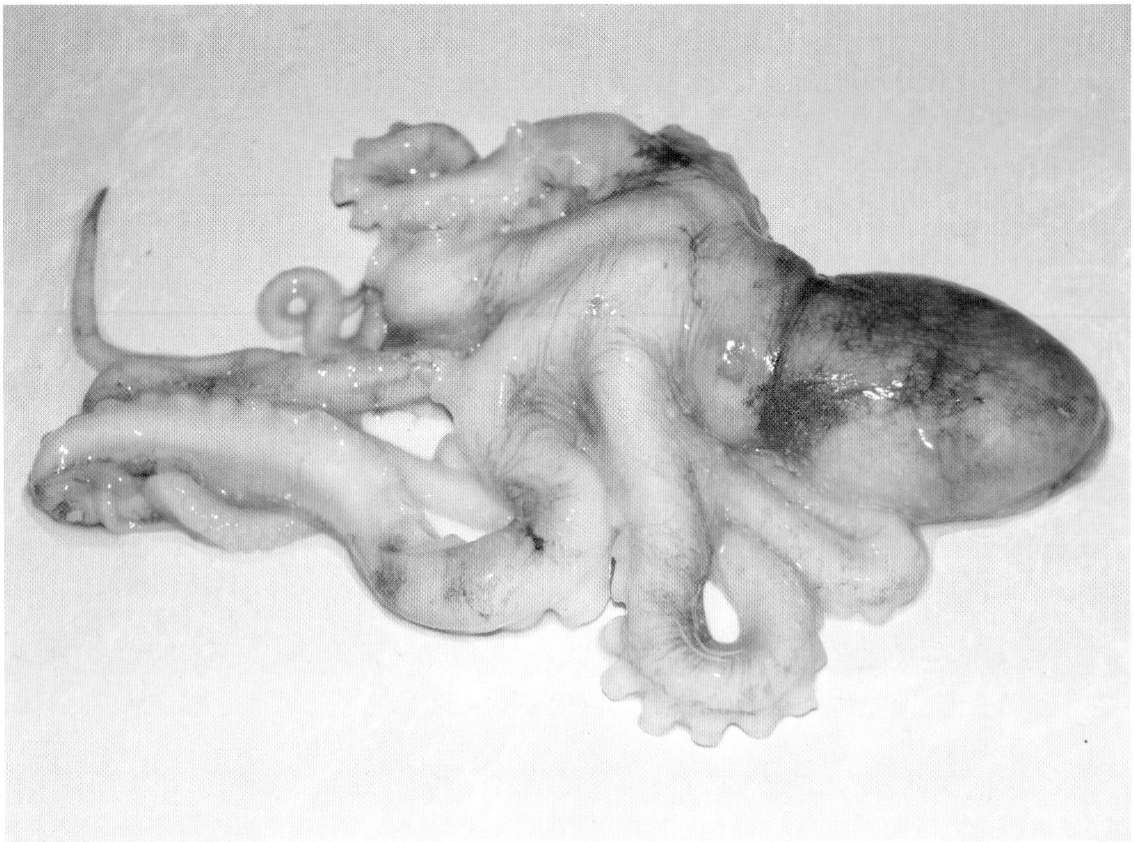

乌贼

识别特征

1．无针乌贼 头部短，长约 29 mm，两侧各有一发达的眼；眼后有椭圆形的嗅觉陷窝。前部中央有口，前方有腕 4 对和触腕 1 对，腕呈放射状排列于口的周围，长度相近，内方有吸盘 4 行，其角质环外缘具尖锥形小齿；雄性左侧第 4 腕茎化为生殖腕。触腕长度一般超过胴长；触腕穗狭小，长约 40 mm，其上有吸盘约 20 行。头部的腹面有一漏斗器。胸部卵圆形，长达 157 mm（背面），宽约 65 mm；两侧有肉鳍；胴后腹面有一腺孔。生活时胴背有明显的白花斑。外套腔背面中央有一石灰质的长椭圆形内壳，后端无骨针。肛门附近有墨囊。栖于海底。遇敌时由墨囊放出墨液，以掩护自己。

2．金乌贼 头部长约 30 mm。腕的长短相近，各腕吸盘大小相近，其角质环外缘具不规则钝形小齿；雄性左侧第 4 腕茎化为生殖腕。触腕稍超过胴长，触腕穗呈半月形，上有吸盘约 10 行。胴部呈卵圆形，长可达 20 cm，约为宽度的 1.5 倍。生活时体黄褐色，胴背有紫棕色细斑和白斑相间，雄性胴背有波状条纹。内壳后端具粗壮骨针。近漏斗管附近有贮墨水的墨囊。

生境分布

分布于辽宁、江苏、浙江等省区沿海地区。

采收加工

4—8 月捞捕，取其内壳洗净，日晒夜露至无腥味，生用。

药材鉴别

本品为不规则形或类方形小块。表面类白色或微黄色。体轻，质松，易折断，断面粉质，显疏松层纹，具吸水性。气微腥，味淡。

功效主治

收敛止血，涩精止带，制酸，敛疮。主治胃痛吞酸，吐血衄血，崩漏便血，遗精滑精，赤白带下，溃疡病。外治损伤出血，疮多脓汁。

药理作用

海螵蛸中所含的碳酸钙，可作制酸剂。新鲜乌贼中含 5- 羟色胺及另一种物质，可能是一种多肽类（脑、腮、心含量较多）。具有促进骨缺损修复及抗辐射、抗肿瘤、抗溃疡的作用。

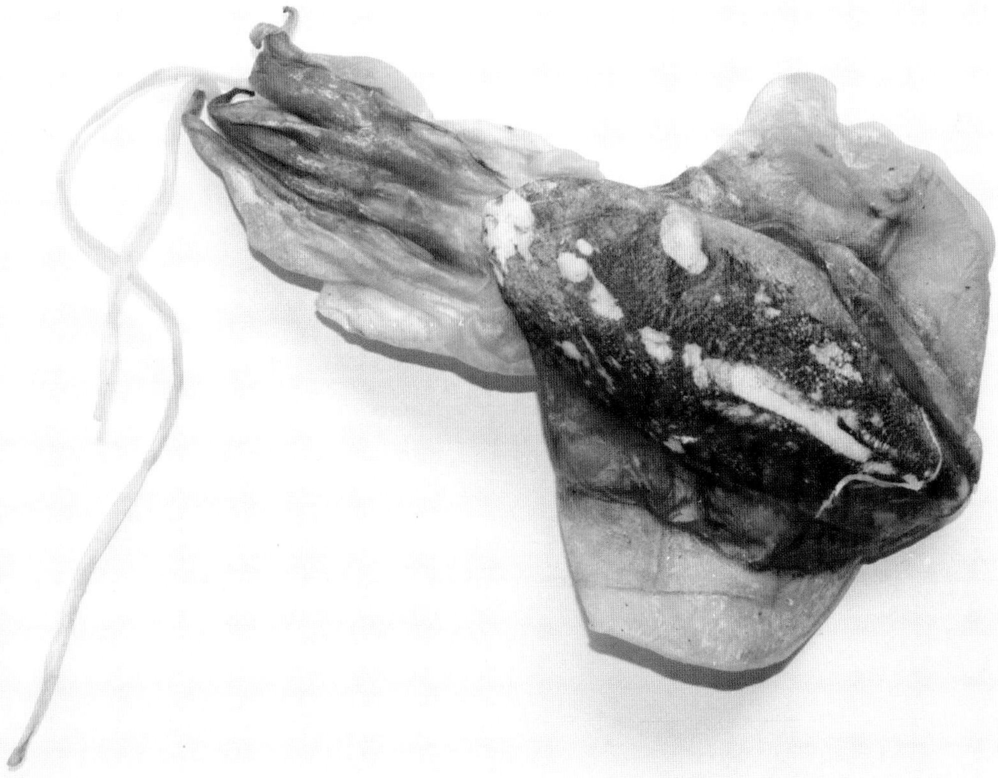

海螵蛸

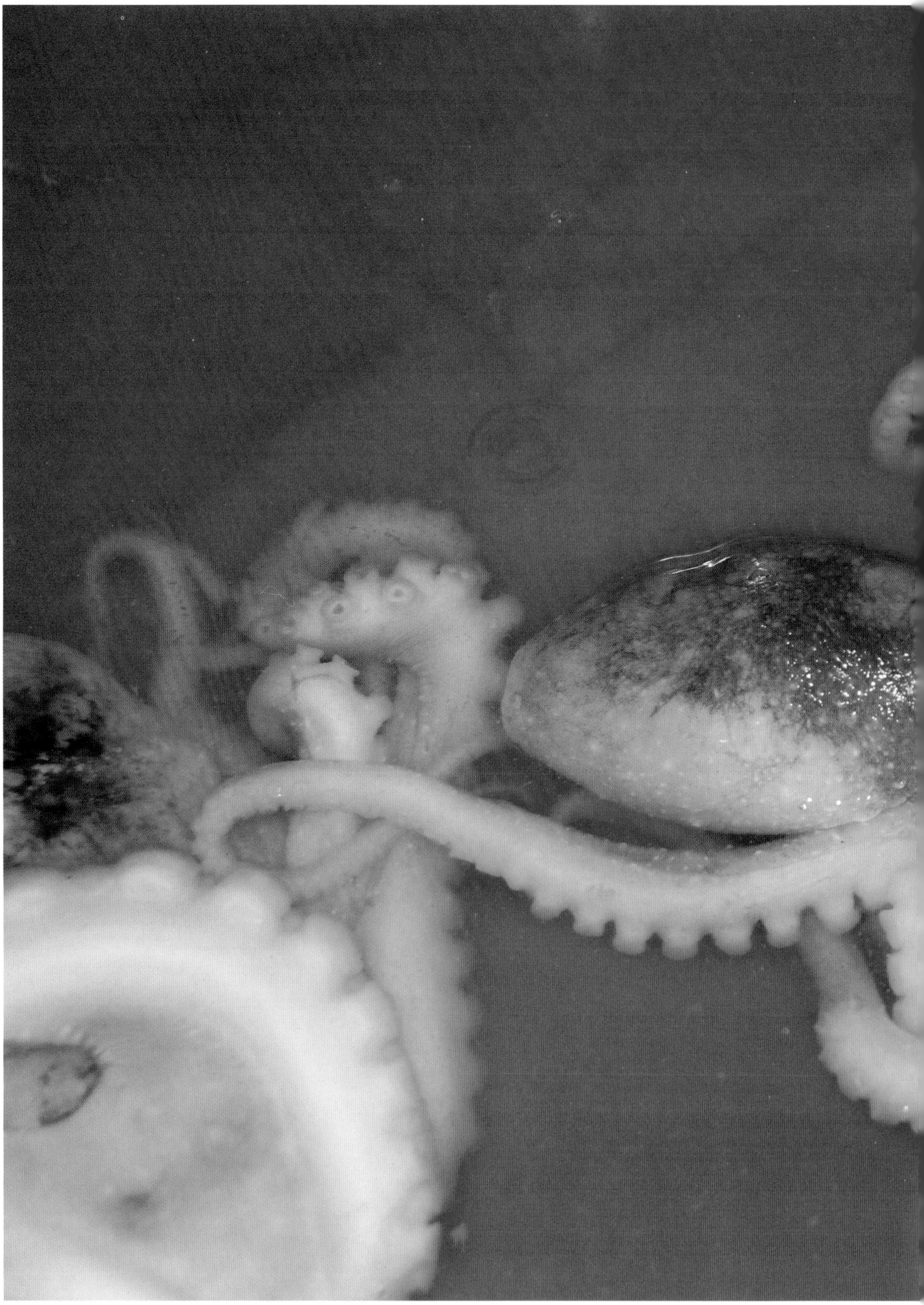

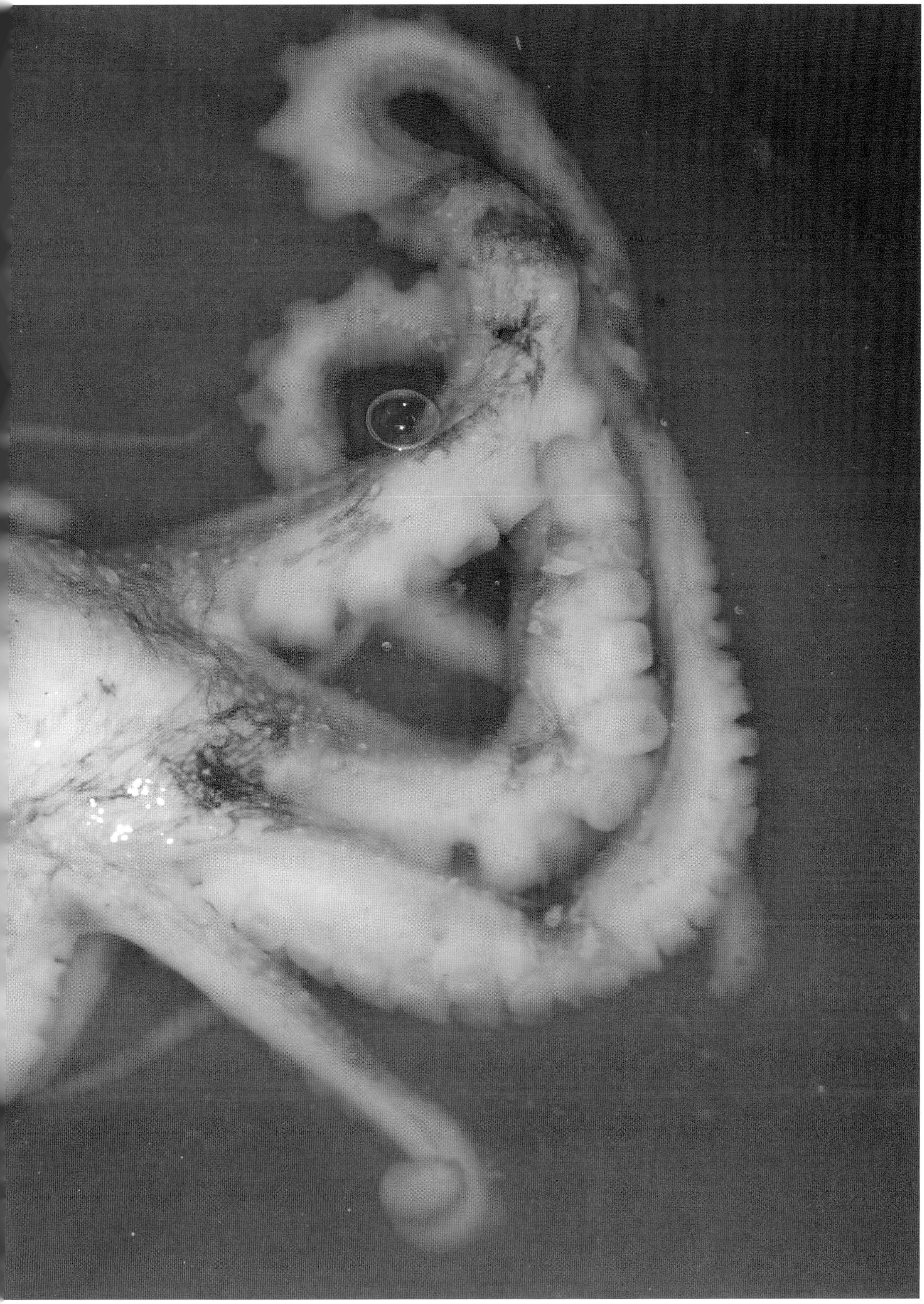

海螵蛸

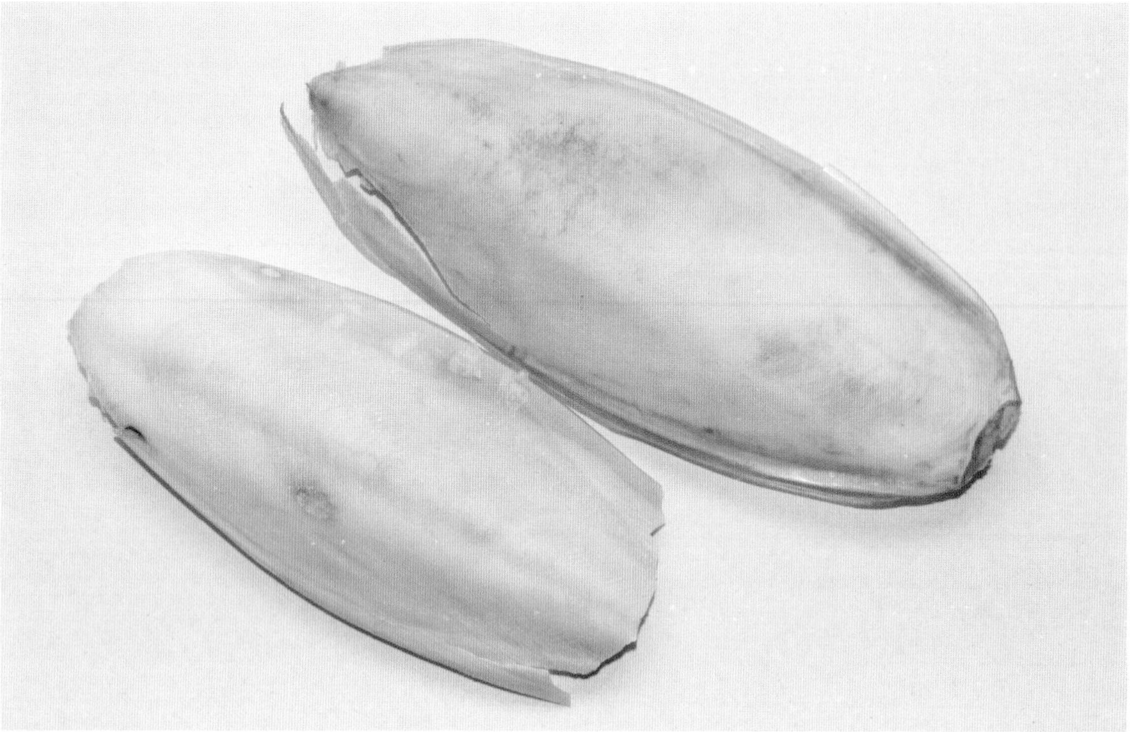

海螵蛸药材

用法用量

内服：6 ~ 12 g，如研末吞服，每次 1.5 ~ 3.0 g，口服 1 ~ 2 次。外用：适量，研末撒敷或调敷。

民族药方

1．胃出血 海螵蛸、白及各 60 g。共研为末，饭前冲服 3 ~ 5 g。

2．胃和十二指肠溃疡 海螵蛸（乌贼骨）为主，配合其他药物（贝母、大黄、白及等）内服。

3．上消化道出血 海螵蛸、生大黄各适量。研成细粉，过筛等量拌匀，装入胶囊备用，每次 4 ~ 6 粒，每粒含生药 0.5 g，凉开水送服，每 4 ~ 6 小时 1 次，待血止后再服 1 ~ 2 日。

4．疟疾 海螵蛸粉 3 g。加白酒或黄酒 10 ml，混合后 1 次服完，一般只需 1 次，最多 3 次。

5．各类骨质疏松症 海螵蛸 300 g，紫河车 1 具，鳖鱼肝 200 g。将海螵蛸从乌贼鱼中取出，洗净晾晒，除去腥味，然后研成细粉。将紫河车去除羊膜及脐带，用清水漂洗几次，然后入沸水锅中略煮，捞出烘干，研成细末。鳖鱼肝洗净，切片，晒干（或烘干），研成细粉。3 种粉末充分混合，瓶装，密封，放入冰箱冷藏保存。温开水送服，每日 2 次，每次 10 g。

6．慢性化脓性中耳炎 海螵蛸、五倍子、枯矾、龙骨、黄连各 6 g，冰片 0.6 g。先将五倍子研碎，海螵蛸去皮，与枯矾、黄连、龙骨、冰片共研成极细末，备用。先用过氧化氢溶液将耳道内外的脓液清洁干净，再以消毒棉花卷条蘸药塞入耳中，每日 3 ~ 5 次。

7．脾胃虚弱导致的胃溃疡 海螵蛸 20 g，黄芪 30 g，白芍 15 g，白及、甘松、鹿角胶（冲）、延胡索各 12 g，甘草 6 g。水煎取药汁，每日 1 剂，分 2 次服。

使用注意

本品性温，能伤阴助热，故阴虚多热者不宜用。

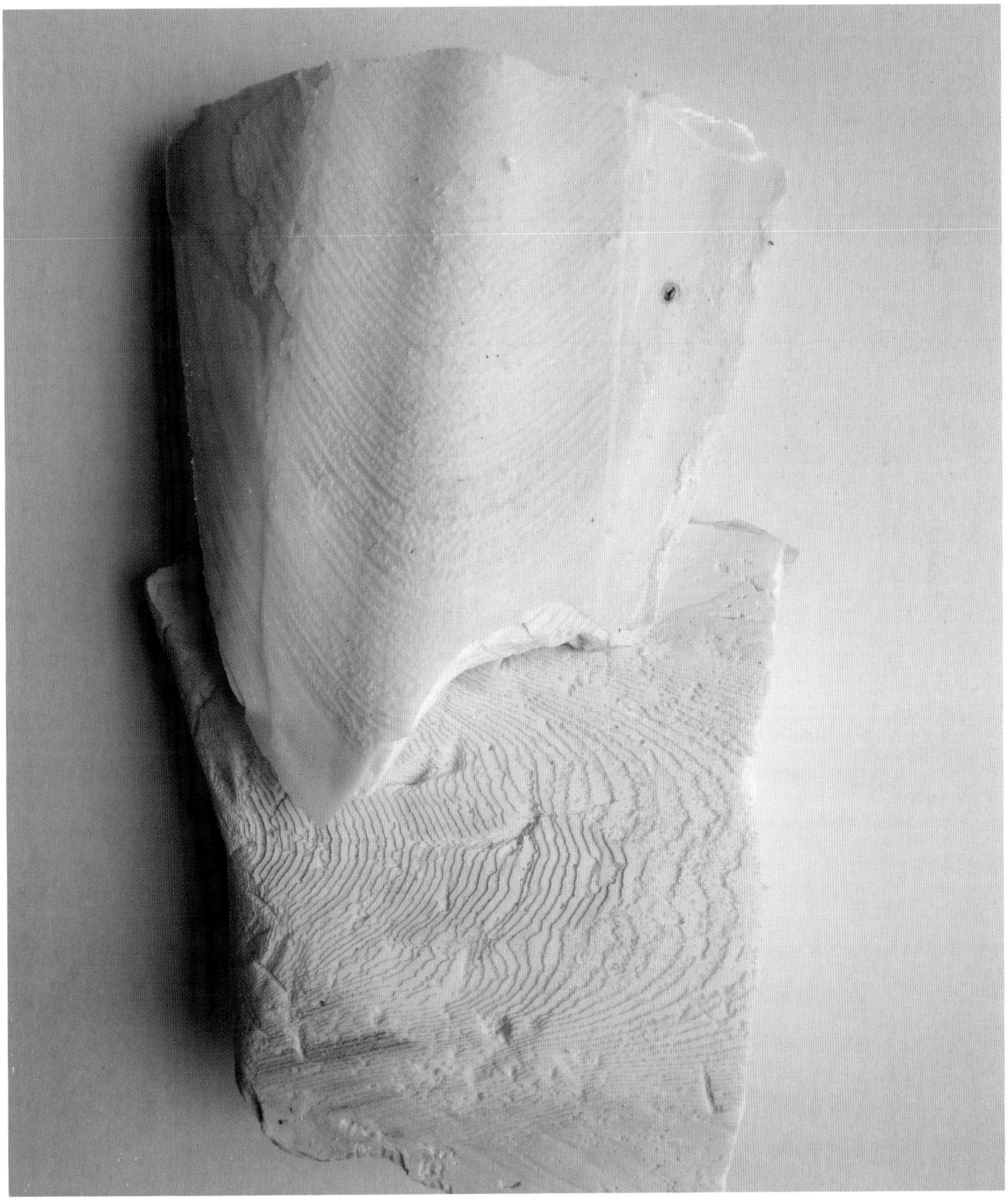

海螵蛸药材

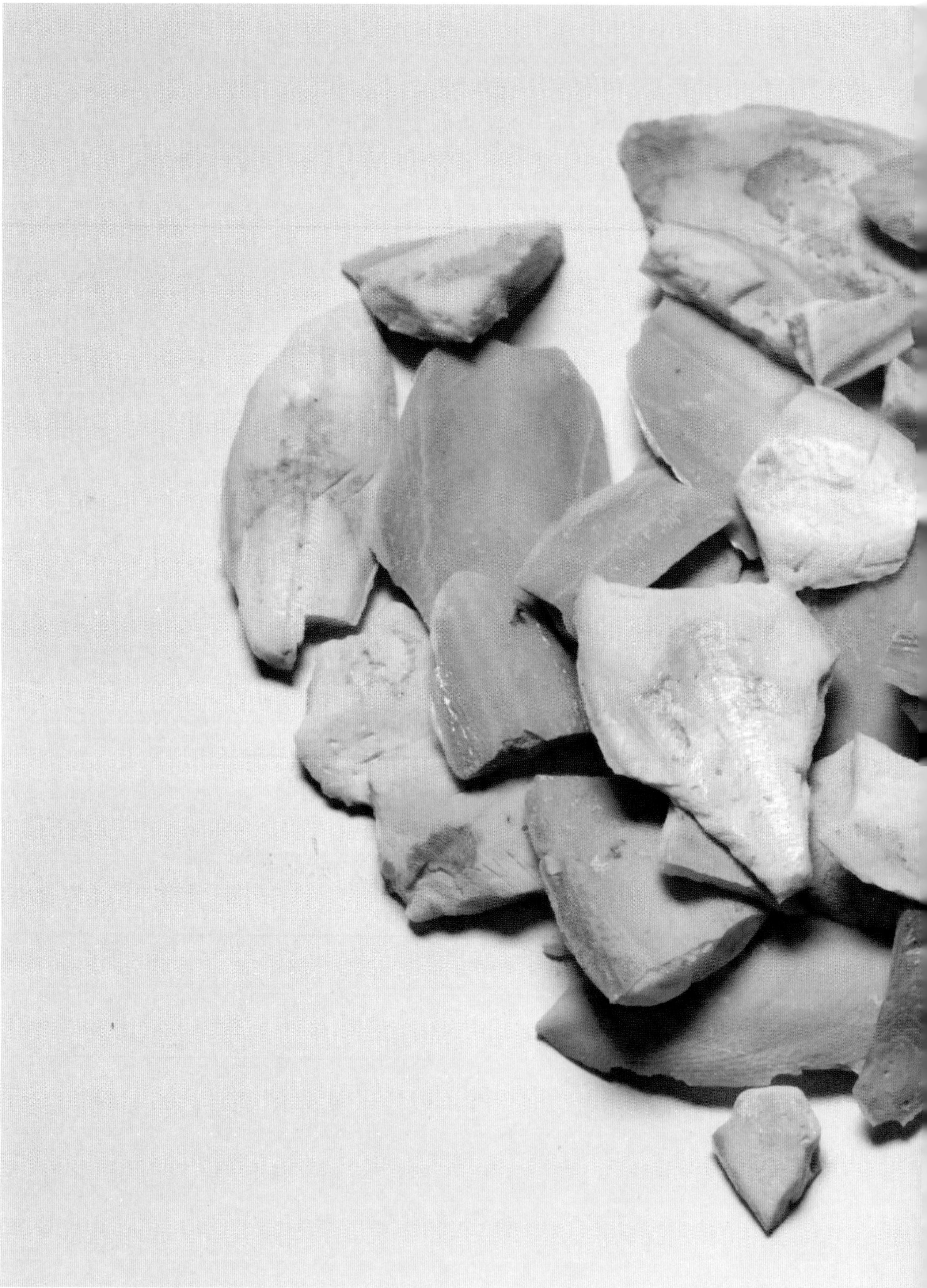

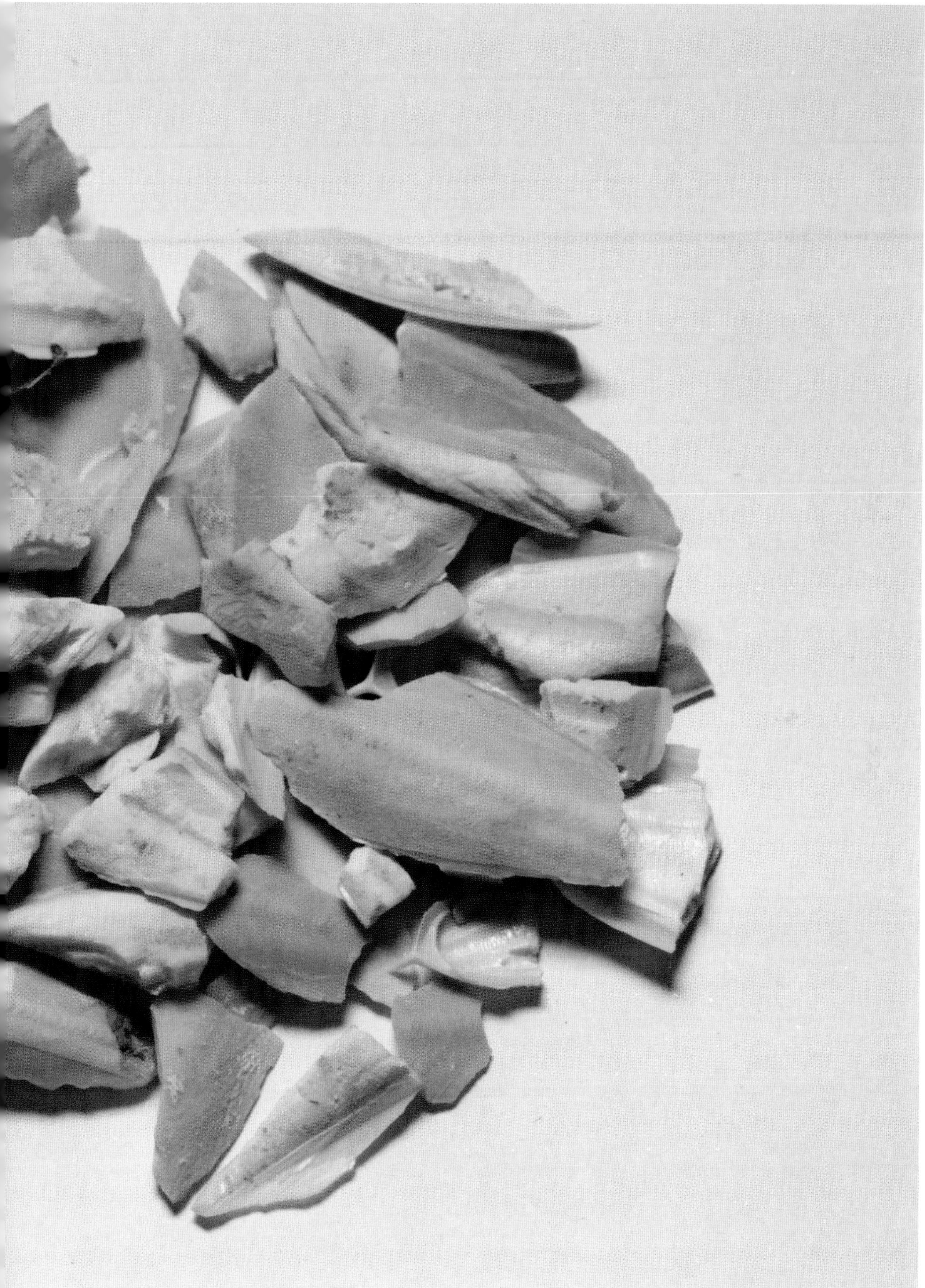

海螵蛸饮片

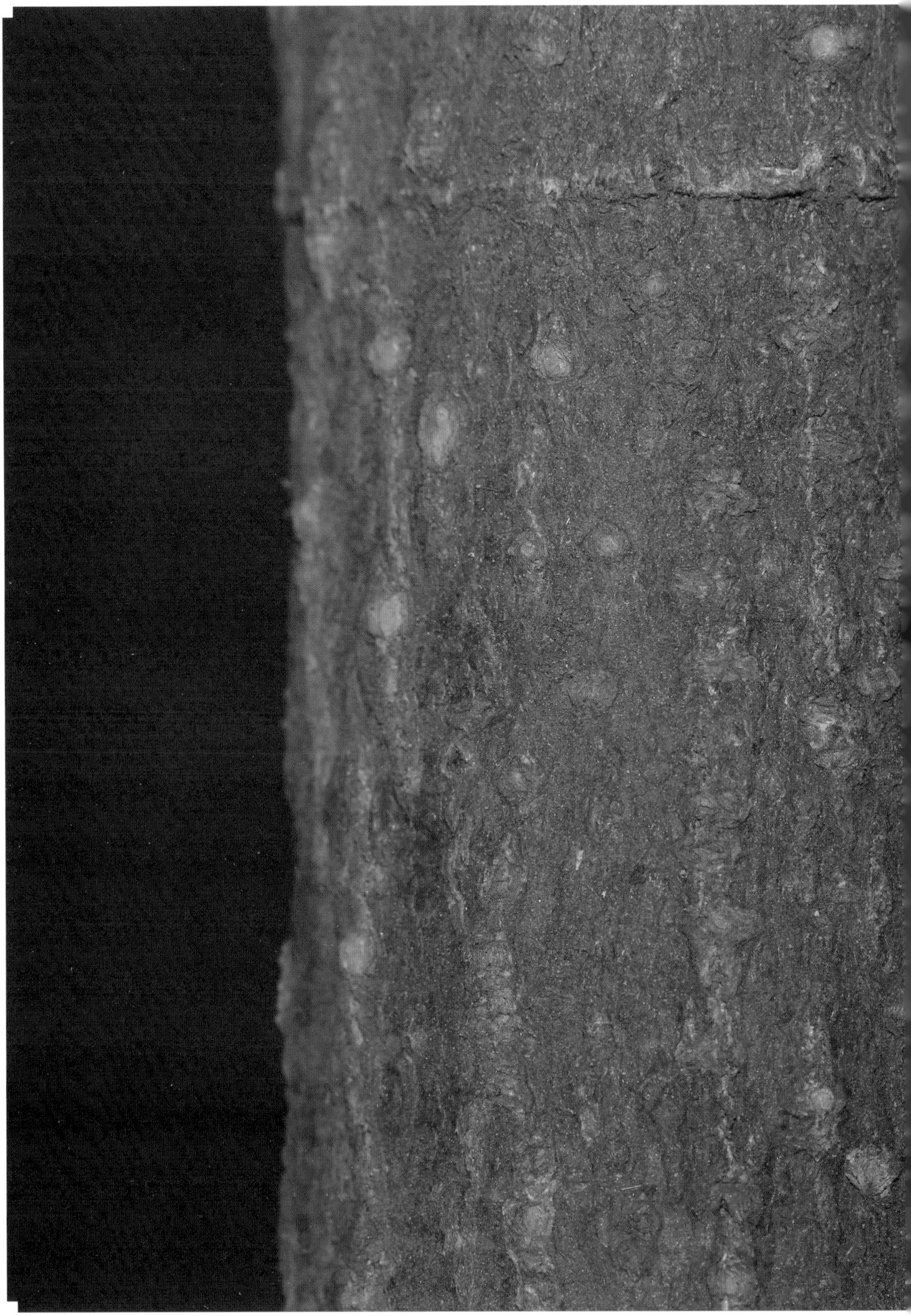

合欢皮

【维药名】赛热斯。

【别　名】合昏皮、夜台皮、合欢木皮。

【来　源】本品为豆科落叶乔木植物合欢 *Albizia julibrissin* Durazz. 的干燥树皮。

【性味归经】甘，平。归心、肝经。

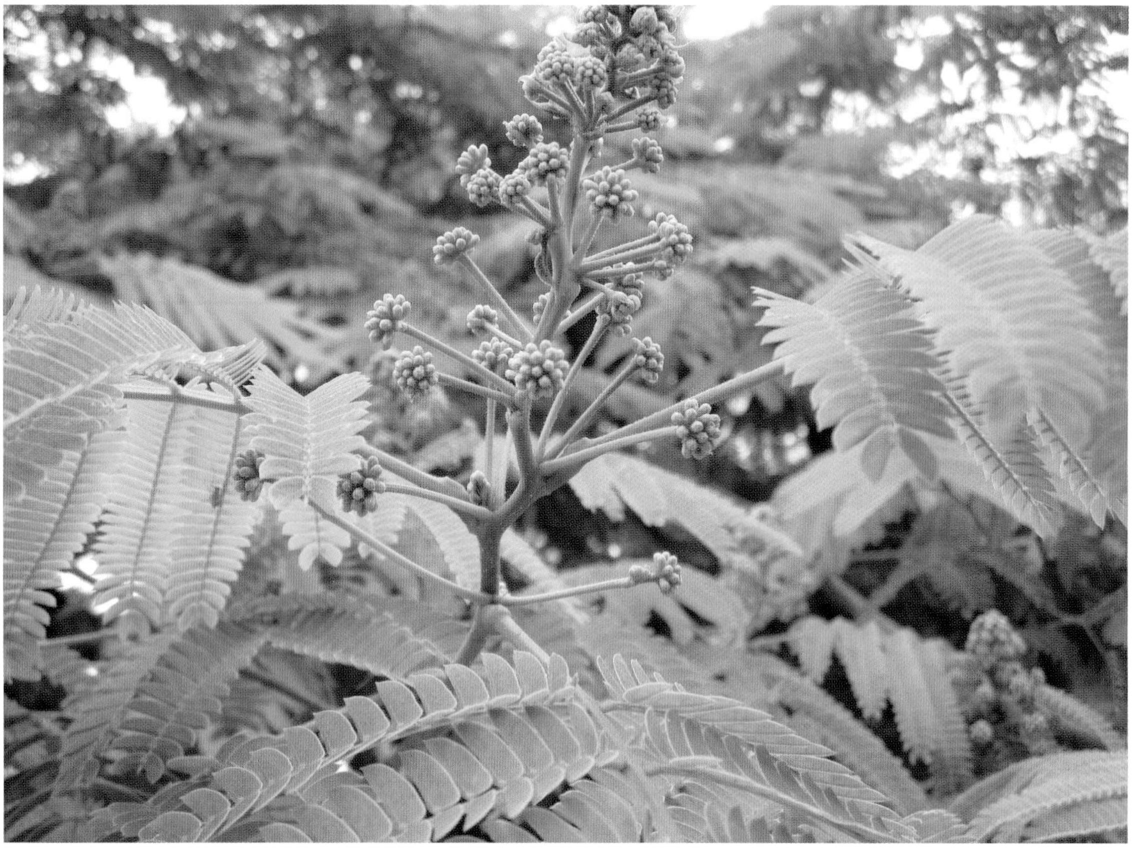

合欢

识别特征

落叶乔木，高 4 ~ 15 m。羽片 4 ~ 12 对，小叶 10 ~ 30 对，长圆形至线形，两侧极偏斜。花序头状，多数，伞房状排列，腋生或顶生，花淡红色。荚果线形，扁平，幼时有毛。花期 6—7 月，果实成熟期为 10 月。

生境分布

生长于林边、路旁及山坡上。全国大部分地区都有分布。主要分布于长江流域各省区。

采收加工

夏、秋二季剥取树皮，切片晒干生用。

药材鉴别

本品呈丝状或块状。外表皮粗糙，有的可见棕色或红棕色椭圆形横向皮孔；内表面具细纵皱纹。切面近外皮处有排列不整齐的黄白色条带。质硬而脆，易折断，断面呈纤维性片状，易层层剥离。

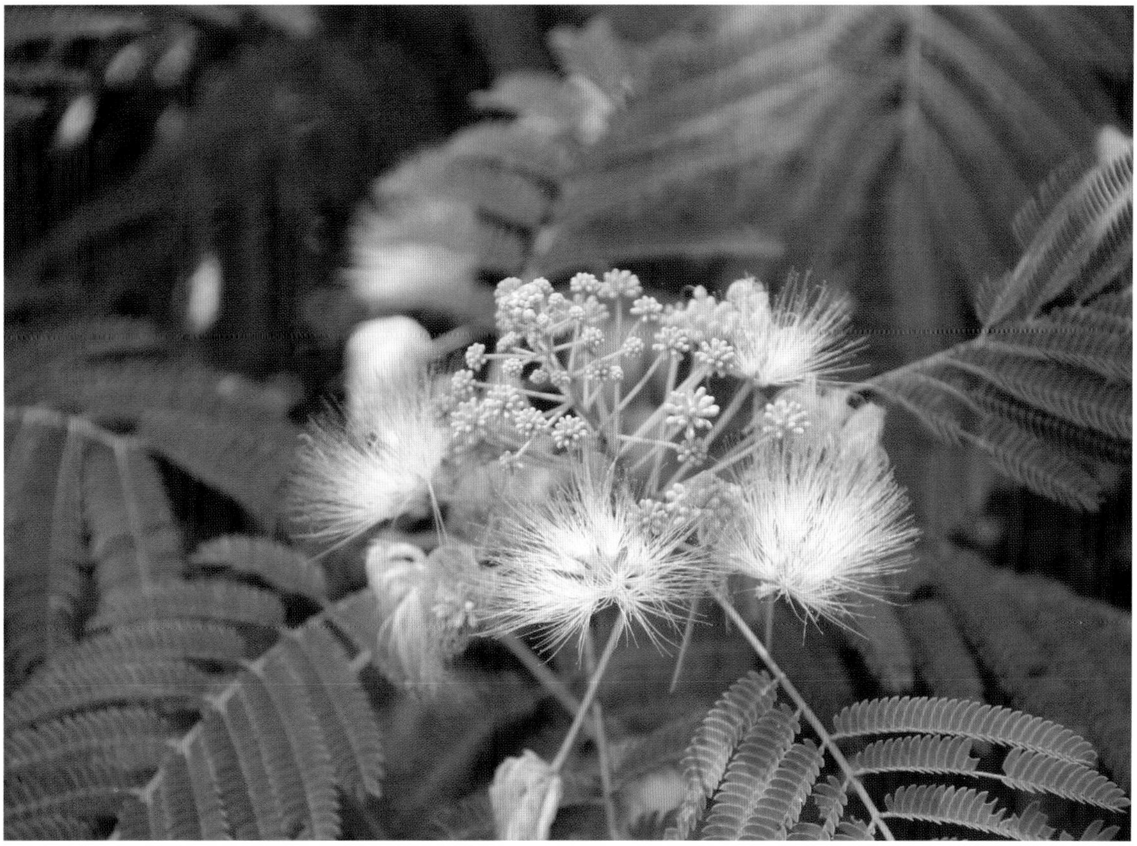

合欢

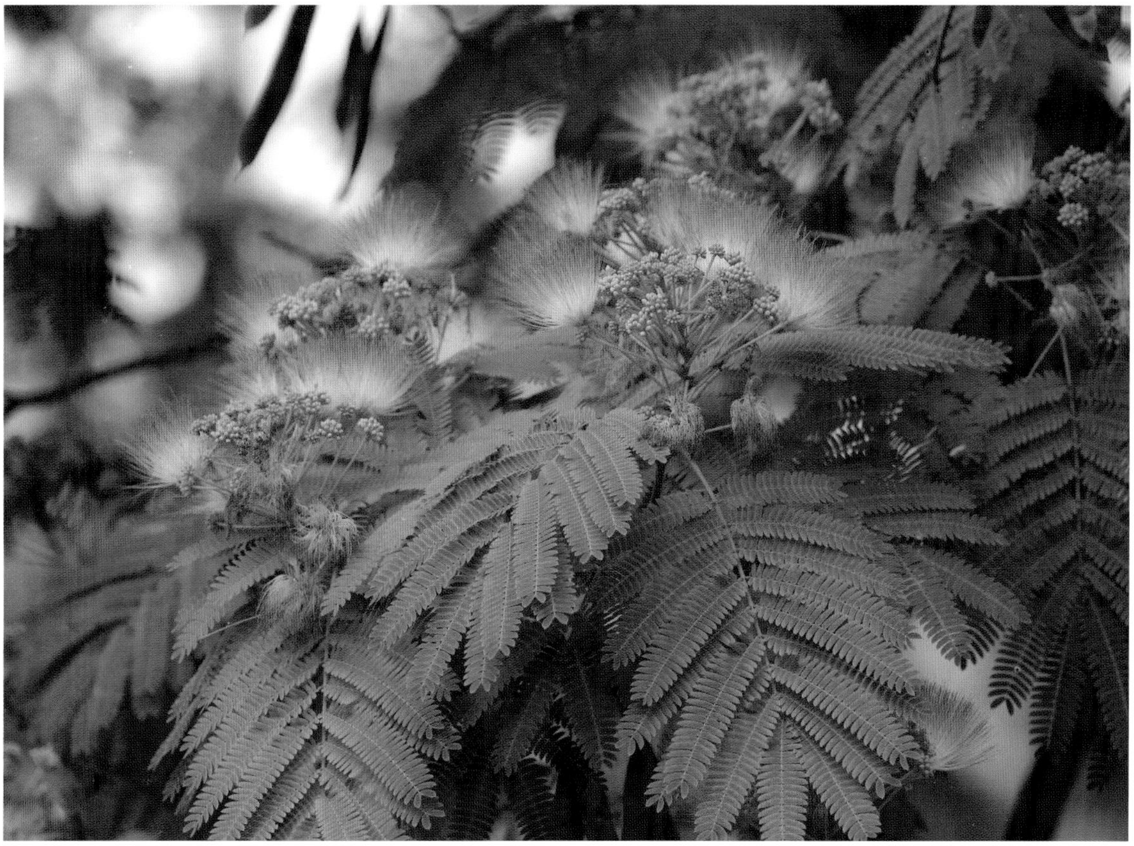

合欢

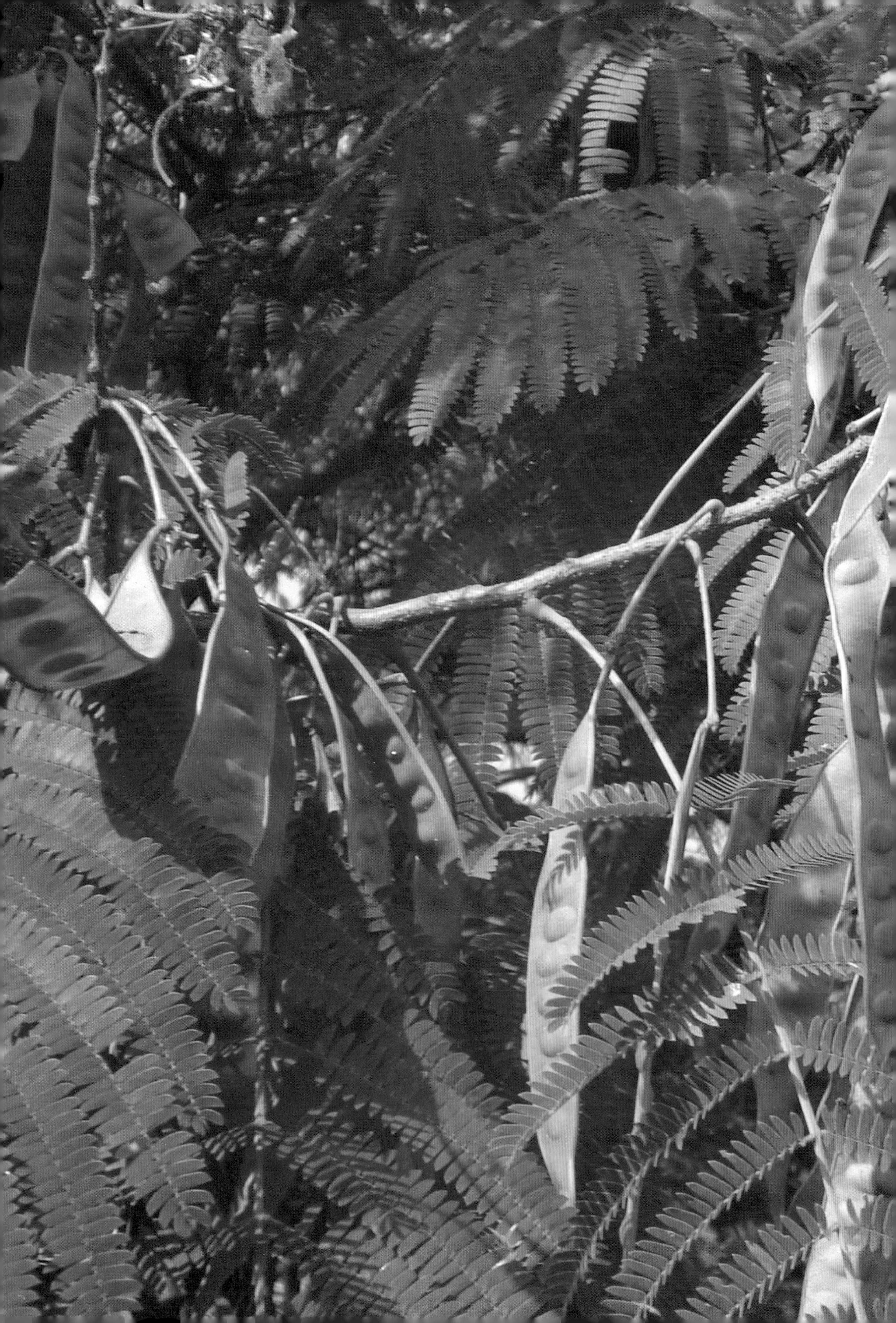

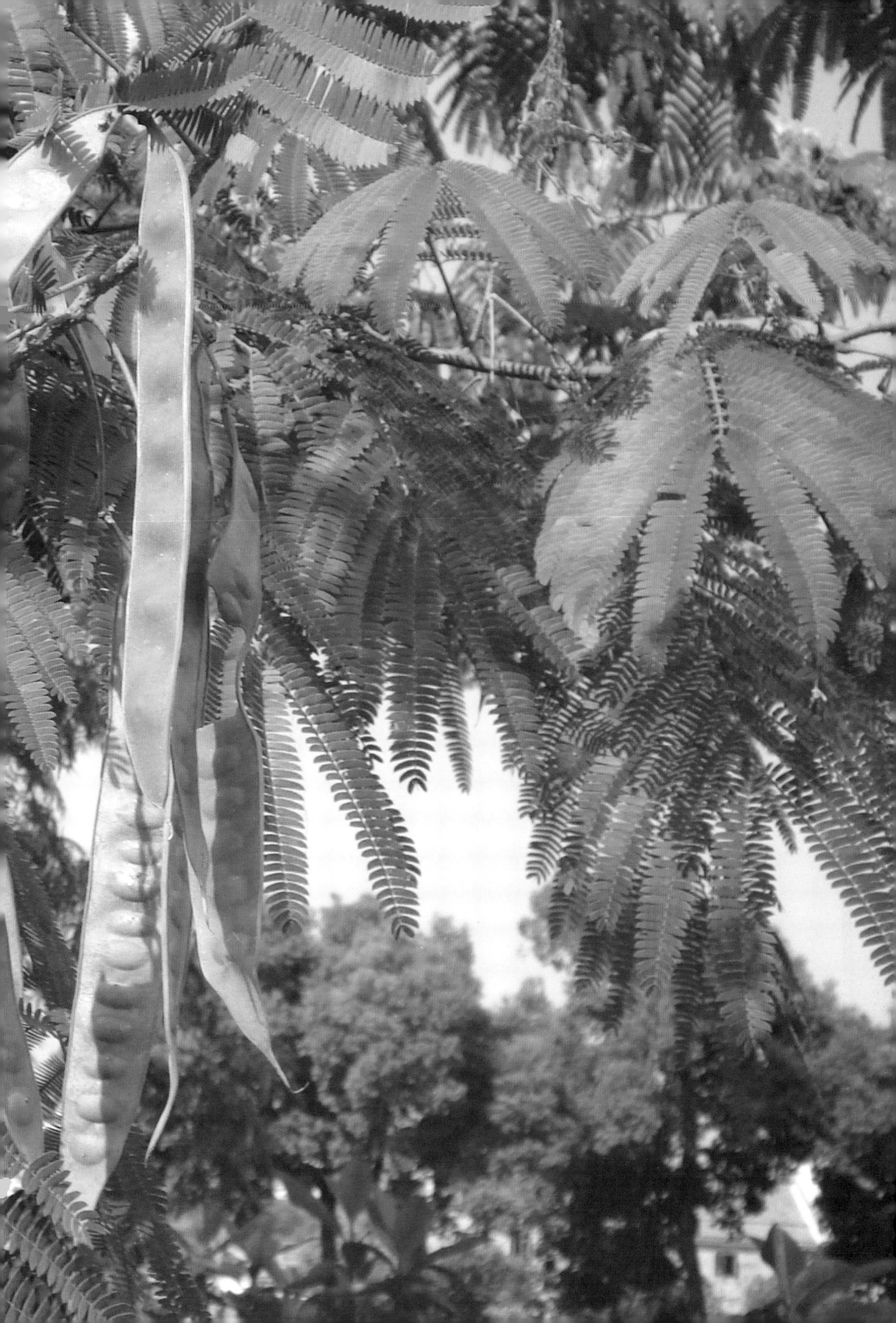

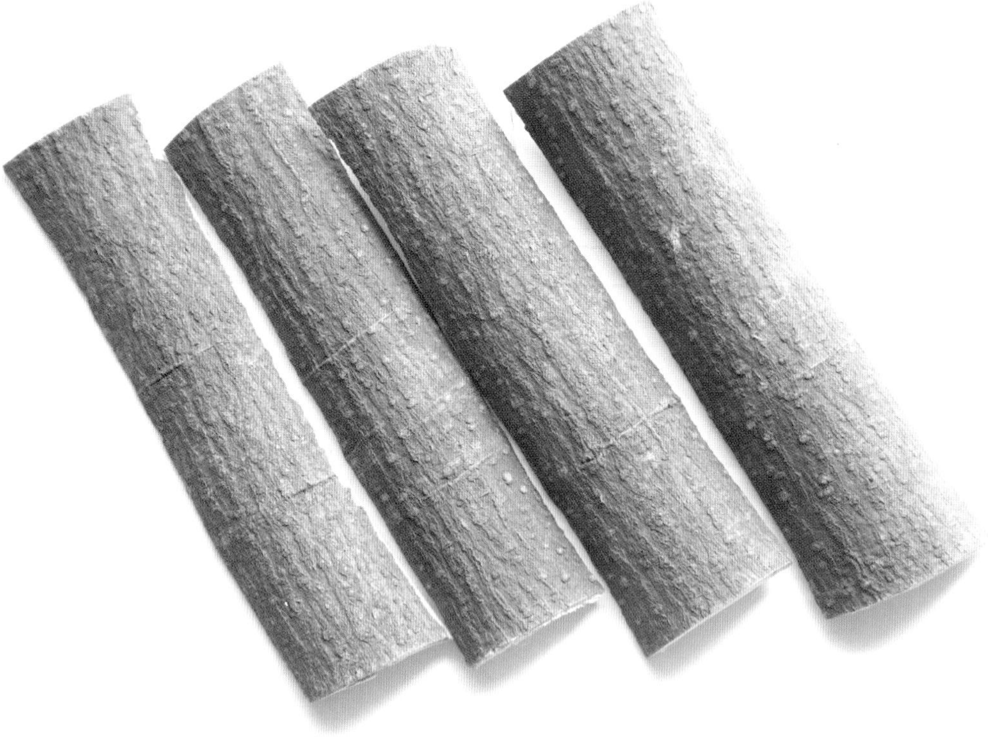

合欢皮药材

功效主治

本品甘补心血而安神，疏肝而解郁，郁解结散则肿消血活，故有安神解郁、活血消肿之效。

药理作用

本品对于小鼠自发性活动，能显著抑制，呈现镇静、催眠作用。对于妊娠子宫，能增强其节律收缩，并有抗早孕效应。

用法用量

内服：10 ~ 15 g，水煎服。

民族药方

1．**心烦失眠**　合欢皮 9 g，首乌藤 15 g。水煎服。

2．**夜盲症**　合欢皮、千层塔各 9 g。水煎服。

3．**疮痈肿痛**　合欢皮、紫花地丁、蒲公英各 10 g。水煎服。

4．**肺痈（肺脓肿），咳吐脓血**　合欢皮、芦根、鱼腥草各 15 g，桃仁、黄芩各

10 g。水煎服。

5．神经衰弱，郁闷不乐，失眠健忘　合欢皮或花、首乌藤各 15 g，酸枣仁 10 g，柴胡 9 g。水煎服。

6．跌打损伤，瘀血肿痛　合欢皮 15 g，川芎、当归各 10 g，没药、乳香各 8 g。水煎服。

7．肝郁气滞型子宫内膜癌　合欢皮、白芍、山药、白花蛇舌草、夏枯草各 30 g，柴胡、青皮、枳壳各 10 g，郁金、茯苓、白术、当归各 15 g。水煎取药汁，每日 1 剂，分 2 次服。

8．顽固性失眠　合欢皮、墨旱莲、生地黄、白芍、女贞子、丹参各 15 g，法半夏、夏枯草各 10 g，生牡蛎、首乌藤各 30 g。加水煎 2 次，每次所得药汁分置，备用。睡前 1 小时服用头煎，夜间醒后服用二煎。如果夜间不醒，则第二日早晨服二煎。

9．百日咳　合欢皮、白前、炙枇杷叶各 6 g，百部、沙参各 8 g，贝母 5 g，杏仁、葶苈子各 3 g。水煎取药汁，每日 1 剂，分 3 次服。

使用注意

孕妇慎用。

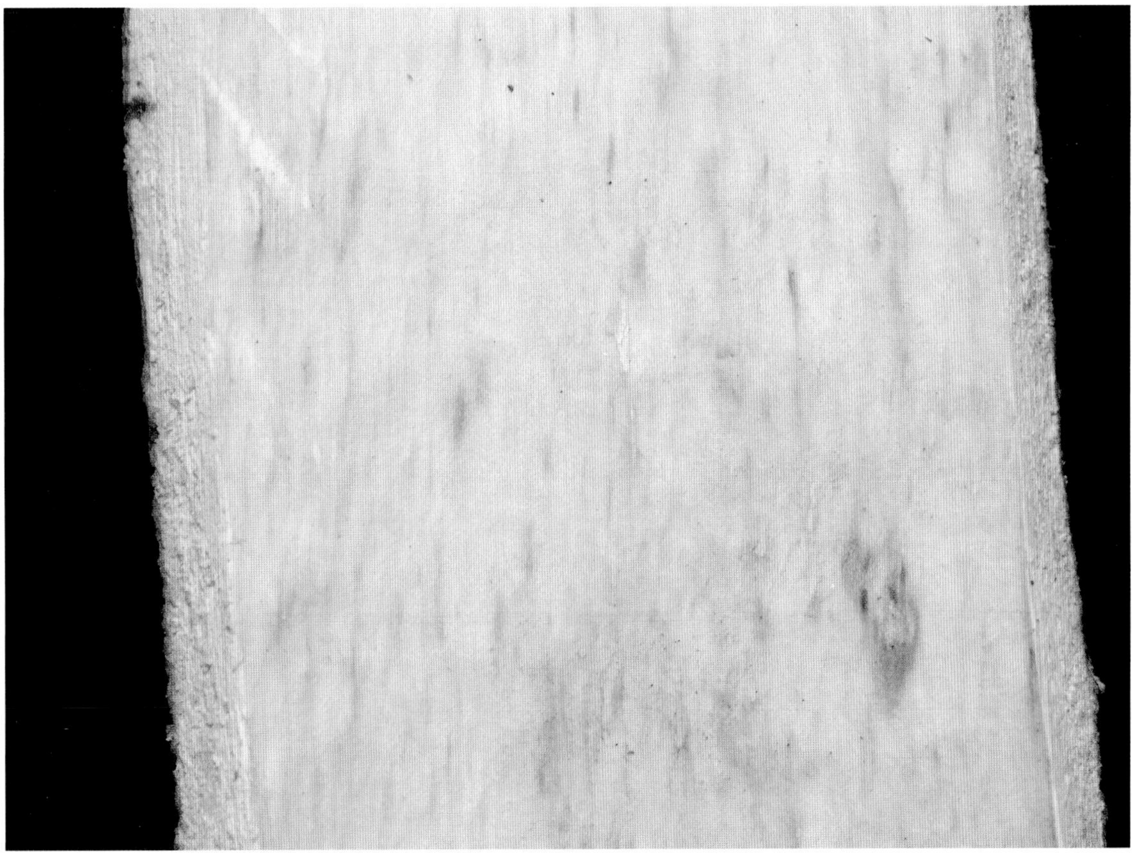

合欢皮药材

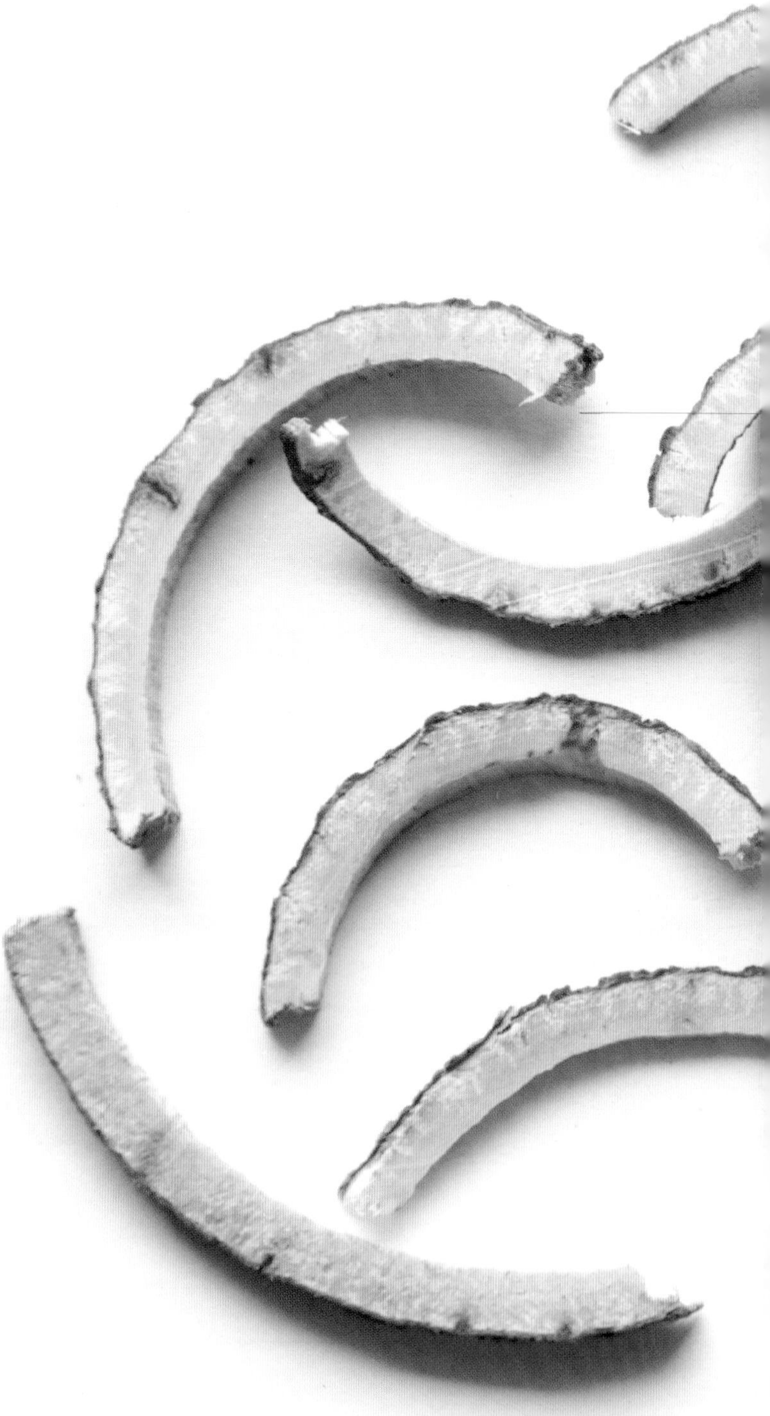

合欢皮

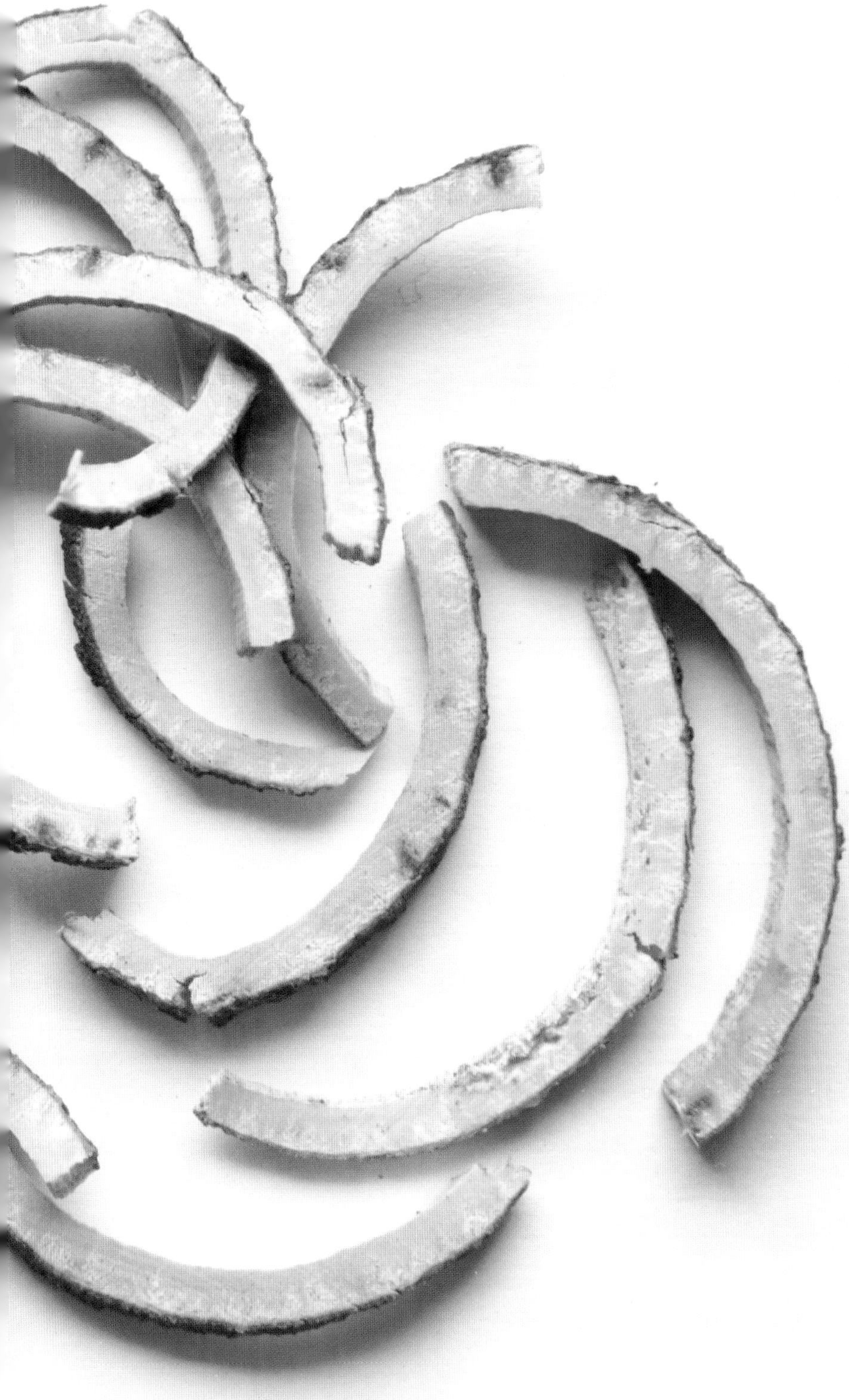

合欢皮饮片

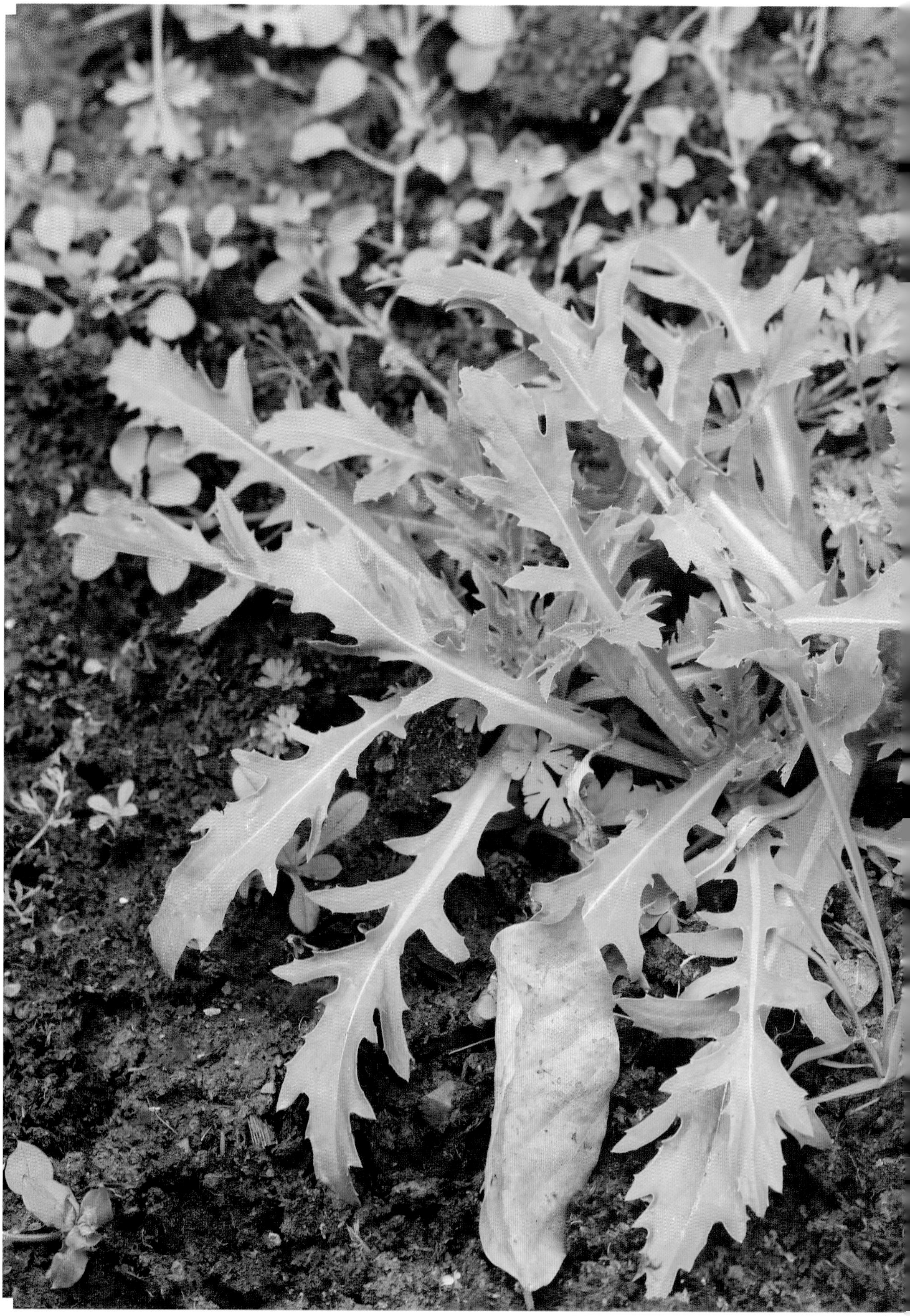

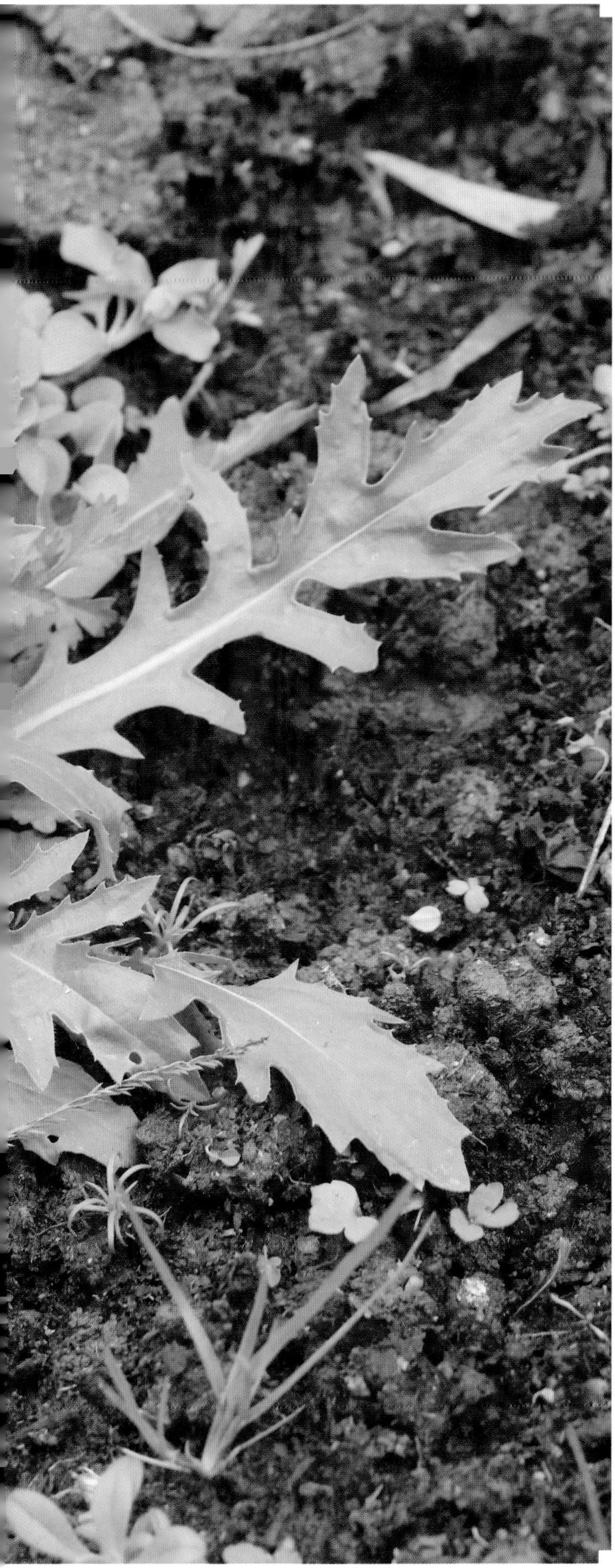

红花

【维药名】扎让杂切其克。

【别　名】红蓝花、杜红花、川红花、草红花。

【来　源】本品为菊科植物红花 *Carthamus tinctorius* L. 的干燥花。

【性味归经】辛，温。归心、肝经。

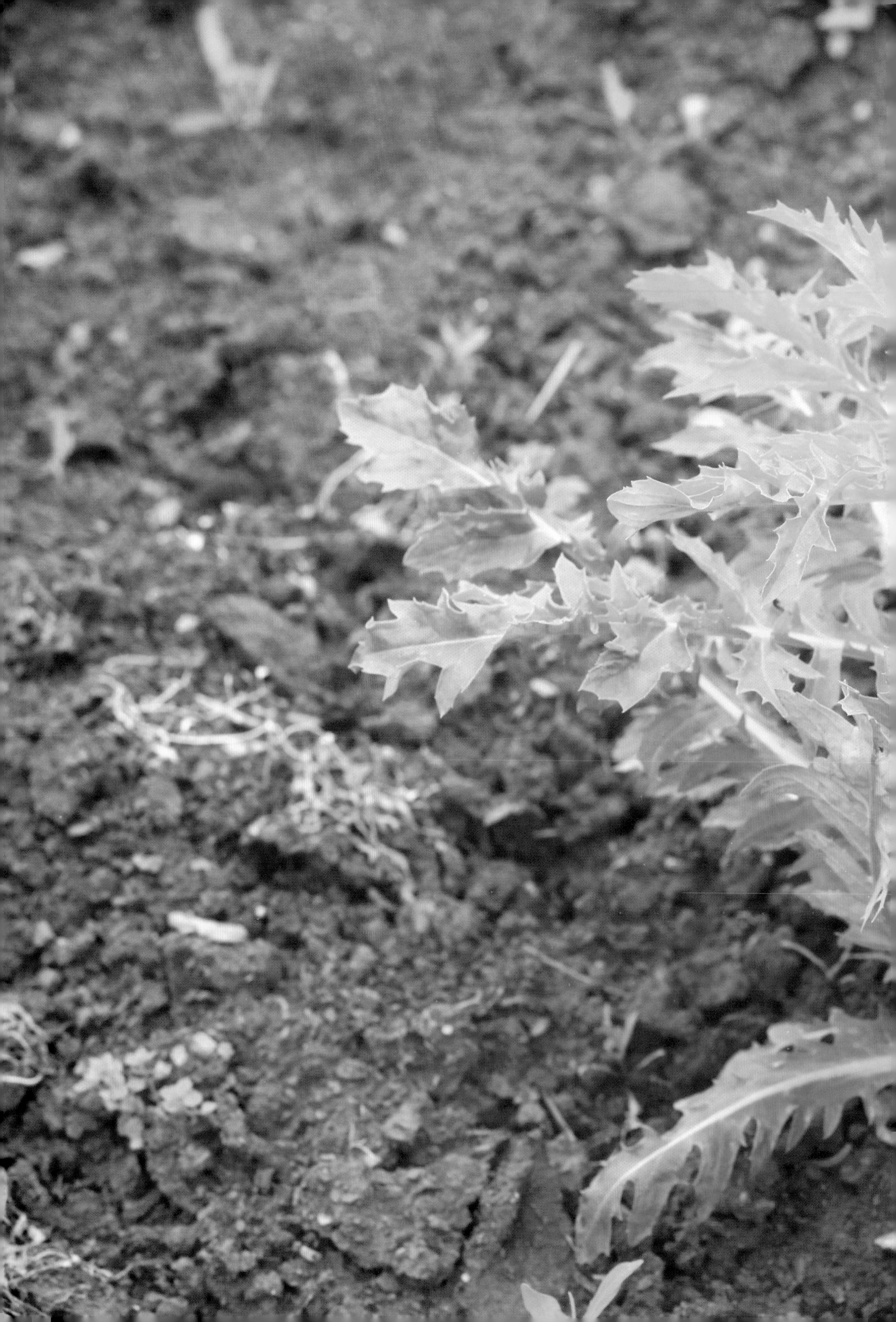

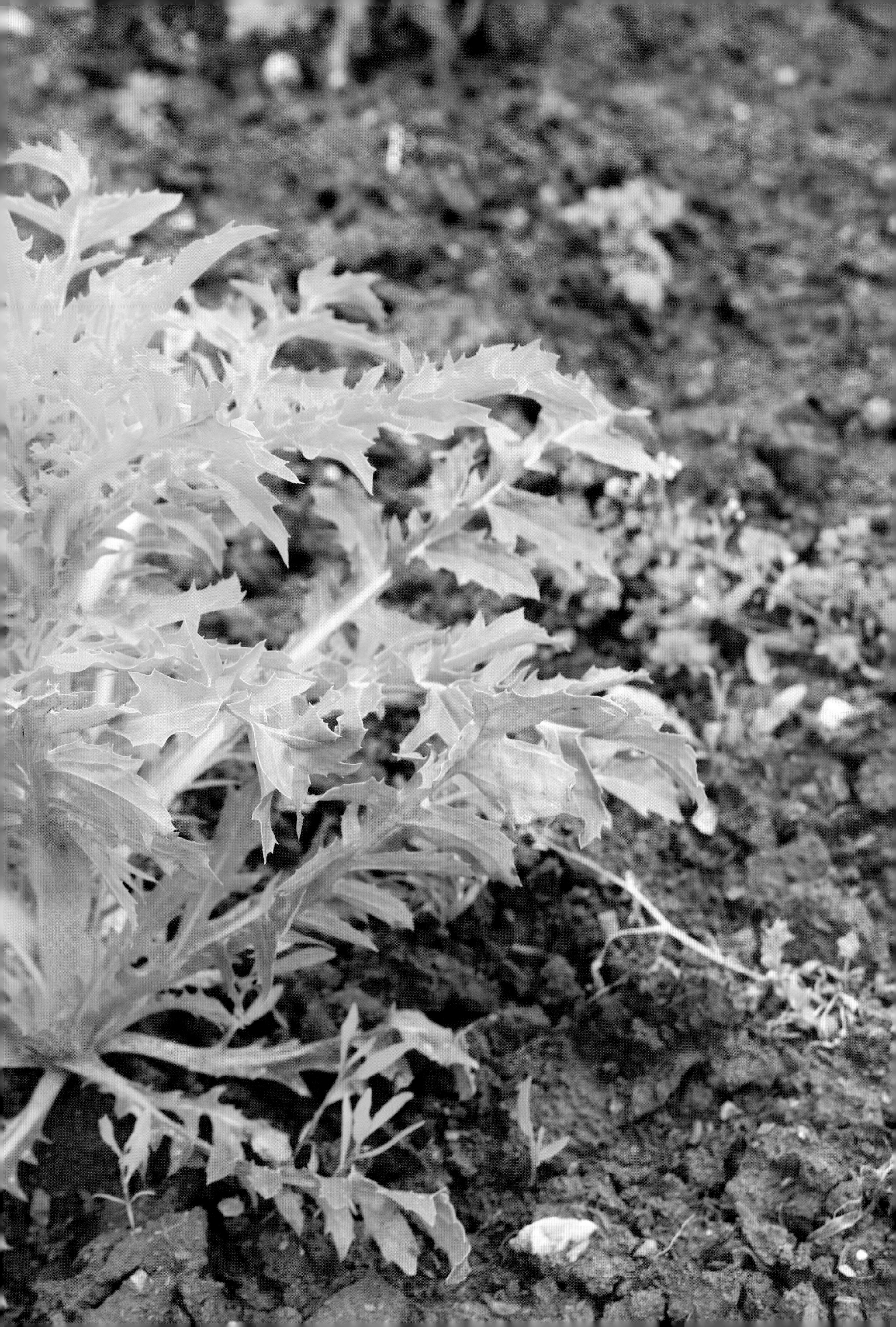

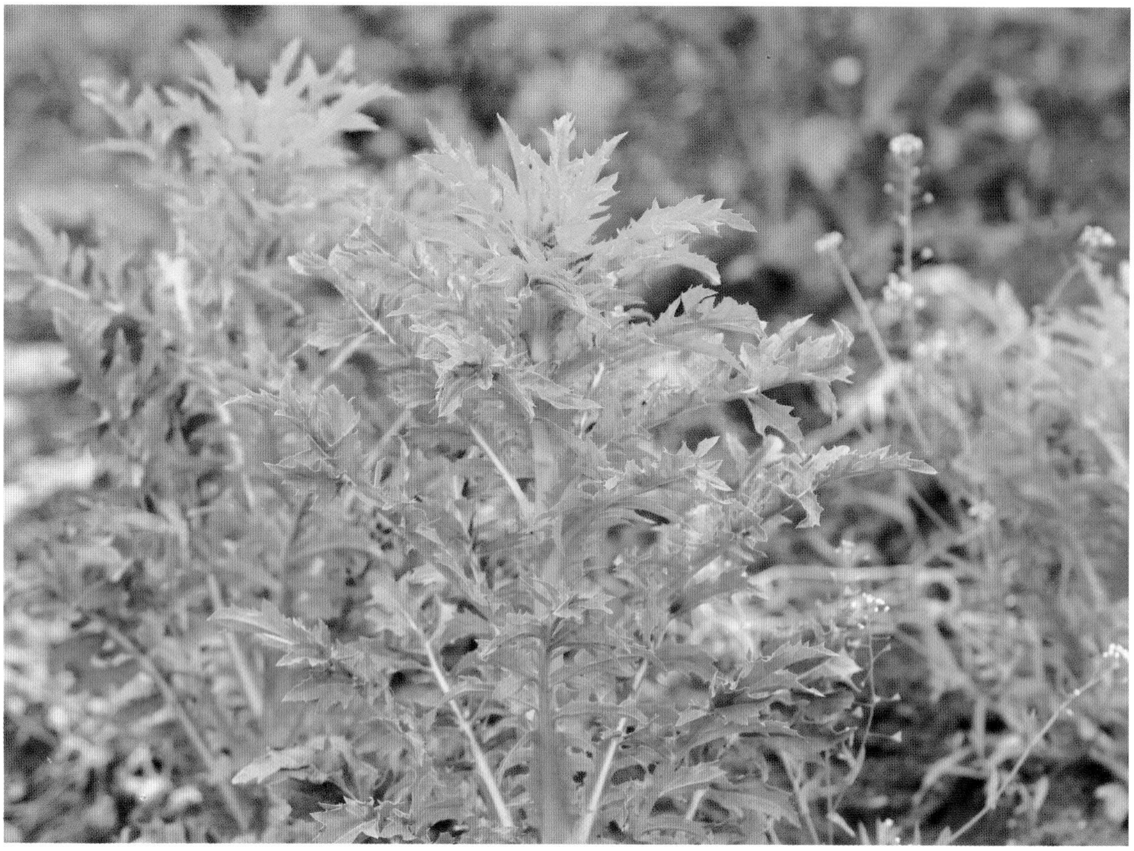

红花

识别特征

一年生或二年生草本，高 30 ~ 90 cm。叶互生，卵形或卵状披针形，长 4 ~ 12 cm，宽 1 ~ 3 cm，先端渐尖，边缘具不规则锯齿，齿端有锐刺；几无柄，微抱茎。头状花序顶生，直径 3 ~ 4 cm，总苞片多层，最外 2 ~ 3 层，叶状，边缘具不等长锐齿，内面数层卵形，上部边缘有短刺；全为管状花，两性，花冠初时黄色，渐变为橘红色。瘦果白色，倒卵形，长约 5 mm，具四棱，无冠毛。花、果期 5—8 月。

生境分布

生长于向阳、土层深厚、中等肥力、排水良好的砂质壤土中。分布于河南、浙江、四川、江苏、新疆等省区，全国各地多有栽培。

采收加工

夏季花色由黄变红时采摘。多在早晨太阳未出、露水干前采摘管状花，摊晾阴干或弱日光下晒干。

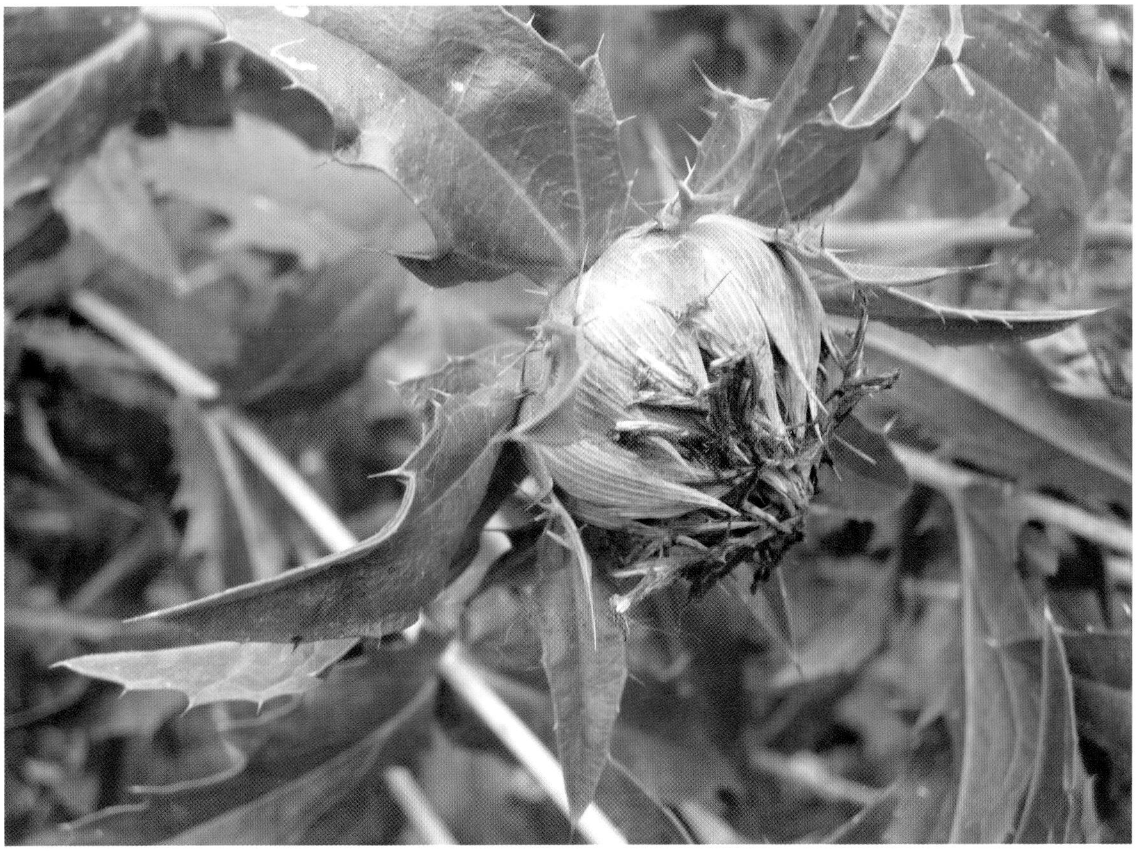
红花

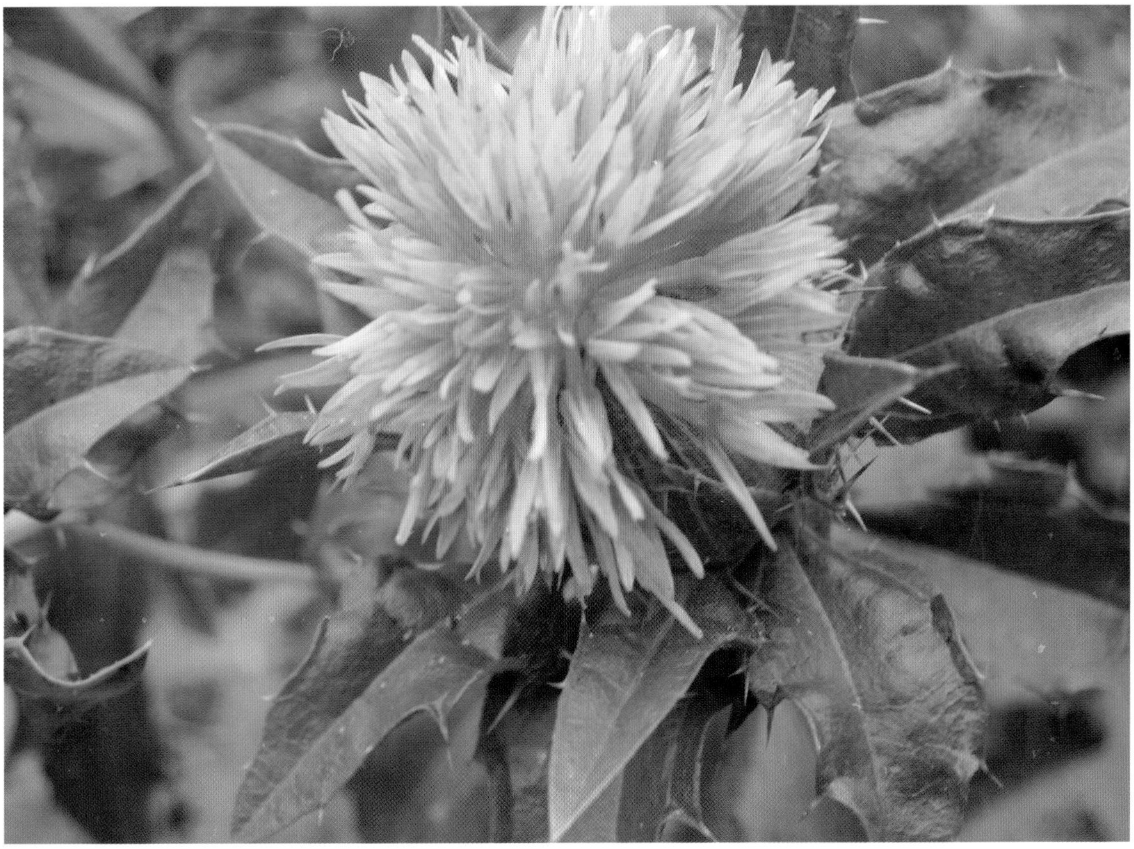
红花

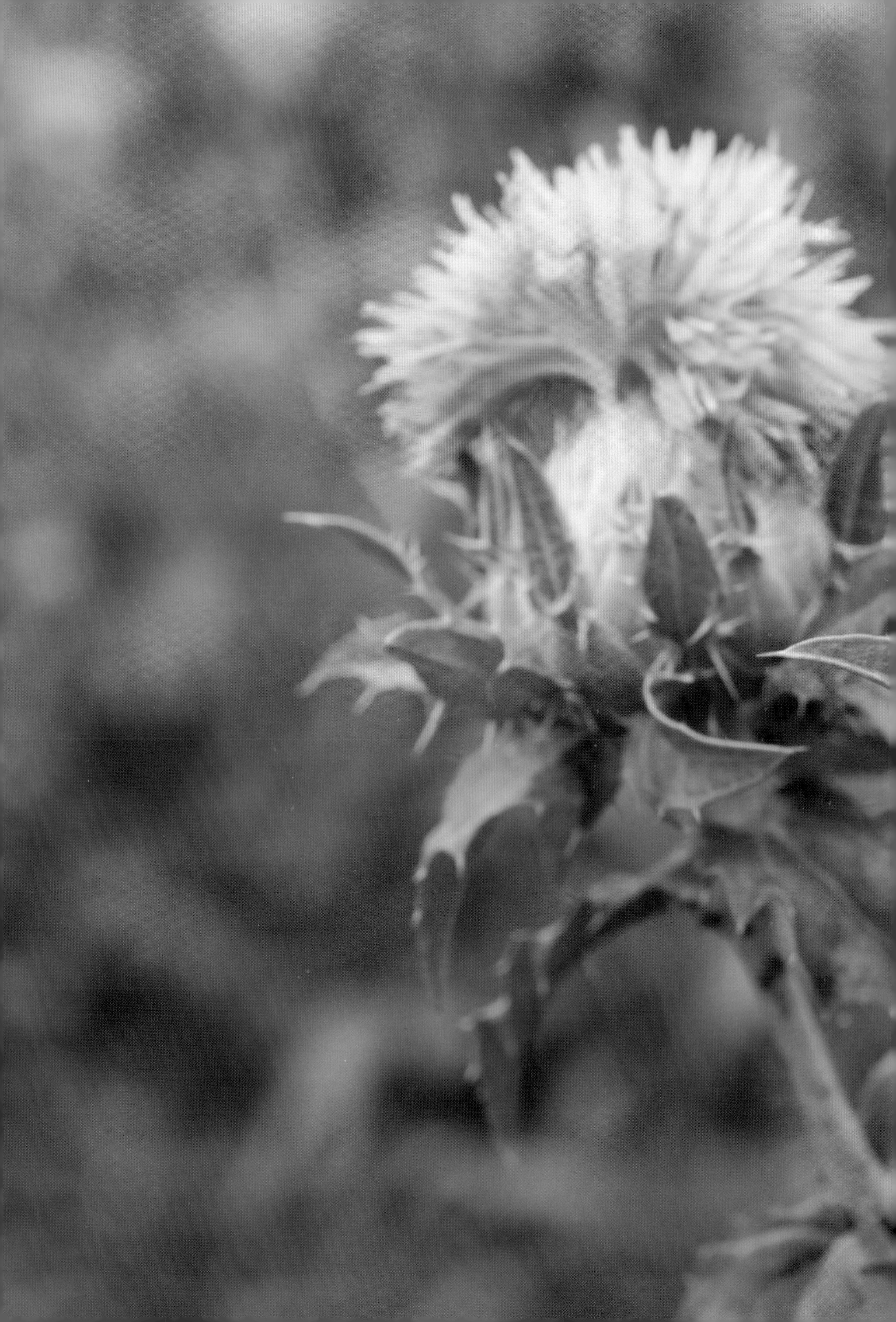

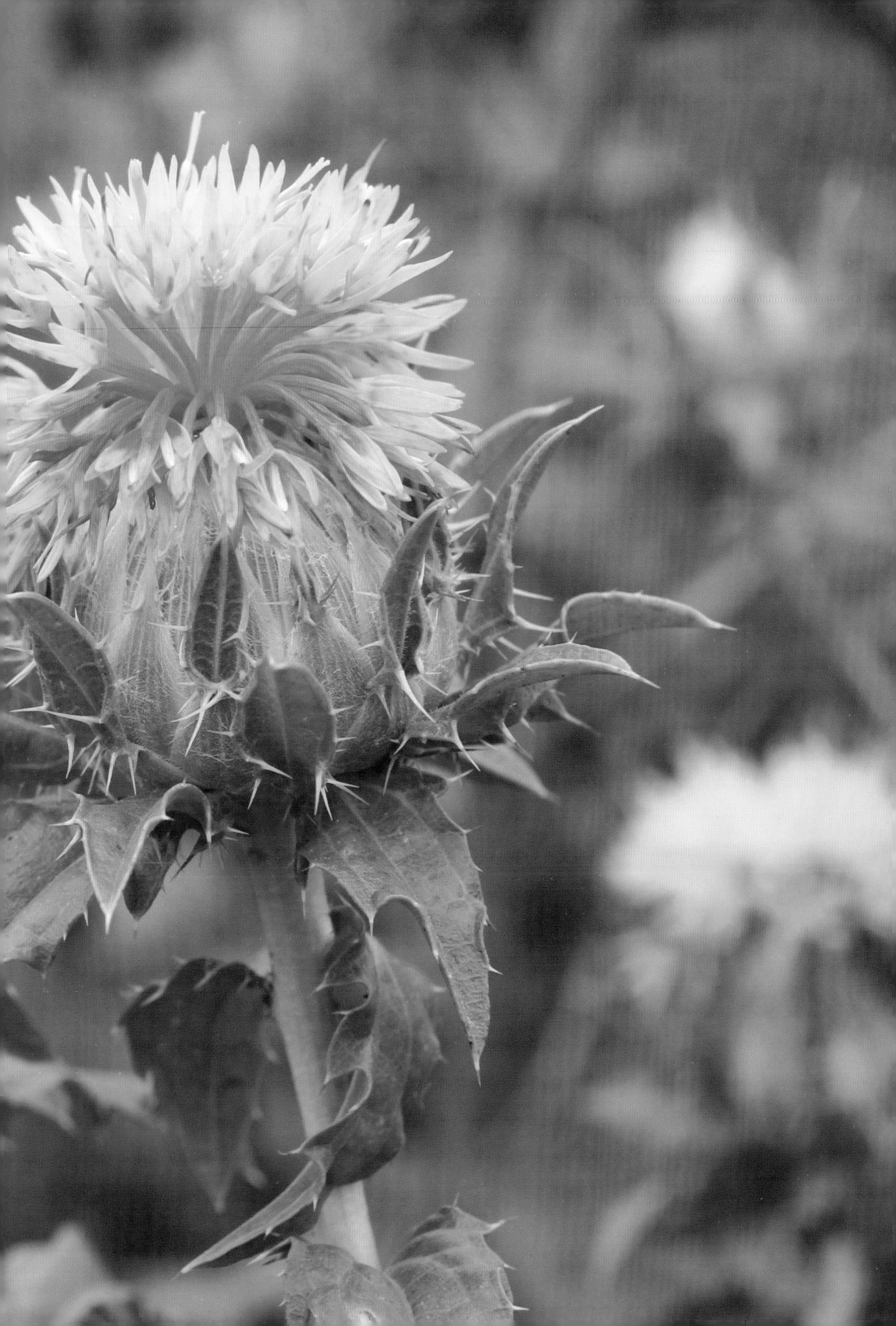

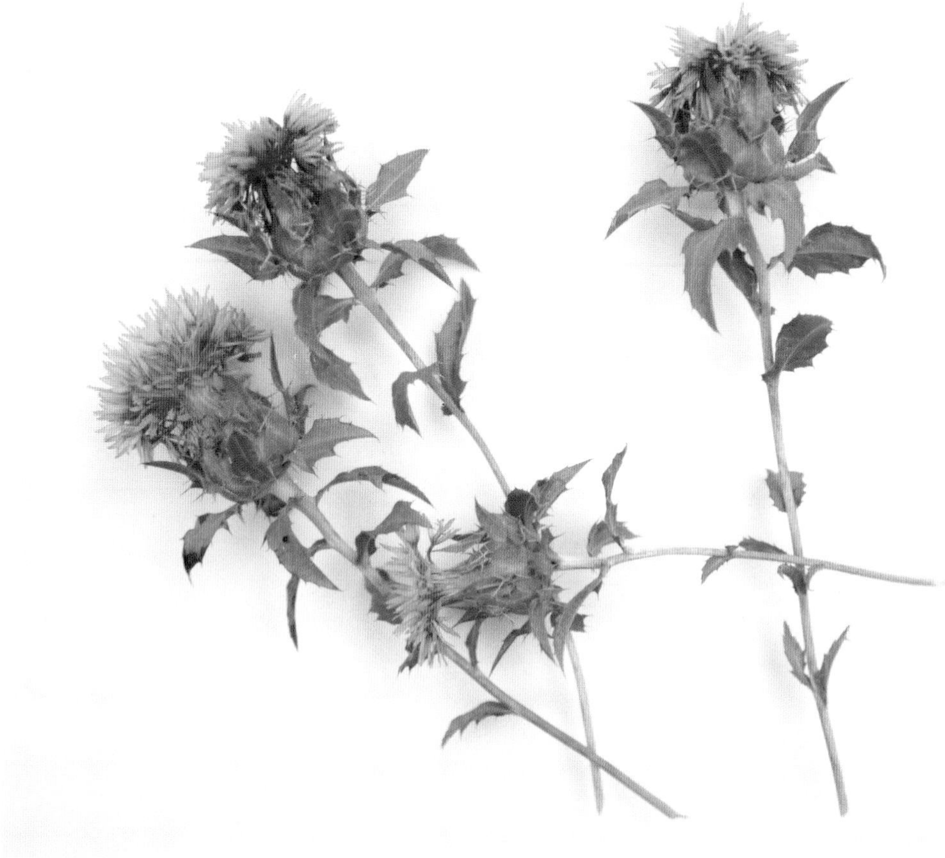

红花药材

药材鉴别

本品为干燥管状花，不带子房。表面鲜艳橙红色或橙黄色。花冠筒细长；雄蕊 5 枚，花药聚合成筒状，黄白色；柱头长圆柱形，顶端微分叉。质地柔软。香气特殊，味微苦。

功效主治

本品辛散温通，归心、肝经，行血散瘀，血行则经脉通，瘀祛则疼痛止，故能活血通经，祛瘀止痛。

药理作用

红花水提取物有轻度兴奋心脏、增加冠状动脉流量的作用。红花对犬急性心肌缺血有减轻作用，并使心率减慢，心电图 ST 段抬高的幅度显著下降。红花黄素对乌头碱所致心律失常有一定拮抗作用，对麻醉动物有不同程度的降压作用，有抑制血小板聚集和增加纤溶作用。煎剂对各种动物（不论已孕还是未孕）的子宫均有兴奋作用，甚至诱发痉挛，对已孕子宫尤为明显。此外，红花油还有降低血脂作用。

用法用量

内服：3～9 g，煎服。外用：适量。

民族药方

1．痛经　红花 6 g，鸡血藤 24 g。水煎，调黄酒适量服。

2．关节炎肿痛　红花适量。炒后研末，加入等量的地瓜粉，盐水或烧酒调敷患处。

3．产后腹痛　红花、川芎、炙甘草、炮姜各 10 g，桃仁、蒲黄（包煎）各 15 g，五灵脂（包煎）20 g。水煎服。

4．喉痛，音哑　红花、枳壳、柴胡各 5 g，桃仁、桔梗、甘草、赤芍各 10 g，生地黄 20 g，当归、玄参各 15 g。水煎服。

5．冻疮　红花 10 g，川椒、苍术、侧柏叶各 20 g。泡酒，用药酒擦手足。

6．肝郁气滞型脂肪肝　红花、青皮各 10 g。将青皮、红花去杂质，洗净，青皮晾干后切成丝，与红花同入砂锅，加水浸泡 30 分钟，煎煮 30 分钟，用洁净纱布过滤，去渣取汁即成。代茶饮，可连续冲泡 3～5 次，当日饮完。

使用注意

孕妇忌服。

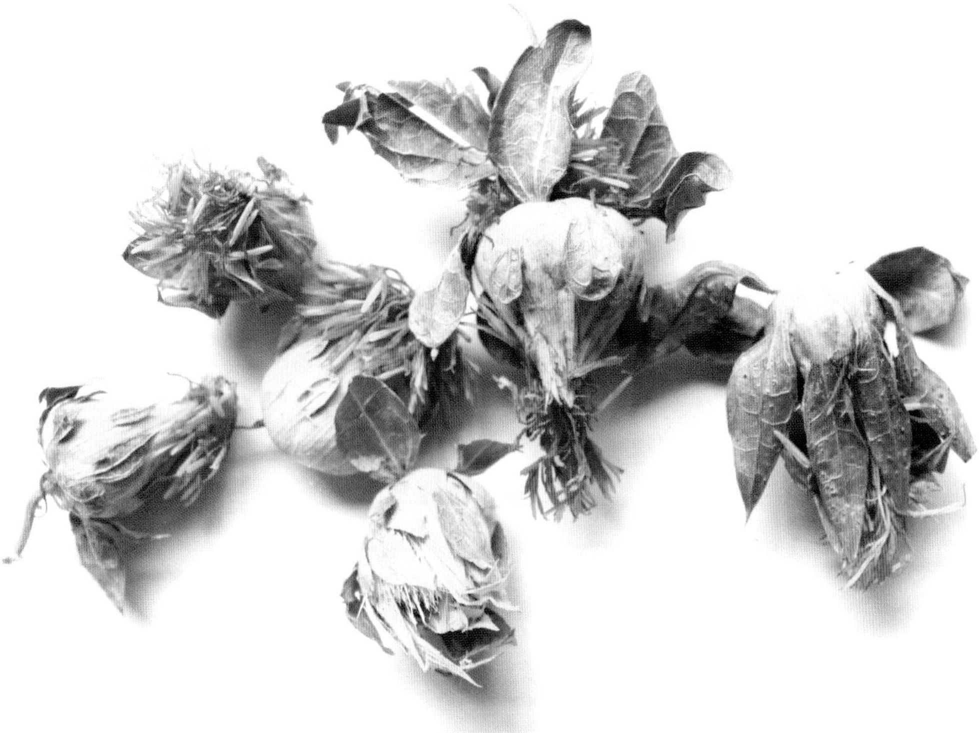

红花药材

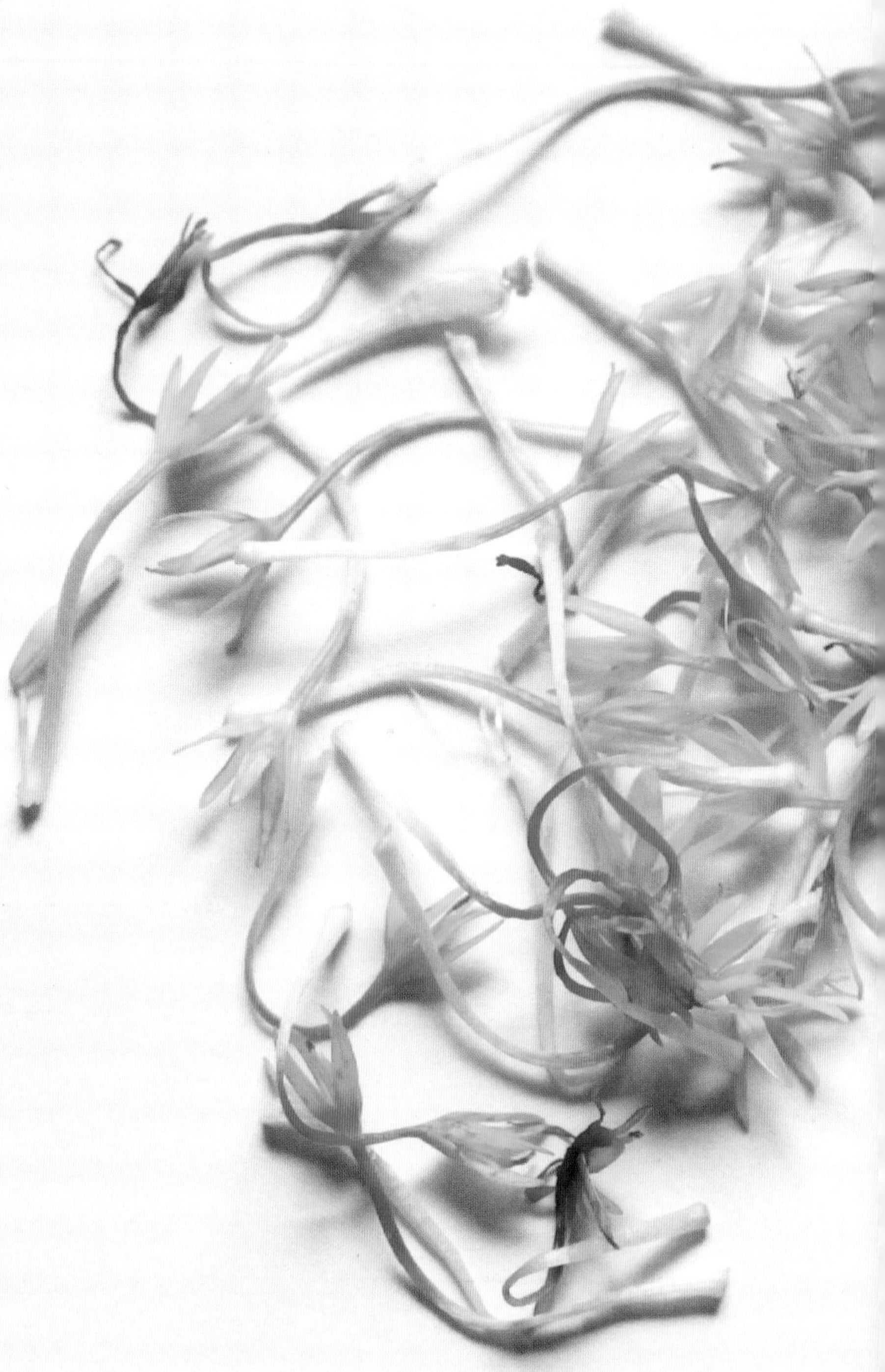

红花

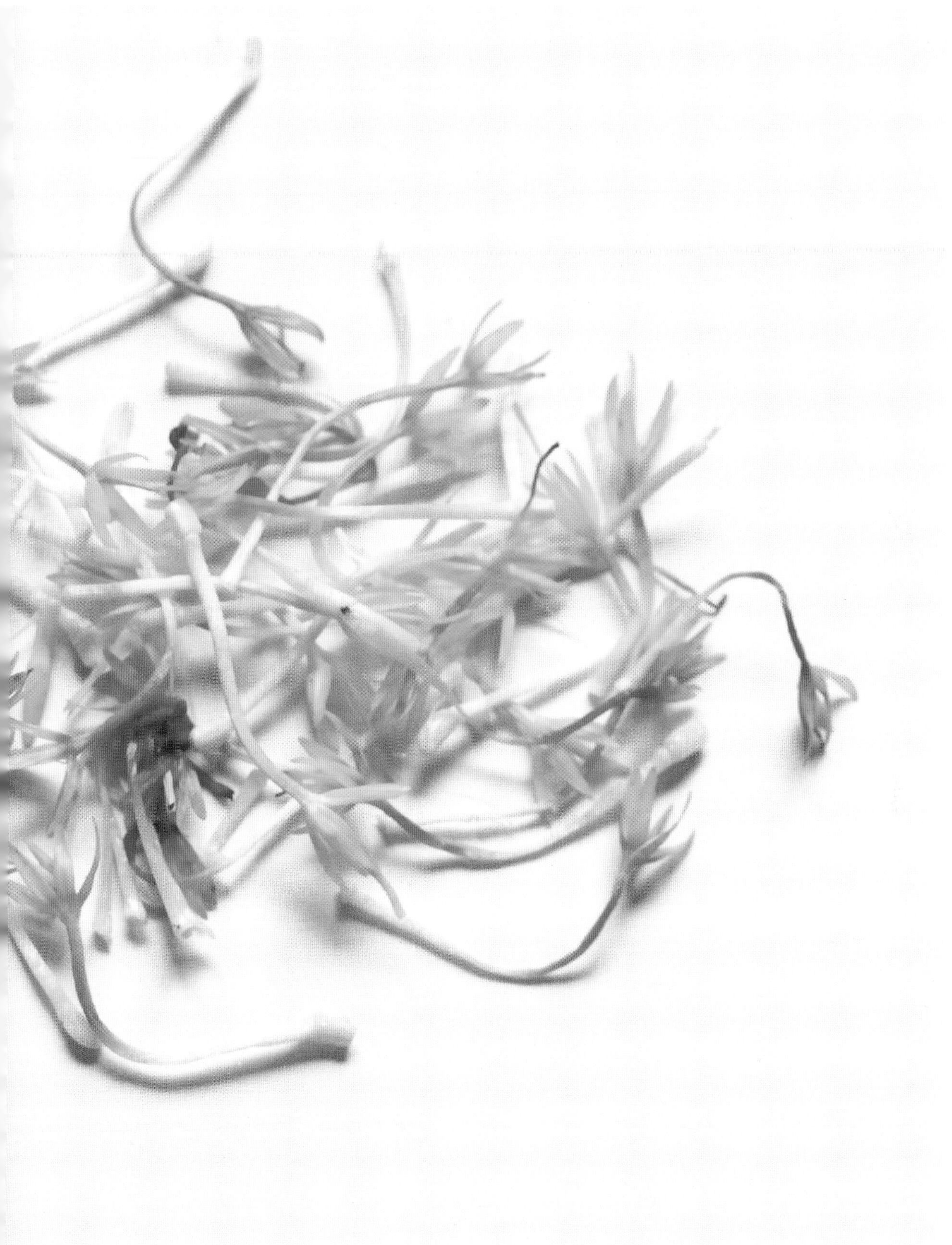

红花饮片

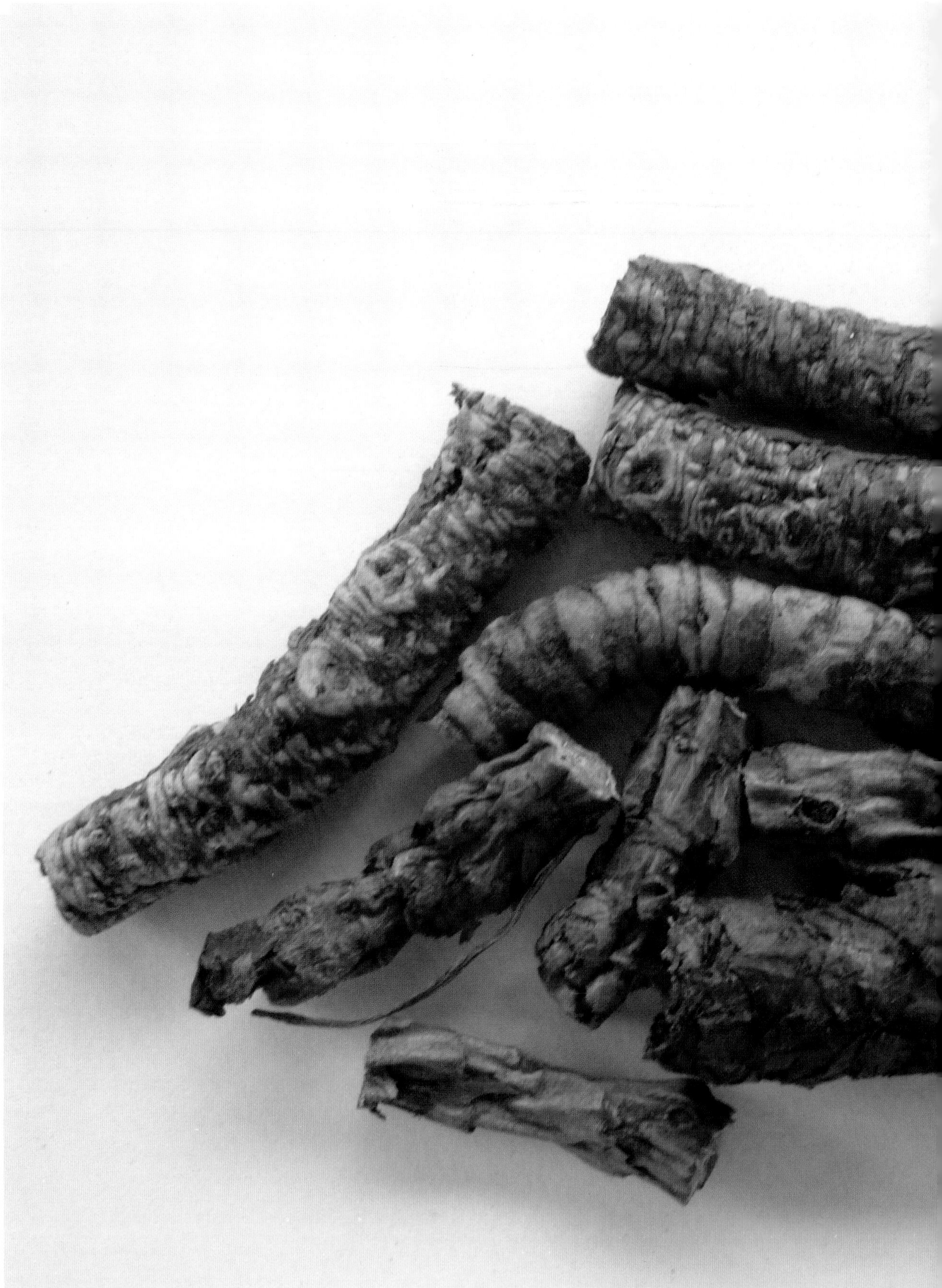

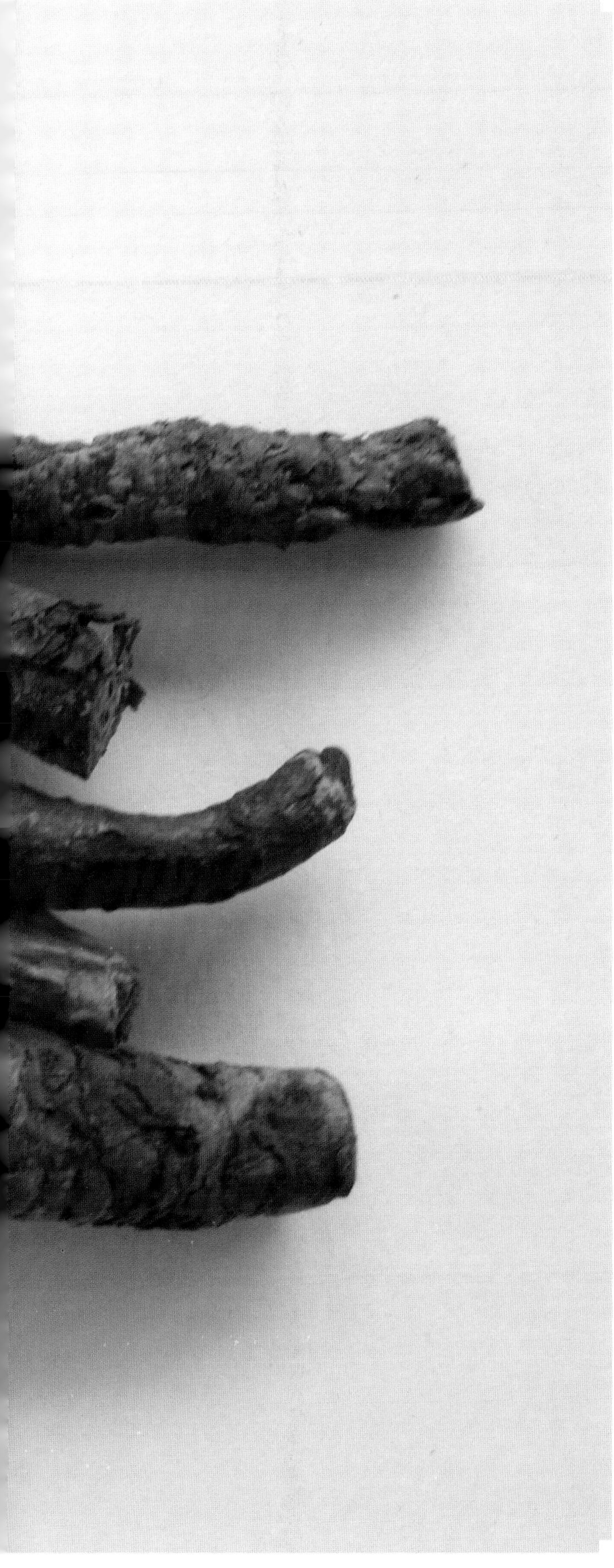

胡黄连

【维药名】布日布哈尔。

【别　名】胡连。

【来　源】本品为玄参科多年生草本植物胡黄连 *Picrorhiza scrophulariiflora* Pennell 的干燥根茎。

【性味归经】苦，寒。归心、肝、胃、大肠经。

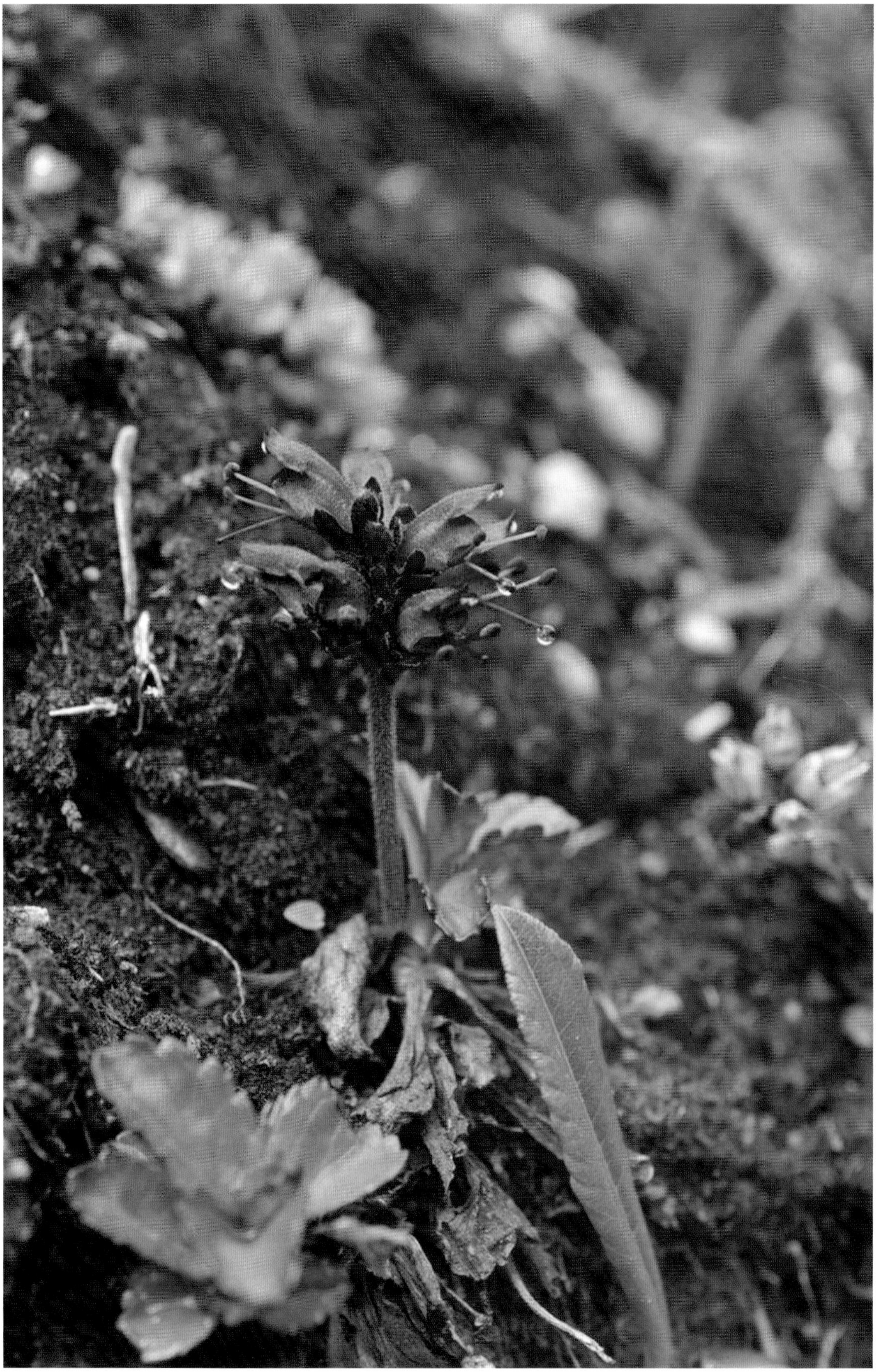

胡黄连

识别特征

多年生草本，高 20 ~ 40 cm。主根圆柱形，根头部具多数疣状突起的茎部残基。茎直立，上部节略膨大。叶对生，无柄，叶片披针形，长 5 ~ 30 mm，宽 1.5 ~ 4.0 mm，全缘。2 歧聚伞花序，花瓣 5，白色，先端 2 裂。蒴果近球形，外被宿萼，成熟时顶端 6 齿裂。根类圆柱形，偶有分枝，长 15 ~ 40 cm，直径 1.0 ~ 2.5 cm。花期 6 月，果期 7 月。

生境分布

生长于干燥的草原、悬崖的石缝或碎石中。分布于宁夏、甘肃、陕西等省区。

采收加工

秋季采挖，除去泥土及须根，晒干，切片，生用。

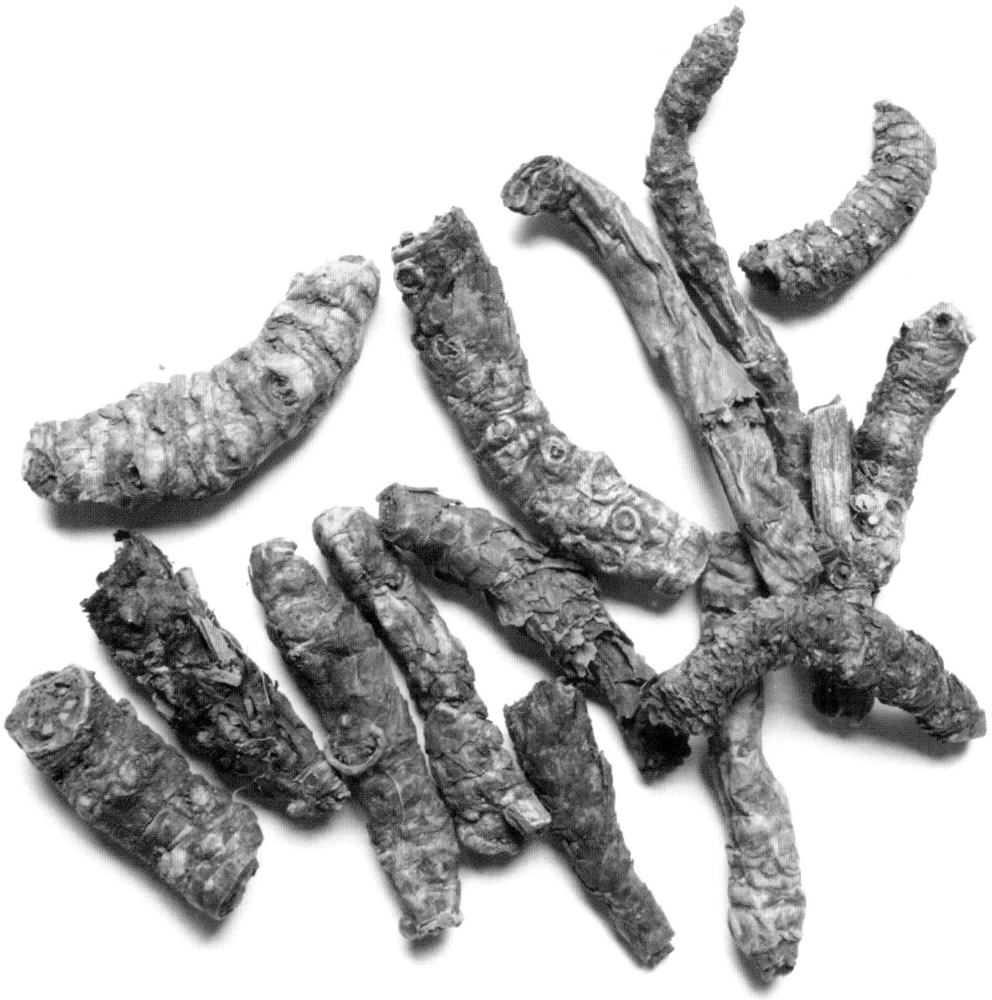

胡黄连药材

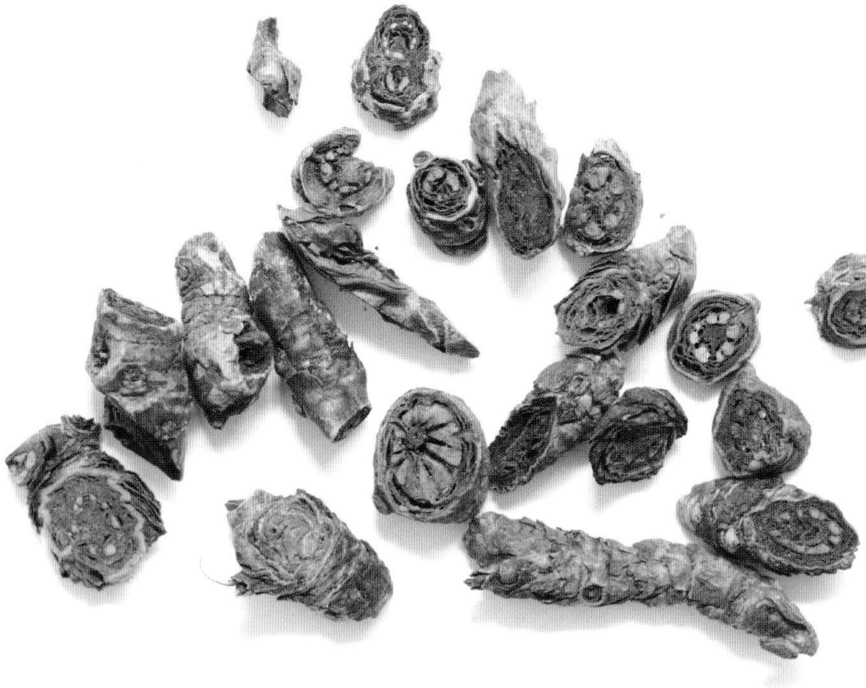

胡黄连饮片

药材鉴别

本品为不规则的圆形薄片。外表皮灰棕色至暗棕色，皮较粗糙，有隆起的疙瘩及明显的纵皱纹或横环纹。切面灰黑色或棕黑色，皮部空隙较多，木部有 4 ~ 10 个类白色点状维管束排列成环，气微，味极苦。

功效主治

退虚热，除疳热，清湿热。本品味苦燥湿，寒能清热，归心、肝、胃、大肠经，既清泻阳明湿热，又可凉肝退虚热，除骨蒸，为治劳热骨蒸、小儿疳积、湿热积滞之良药。

药理作用

本品水浸剂对堇色毛癣菌等皮肤真菌有抑制作用；提取物有利胆、抗真菌作用。

用法用量

内服：3 ~ 10 g，煎服。

民族药方

1．**湿热泻痢** 胡黄连、黄柏、甘草、黄芩、金银花各 10 g，白头翁 15 g，白芍 12 g，木香 6 g。水煎服。

2．**骨蒸劳热，四肢无力，夜卧虚汗** 胡黄连、银柴胡、鳖甲各等份。研粉过筛，每次 3 g，每日 3 次。

3．**痔疮肿痛不可忍** 胡黄连适量。研末过筛，以猪胆汁调涂患处。

4．**痢疾** 胡黄连、山楂各适量。炒研为末，每次 5 ~ 10 g，拌白糖少许，温开水调匀，空腹服用。

5．**小儿疳积** 胡黄连 6 g。研末装入胶囊，用米汤送服。

6．**阴虚发热** 胡黄连、秦艽、青蒿、知母、地骨皮各 9 g。水煎服。

7．**疳积，虫积** 胡黄连、芦荟、砂仁、大黄、六曲、槟榔、山楂、麦芽各 100 g，炒山楂、炙甘草各 25 g，使君子仁 150 g。共研细粉，水泛为丸，每服 2.5 g，每日 2 次。

8．**肝胆瘀热** 胡黄连、齿叶草、当药、栀子各 30 g。水煎服，每日 3 次。

9．**痢血** 胡黄连、乌梅肉、灶下土各等份。研为细末，茶水调下，空腹温服。

10．**热痢腹痛** 胡黄连末适量。用水泛丸如梧桐子大，每次用米汤送下 30 丸。

使用注意

外感风寒、血虚无热者忌用。

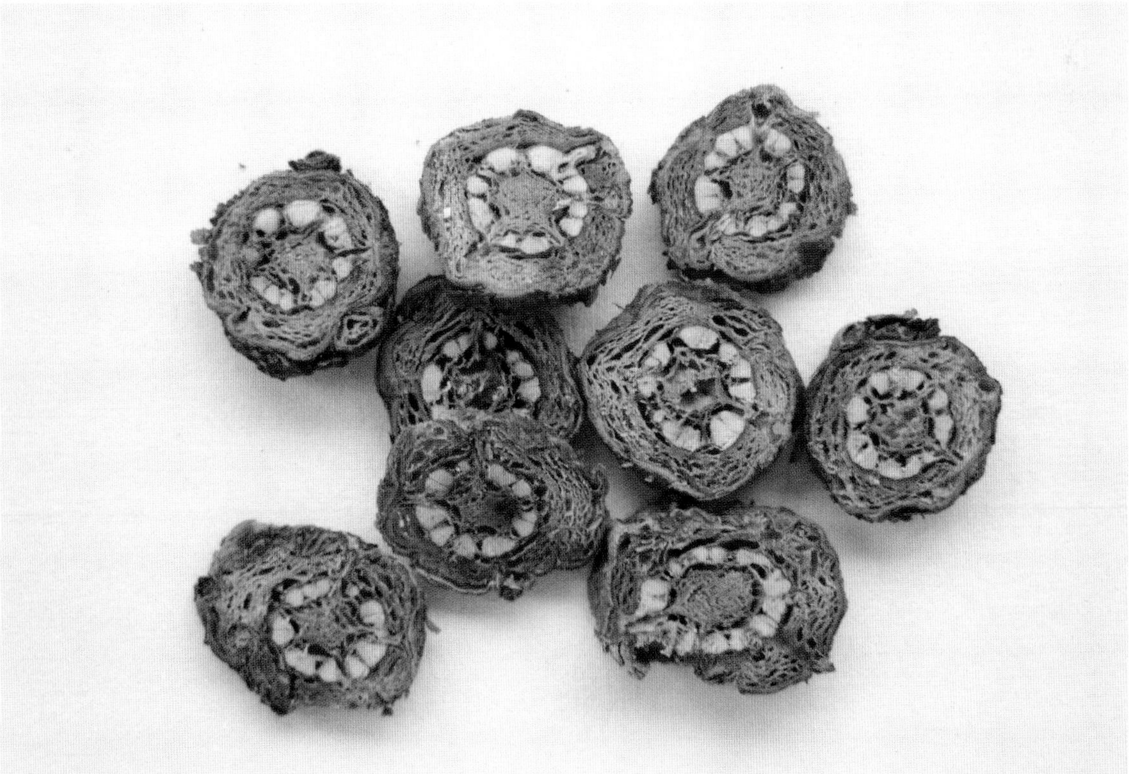

胡黄连饮片

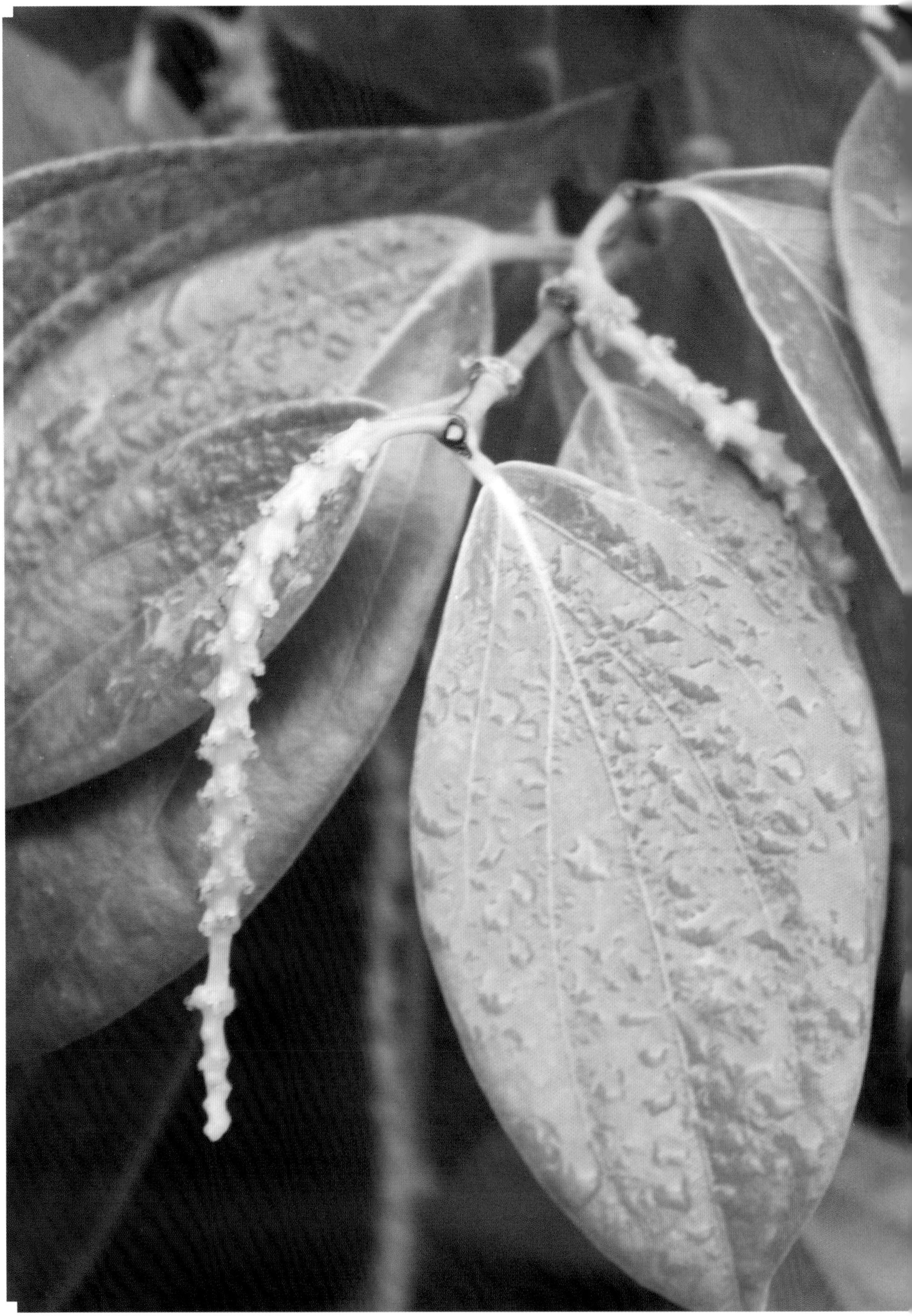

胡椒

【维药名】木其。

【别　名】黑胡椒、白胡椒。

【来　源】本品为胡椒科植物胡椒 *Piper nigrum L.* 的干燥近成熟果实或成熟果实。

【性味归经】辛，热。归胃、大肠经。

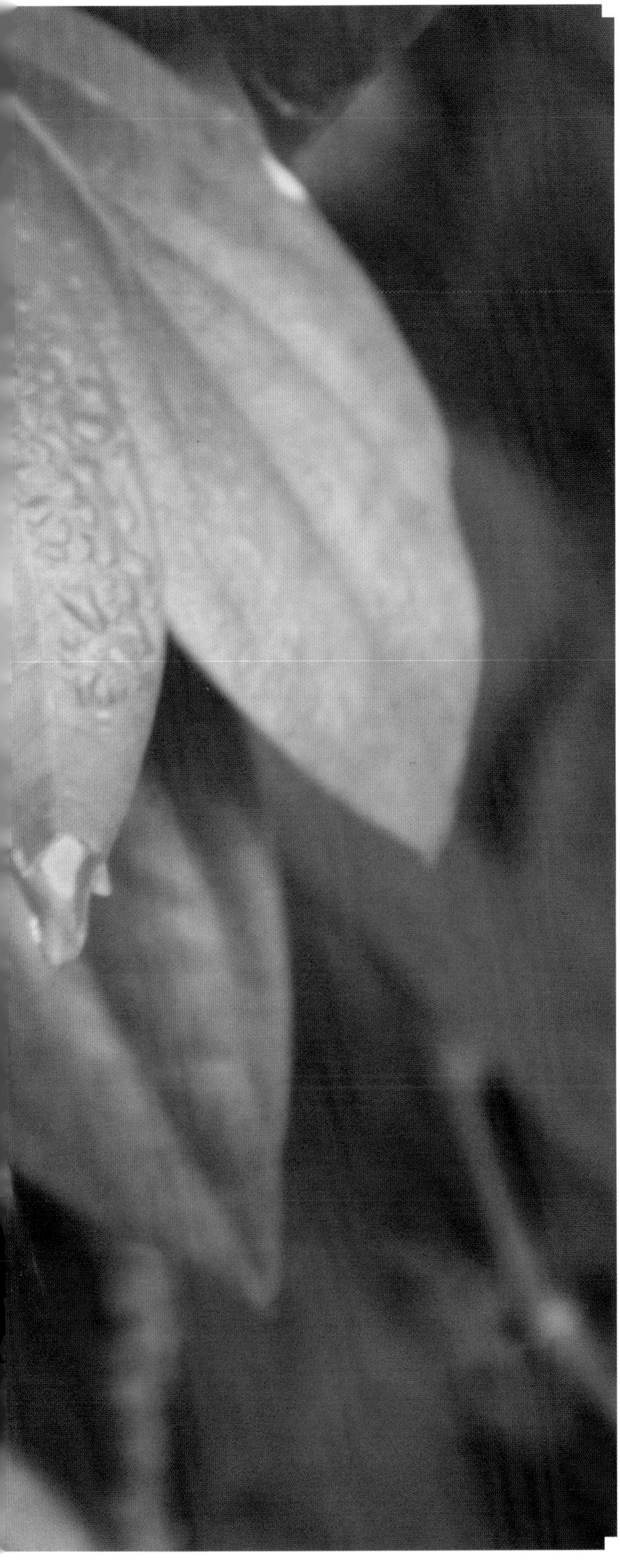

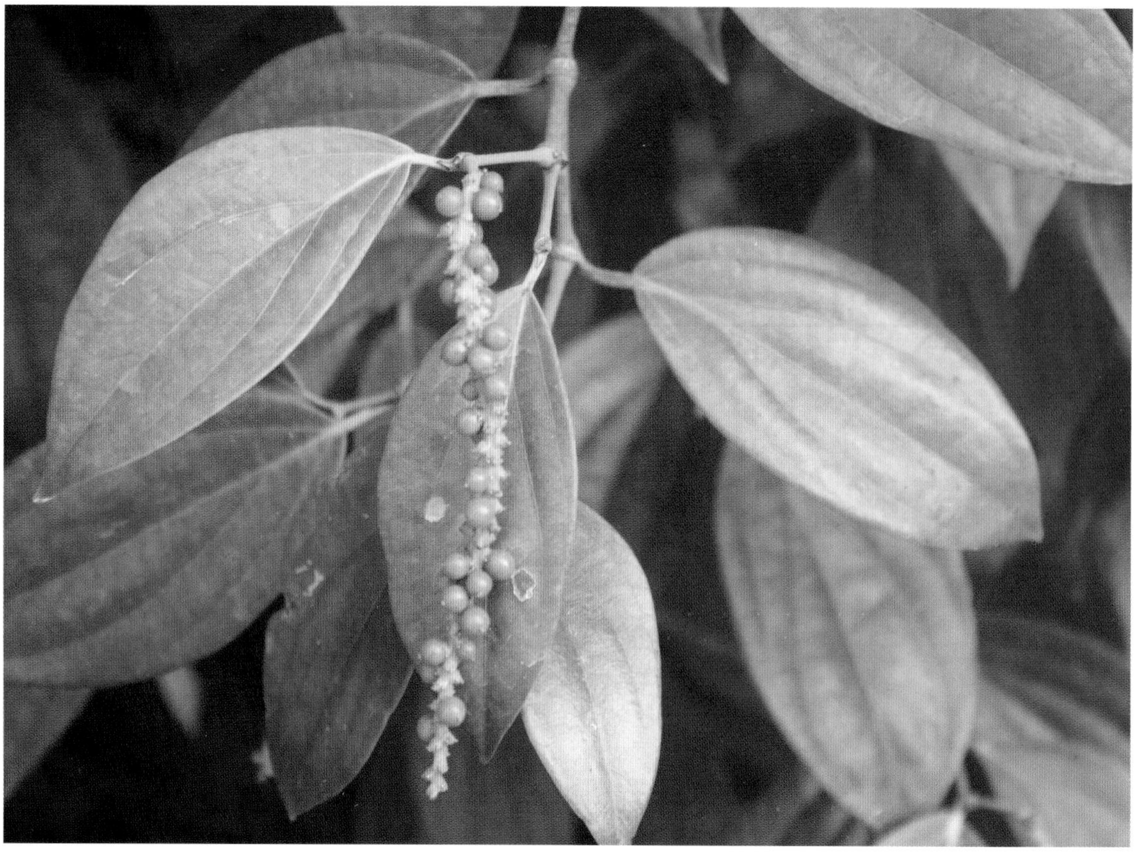

胡椒

识别特征

常绿藤本。茎长达 5 m 多，多节，节处略膨大，幼枝略带肉质。叶互生，叶柄长 1.5 ~ 3.0 cm，上面有浅槽；叶革质，阔卵形或卵状长椭圆形，长 8 ~ 16 cm，宽 4 ~ 7 cm，先端尖，基部近圆形，全缘，上面深绿色，下面苍绿色，基出脉 5 ~ 7 条，在下面隆起。花单性，雌雄异株，成为杂性，成穗状花序，侧生茎节上；总花梗与叶柄等长，花穗长约 10 cm；每花有一盾状或杯状苞片，陷入花轴内，通常具侧生的小苞片；无花被；雄蕊 2，花丝短，花药 2 室；雌蕊子房圆形，1 室，无花柱，柱头 3 ~ 5 枚，有毛。浆果球形，直径 4 ~ 5 mm，稠密排列，果穗圆柱状，幼时绿色，熟时红黄色。种子小。花期 4—10 月，果期 10 月至翌年 4 月。

生境分布

生长于荫蔽的树林中。分布于海南、广东、广西、云南等省区。

采收加工

秋末至次春果实呈暗绿色时采收，晒干，为黑胡椒；果实变红时采收，水浸，擦去果肉，晒干，为白胡椒。

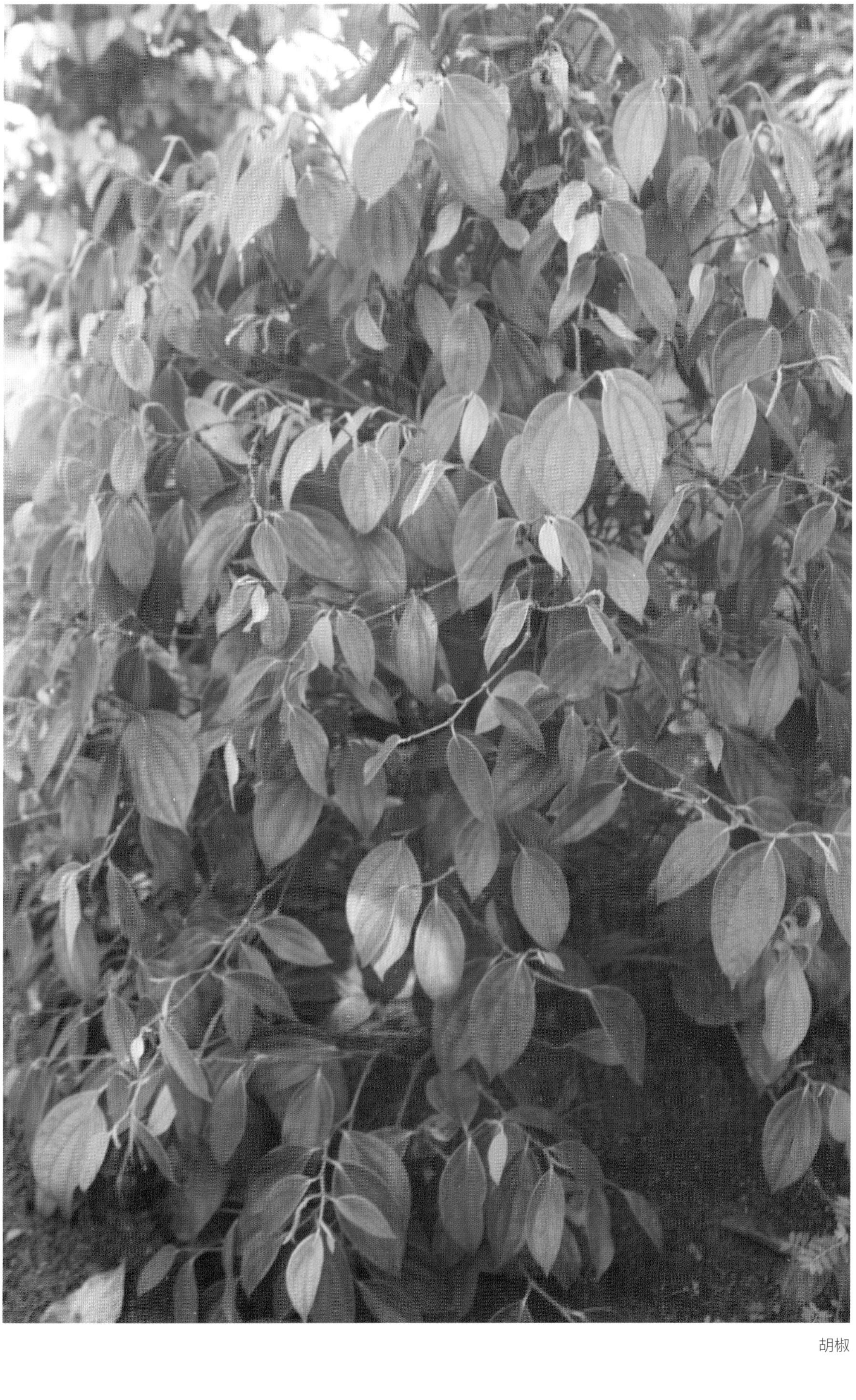

胡椒

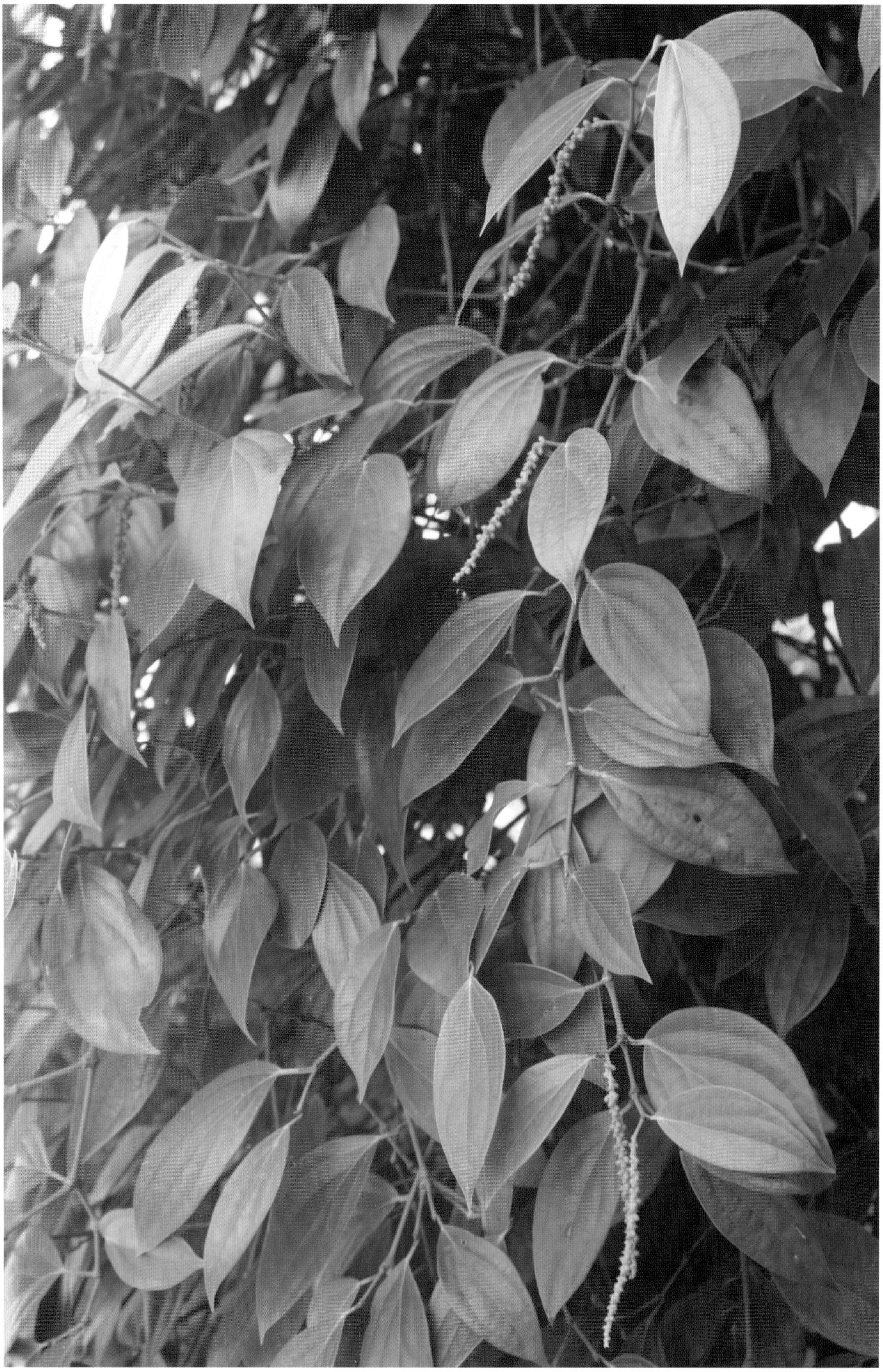

胡椒

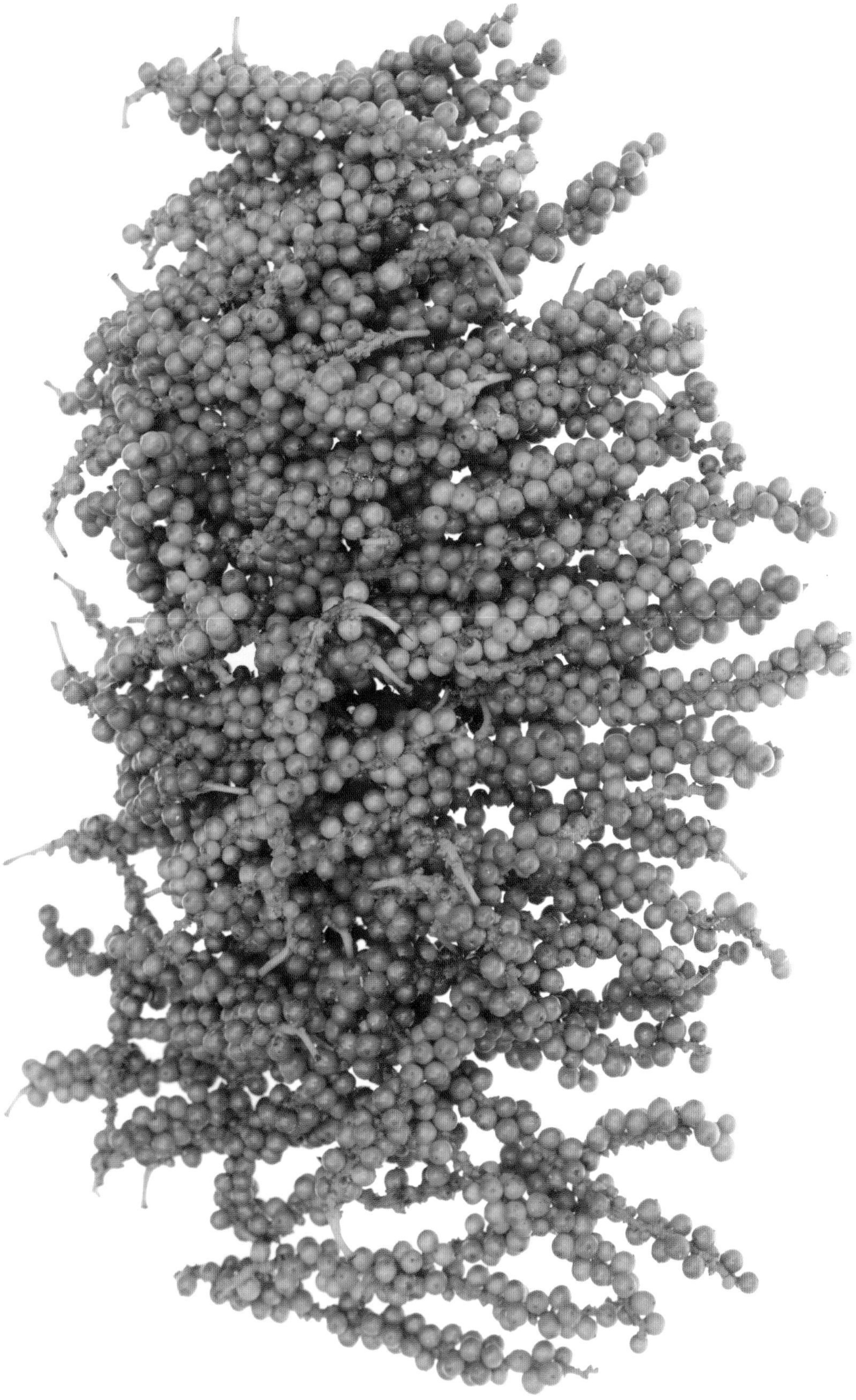

胡椒

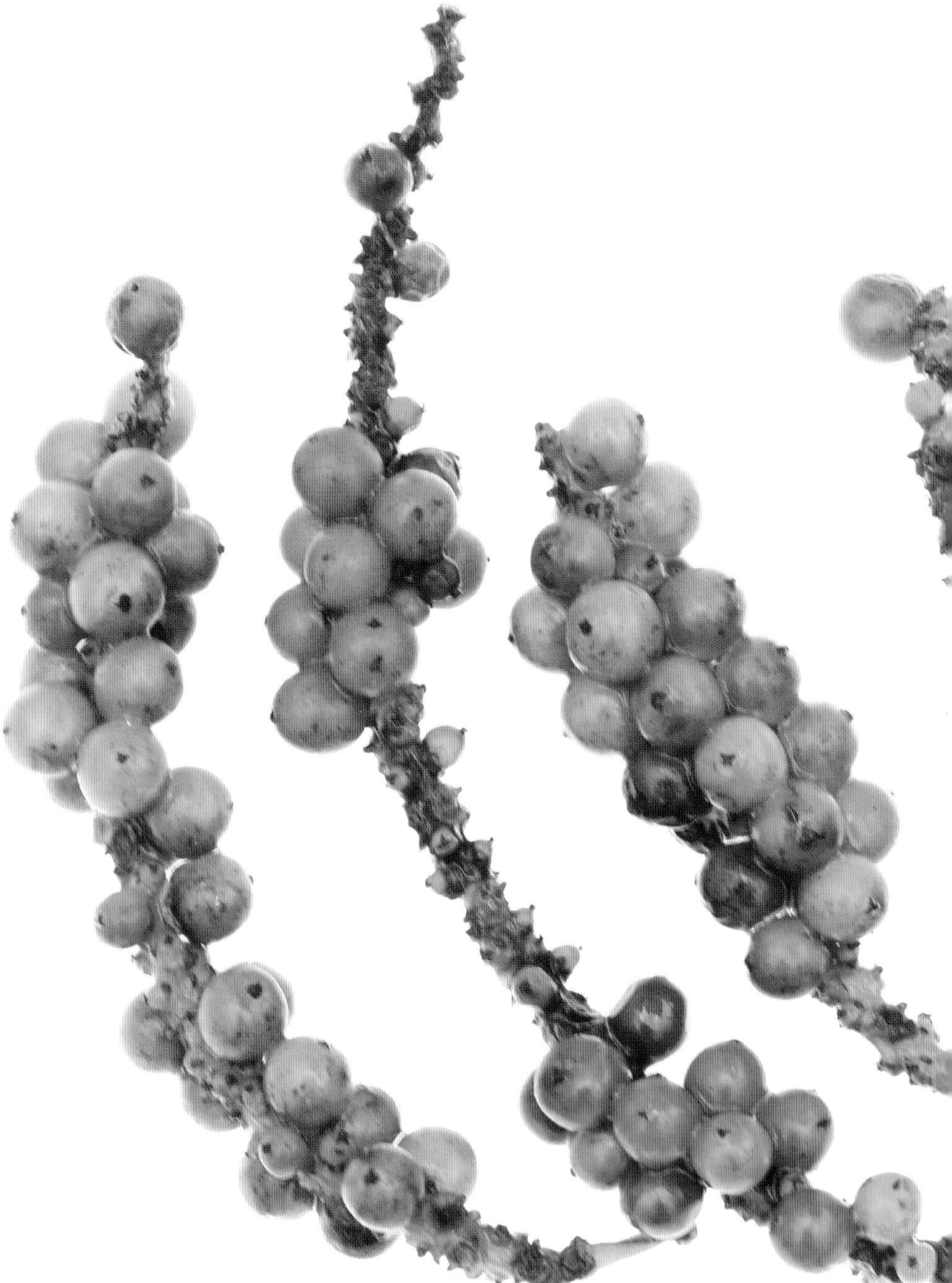

胡椒

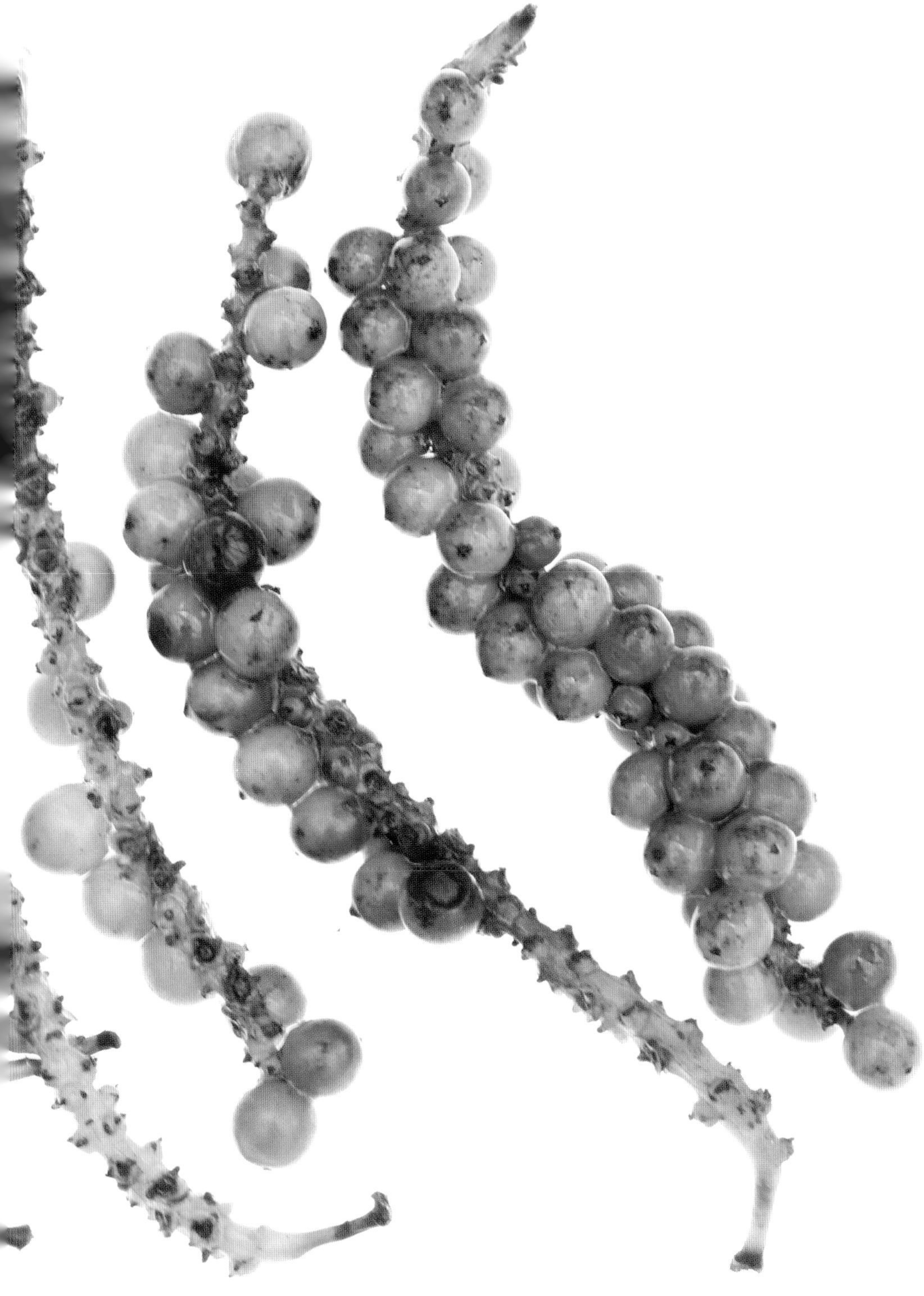

胡椒

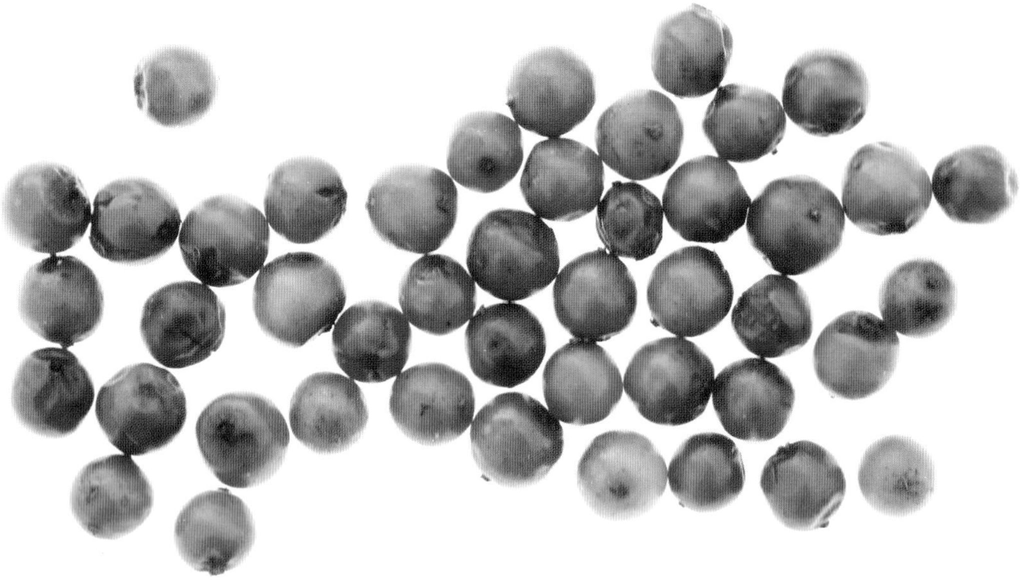

胡椒药材

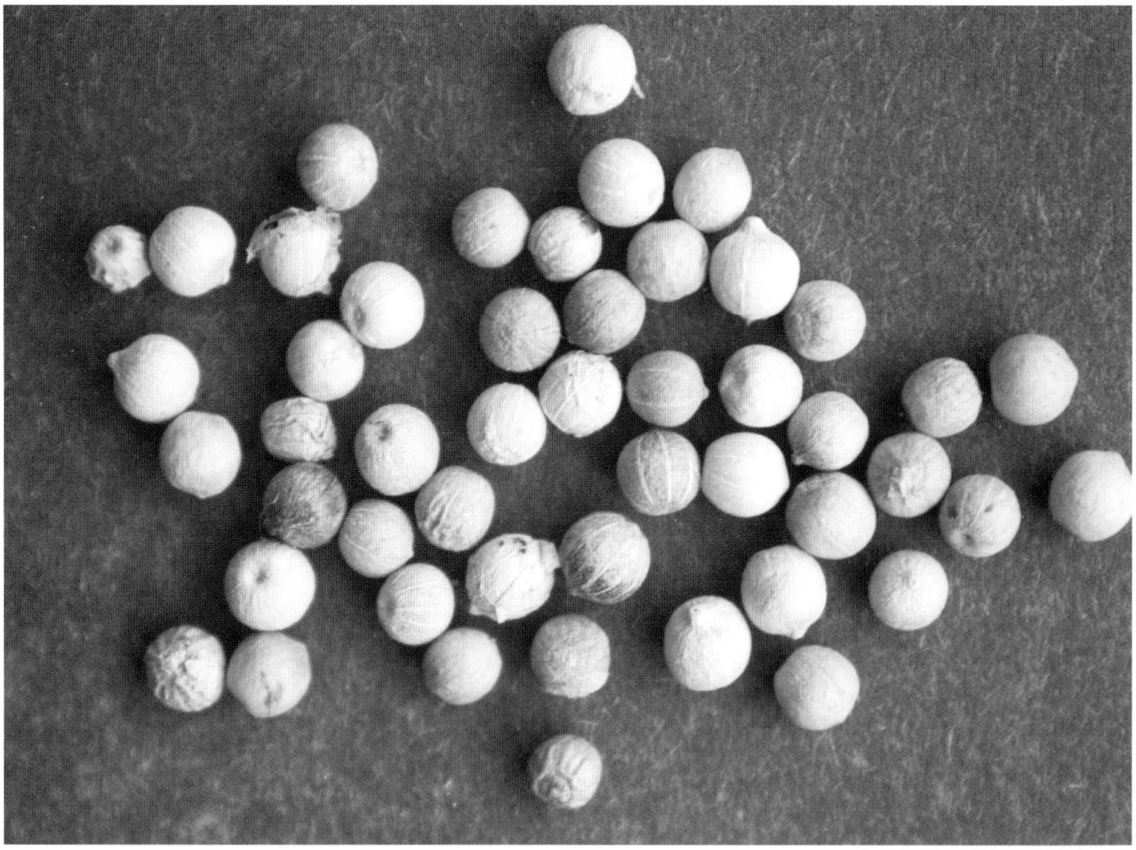

胡椒药材

药材鉴别

本品呈圆球形。表面灰白色，平滑，一端有 1 小突起，另一端有 1 微凹陷的圆脐，表面有浅色脉纹。质硬而脆。破开面微有粉性，黄白色，外皮薄，中间有细小空心。气芳香，味辛辣。

功效主治

温中止痛，下气消痰。本品辛热，温中散寒以止痛，中焦无寒则升降有序而气下痰消，故有此功。

药理作用

本品有抗惊厥、镇静等作用，还可使皮肤血管扩张产生温热感。

用法用量

内服：2 ~ 4 g，煎服；0.5 ~ 1.0 g，研末服。外用：适量。

民族药方

1．婴幼儿腹泻　吴茱萸 6 g，苍术 7 g，白胡椒 2 g，肉桂、枯矾各 3 g。共为细末，分 3 等份，每次取 1 份，以醋适量调匀，置于神厥穴（脐孔），外用麝香止痛膏或胶布固定，每日换药 1 次。

2．子宫脱垂　白胡椒、附片、肉桂、白芍、党参各 20 g。研末加红糖 60 g，和匀分 30 包，每日早、晚各服 1 包（服药前先饮少量酒），15 日为 1 个疗程。

3．小儿消化不良性腹泻　白胡椒、葡萄糖粉各 1 g。研粉混匀，1 岁以下每次服 0.3 ~ 0.5 g，3 岁以上每次服 0.5 ~ 1.5 g，一般不超过 2 g，每日 3 次，连服 1 ~ 3 日为 1 个疗程。

4．慢性气管炎　将白胡椒放入 75% 乙醇溶液中泡 30 分钟，取出切成 2 瓣或 4 瓣，用于穴位埋藏。

5．感冒咳嗽　胡椒 8 粒，暖脐膏 1 张。将胡椒研碎，放在暖脐膏中央，贴于第 2 和第 3 胸椎之间，贴后局部发痒，为药物反应，不要剥去。

使用注意

胃热或胃阴虚者忌用。

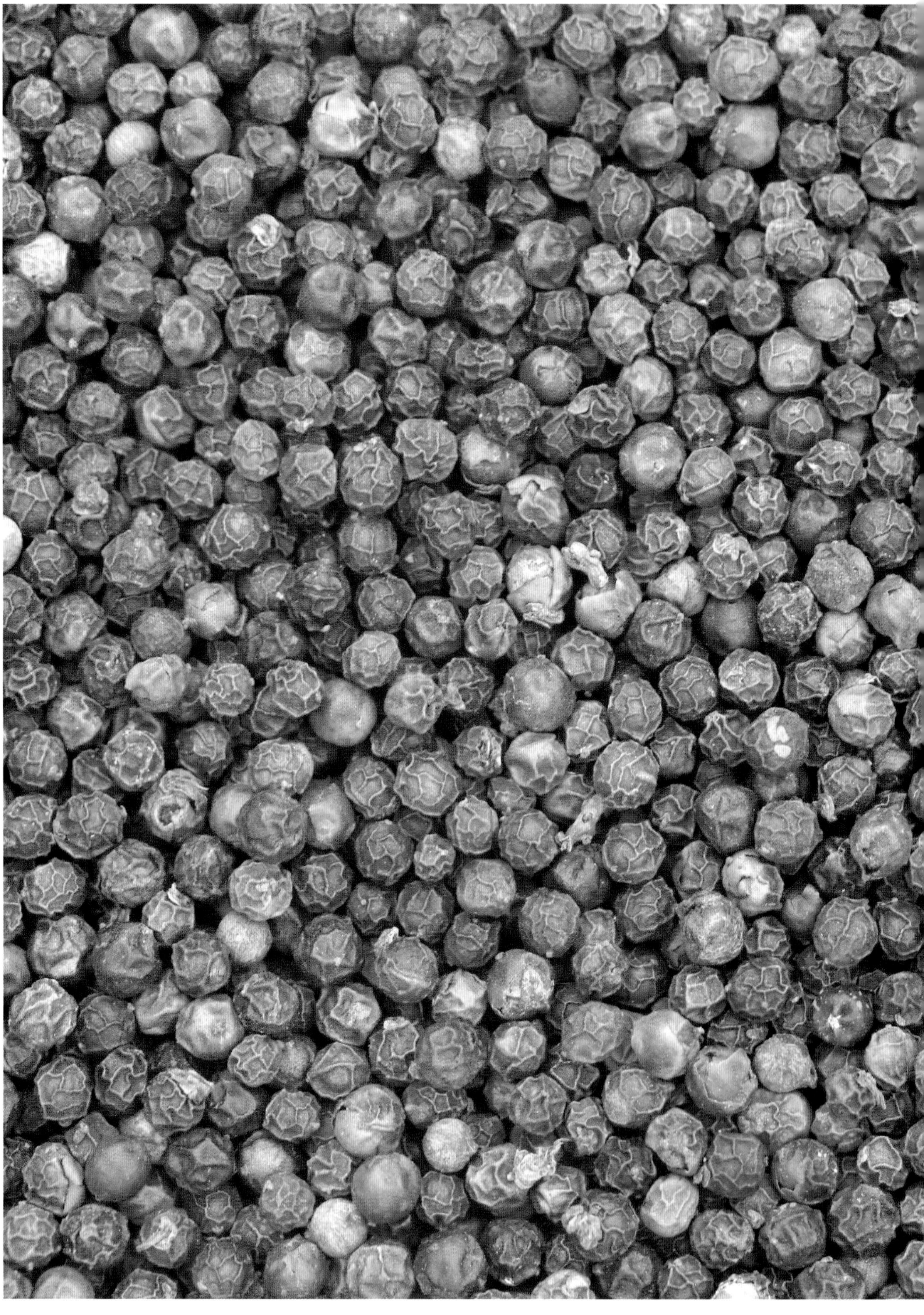

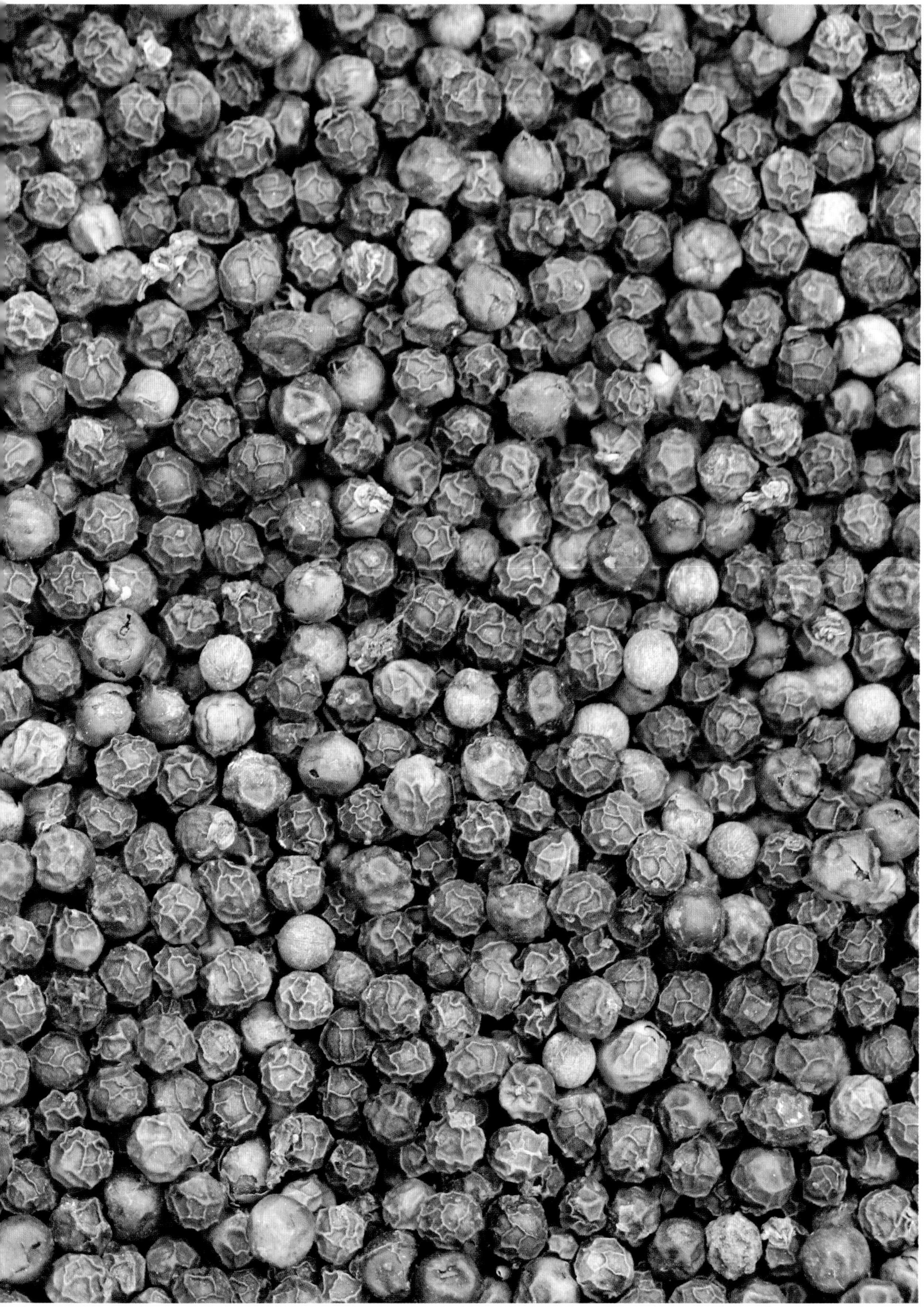

胡椒

胡椒药材

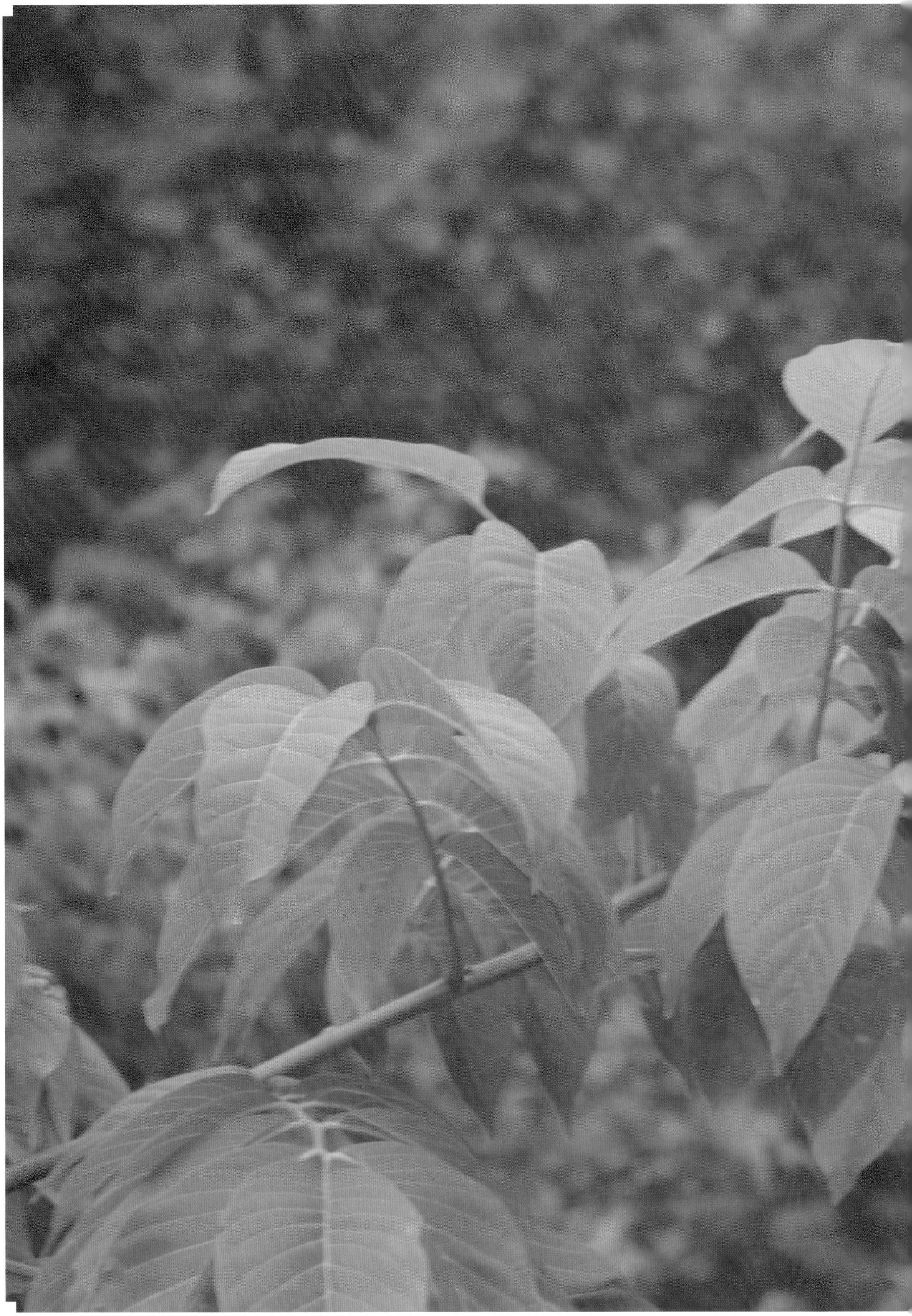

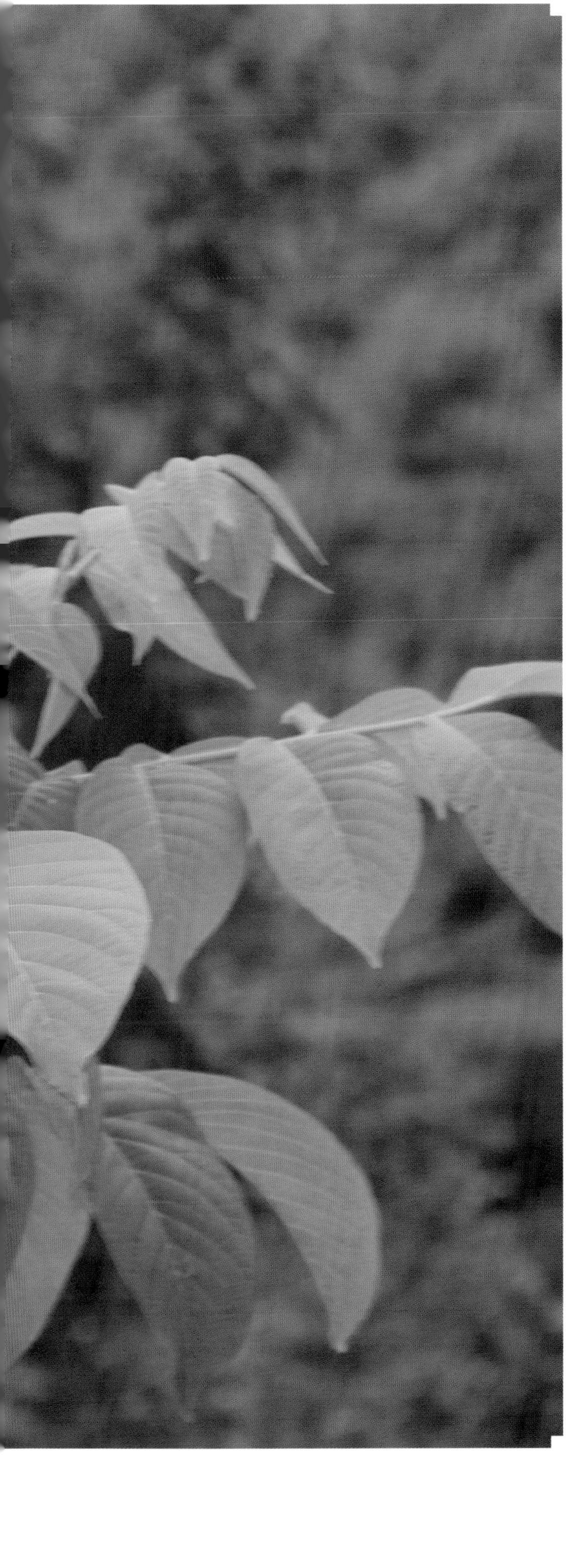

胡桃仁

【维药名】 洋哈克麦核子。

【别　名】 核桃肉、胡桃肉。

【来　源】 本品为胡桃科植物胡桃 *Juglans regia* L. 的干燥成熟种子。

【性味归经】 甘，温。归肾、肺、大肠经。

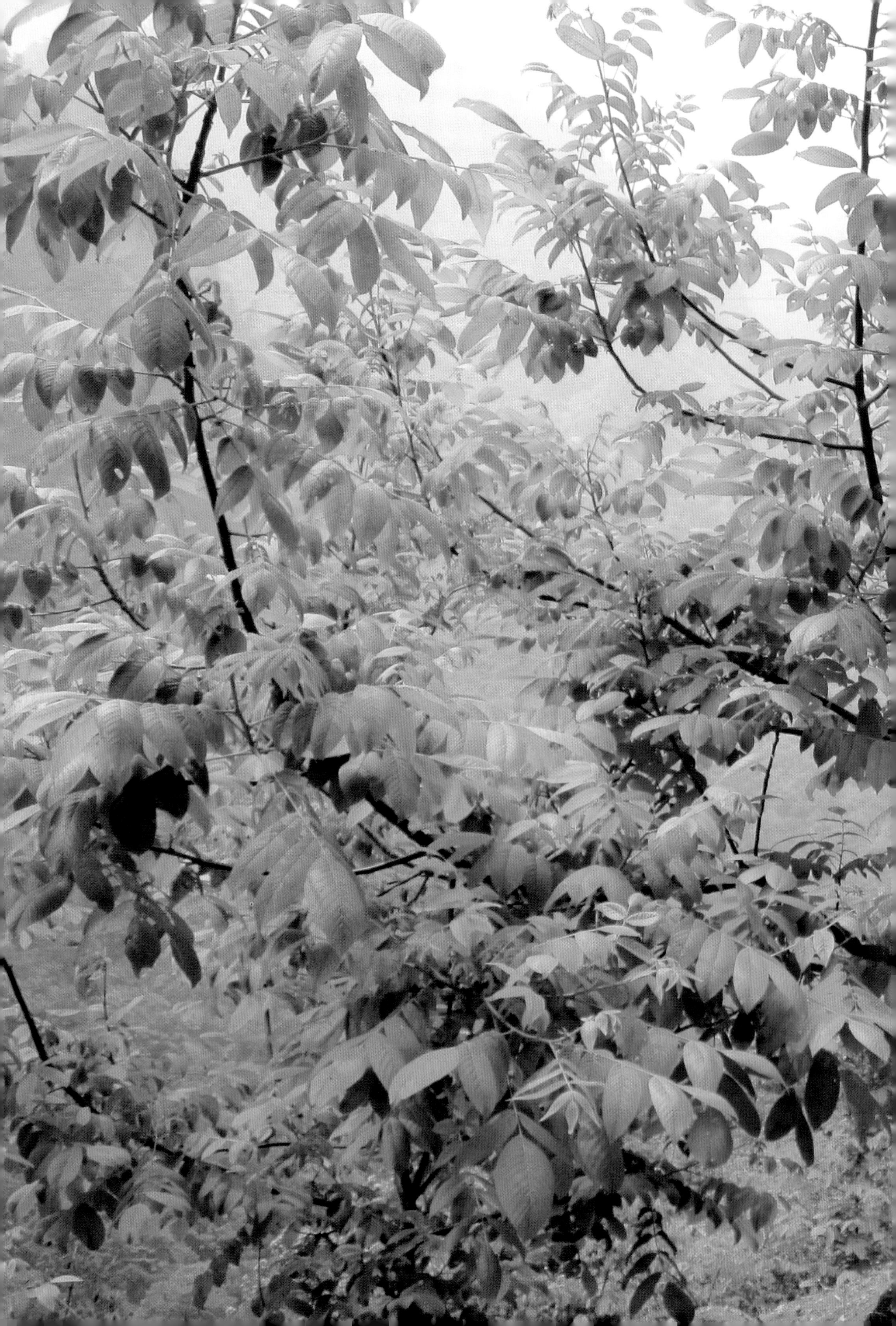

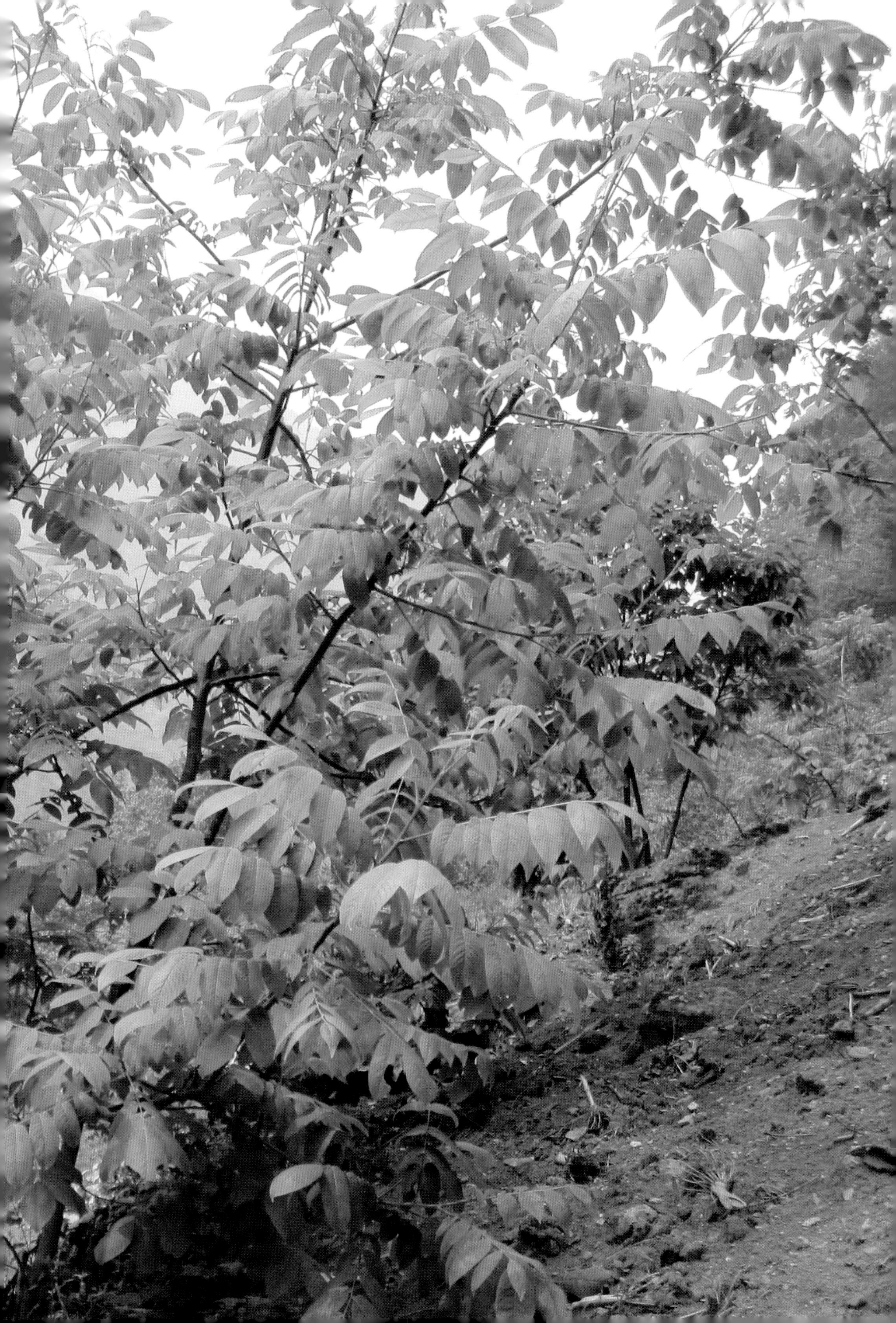

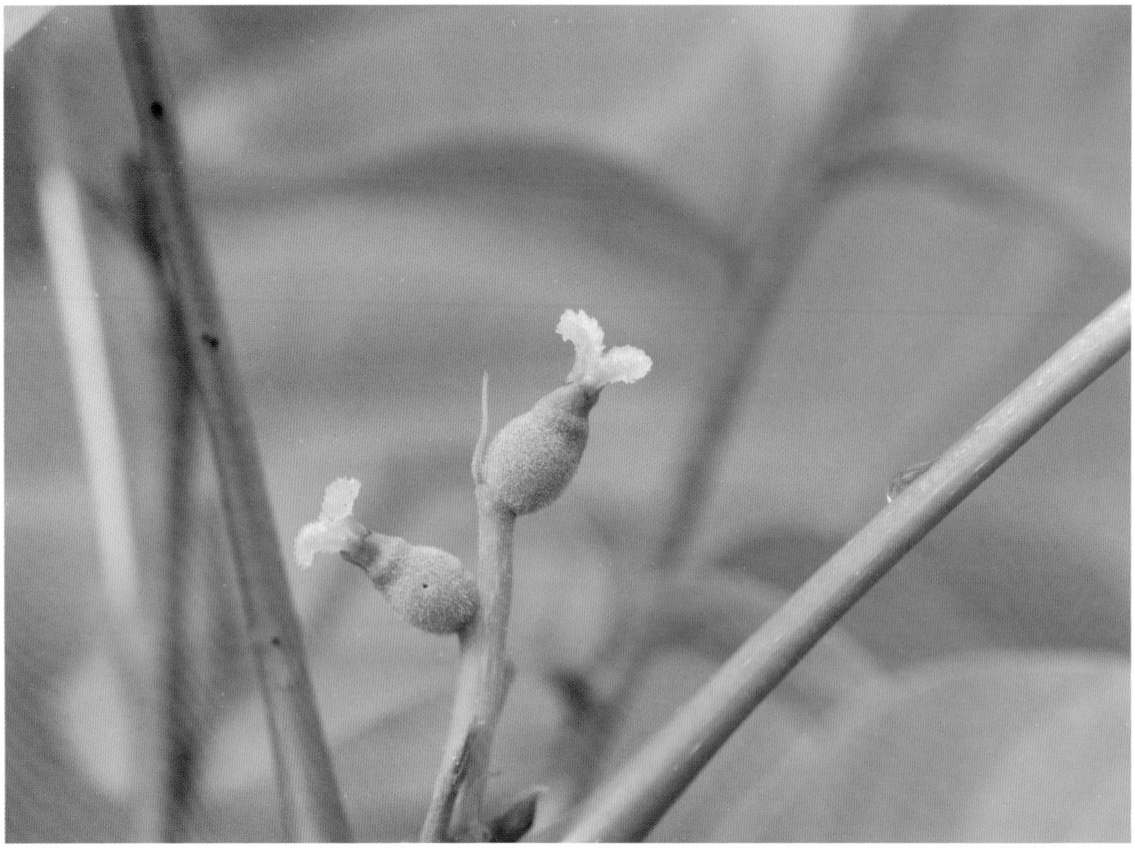

胡桃

识别特征

落叶乔木，高 20 ~ 25 m。树皮灰白色，幼时平滑，老时浅纵裂。小枝被短腺毛，具明显的叶脉和皮孔；冬芽被芽鳞；髓部白色，薄片状。奇数羽状复叶，互生。花单性，雌雄同株，与叶同时开放，雄花序腋生，下垂，花小而密集，雄花有苞片 1，长圆形，小苞片 2，长卵形，花被片 1 ~ 4，均被腺毛，雄蕊 6 ~ 30；雌花序穗状，直立，生于幼枝顶端，通常有雌花 1 ~ 3 朵，总苞片 3 枚，长卵形，贴生于子房，花后随子房增大；花被 4 裂，裂片线形，高出总苞片；子房下位，2 枚心皮组成，花柱短，柱头 2 裂，呈羽毛状，鲜红色。果实近球形，核果状，外果皮绿色，由总苞片及花被发育而成，表面有斑点，中果皮肉质，不规则开裂，内果皮骨质，表面凹凸不平，有 2 条纵棱，先端具短尖头，内果皮壁内具空隙而有皱褶，隔膜较薄，内里无空隙。花期 5—6 月，果期 9—10 月。

生境分布

各地均有栽培。分布于华北、东北、西北地区。

采收加工

9—10 月果实成熟时采收。除去果皮，敲破果核（内果皮），取出种子。

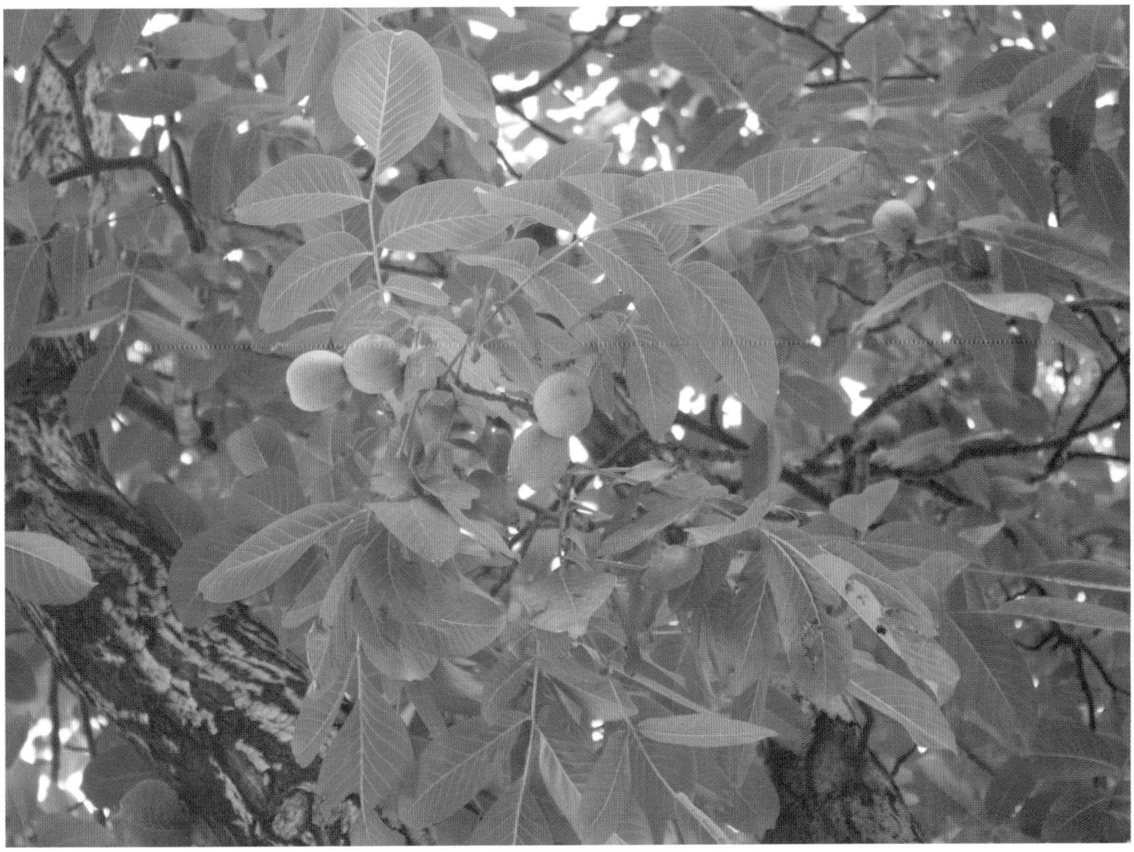

胡桃

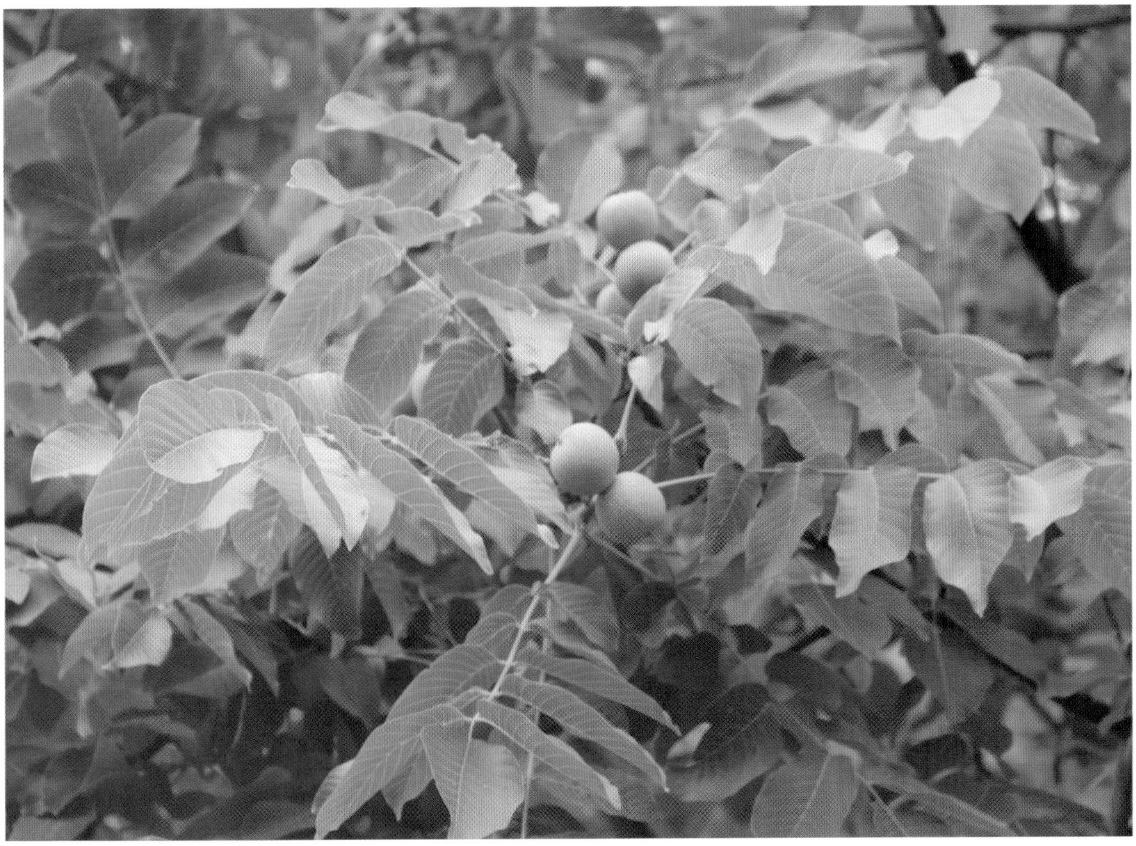

胡桃

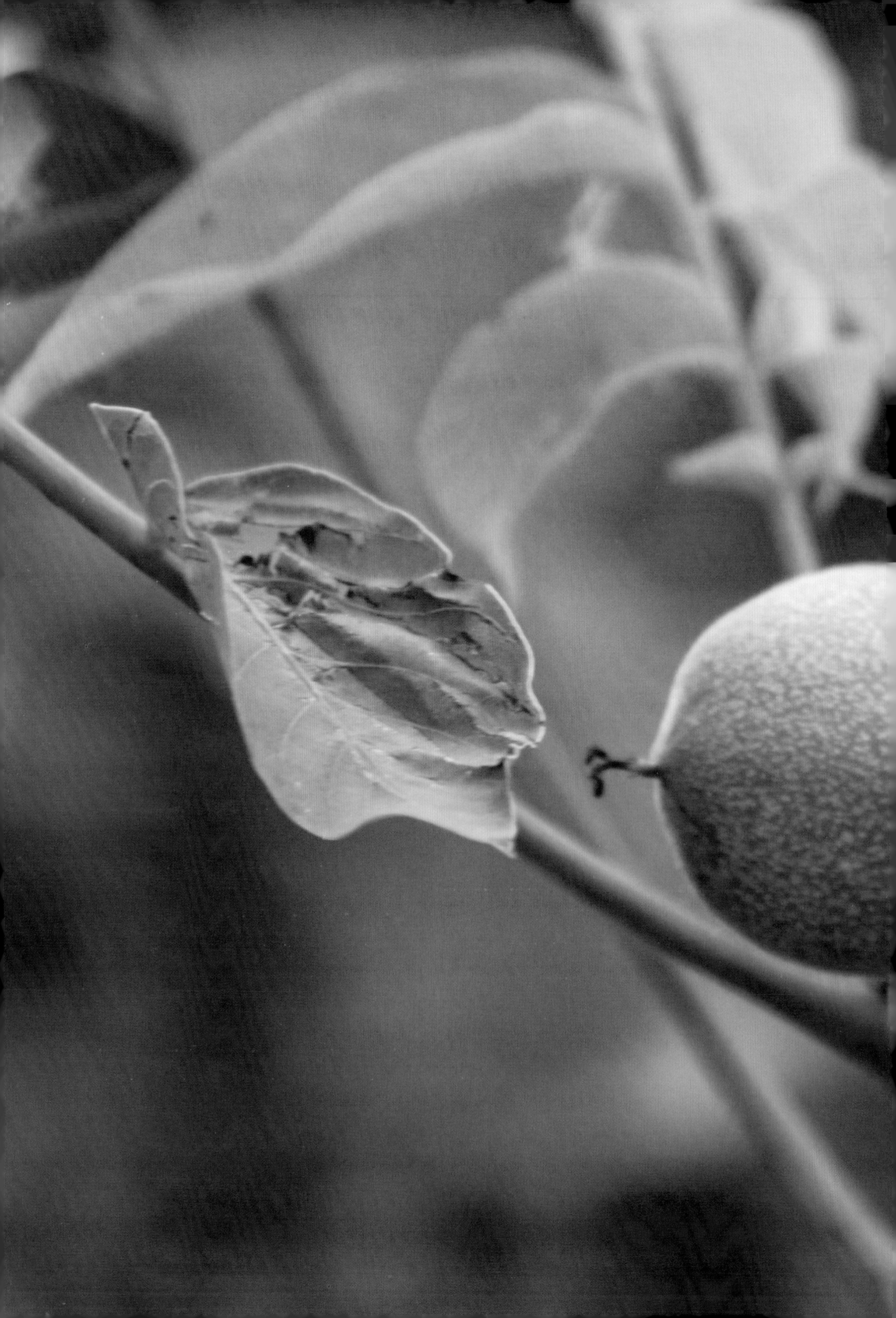

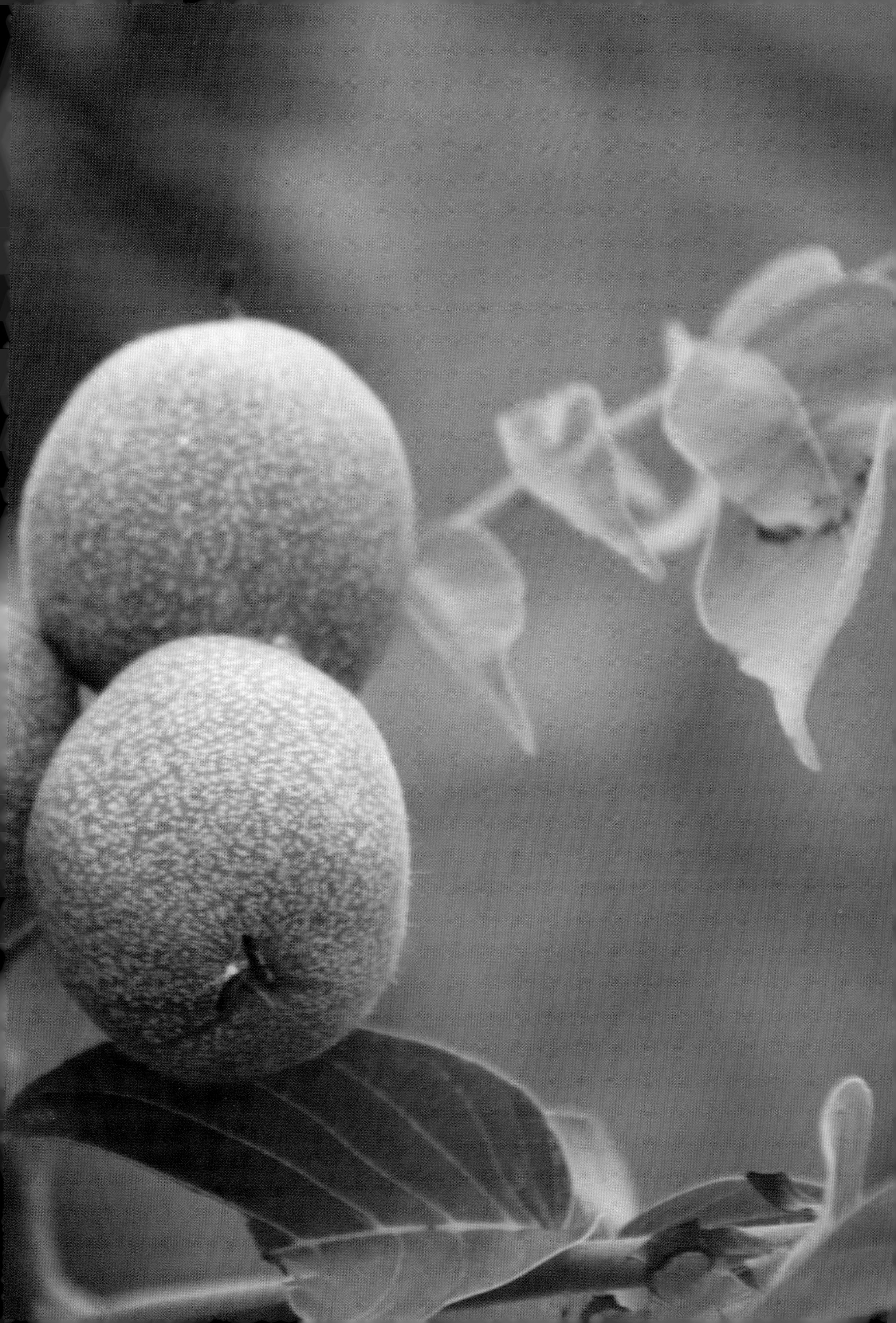

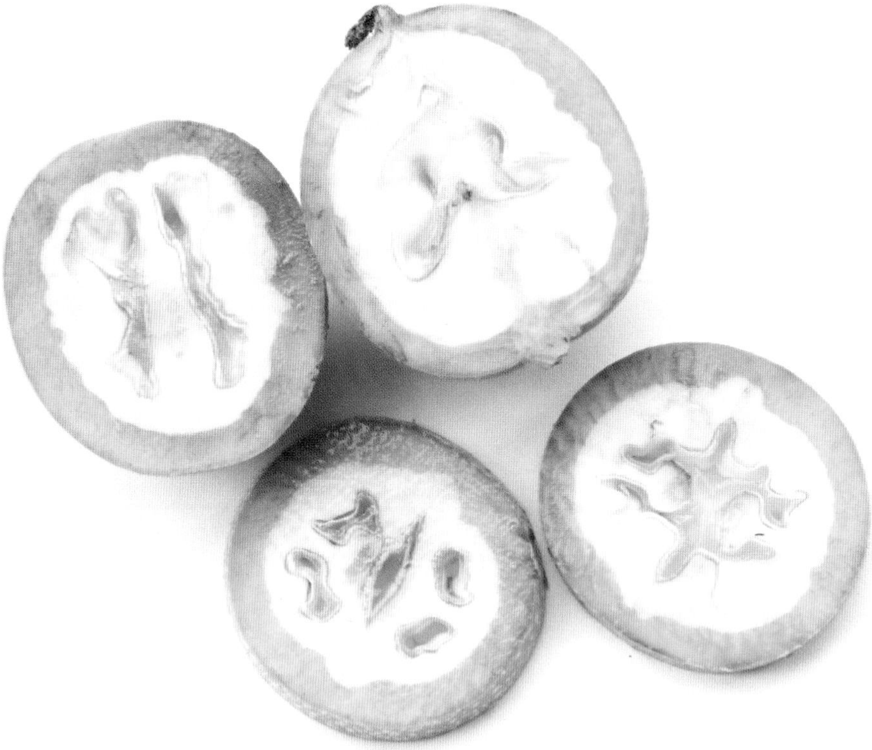

胡桃仁药材

药材鉴别

本品为不规则的碎块。淡黄色或棕黄色。质脆，切面类白色，富油性。无臭，味甘。

功效主治

补肾固精，温肺定喘，润肠通便。主治腰痛脚弱，尿频，遗尿，阳痿，遗精，久咳喘促，肠燥便秘，石淋及疮疡瘰疬。

药理作用

给犬喂食含胡桃油的混合脂肪饮食，可使其体重快速增长，并能使血清白蛋白增加，而血胆固醇升高则较慢。它可能影响胆固醇的体内合成及其氧化、排泄。

用法用量

内服：9 ~ 30 g，入汤、丸、散、膏、粥等。

民族药方

1. 低血压 胡桃仁 20 g，陈皮 15 g，甘草 6 g。水煎取药汁，每日 2 剂，连服 3 日。

2．肾阳虚型骨质疏松症 胡桃仁、蜂蜜各 20 g，牛奶 250 ml。胡桃仁洗净，晒干（或烘干）后研成粗末，备用。牛奶倒入砂锅中，用小火煮沸，调入胡桃仁粉，再煮沸时停火，加入蜂蜜，搅匀即成。早餐时食用。

3．小儿百日咳恢复期 胡桃仁 15 g，党参 9 g。加水煎取药汁，每日 1 剂，分 1 ~ 2 次食用。

4．化脓性中耳炎 胡桃仁 3 个，冰片 3 g。将胡桃仁挤压出油，加入冰片，调匀备用。用时洗净耳内外，拭干耳道，将药油滴于耳内。每日 1 或 2 次，5 ~ 10 日可愈。

5．酒渣鼻 大枫子、木鳖子、樟脑粉、胡桃仁、蓖麻子、水银各等份。共研成细末，以水银调成糊状药膏即成，先清洗鼻患处，然后取三子水银膏薄薄涂上一层，晚上用药，第二日早晨洗去，隔日 1 次，连用 2 周为 1 个疗程。

6．神经衰弱 胡桃仁 12 g，丹参 15 g，佛手片 6 g，白糖 50 g。胡桃仁捣烂，加白糖混合均匀。将丹参、佛手共煎汤，加入胡桃仁白糖泥，沸煮 10 分钟，即成。每日 1 剂，分 2 次服用。

使用注意

肺热咳嗽、阴虚有热者忌服。

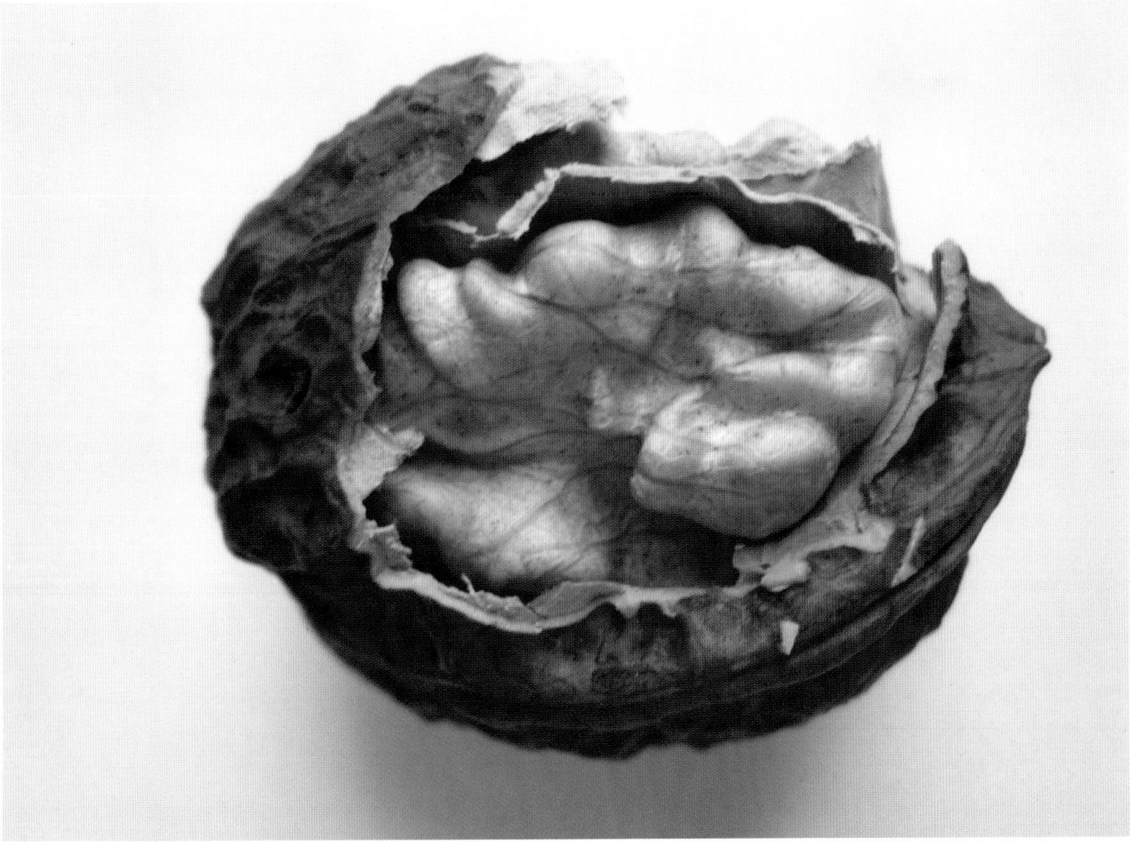

胡桃仁药材

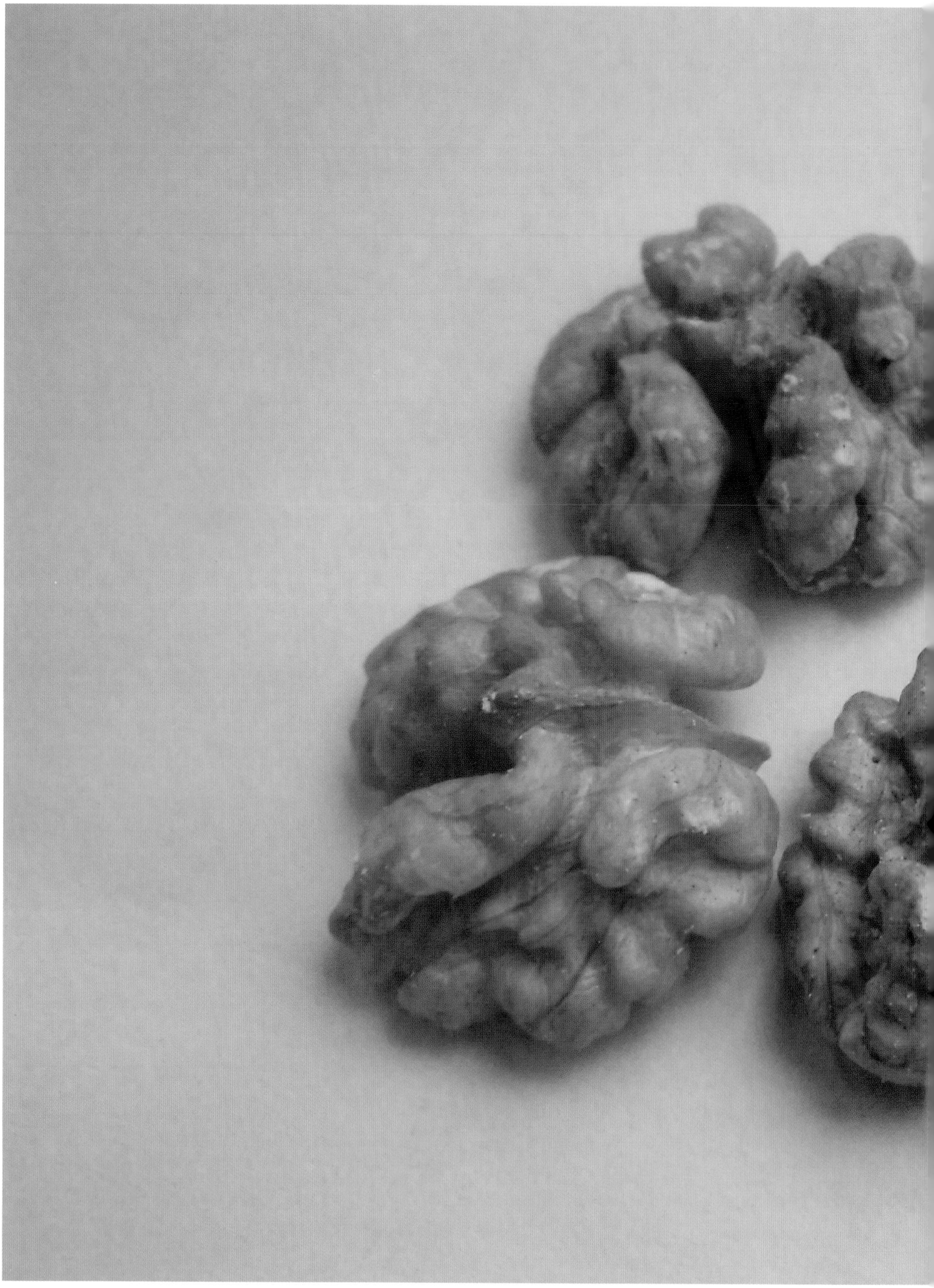

胡桃仁

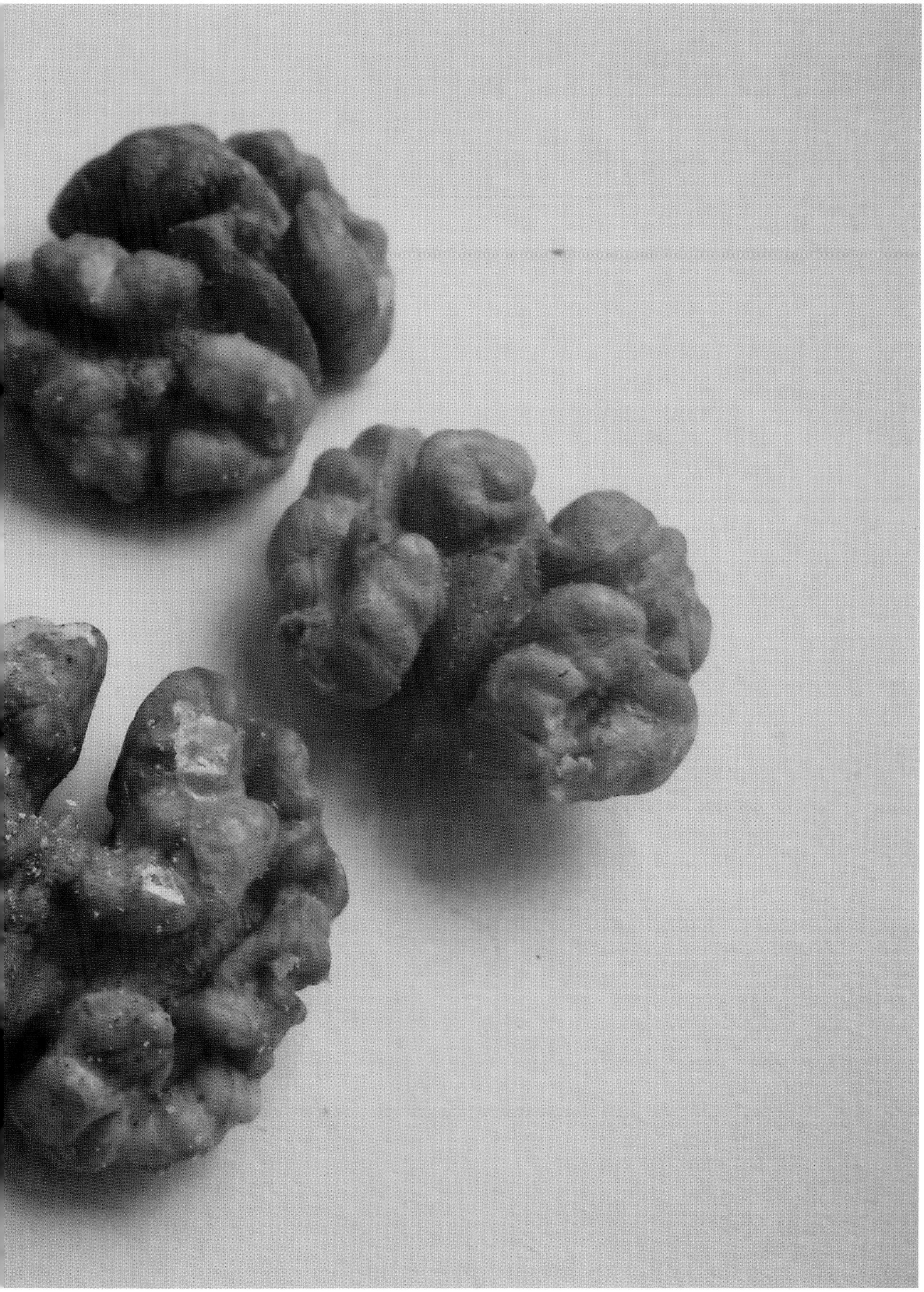

胡桃仁饮片

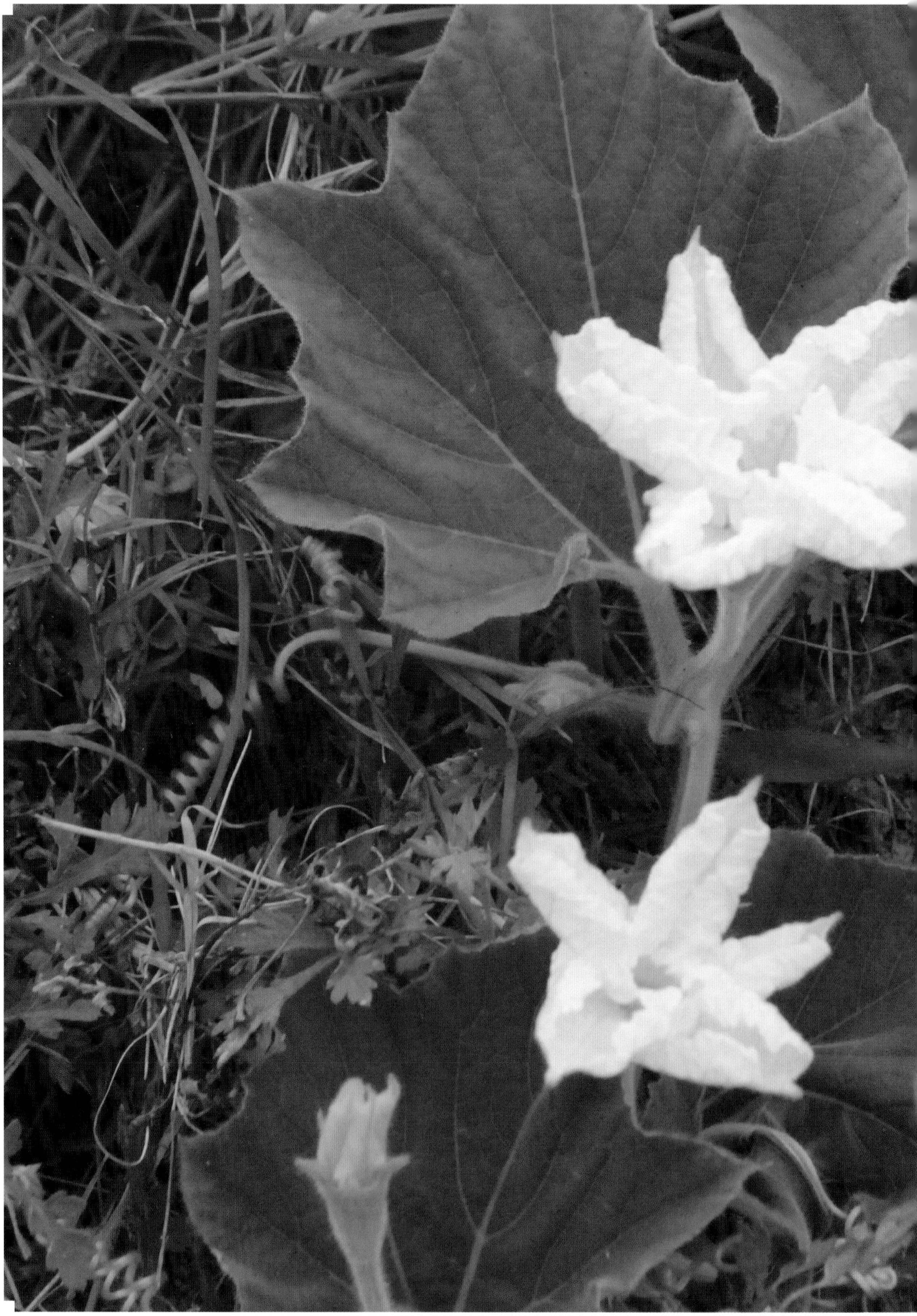

葫芦

【维药名】哈木哈帕克。

【别　名】陈葫芦、葫芦壳、陈壶卢瓢。

【来　源】本品为葫芦科一年生攀缘草本植物葫芦 *Lagenaria sicararia*（Molina）Standl. 的干燥果皮和种子。

【性味归经】甘，平。归肺、小肠经。

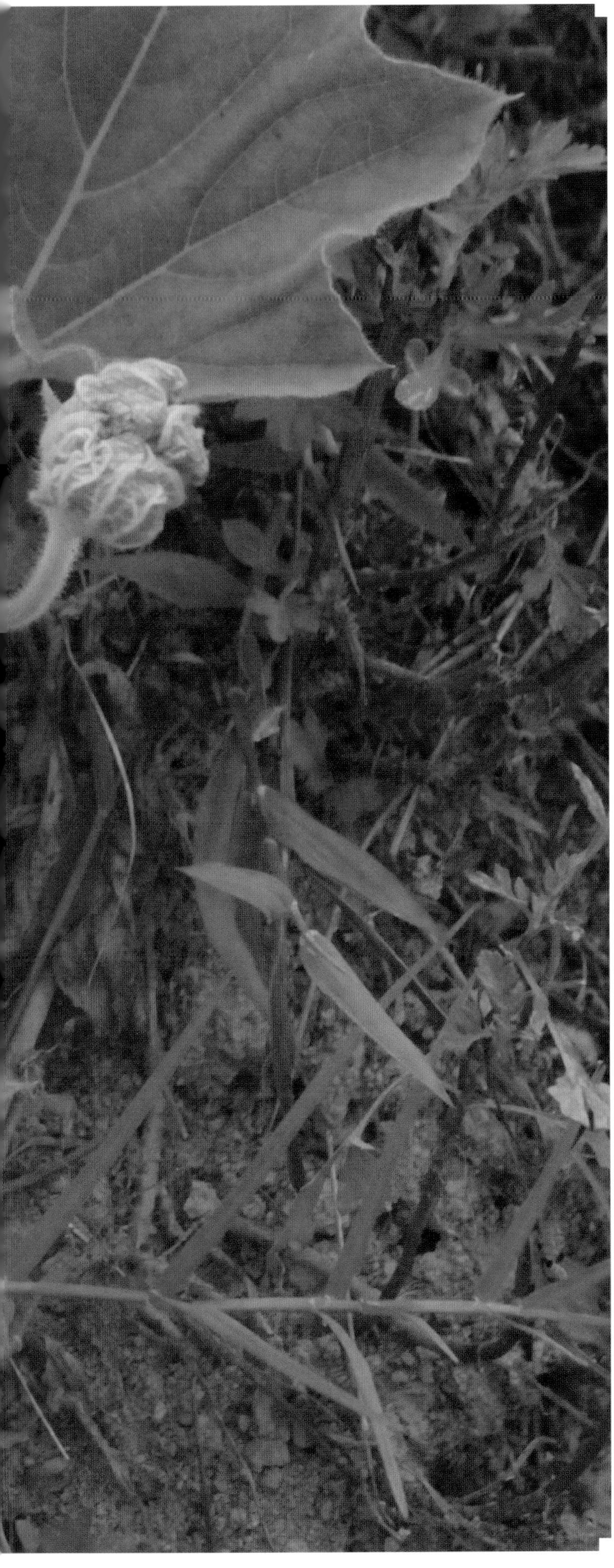

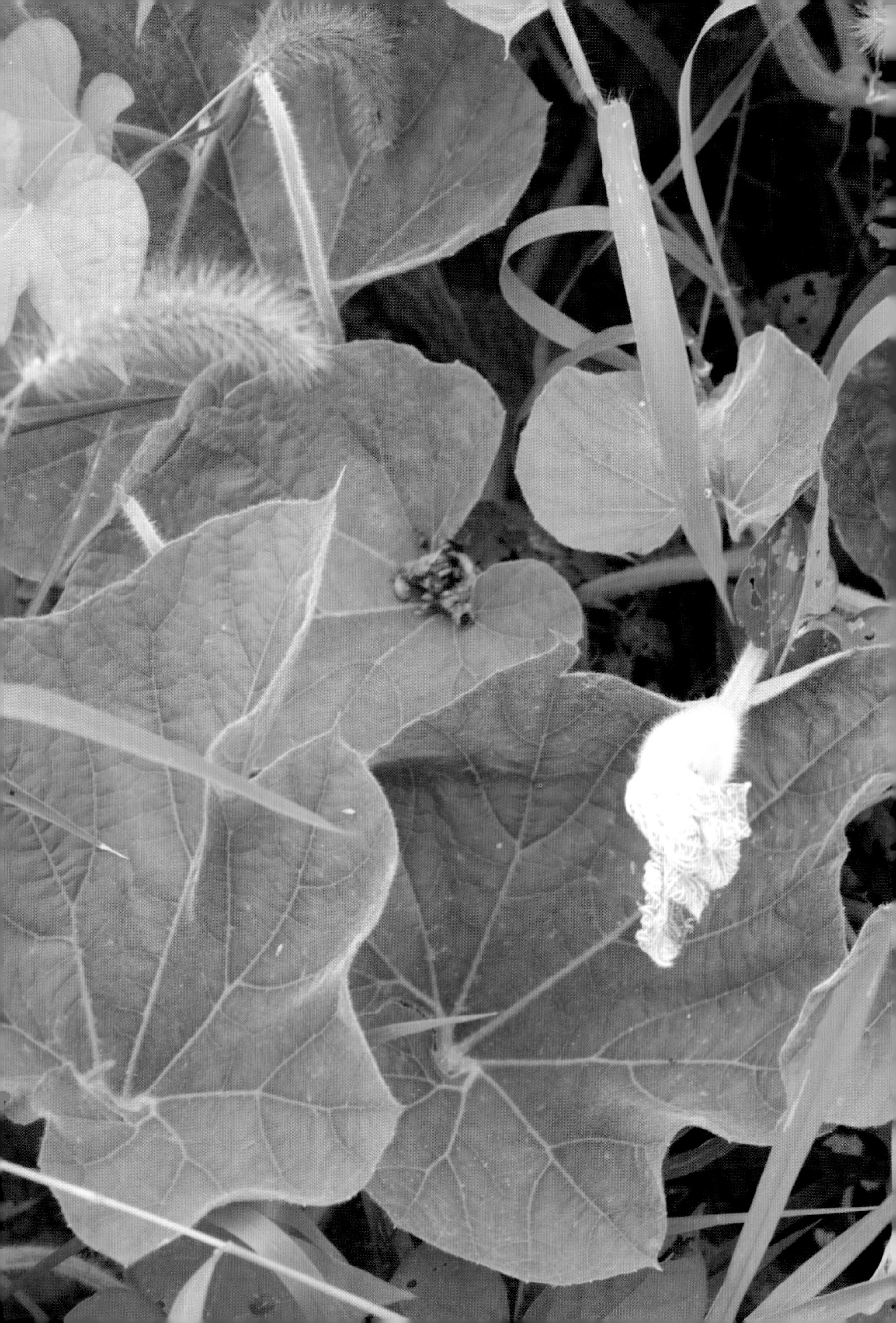

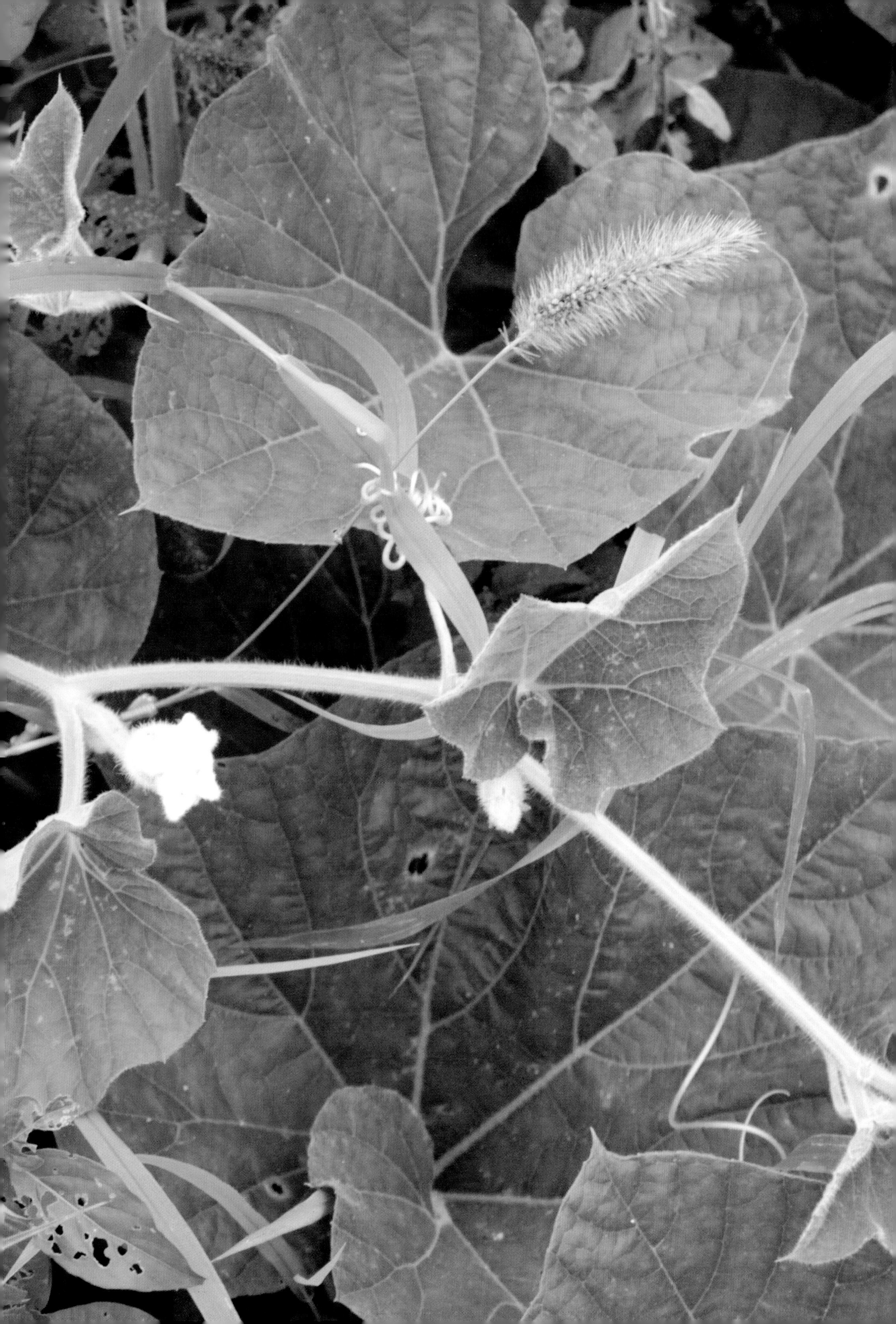

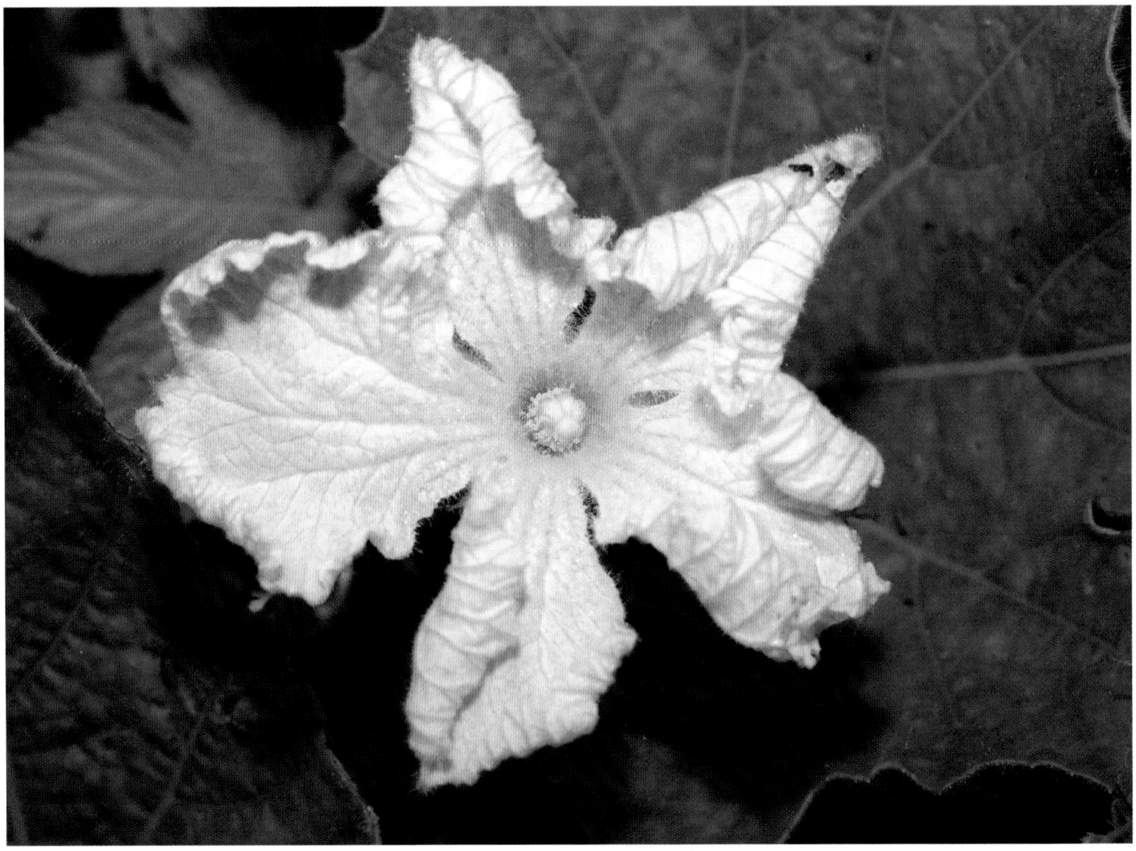

葫芦花

识别特征

一年生攀缘草本，有软毛；卷须2裂。叶片心状卵形至肾状卵形，长10～40 cm，宽与长近相等，稍有角裂或3浅裂，顶端尖锐，边缘有腺点，基部心形；叶柄长5～30 cm，顶端有2腺点。花生于叶腋，雄花的花梗较叶柄长，雌花的花梗与叶柄等长或稍短；花萼长2～3 cm，落齿锥形；花冠白色，裂片广卵形或倒卵形，长3～4 cm，宽2～3 cm，边缘皱曲，顶端稍凹陷或有细尖，有5脉；子房椭圆形，有绒毛。果实光滑，初绿色，后变白色或黄色，中间缢细，下部大于上部；种子白色，倒卵状椭圆形，顶端平截或有2角。花期6—7月，果期7—8月。

生境分布

全国大部分地区均有栽培。

采收加工

秋末或冬初，采取老熟果实，打碎，除去果瓤及种子，晒干。

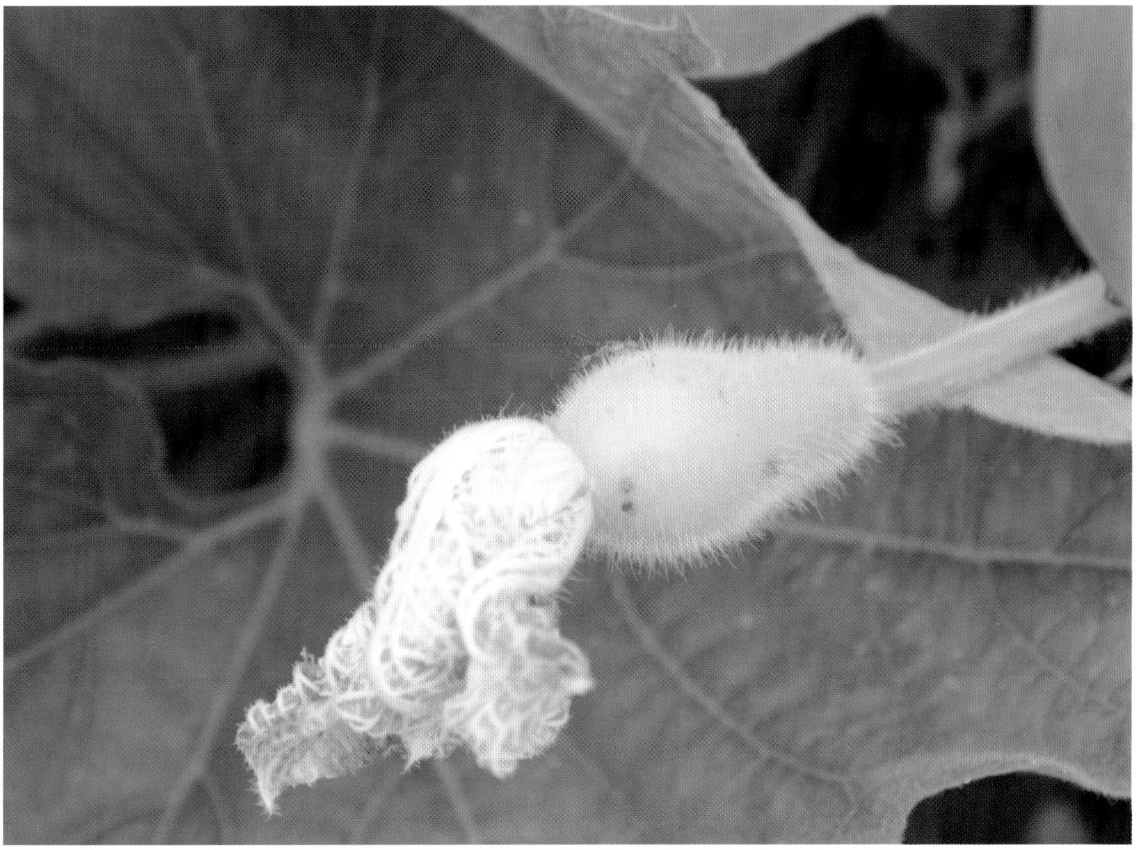

葫芦

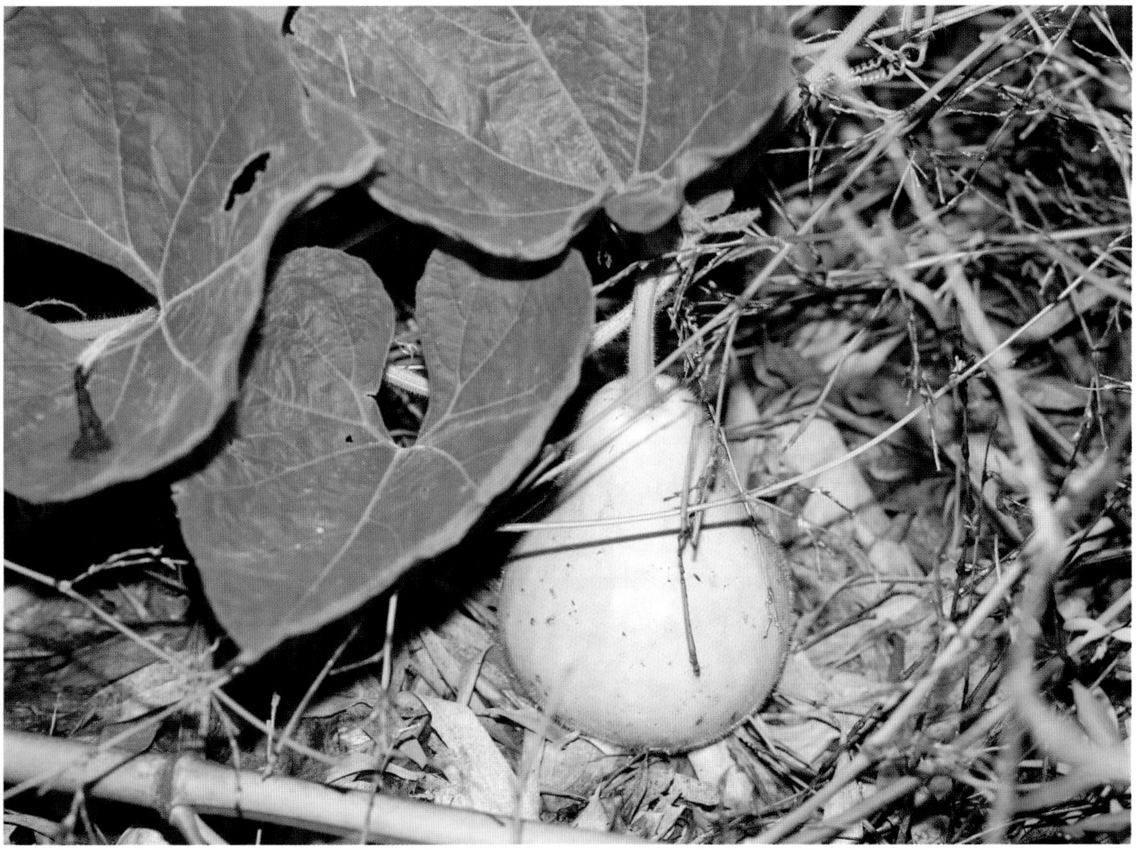

葫芦

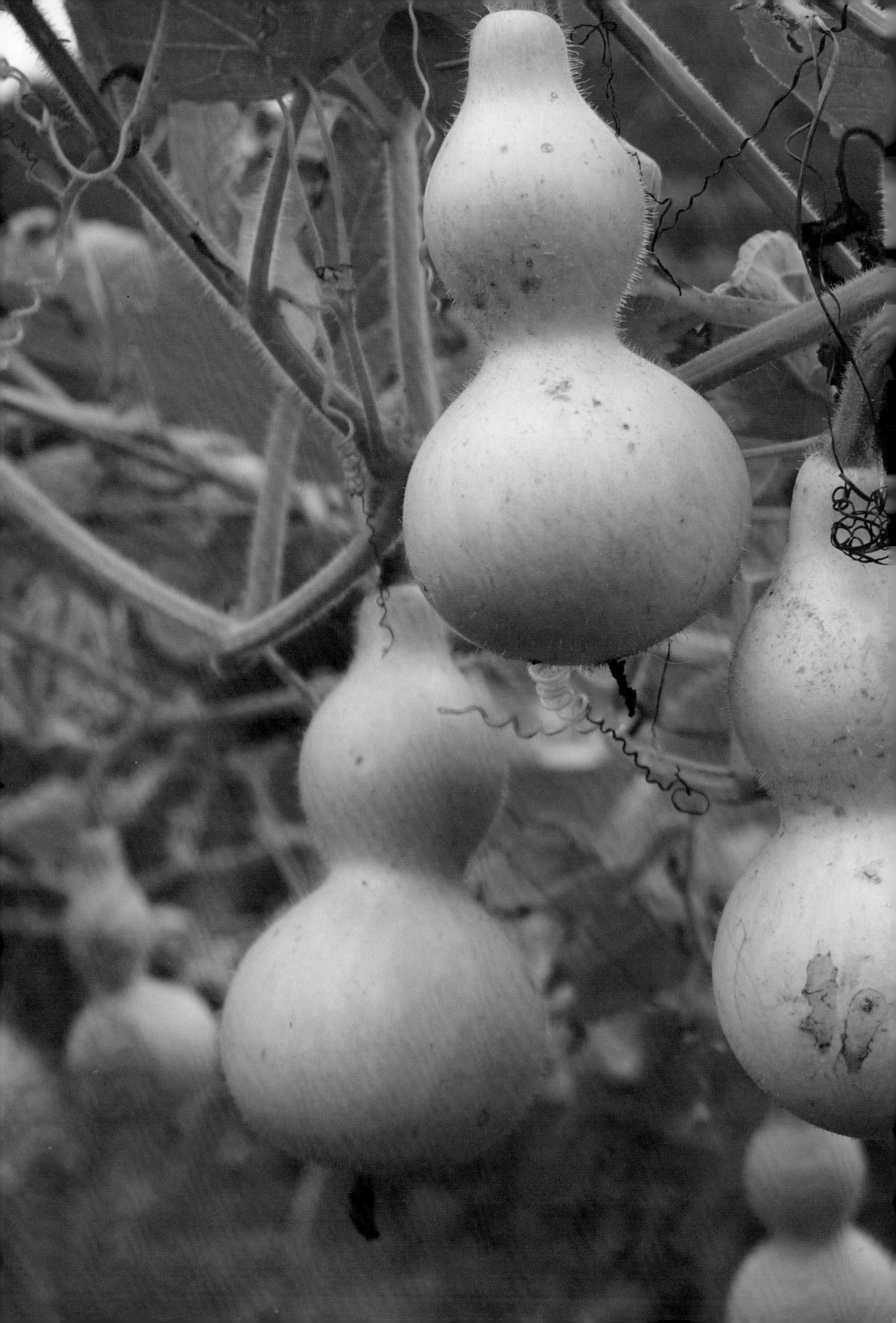

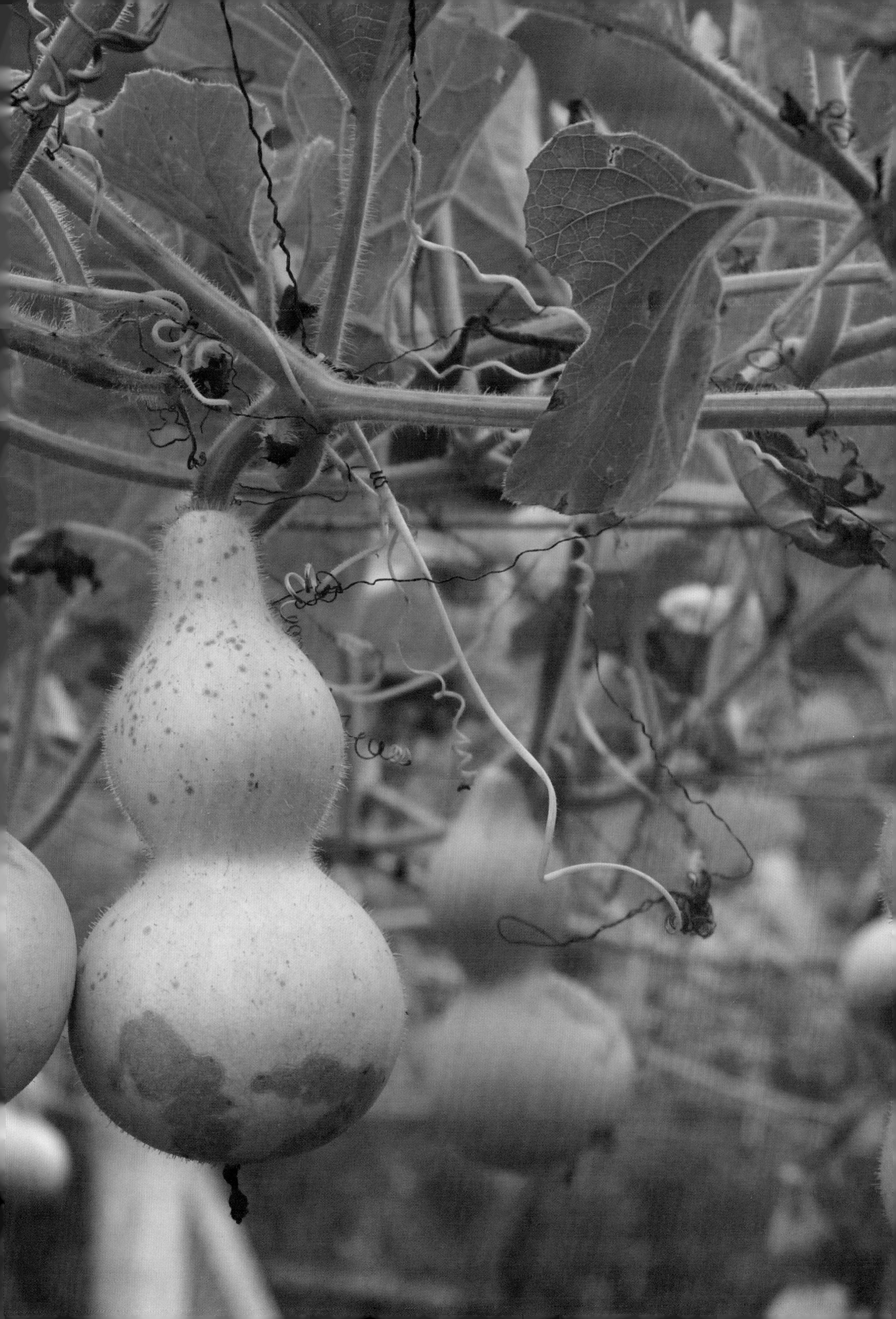

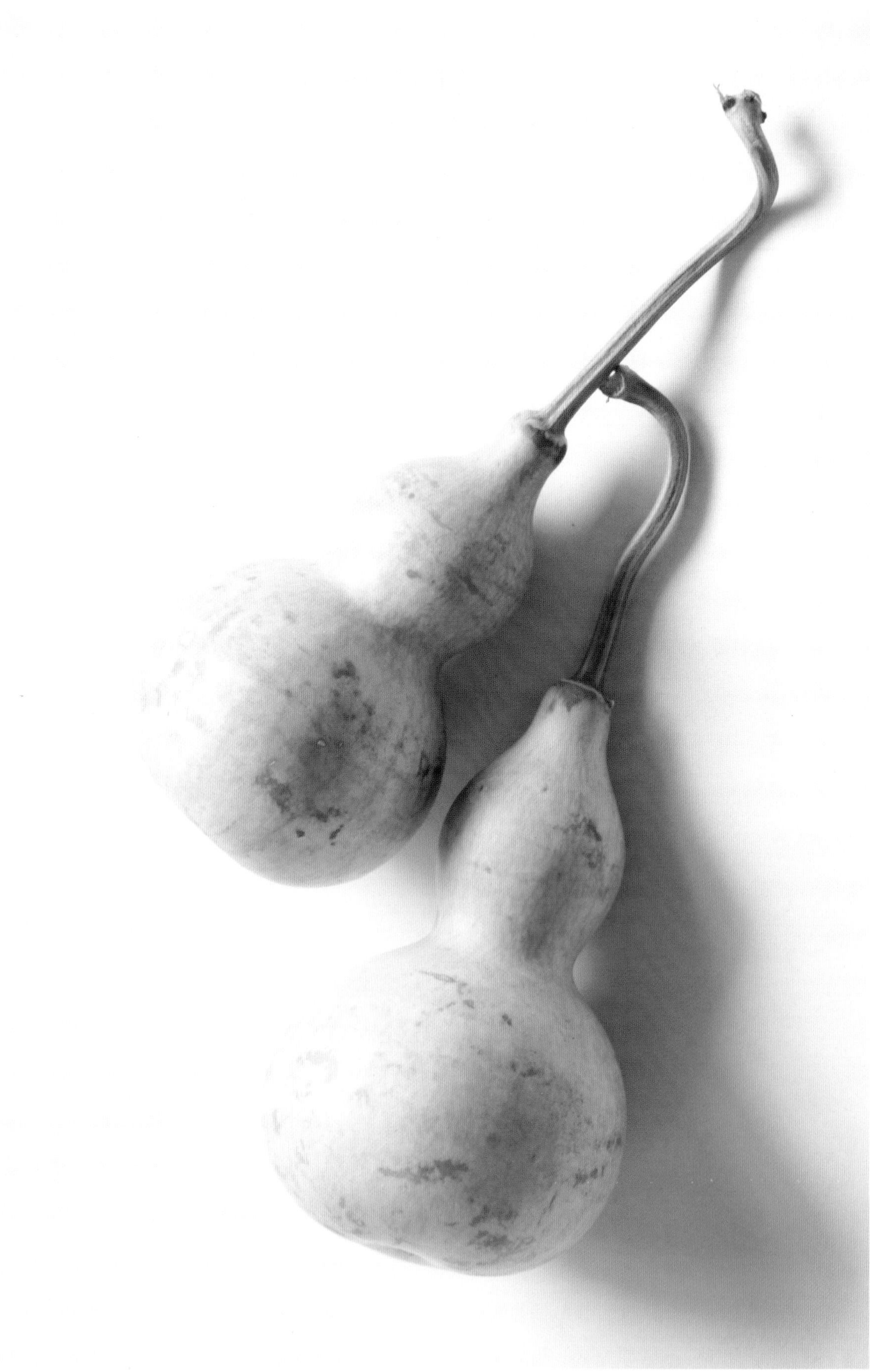

葫芦药材

药材鉴别

本品呈瓢状，多碎成块片。外表面黄棕色，较光滑。内表面黄白色或灰黄色，松软。体轻，质硬，断面黄白色。气微，味淡。

功效主治

利尿，消肿，散结。主治水肿，腹水，颈淋巴结结核。

药理作用

本品其煎剂内服，有显著利尿作用。

用法用量

内服：15 ~ 30 g，煎服。

民族药方

1．肾炎，心脏病水肿，脚气水肿 葫芦 15 g，粳米 100 g，冰糖 20 g。将葫芦磨成细粉待用，将粳米、冰糖加水放入砂锅内，煮至米开时，加入葫芦粉，再煮片刻，至粥稠即可。

2．重症水肿，腹水 葫芦 15 ~ 30 g。水煎服，每日 3 次。

使用注意

中寒者忌服。

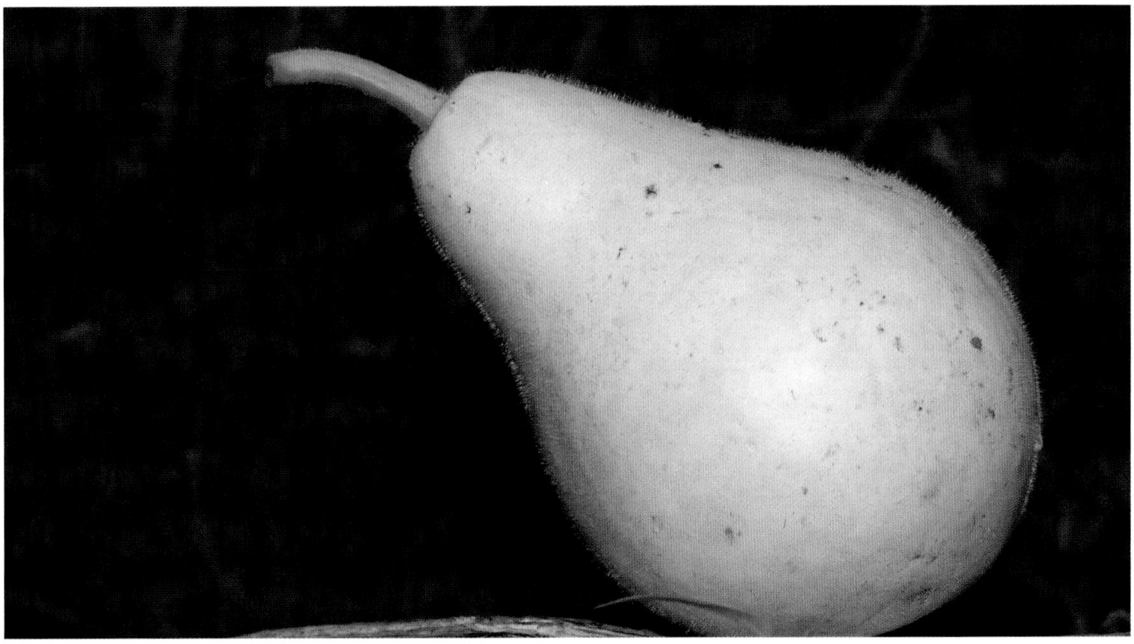

葫芦壳药材

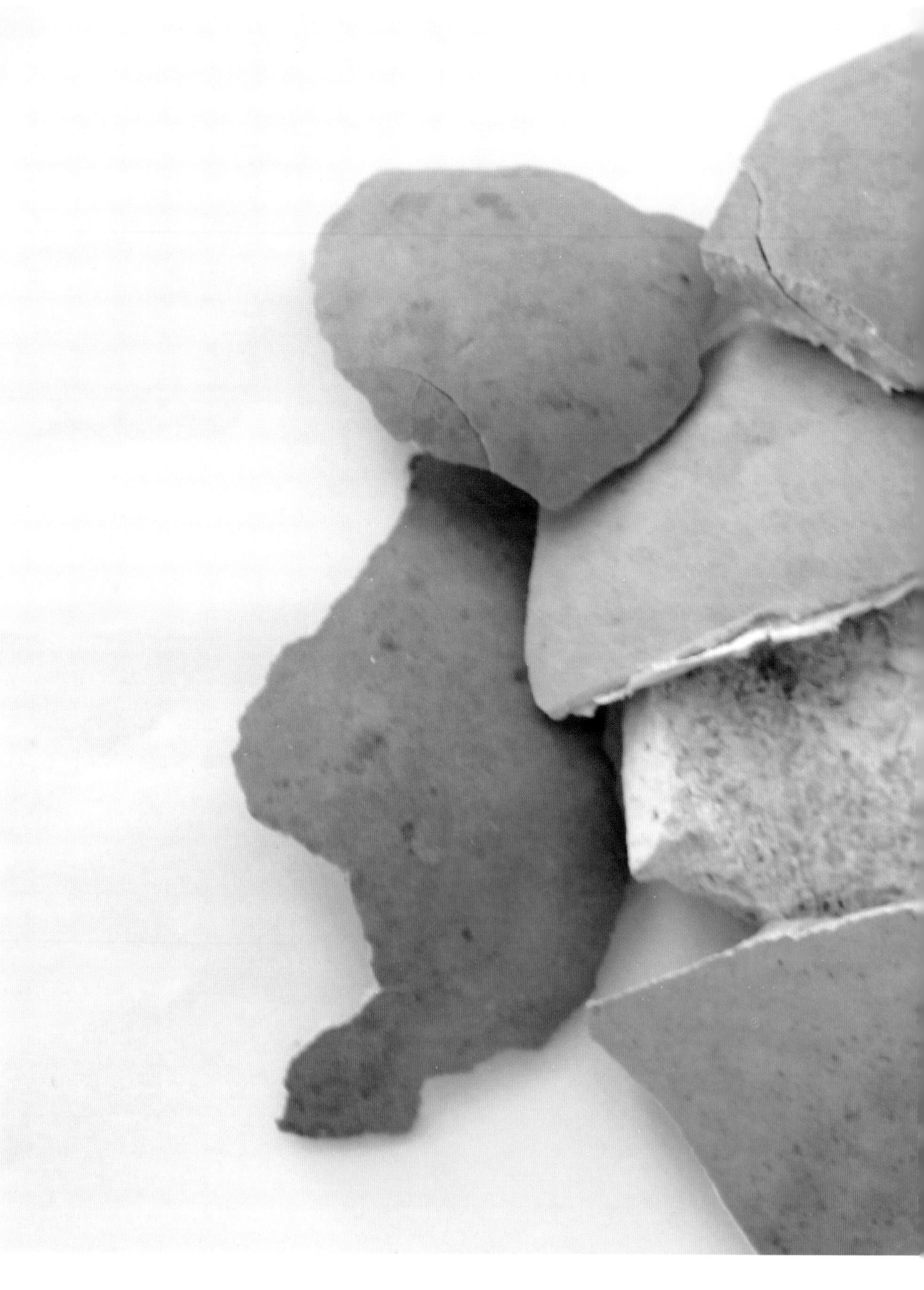

葫芦

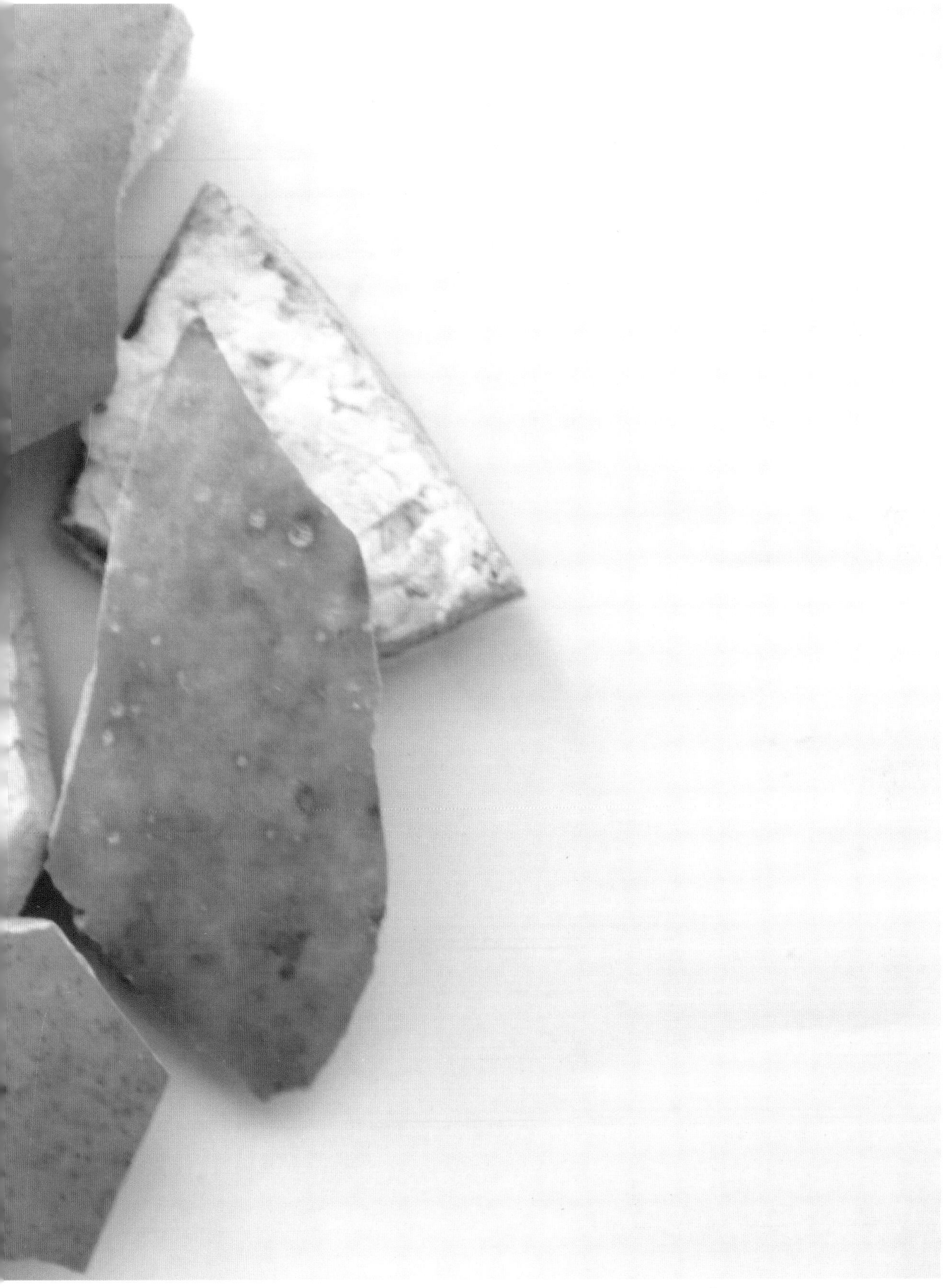

葫芦饮片

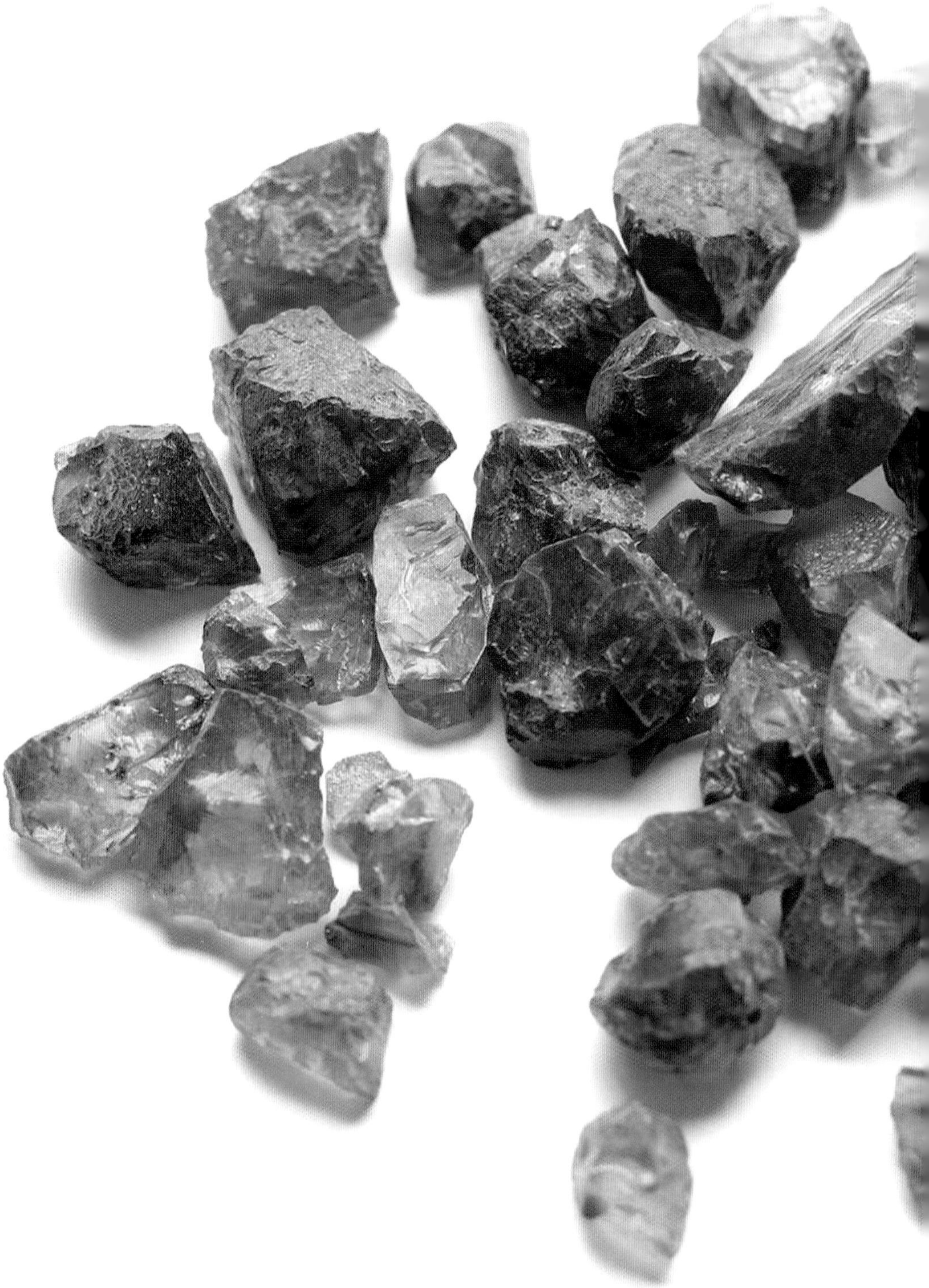

琥珀

【维药名】开合日巴。

【别　名】血琥珀、老琥珀、琥珀屑。

【来　源】本品为古代松科植物的树脂埋藏地下经年久转化而成的化石样物质。

【性味归经】甘，平。归心、肝、膀胱经。

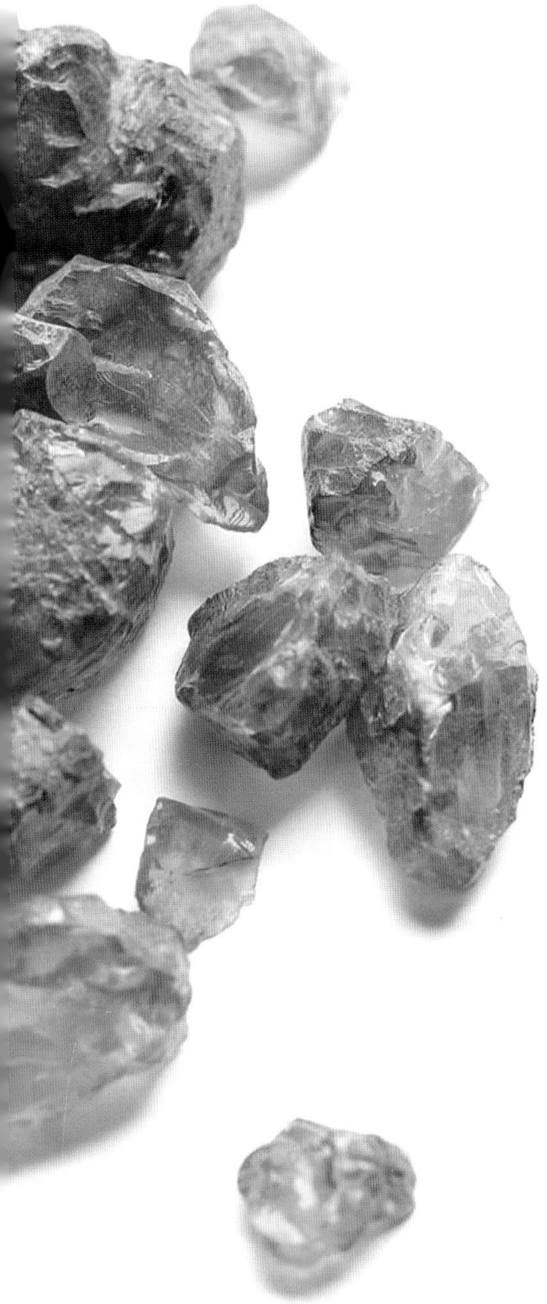

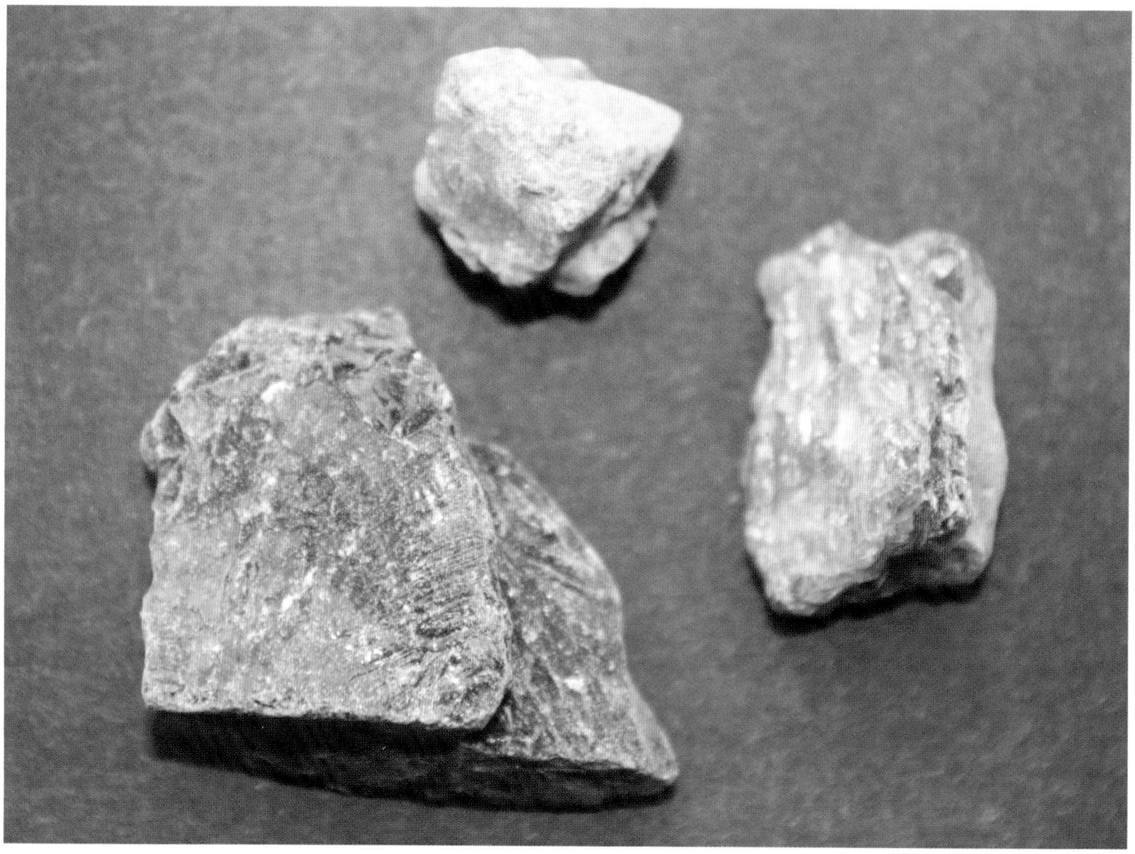

琥珀

识别特征

本品多呈不规则的粒状、块状、钟乳状及散粒状。有时内部包含着植物或昆虫的化石。颜色为黄色、棕黄色或红黄色，条痕白色或淡黄色。具松脂光泽，透明至不透明。断口贝壳状极为显著。硬度 2.0 ~ 2.5。比重 1.05 ~ 1.09。性极脆，摩擦带电。

生境分布

生长于黏土层、沙层、煤层及沉积岩内。分布于云南、广西、辽宁、河南、福建等省区。

采收加工

全年可采，从地下或煤层挖出后，除去沙石、泥土等杂质，研粉用。分布于煤中者，称“煤珀”。

药材鉴别

本品为不规则的块状。表面血红色或黄棕色。不平坦，有光泽，质松脆，捻之易成粉末。

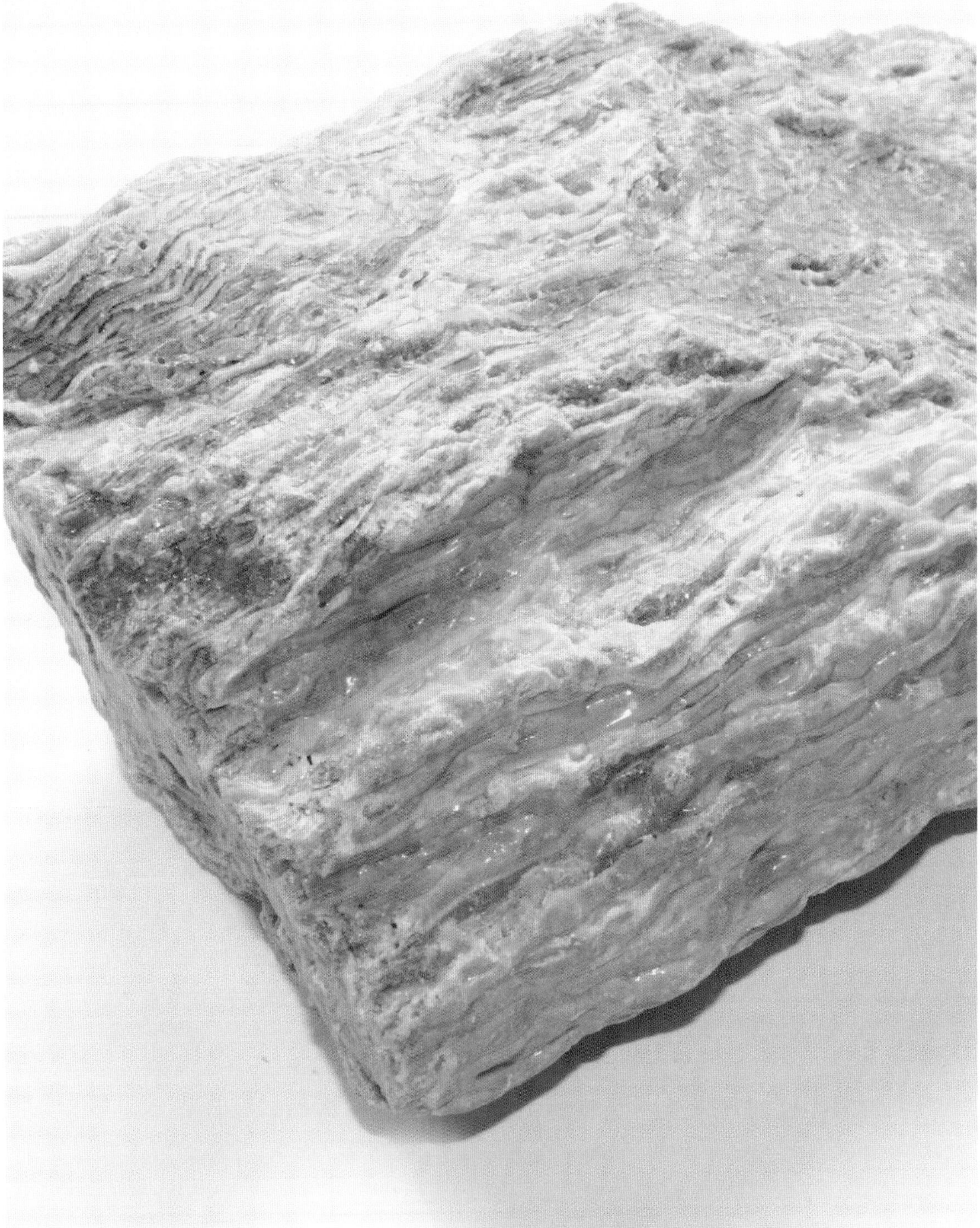

琥珀药材

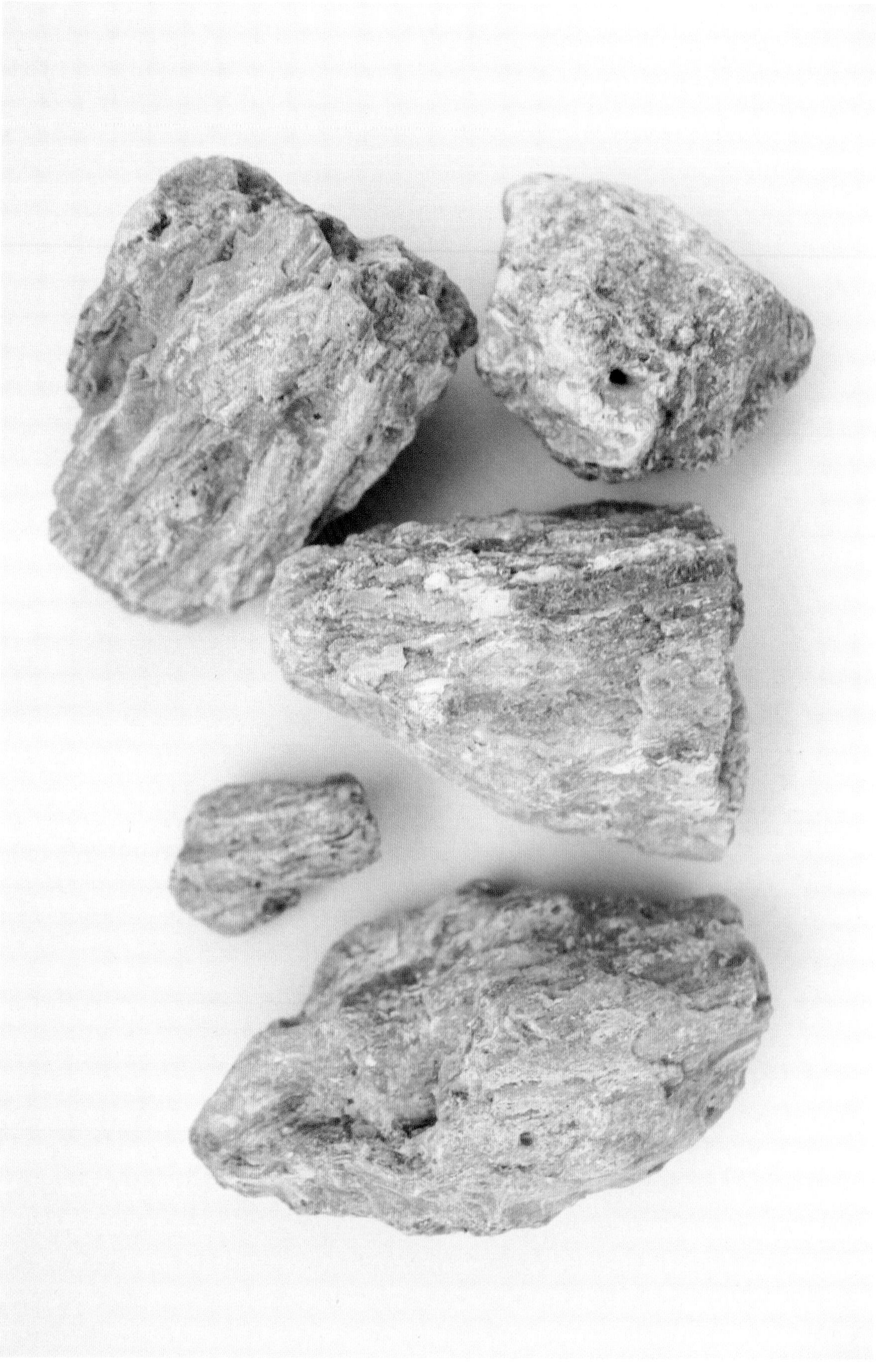

琥珀药材

功效主治

镇惊安神，活血散瘀，利尿通淋。本品质重降下而镇惊安神，归心、肝经走血分而活血散瘀，归膀胱经则利尿通淋。

药理作用

琥珀酸具有中枢抑制作用，能明显减少小鼠自主活动时间；对大鼠听源性惊厥、小鼠电惊厥以及士的宁引起的动物性惊厥，均具有拮抗作用。

用法用量

内服：1.5 ~ 3.0 g，研末冲服，不入煎剂，多入丸、散用。外用：适量。

民族药方

1. 气虚血瘀型心绞痛 琥珀末 2 g，人参、川芎、郁金、枳壳、决明子各 10 g，丹参、鸡血藤、石菖蒲各 15 g，黄芪 30 g，藏红花 1.5 g，三七 3 g。水煎取药汁，每日 1 剂，分 2 次服。

2. 湿热下注型淋病 琥珀粉 3 g，甘草 6 g，栀子、黄柏、车前子、金银花、连翘、石韦、冬葵子、当归各 10 g，白花蛇舌草 30 g。水煎取药汁，每日 1 剂，分 2 次服，药渣再煎水，外洗局部。

3. 前列腺增生 琥珀、滑石各 30 g，生黄芪 100 g。生黄芪、滑石两味加水先煎，煎 2 次，取药液和匀，再将琥珀研粉兑入，即成，每日 1 剂，分 2 次空腹服。

4. 梅毒 琥珀 18 g，钟乳石 60 g，朱砂 12 g，冰片 3 g，土茯苓 100 g。将前 4 味药研粉后分成 4 包，每次 1 包，每日 2 次，用 25 g 土茯苓水煎，送服。

5. 白内障 琥珀末、生蒲黄各 15 g，磁石 60 g，朱砂 30 g，神曲 120 g。共研为细末，炼蜜为丸，每次服 9 g，每日 3 次。

使用注意

阴虚内热及无瘀滞者忌服。

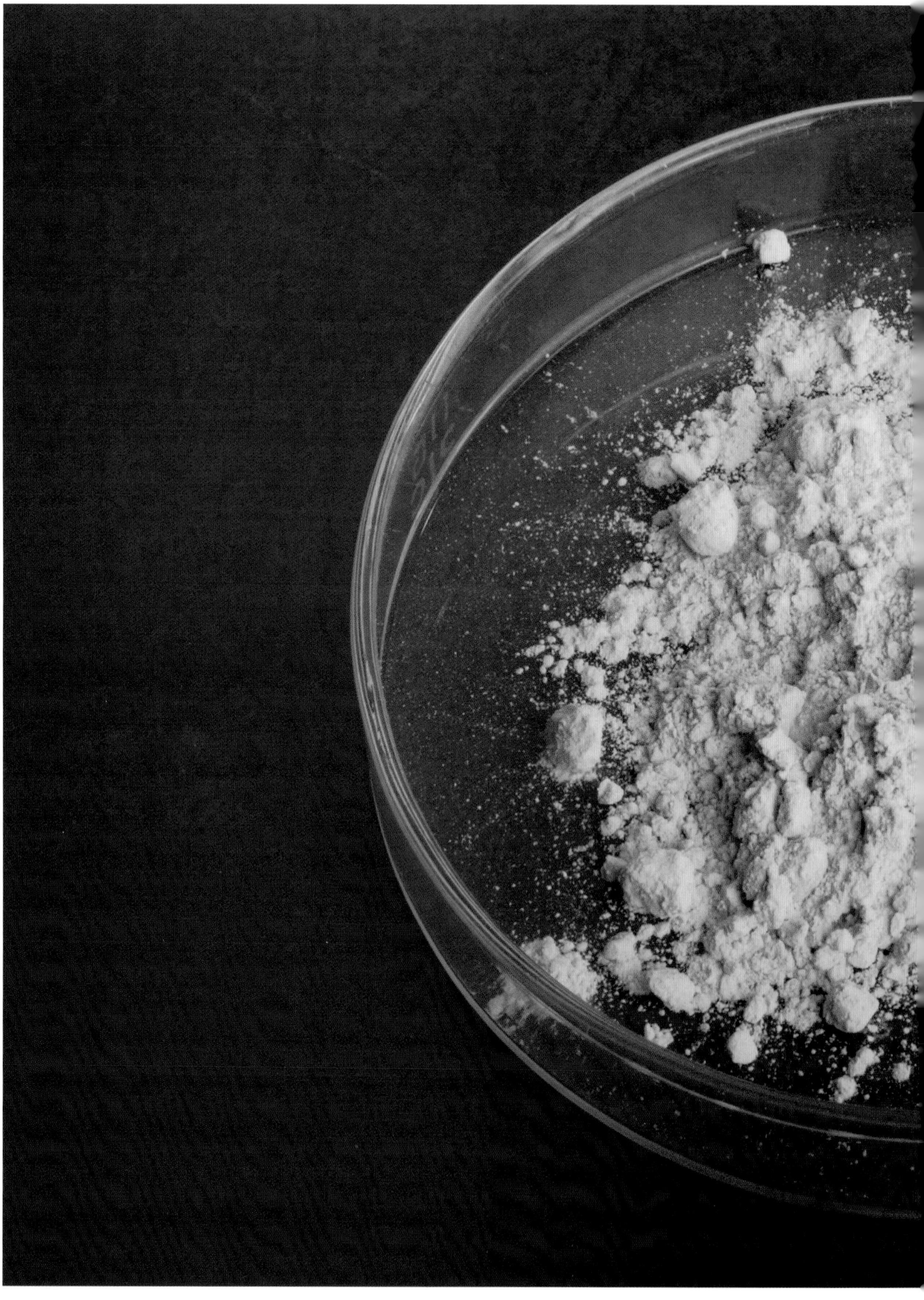

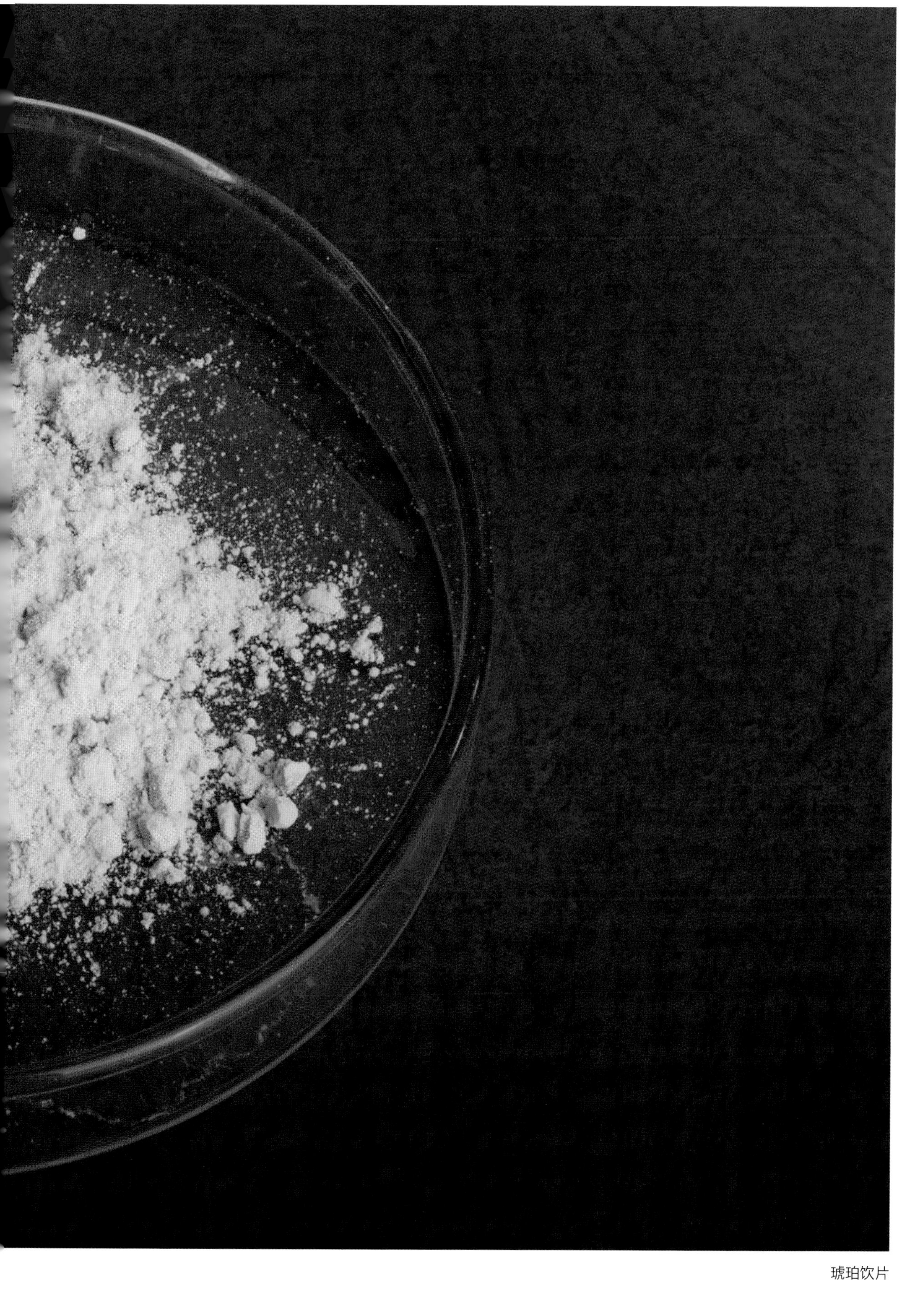

琥珀饮片

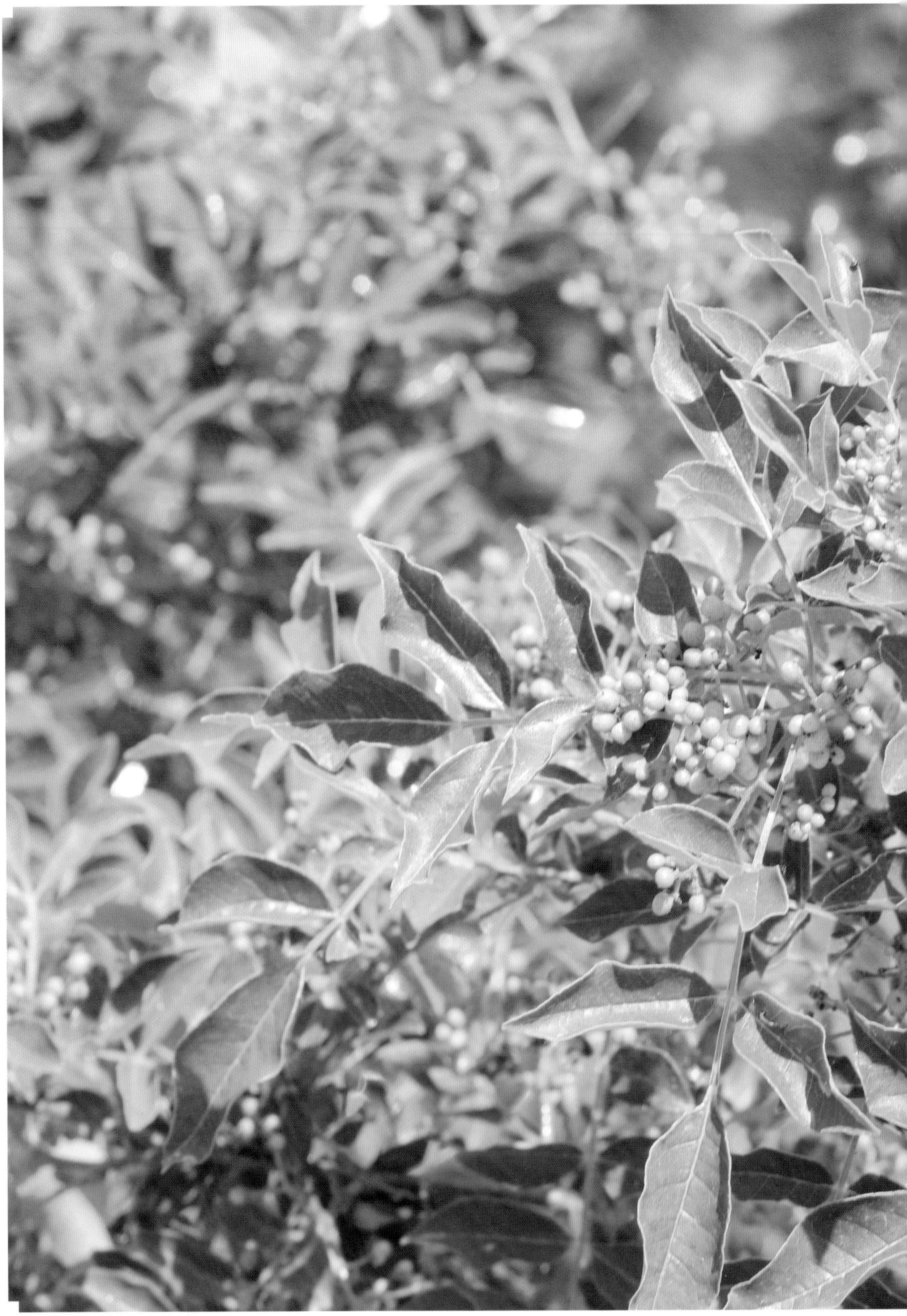

花椒

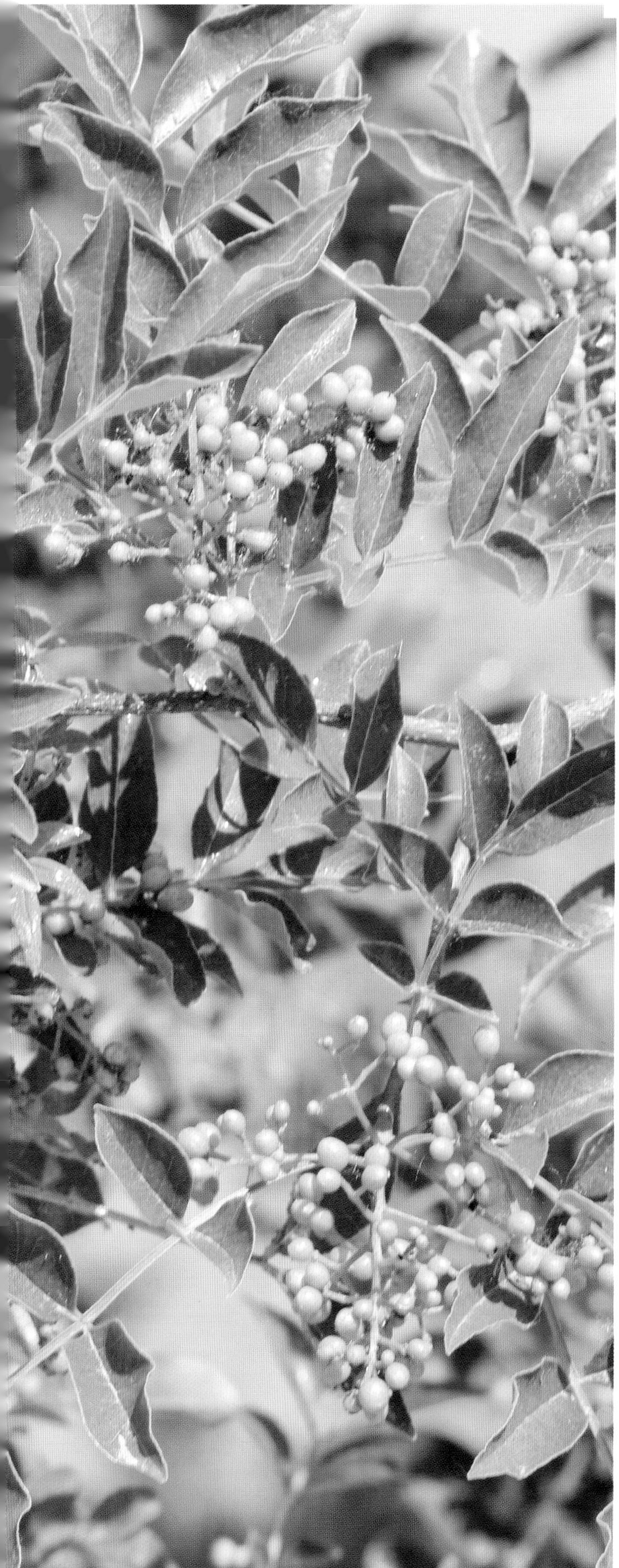

【维药名】卡巴拜其尼。

【别　名】川椒、蜀椒。

【来　源】本品为芸香科植物花椒 *Zanthoxylum bungeanum* Maxim. 或青椒 *Zanthoxylum schinifolium* Sieb. et Zucc. 的干燥成熟果皮及种子。

【性味归经】辛，温。归脾、胃、肾经。

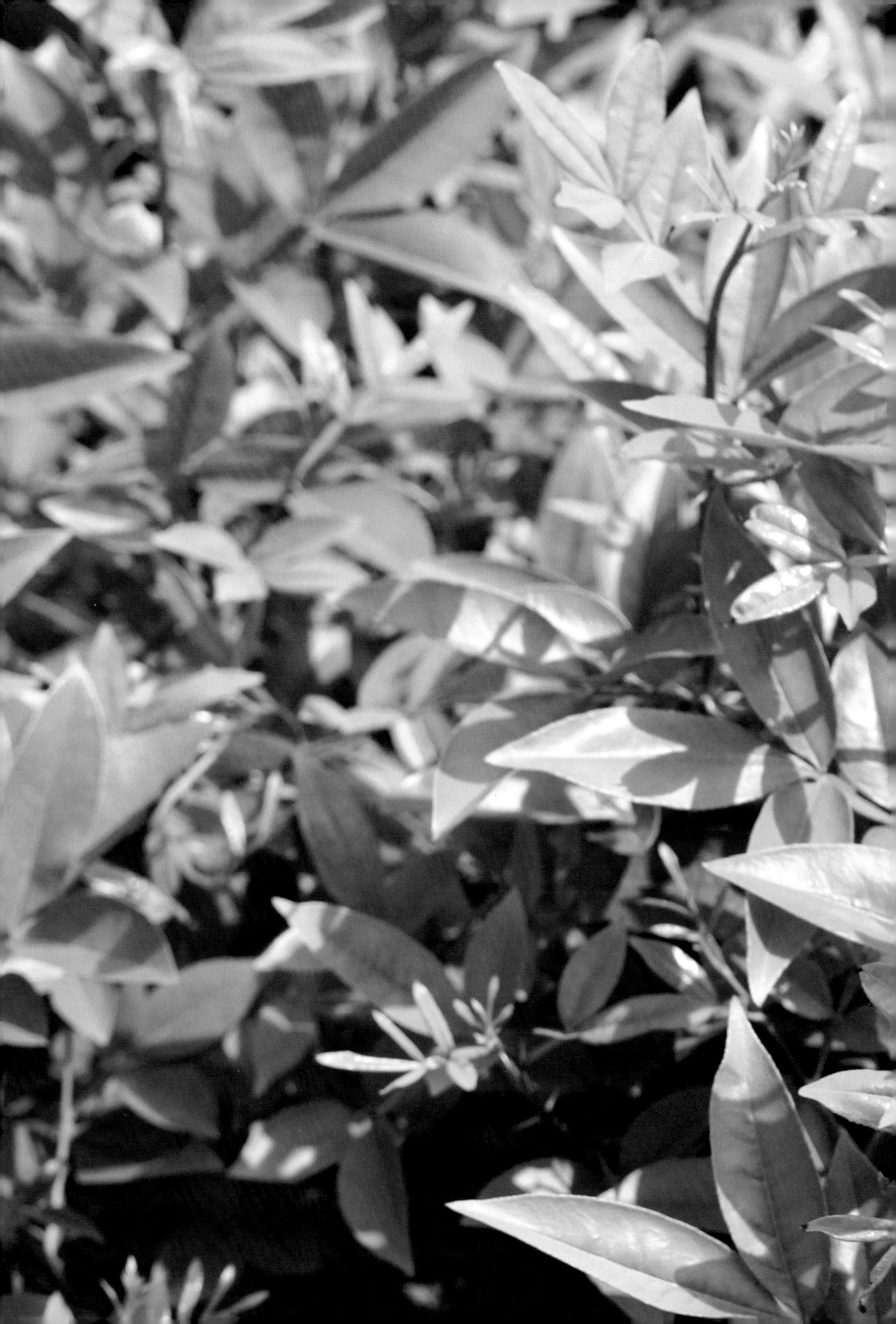

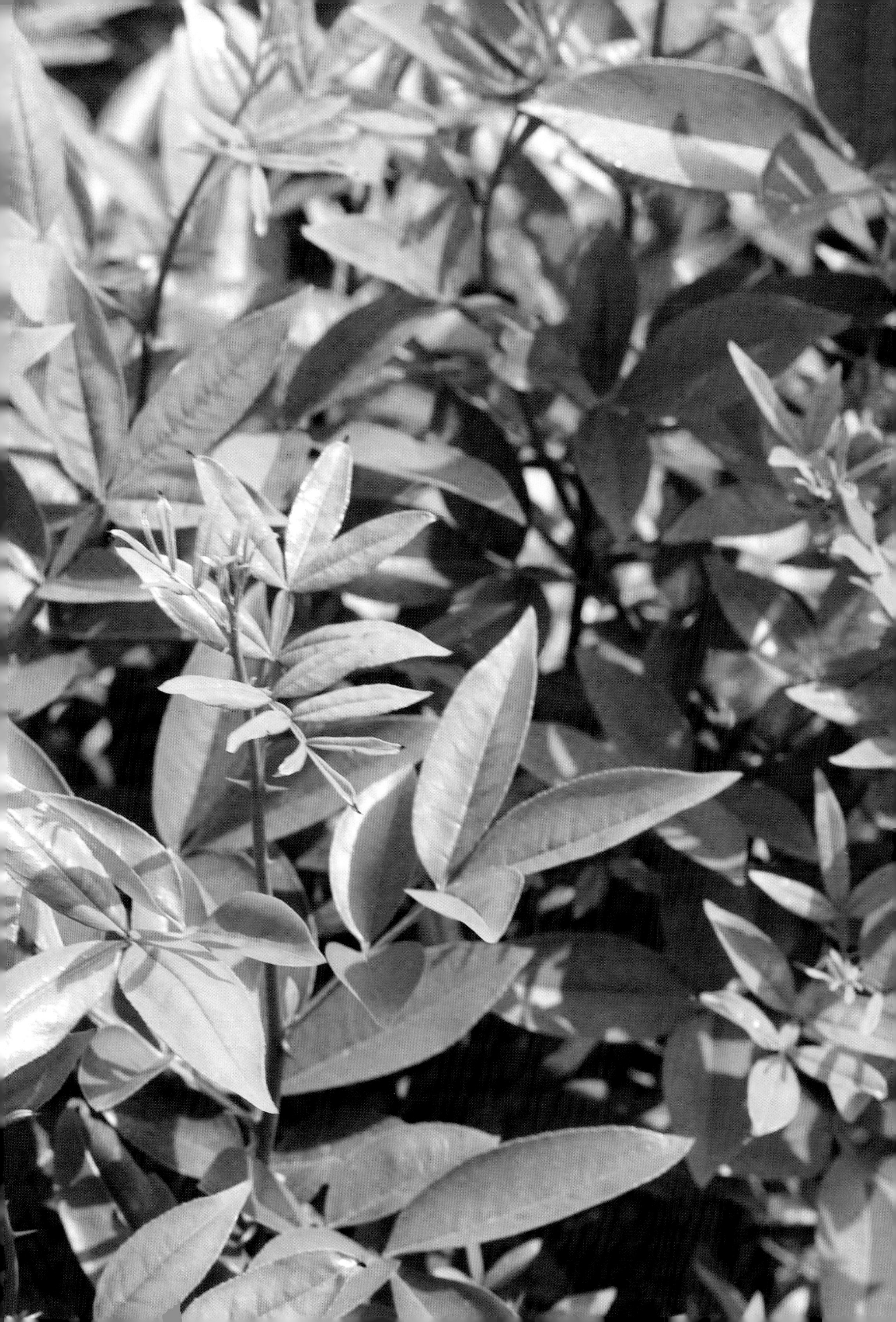

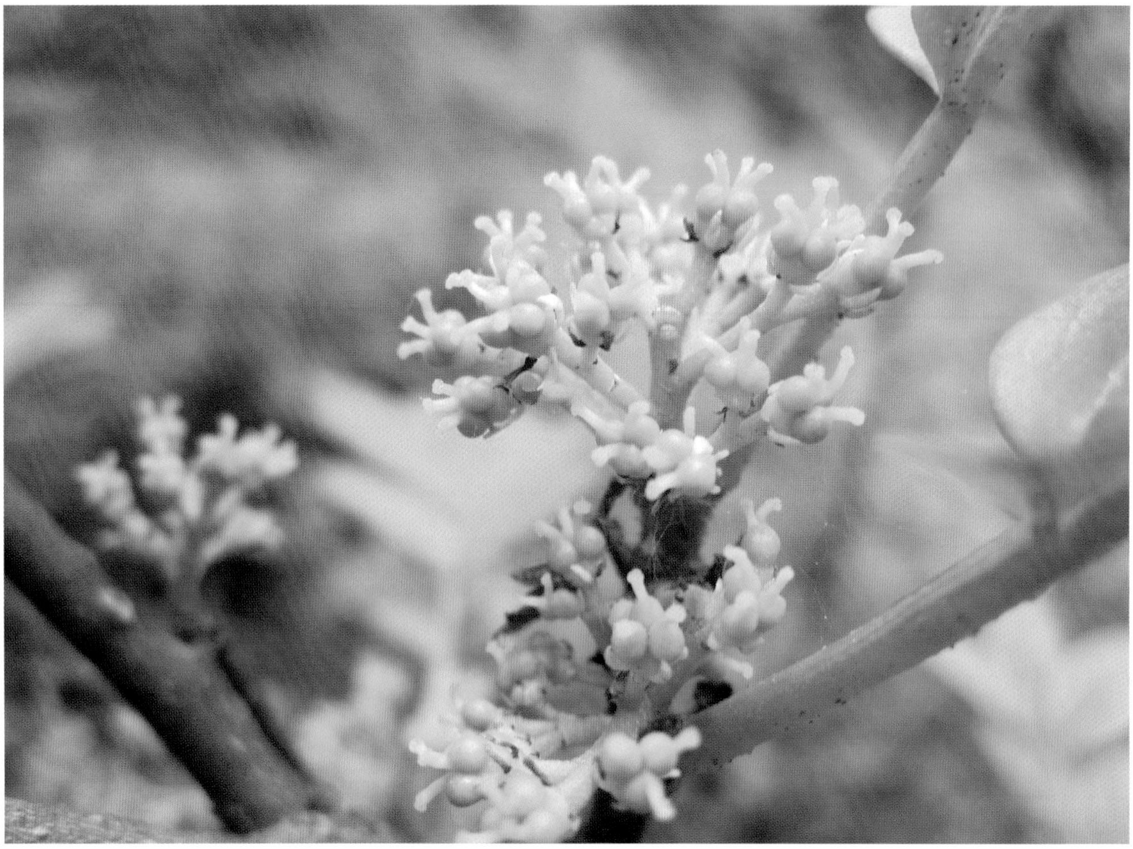

花椒

识别特征

灌木或小乔木，高 3 ~ 6 m。茎枝疏生略向上斜的皮刺，基部侧扁；嫩枝被短柔毛。叶互生；单数羽状复叶，长 8 ~ 14 cm，叶轴具狭窄的翼，小叶通常 5 ~ 9 片，对生，几乎无柄，叶片卵形、椭圆形至广卵形，长 2 ~ 5 cm，宽 1.5 ~ 3.0 cm，先端急尖；通常微凹，基部为不等的楔形，边缘钝锯齿状，齿间具腺点，下面在中脉基部有丛生的长柔毛。伞房状圆锥花序，顶生或顶生于侧枝上，花单性，雌雄异株，花轴被短柔毛；花被片 4 ~ 8，三角状披针形；雄花具雄蕊 5 ~ 7，花药矩圆形，药隔近顶端具腺点，花丝线形，退化心皮 2，先端 2 叉裂；雌花心皮通常 3 ~ 4，子房背脊上部有突出的腺点，花柱略外弯，柱头头状，子房无柄。成熟心皮通常 2 ~ 3。果实红色至紫红色，密生疣状突起的腺点。种子 1 枚，黑色，有光泽。花期 3—5 月，果期 7—10 月。

生境分布

生长于温暖湿润、土层深厚肥沃的壤土、砂质壤土中。我国大部分地区有分布，但以四川产者为佳。

采收加工

秋季采收成熟果实，晒干，除去种子及杂质。

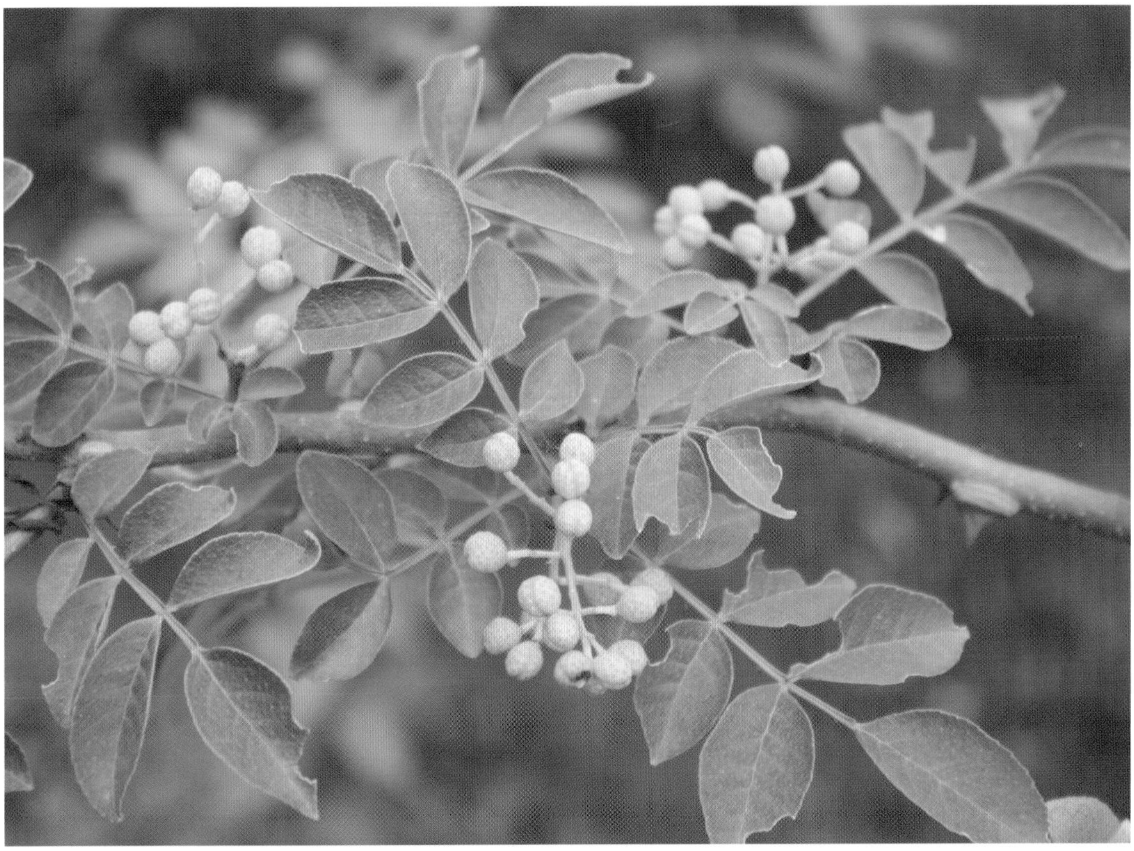

花椒

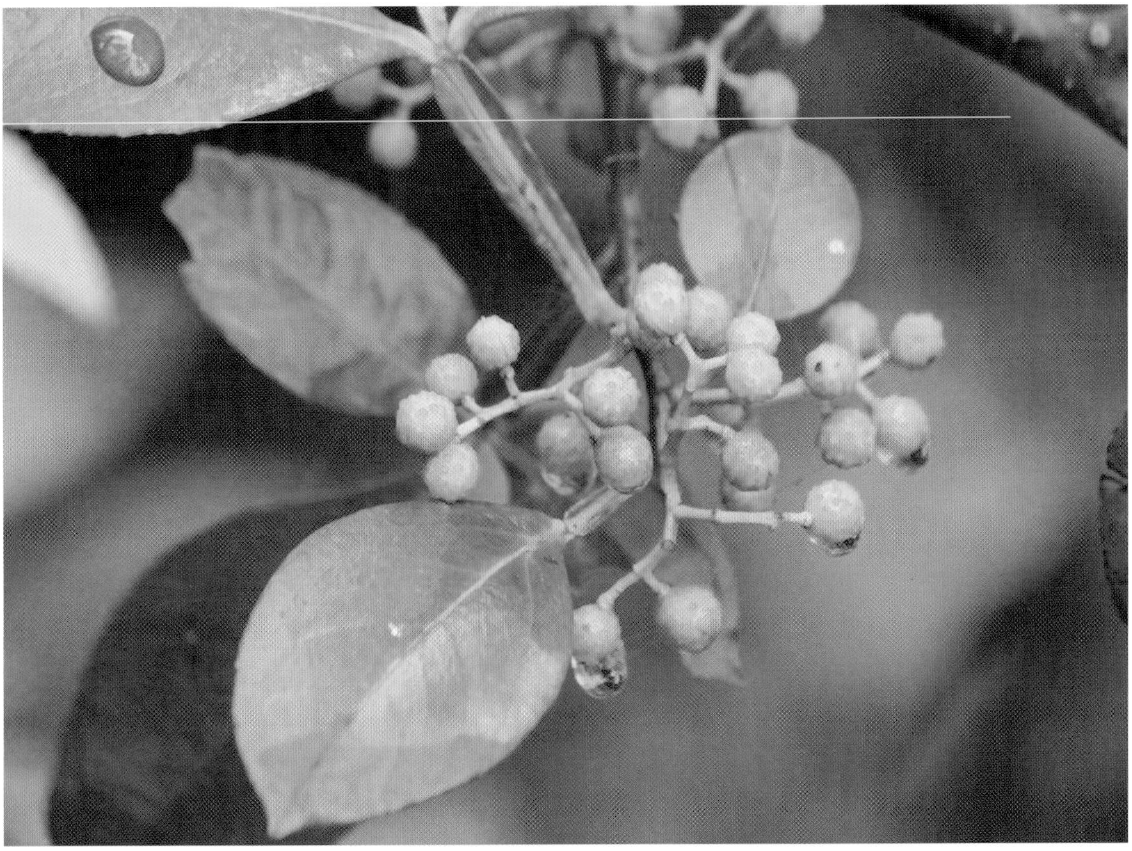

花椒

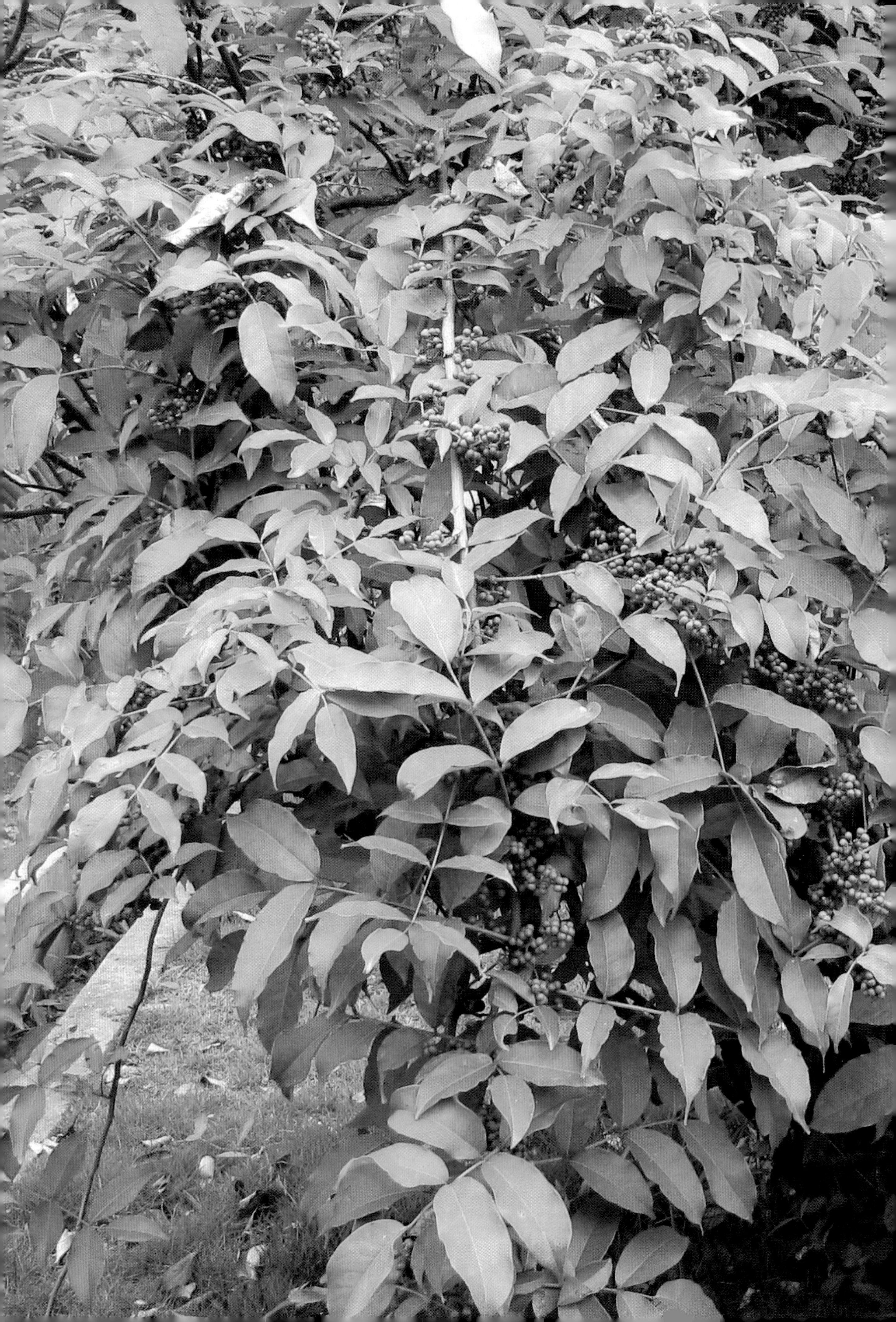

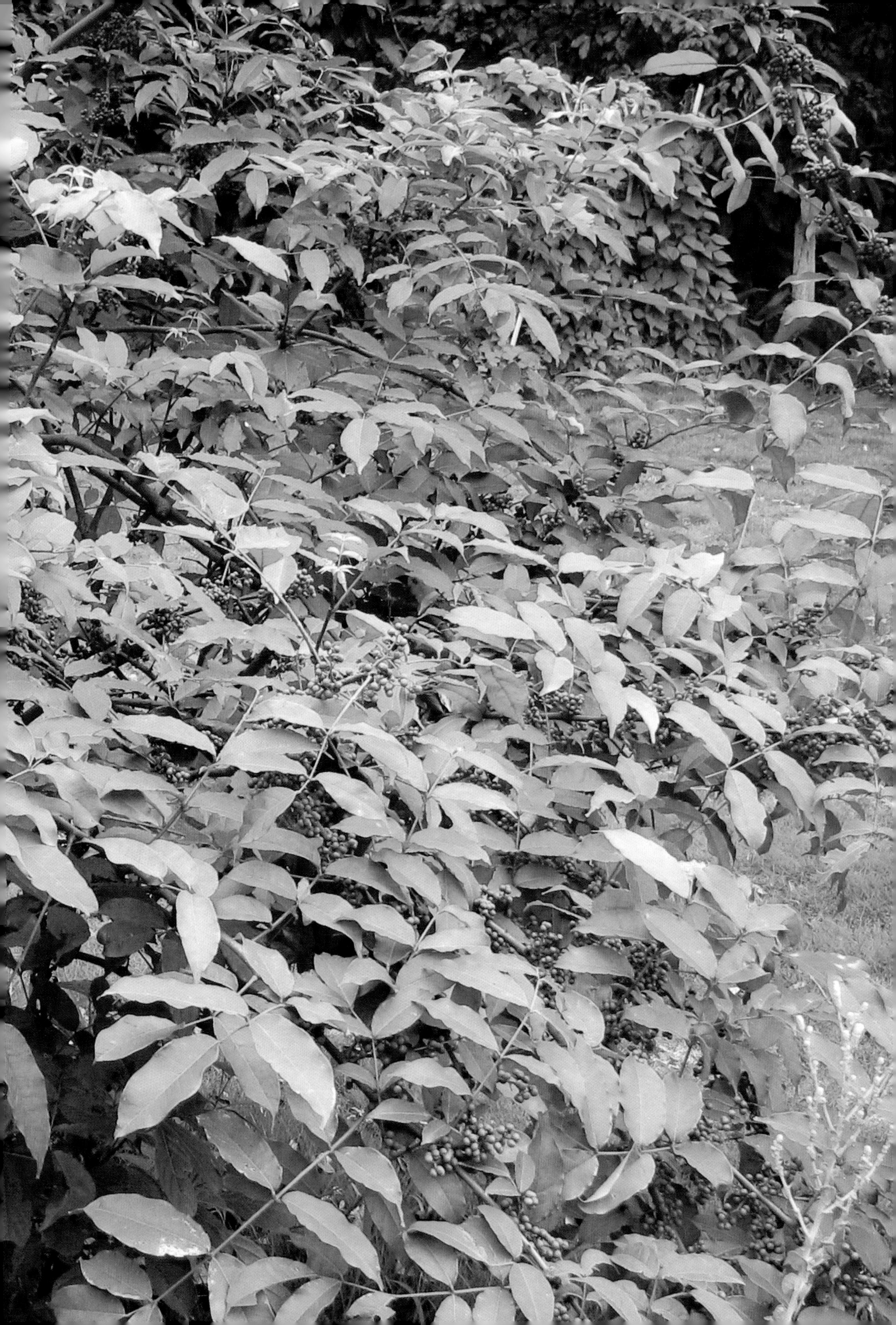

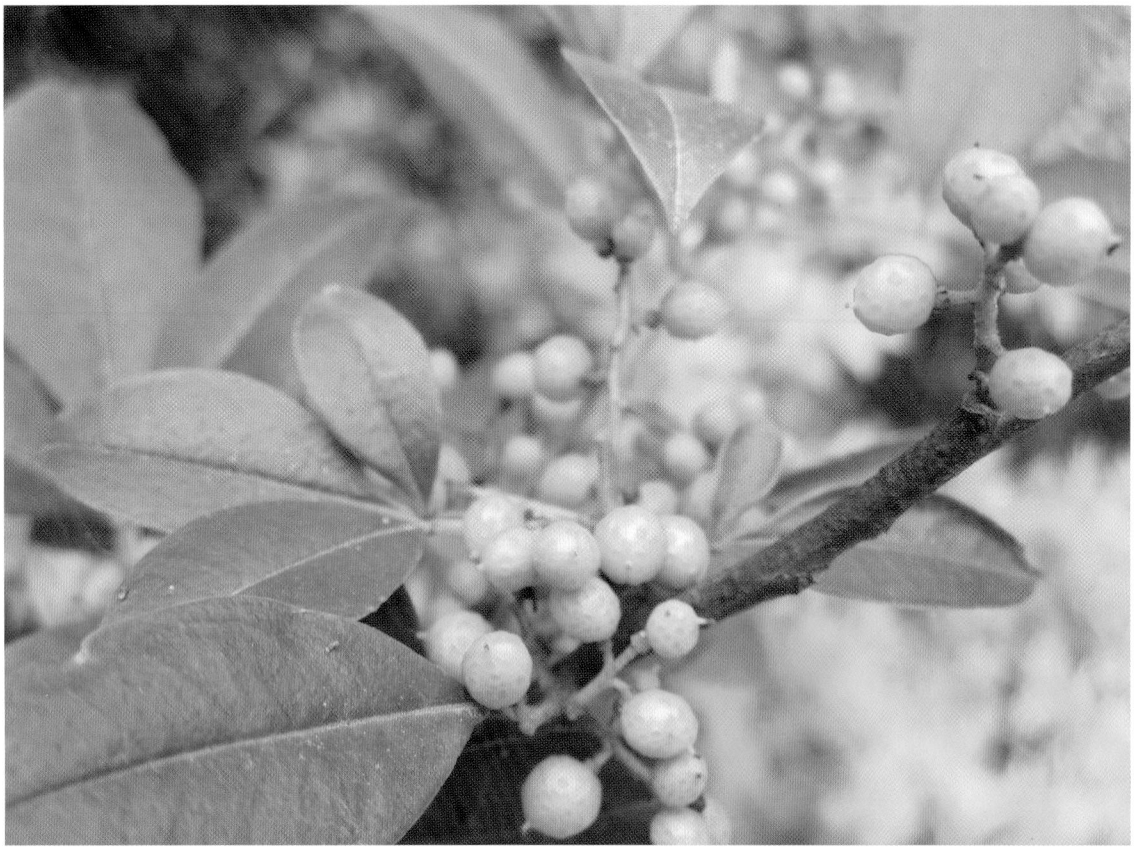

花椒

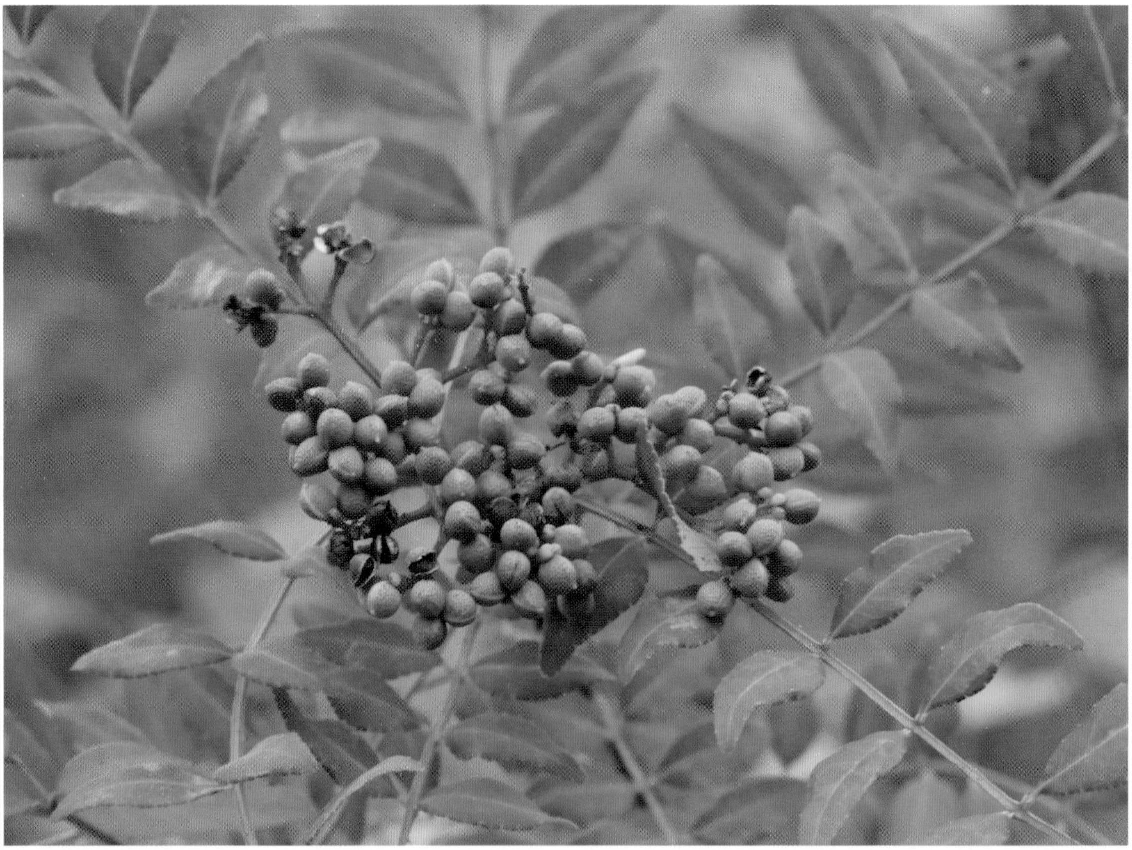

花椒

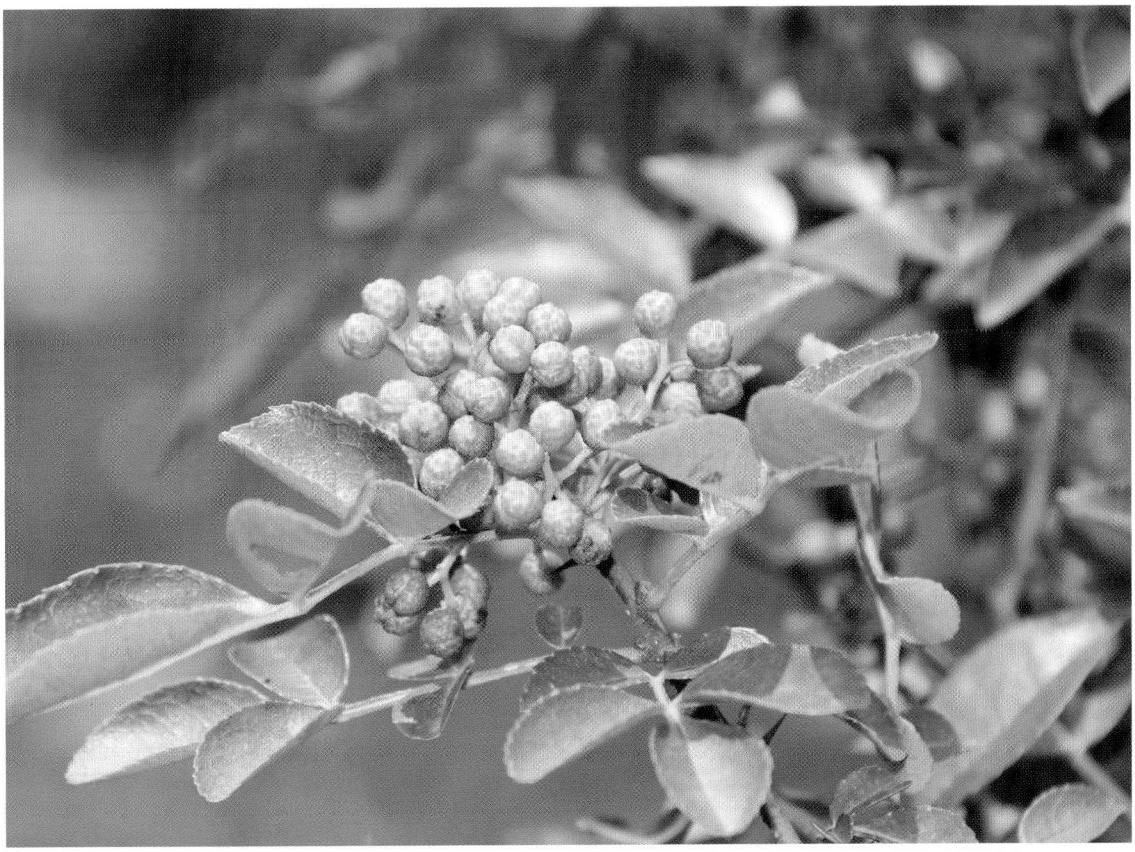

花椒

药材鉴别

本品呈卵圆形或类球形。表面黑色有光泽。种皮质坚硬，剥离后，可见乳白色的胚乳及子叶。气香，味辣。

功效主治

温中止痛，杀虫止痒。本品辛温燥散，能温中、散寒、止痛，兼能燥湿、杀虫、止痒，故有此效。

药理作用

本品小剂量能增强肠蠕动，大剂量能抑制蠕动；对多种致病菌及某些皮肤真菌有抑制作用，对猪蛔虫有杀灭作用。对局部有麻醉止痛作用。还有降血压、降血脂的作用。

用法用量

内服：3 ~ 10 g，煎服。外用：适量。

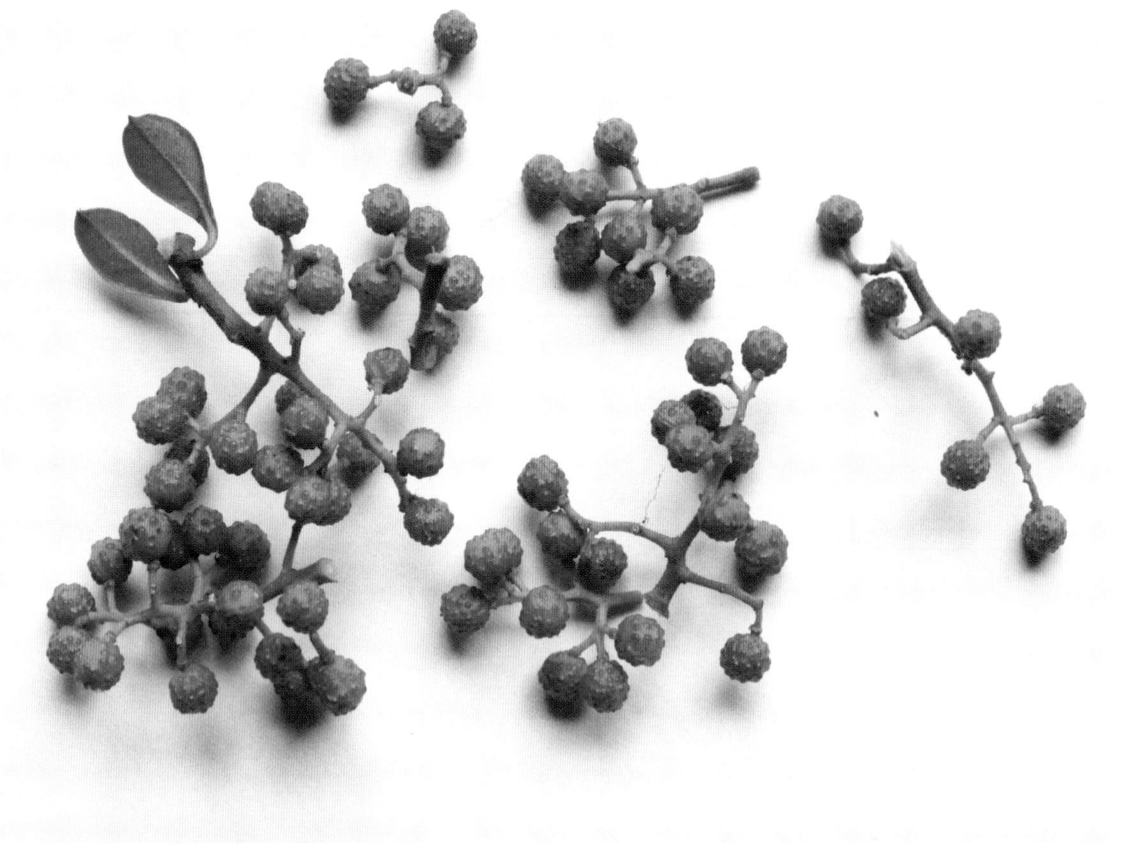

花椒药材

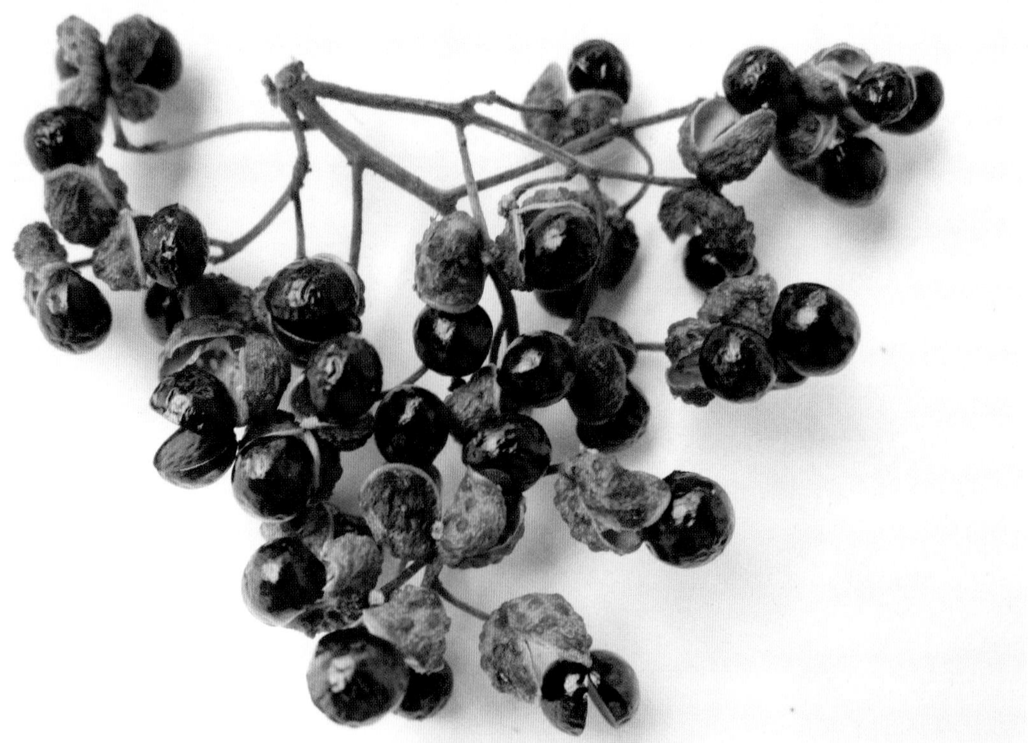

花椒药材

民族药方

1．止痛　花椒果皮制成 50% 的注射液。痛时肌内注射或穴位注射，每次 2 ml。

2．拔牙麻醉　花椒挥发油（提取挥发油配以苯甲醇及 60% 乙醇）。涂于患牙四周 3 ~ 5 分钟，待痛感消失，即可行拔牙术。

3．回乳　花椒 6 ~ 15 g。加水 400 ~ 500 ml，浸泡后煎煮浓缩成 250 ml，然后加入红糖（白糖效果不佳）30 ~ 60 g，于断奶当日趁热 1 次服下，每日 1 次，1 ~ 3 次即可回乳。

4．血吸虫病　花椒适量。炒研成粉装胶囊，成人每日 5 g，分 3 次服，20 ~ 25 日为 1 个疗程。

5．蛔虫性肠梗阻　麻油 125 ml 加热后，将花椒 9 ~ 30 g（去椒目）倒入油锅煎至焦黄色，再将花椒滤去，待麻椒油微温时 1 次顿服或 2 ~ 3 小时内服下。

6．蛲虫病　花椒 30 g。加水 1000 ml，煮沸 40 ~ 50 分钟，过滤。取微温滤液 25 ~ 30 ml，行保留灌肠，每日 1 次，连续 3 ~ 4 次。

7．皮肤瘙痒　花椒 15 g，艾叶 50 g，地肤子、白鲜皮各 25 g。水煎熏洗。

8．胆道蛔虫病　花椒 20 粒，食醋 10 g，糖少许。煎煮后去花椒，1 次服用。

9．风湿性关节炎　花椒 50 g，辣椒 20 个。先将花椒煎水，数沸后放入辣椒煮软，取出撕开，贴患处，再用水热敷。

使用注意

阴虚火旺者与孕妇忌用。

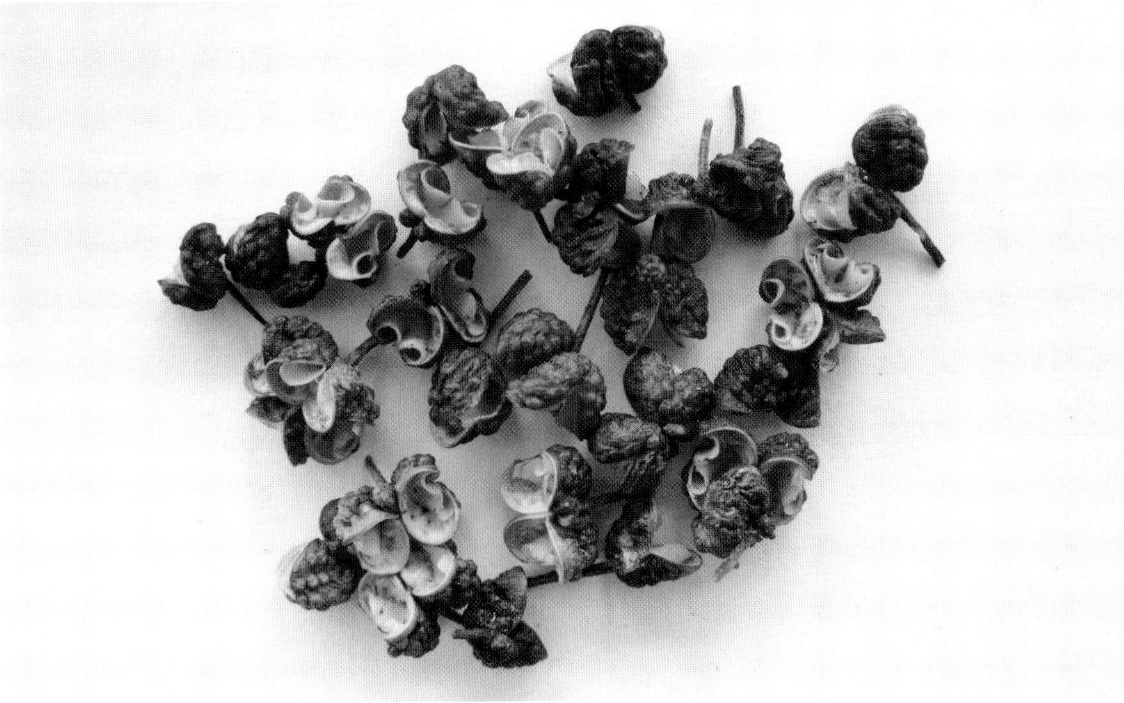

花椒药材

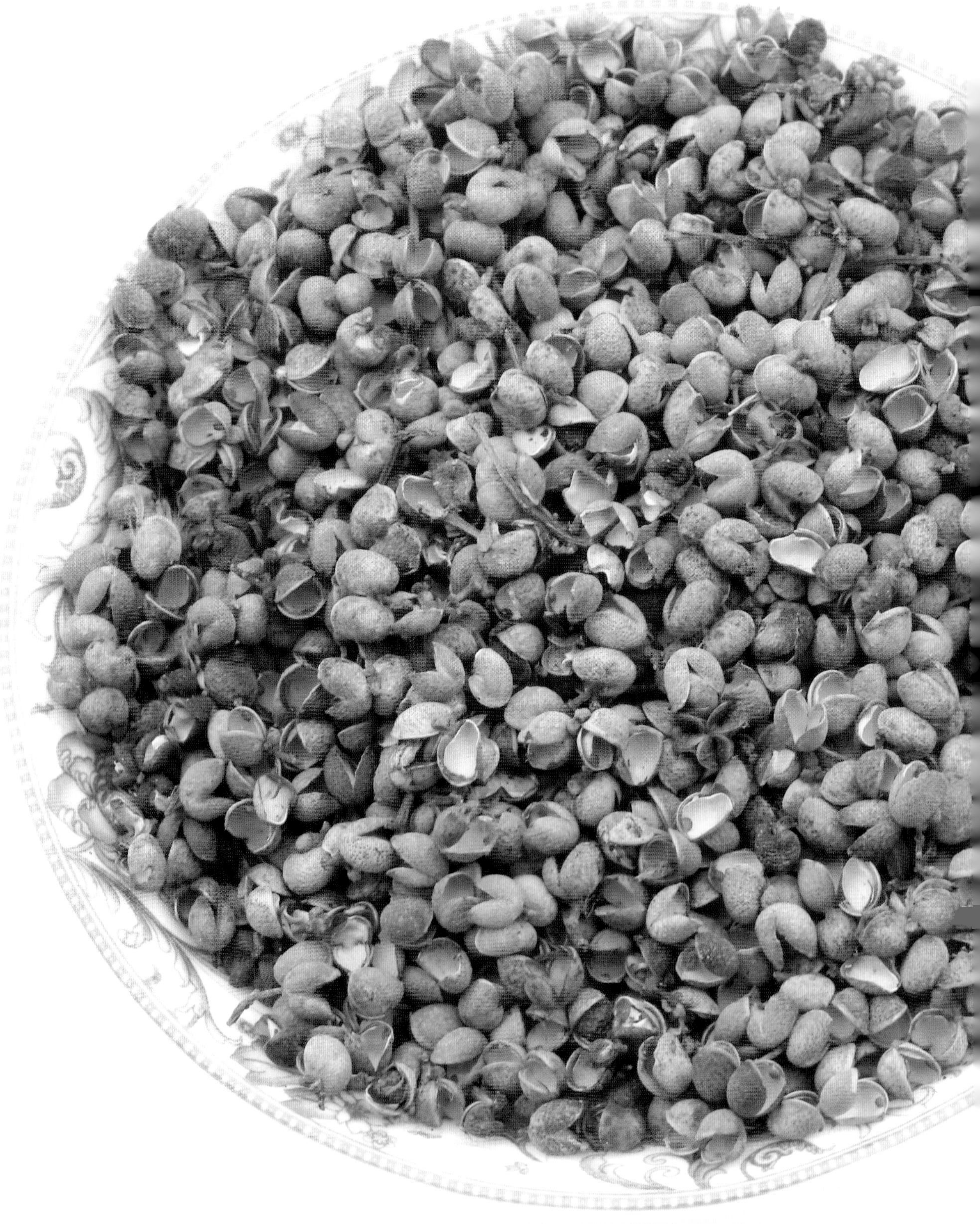

花椒

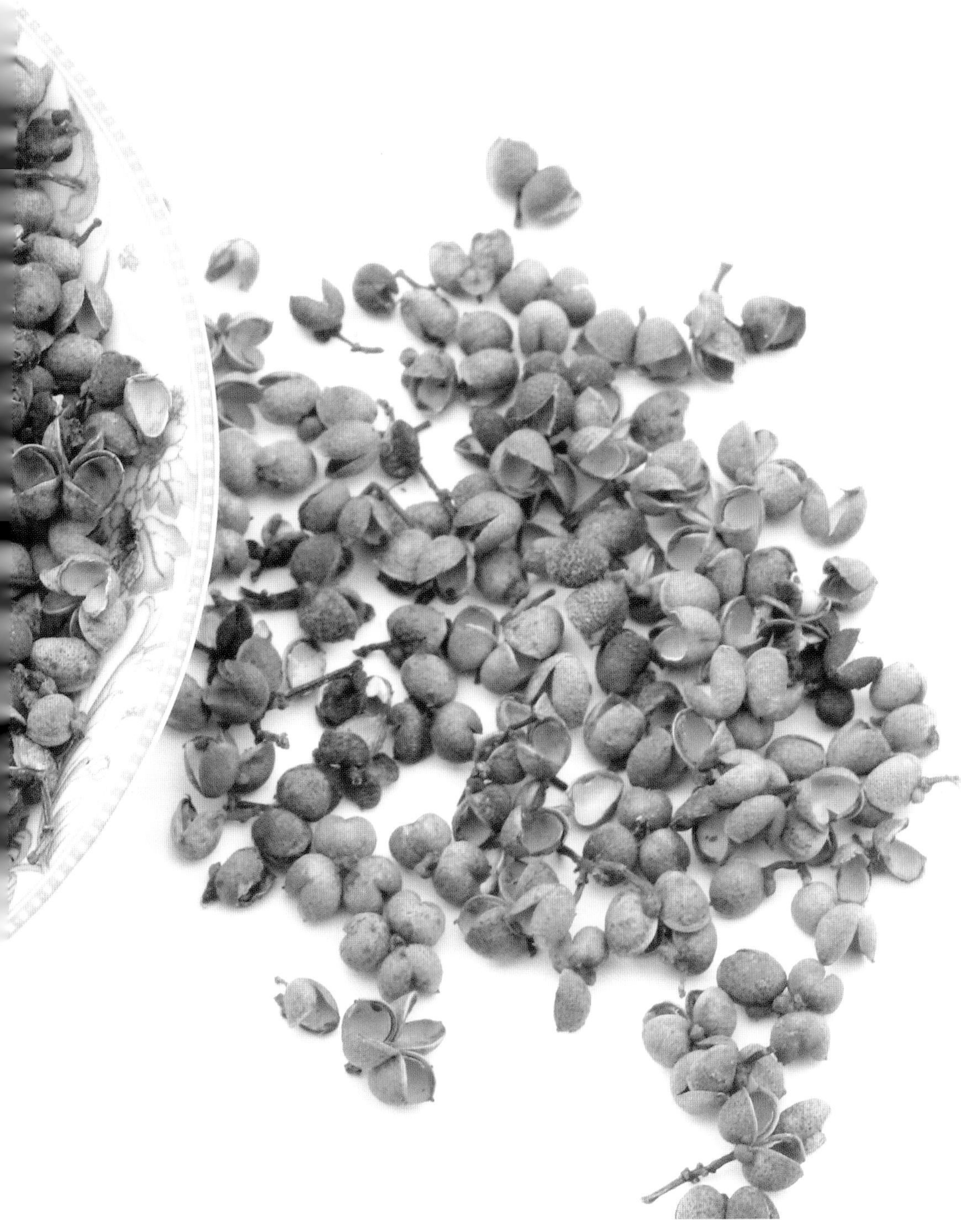

花椒饮片

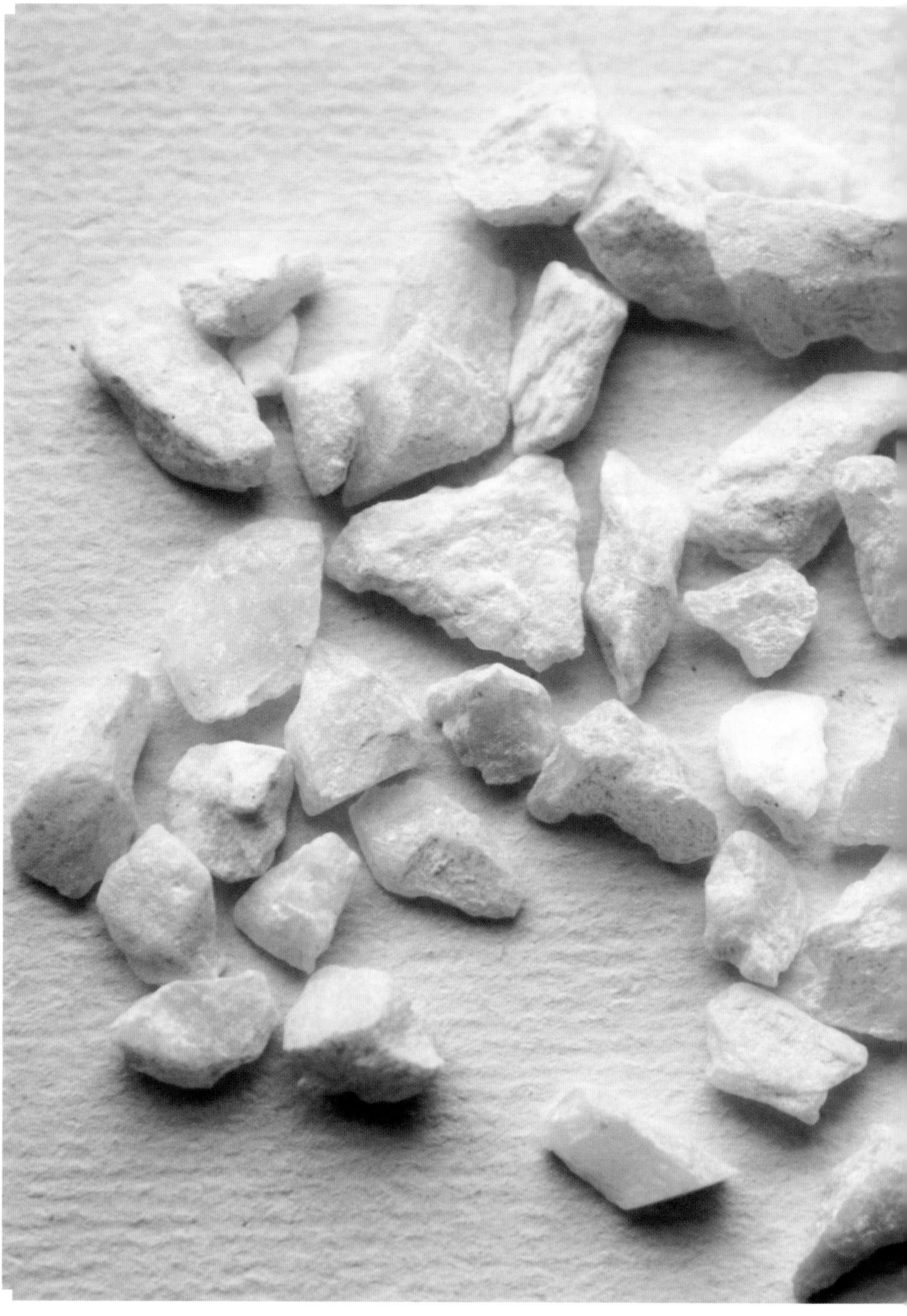

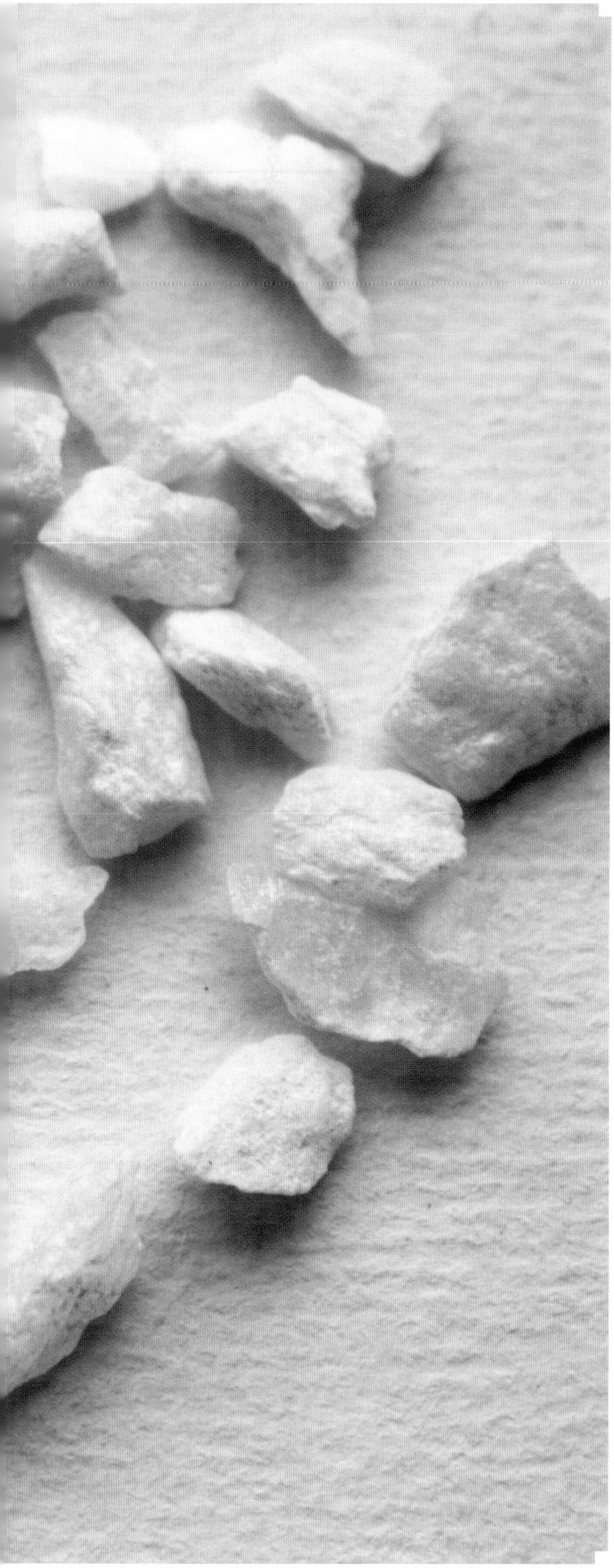

滑石

【维药名】台里克。

【别　名】滑石粉、飞滑石。

【来　源】本品为硅酸盐类矿物滑石族滑石 Talcum，主含含水硅酸镁 $Mg_3(Si_4O_{10})\cdot(OH)_2$。

【性味归经】甘、淡，寒。归胃、膀胱经。

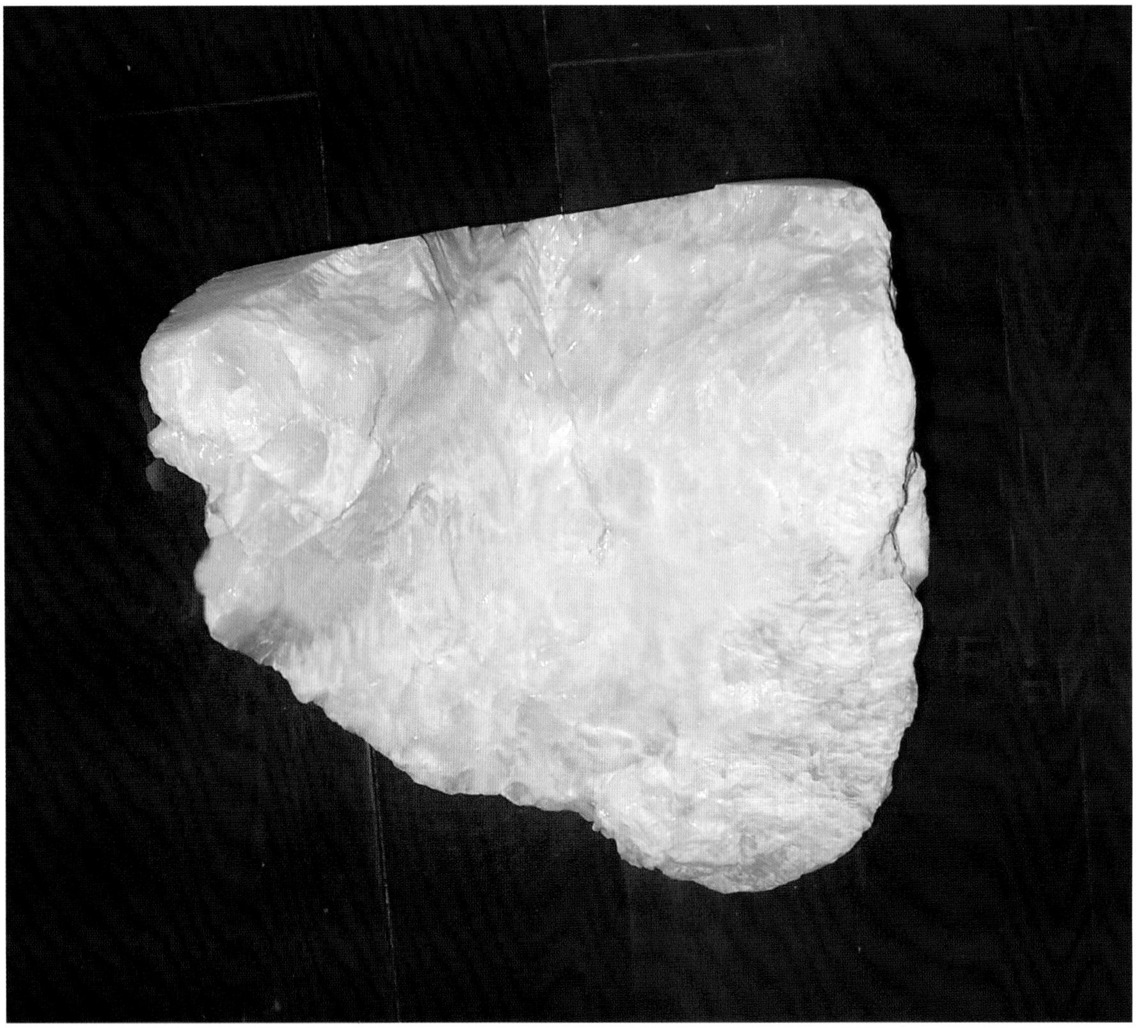

滑石

识别特征

本品为硅酸盐类矿物滑石族滑石的块状体。为不规则的扁平块状或不规则形，大小不一。全体白色、灰白色或淡黄色，层间或隙缝处常夹有灰褐色泥岩。每层由纤维状的结晶聚合体纵向集合而成。单层的块附有青灰色或黄色片状泥岩。有的半透明。质较松软，硬度 1.5 ~ 2.0，比重 2.3，条痕白色，易纵向断裂，手捻能碎，纵断面纤维状，显丝绢光泽。气味皆无。

生境分布

多生长于变质岩、石灰岩、白云岩、菱镁矿及页岩中。分布于山东、江西、山西、辽宁等省区。

采收加工

采得后，除去泥沙或杂石。

药材鉴别

本品呈不规则的碎块状。白色或黄白色，有蜡样光泽。体较重，质软细腻，置水中不崩散。无臭，无味。

功效主治

利水通淋，清解暑热，祛湿敛疮。本品甘淡渗利，寒能清热，滑能利窍，故有利水通淋、清解暑热之功。

药理作用

本品所含硅酸镁有吸附和收敛作用。外用能保护发炎或破损的表面，吸收分泌物，促进结痂；内服能保护发炎的胃肠黏膜而止吐、止泄，并能阻止毒物被胃肠道吸收。

用法用量

内服：煎服，10 ~ 15 g，宜布包。外用：适量。

民族药方

1．反流性食管炎 滑石、黄连、甘草、枳壳、陈皮按 6∶1∶1∶2∶2 的比例。共研细末，每服 3 g，大枣 10 枚煎汤送下，每日 3 次，4 周为 1 个疗程，睡前 2 小时不进食，睡时将床头抬高 15 ~ 20 cm，避免弯腰、举重物。

2．慢性浅表性胃炎，十二指肠炎 水飞滑石、醋制延胡索、炒白芍、甘草各等份。研末过筛，装胶囊，每丸 0.6 ~ 0.7 g，饭前服，每次 5 丸，每日 3 次。

3．婴幼儿秋冬腹泻 滑石、车前子、黄芩各 10 g，橘红 7 g，黄连、杏仁、通草、半夏、厚朴各 5 g。每日 1 剂，水煎 3 次，混合浓缩为 40 ml，1 岁以内小儿每次服 5 ml，每 6 小时服 1 次。

4．前列腺炎 滑石、生栀子、玄参、紫苏叶、马鞭草、生大黄、川牛膝、六神曲各 12 g，生山楂 18 g，萹蓄 10 g，青皮 6 g。水煎服，每日 1 剂。

5．慢性牙周炎 滑石 18 g，甘草粉 6 g，朱砂面 3 g，雄黄、冰片各 1.5 g。共研为细末，早晚刷牙后撒患处。或以 25 g 药粉兑 60 g 生蜜，调和后早、晚涂患处。

使用注意

脾虚、热病伤津者及孕妇忌用。有报道称滑石性燥，在腹腔、直肠、阴道等处可引起肉芽肿。

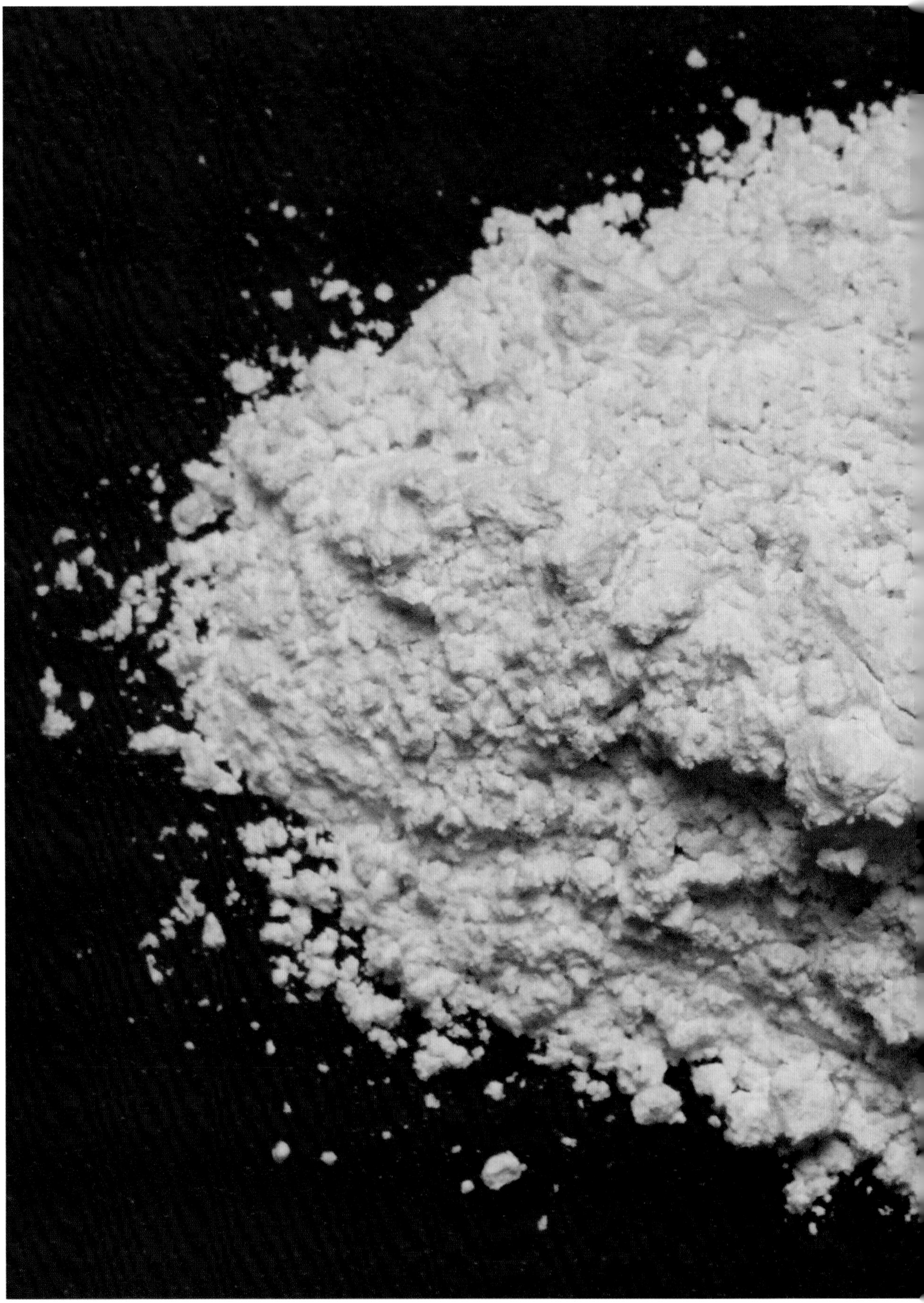

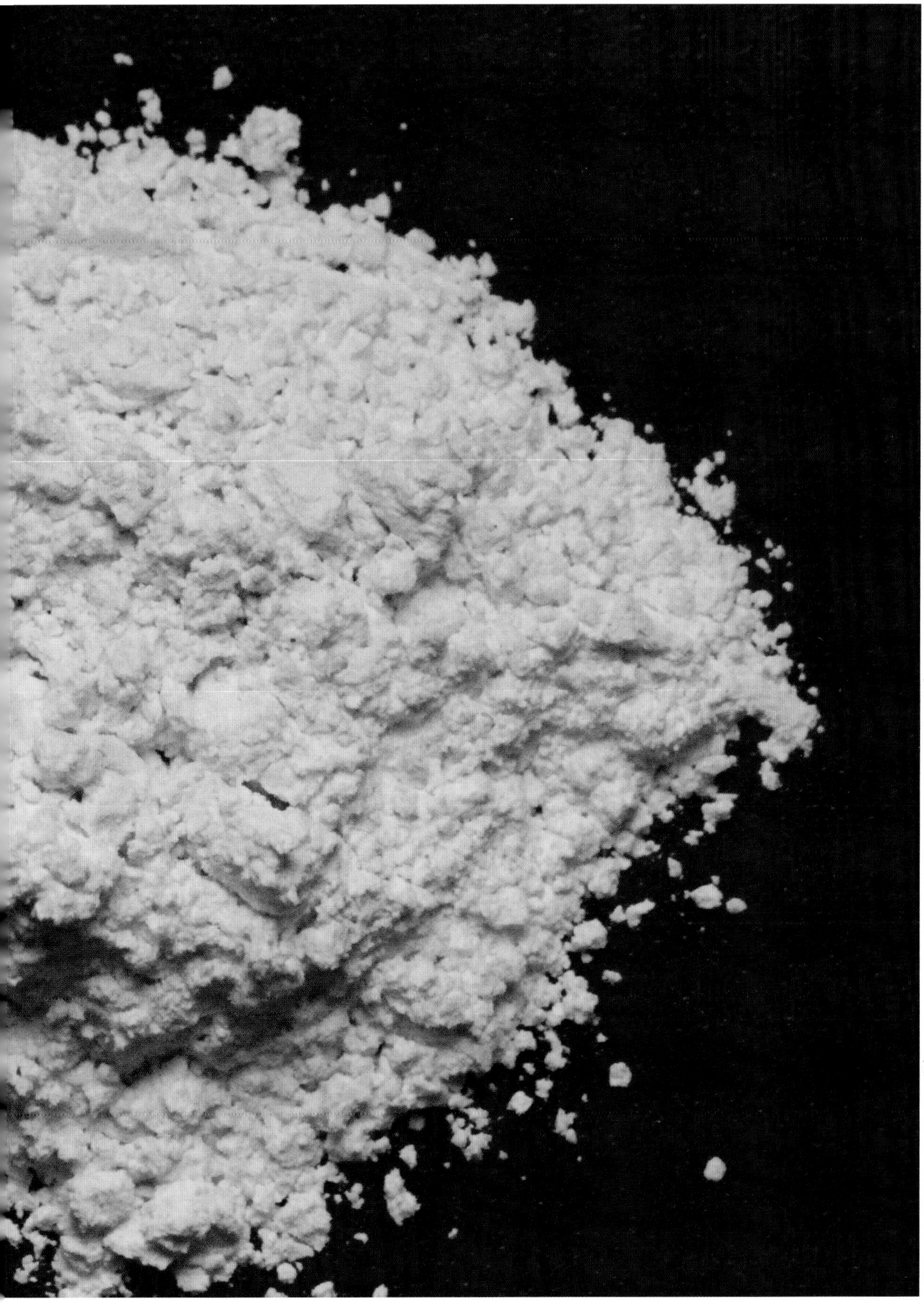

滑石饮片

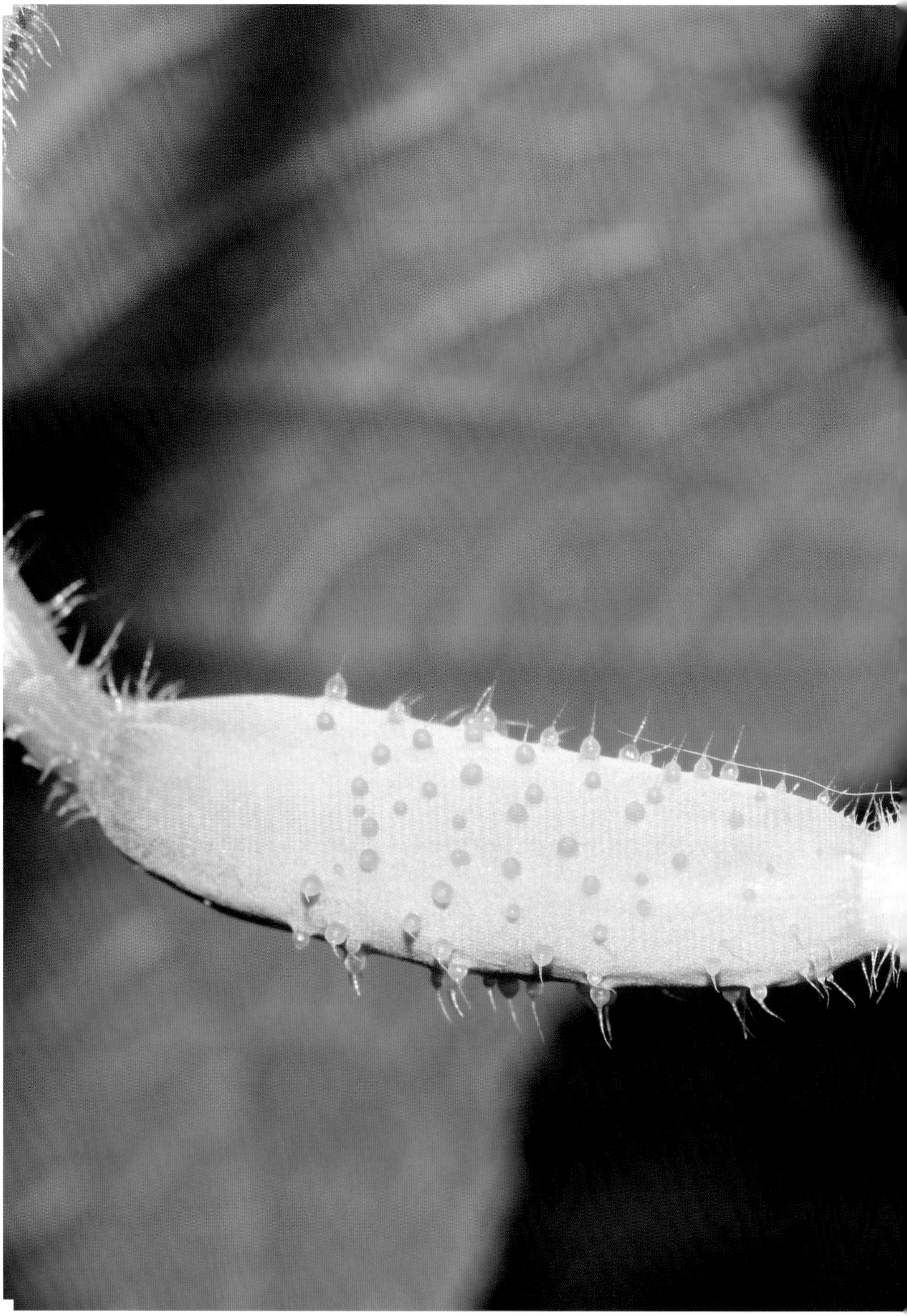

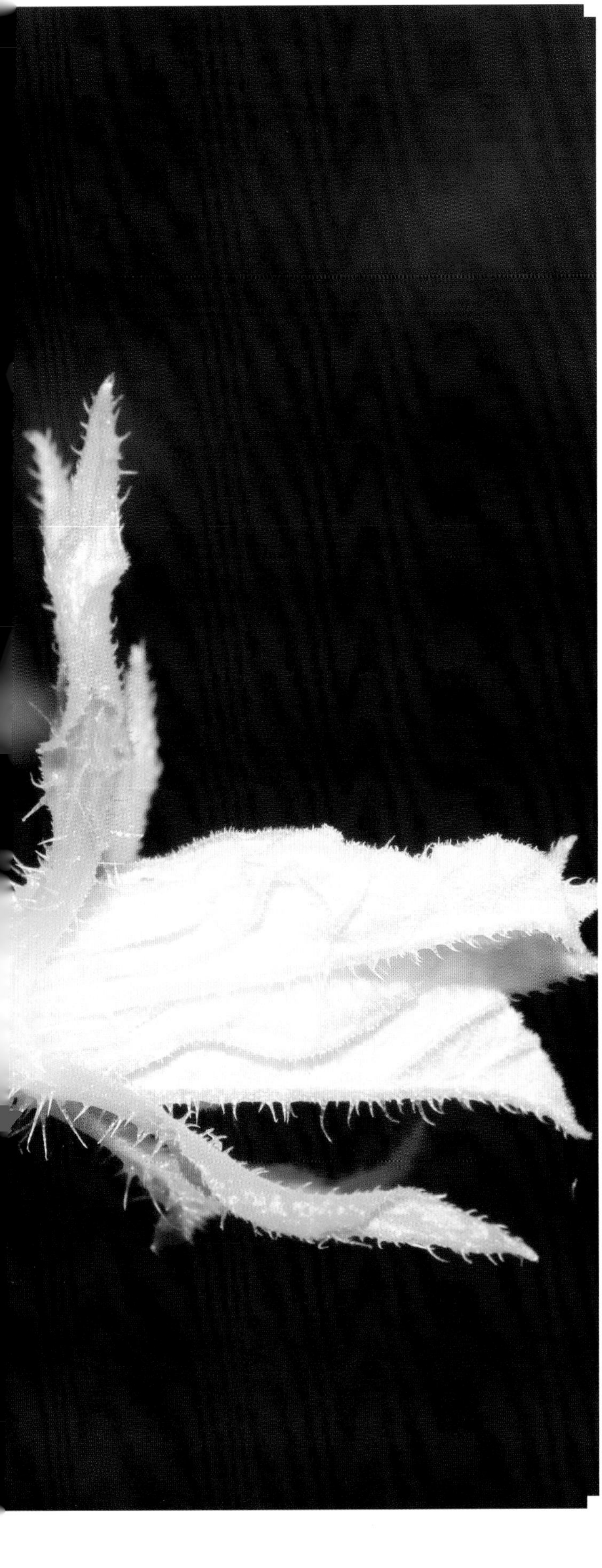

黄瓜

【维药名】台尔海买克。

【别　名】胡瓜、王瓜、刺瓜。

【来　源】本品为葫芦科一年生攀缘状草本植物黄瓜 *Cucumis sativus* L. 的果实。

【性味归经】甘，凉。归肺、脾、大肠经。

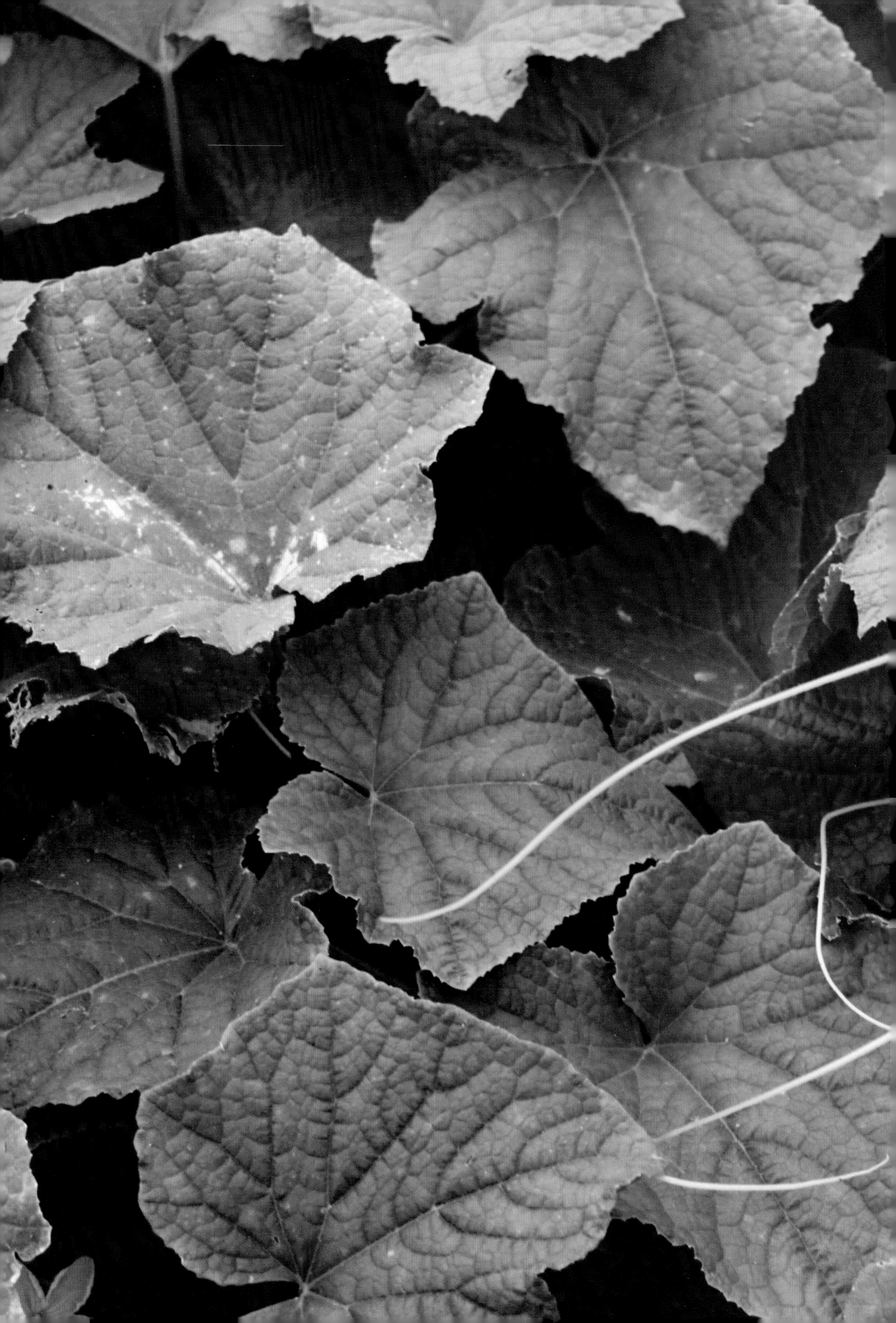

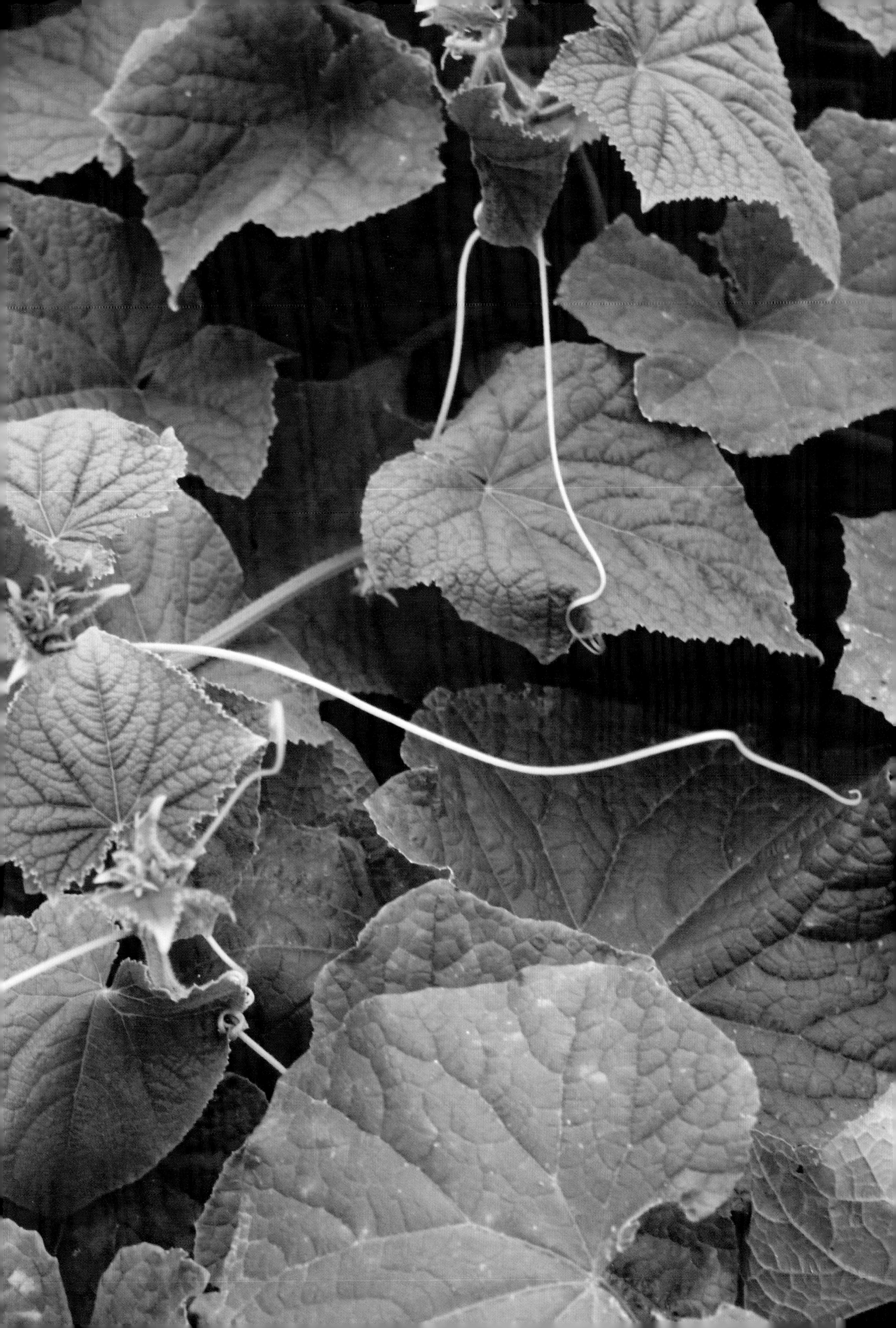

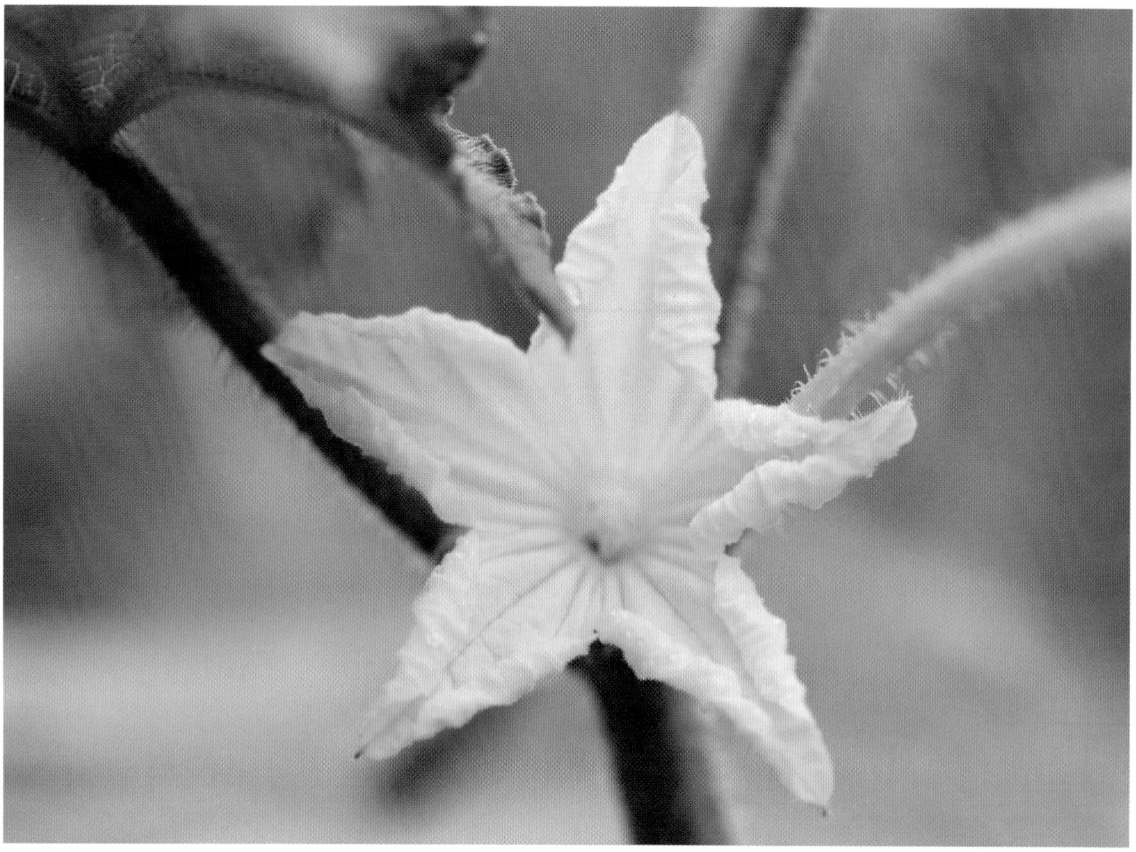

黄瓜花

识别特征

一年生蔓生或攀缘草本。茎细长，具纵棱，被短刚毛，卷须不分枝。黄瓜根系分布浅，再生能力较弱。茎蔓性，长可达 3 m 以上，有分枝。叶掌状，大而薄，叶缘有细锯齿。花通常为单性，雌雄同株。瓠果，狭长圆形或圆柱形。嫩时绿色，成熟后黄色。花、果期 5—9 月。

生境分布

全国各地均产。

采收加工

鲜用，四季可采。

功效主治

清热解毒，利水消肿。主治烦渴，小便不利；外用治汤火伤。

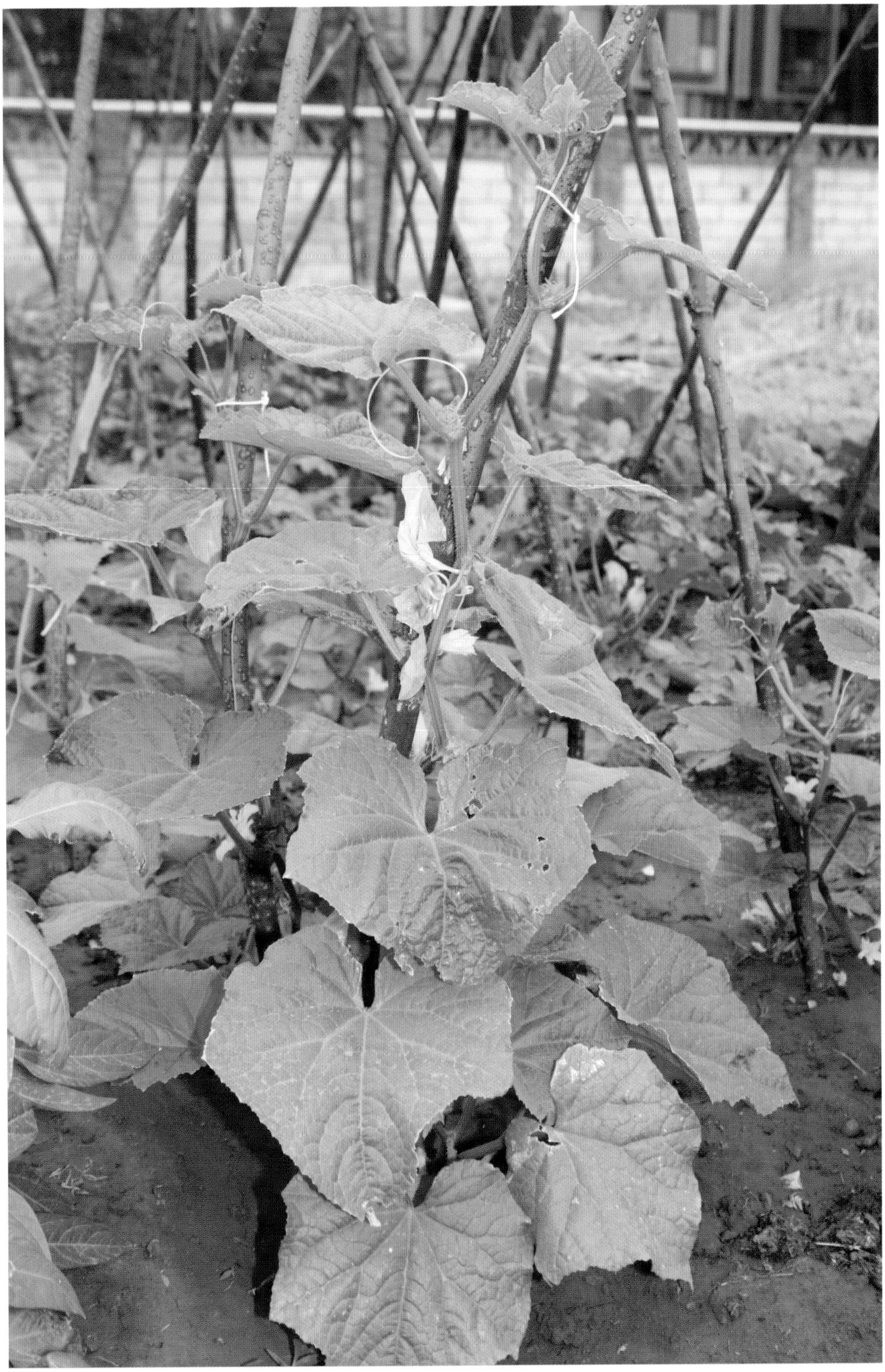

黄瓜藤

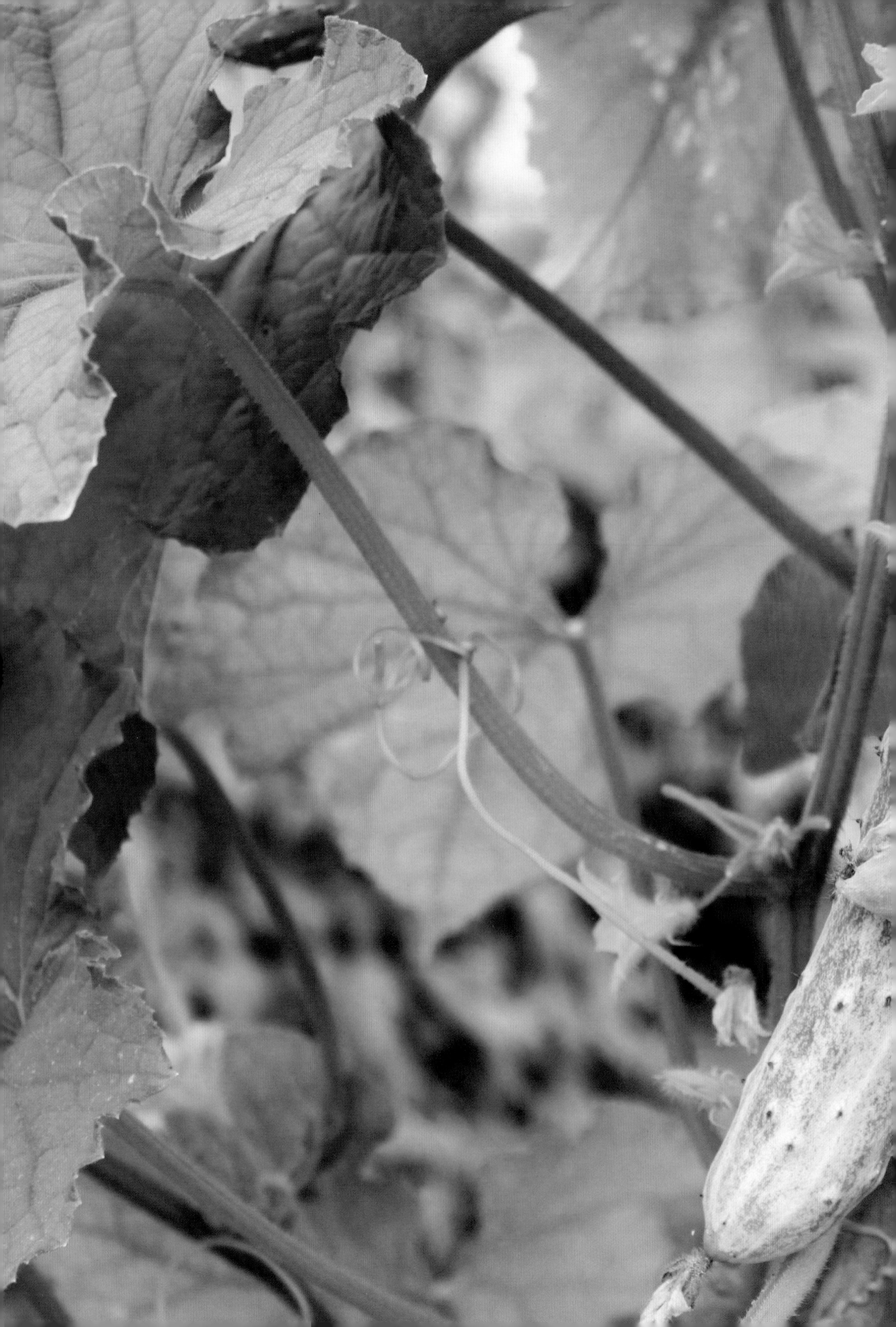

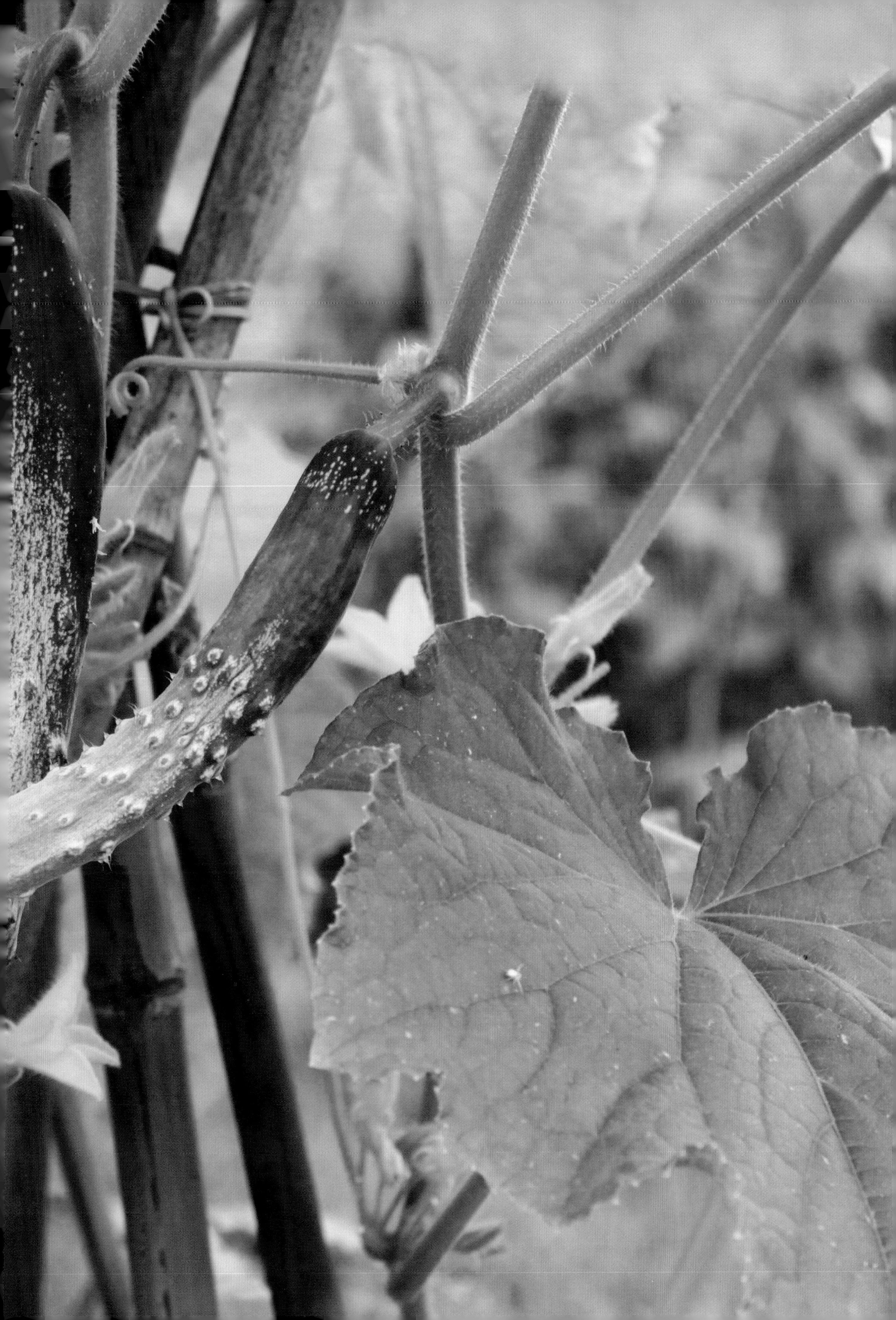

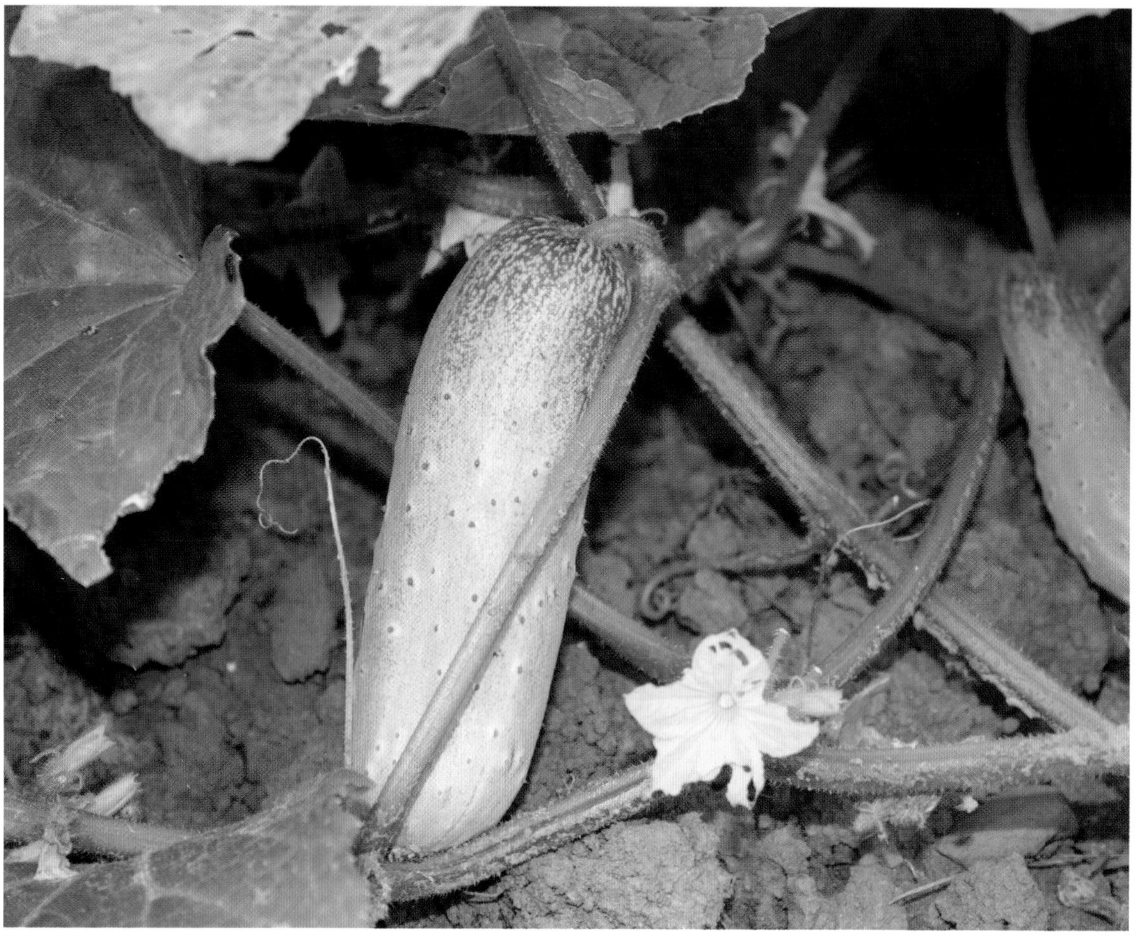

黄瓜

药理作用

本品所含的葫芦素 C 在动物实验中有抗肿瘤作用，毒性较低。

用法用量

内服：10 ~ 60 g，煮食或生啖。外用：浸汁、制霜或研末调敷。

民族药方

1．小儿热痢　嫩黄瓜同蜜食十余根。

2．水病肚胀至四肢肿　黄瓜 1 根。切为 2 片（不去子），以醋煮一片，水煮一片，俱烂，空心顿服，须臾下水。

3．咽喉肿痛　老黄瓜 1 根。去子，入芒硝填满，阴干为末，每以少许吹之。

4．跌打疮焮肿　6 月取黄瓜入瓷瓶中，水浸之，每以水扫于疮上。

5．火眼赤痛 5月取老黄瓜1根，上开小孔，去瓤，入芒硝令满，悬阴处，待芒硝透出刮下，留点眼。

6．汤火伤灼 5月掐黄瓜入瓶内，密封，挂檐下，取水刷之。

使用注意

黄瓜性凉，胃寒患者食之易致腹痛泄泻。

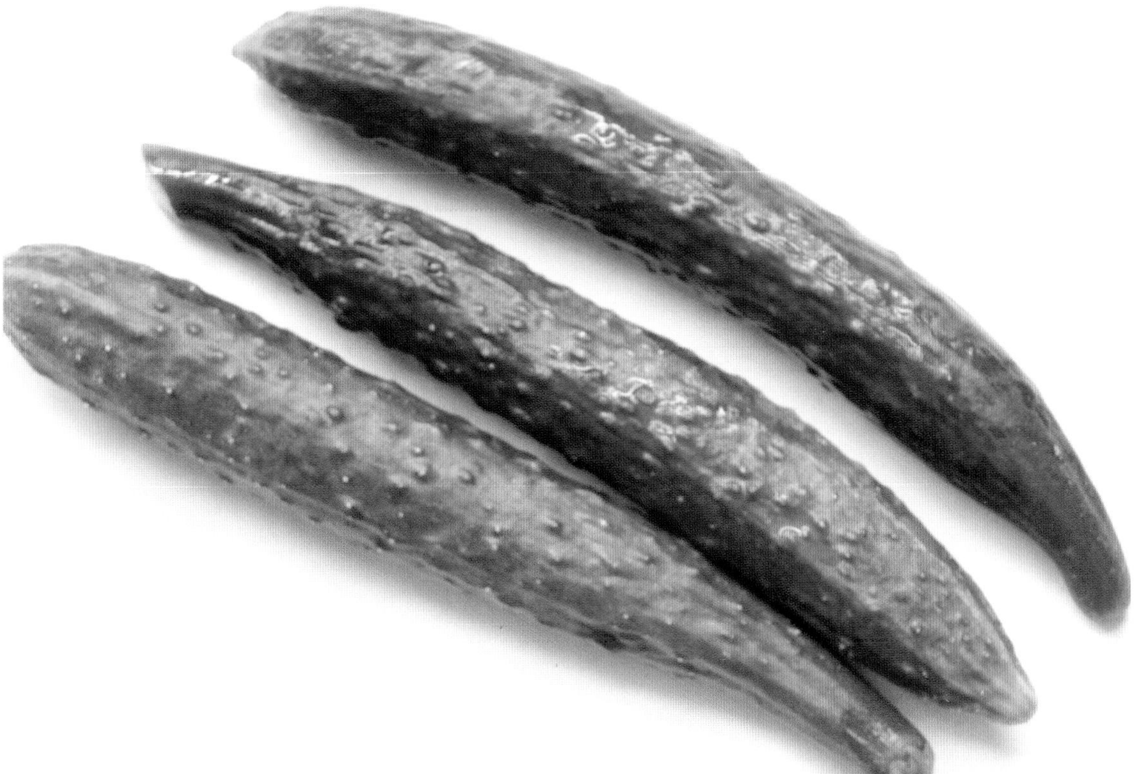

黄瓜药材

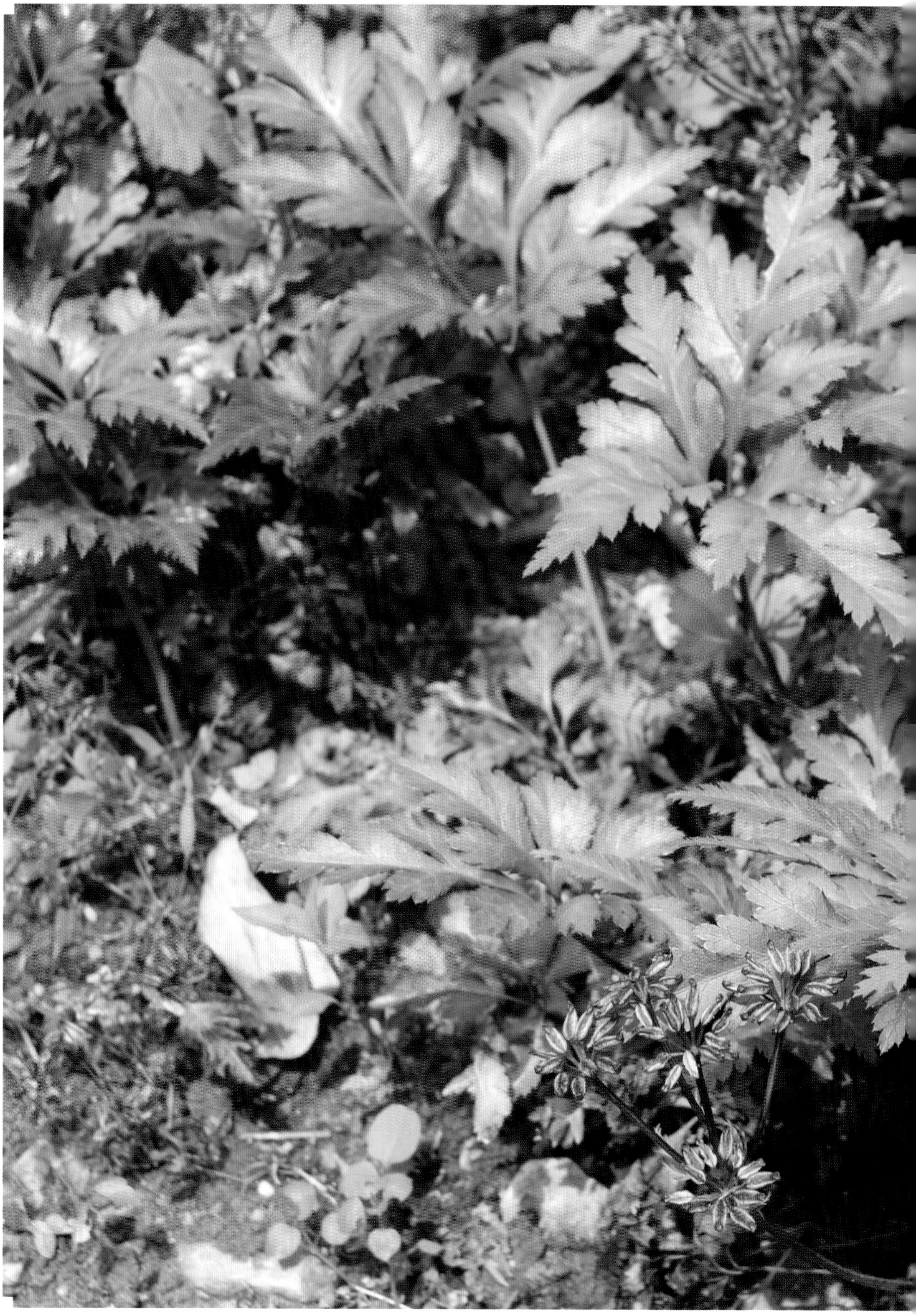

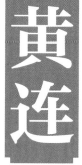

黄连

【维药名】马米然其尼。

【别　名】味连、支连、王连、云连、雅连、川连。

【来　源】本品为毛茛科多年生草本植物黄连 *Coptis chinensis* Franch. 和三角叶黄连 *Coptis deltoidea* C. Y. Cheng et Hsiao 的根茎。

【性味归经】苦，寒。归心、肝、胃、大肠经。

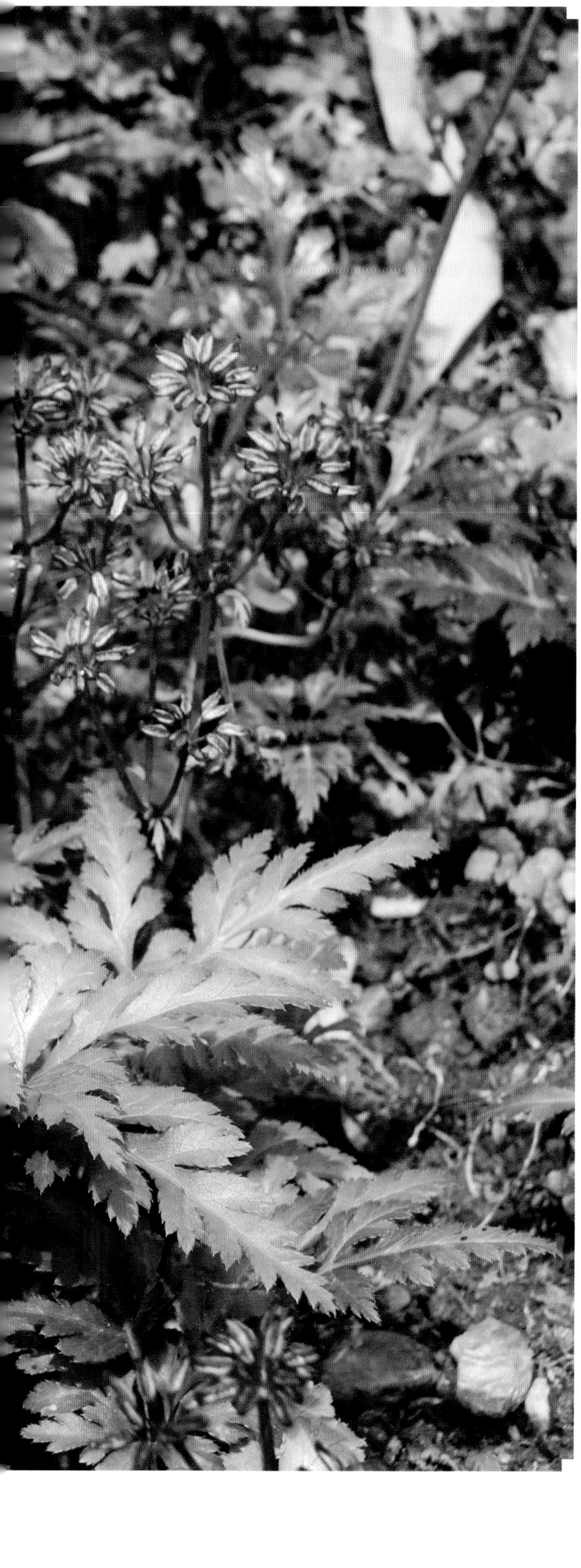

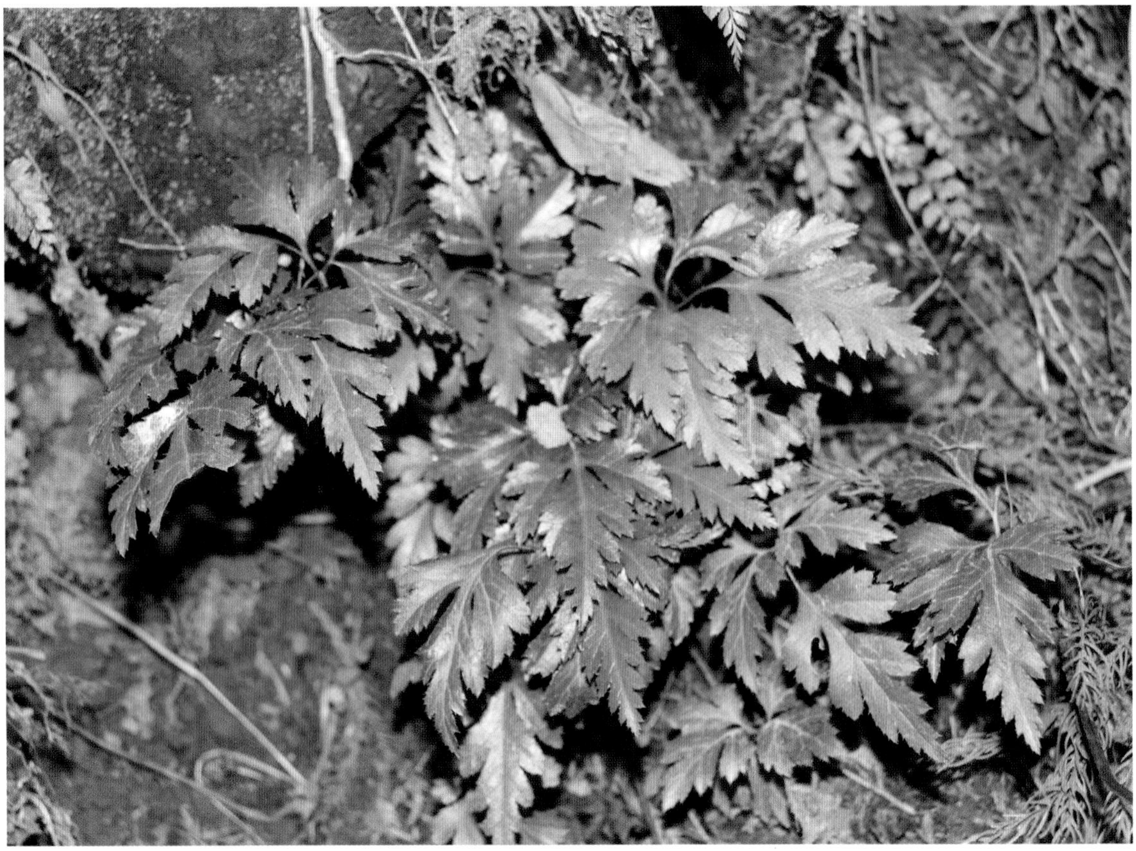

黄连

识别特征

多年生草本，高 15 ~ 25 cm。根茎黄色，成簇生长。叶基生，具长柄，叶片稍带革质，卵状三角形，3 全裂，中央裂片稍呈棱形，具柄，长为宽的 1.5 ~ 2.0 倍，羽状深裂，边缘具锐锯齿；侧生裂片斜卵形，比中央裂片短，叶面沿脉被短柔毛。花葶 1 ~ 2，2 歧或多歧聚伞花序，有花 3 ~ 8 朵，萼片 5，黄绿色，长椭圆状卵形至披针形，长 9 ~ 12.5 mm；花瓣线形或线状披针形，长 5 ~ 7 mm，中央有蜜槽；雄蕊多数，外轮比花瓣略短；心皮 8 ~ 12。蓇葖果具柄。三角叶黄连与上种不同点为：叶的裂片均具十分明显的小柄，中央裂片三角状卵形，4 ~ 6 对羽状深裂，2 回裂片彼此密接；雄蕊长为花瓣之半，种子不育。花期 2—4 月，果期 3—6 月。

生境分布

生长于海拔 1000 ~ 1900 m 的山谷、凉湿荫蔽密林中。黄连多系栽培。分布于我国中部及南部各省区。四川、云南产量较大。

采收加工

秋季采挖，除去苗叶、须根及泥沙，干燥，撞去残留须根。生用或炒用。

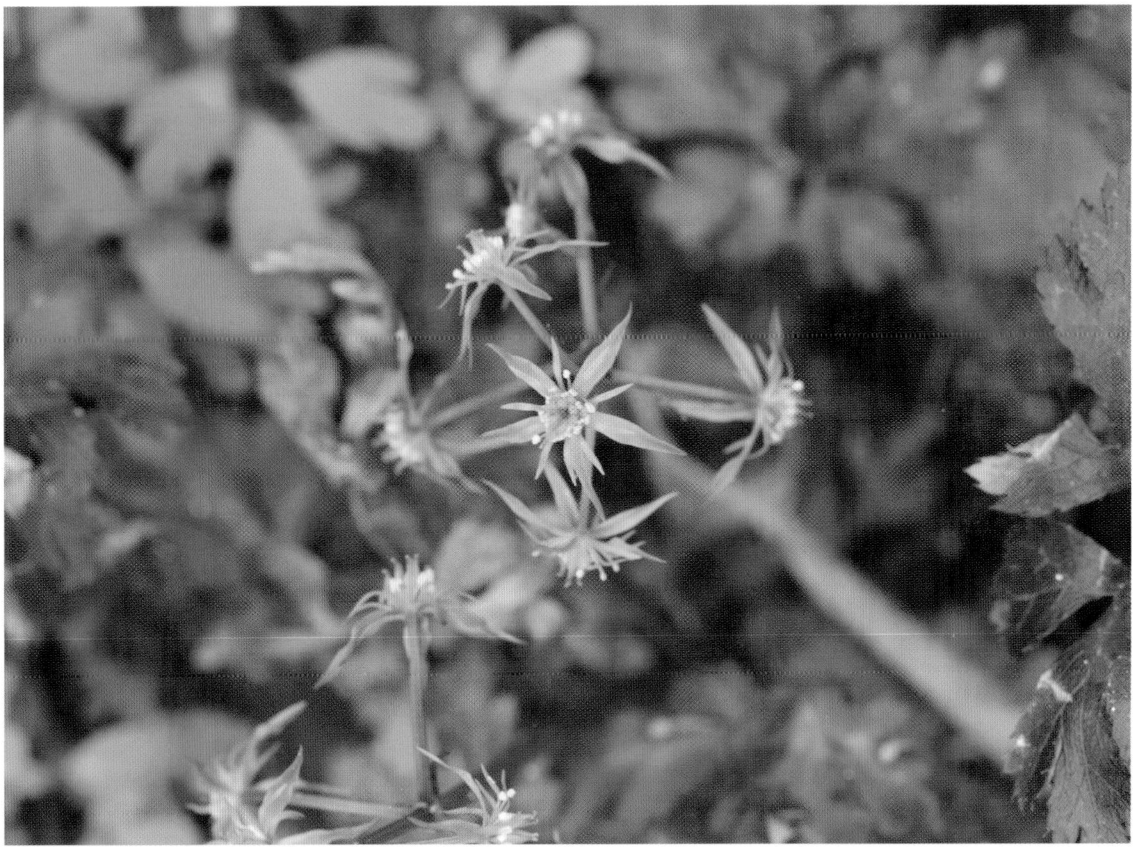

黄连

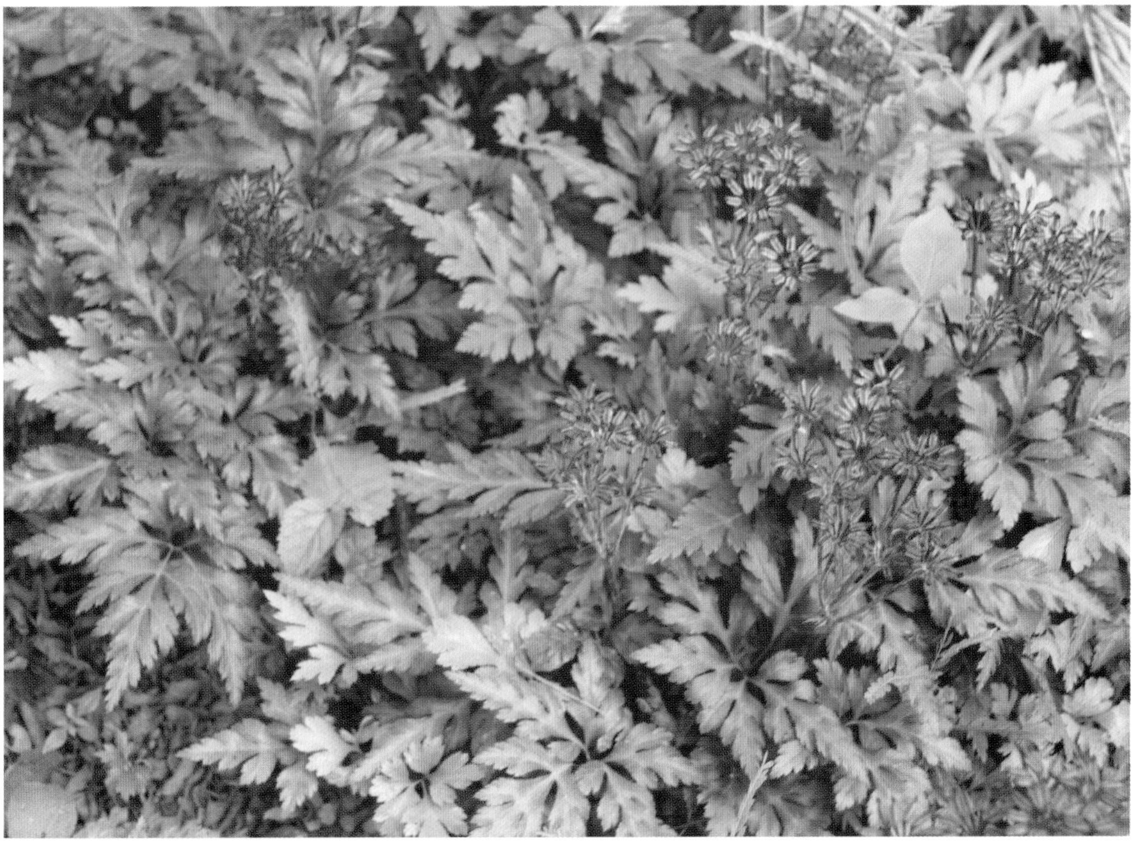

黄连

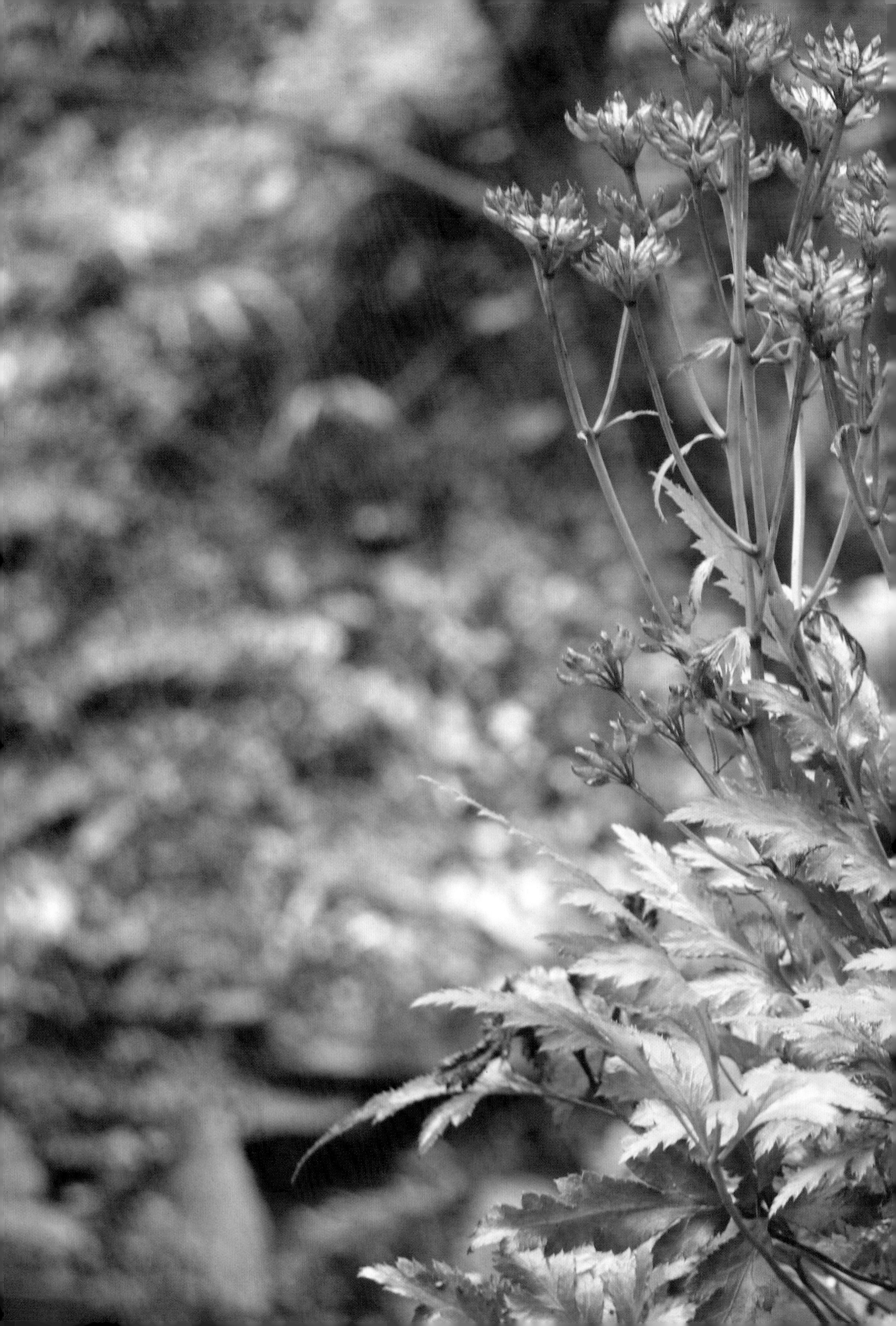

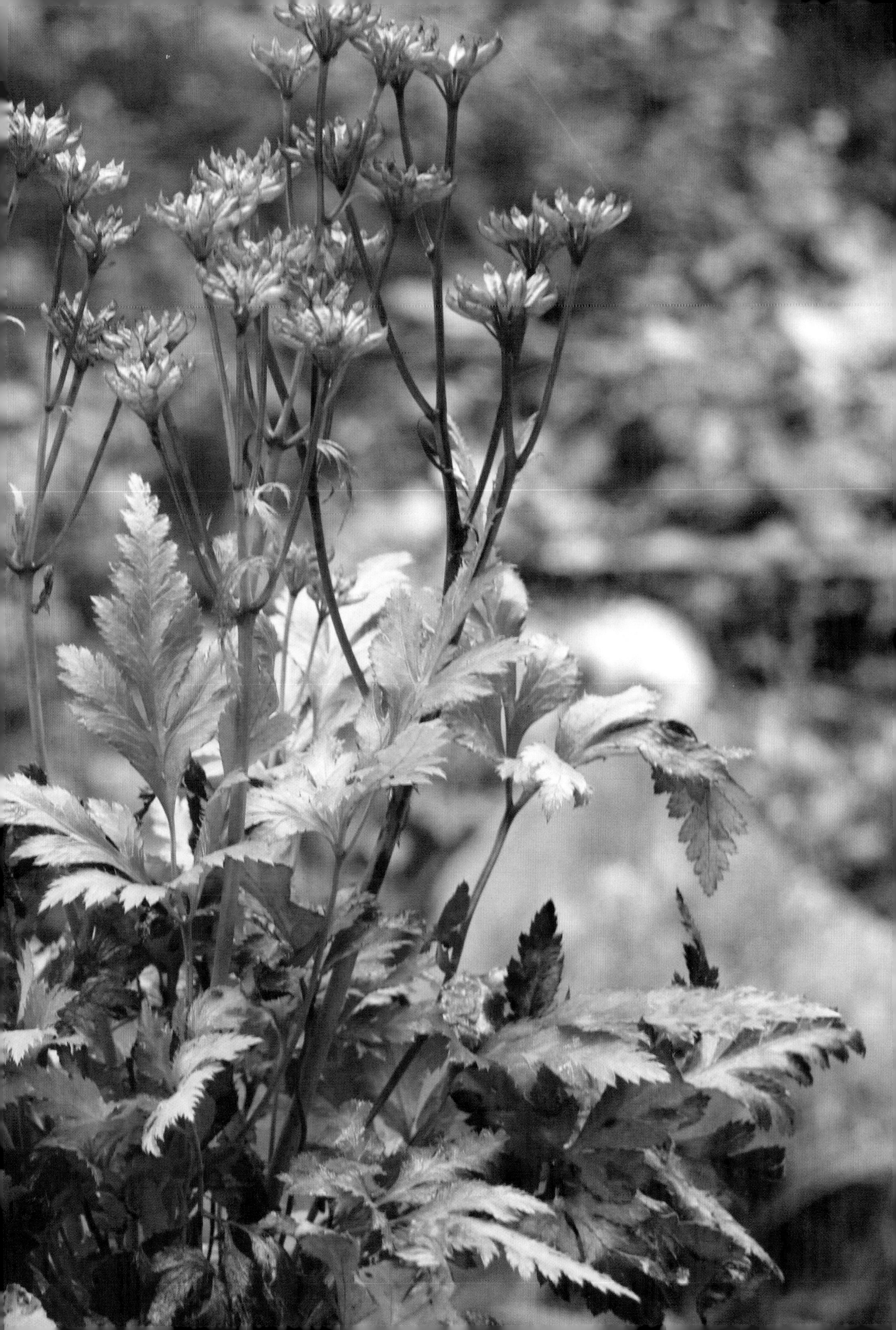

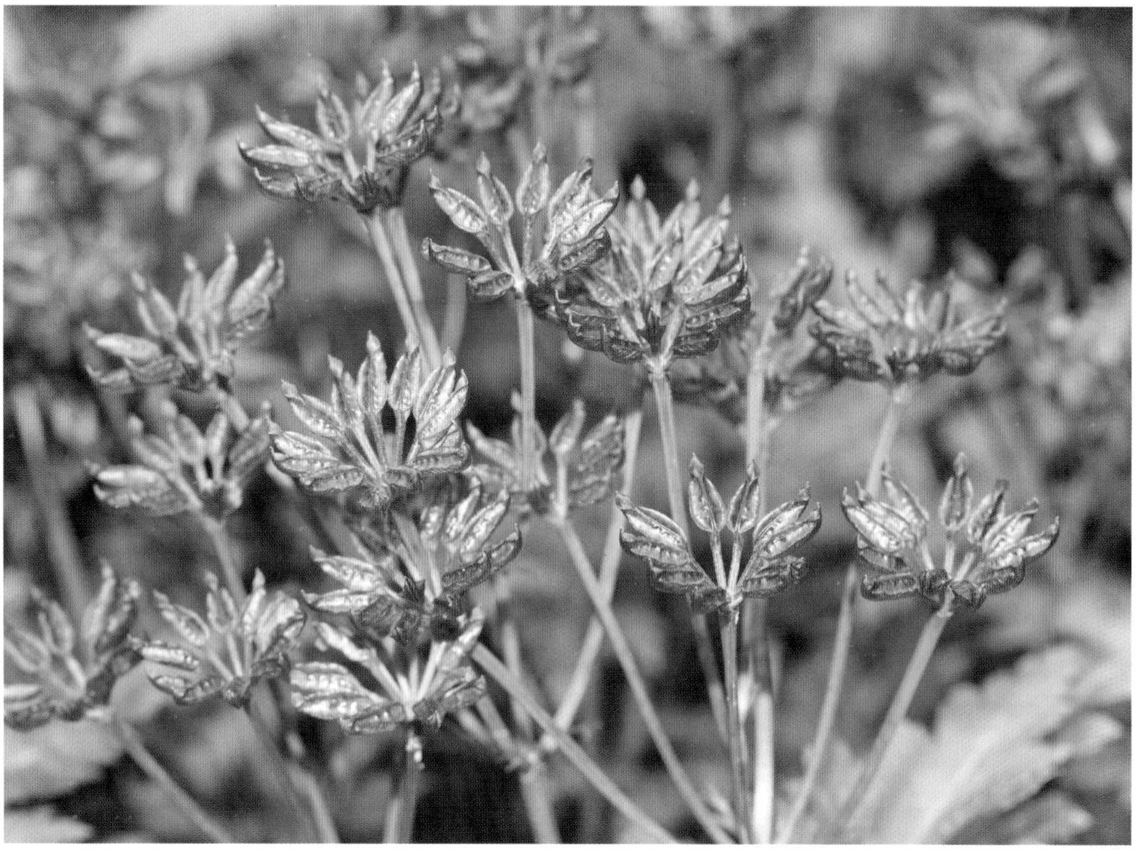

黄连

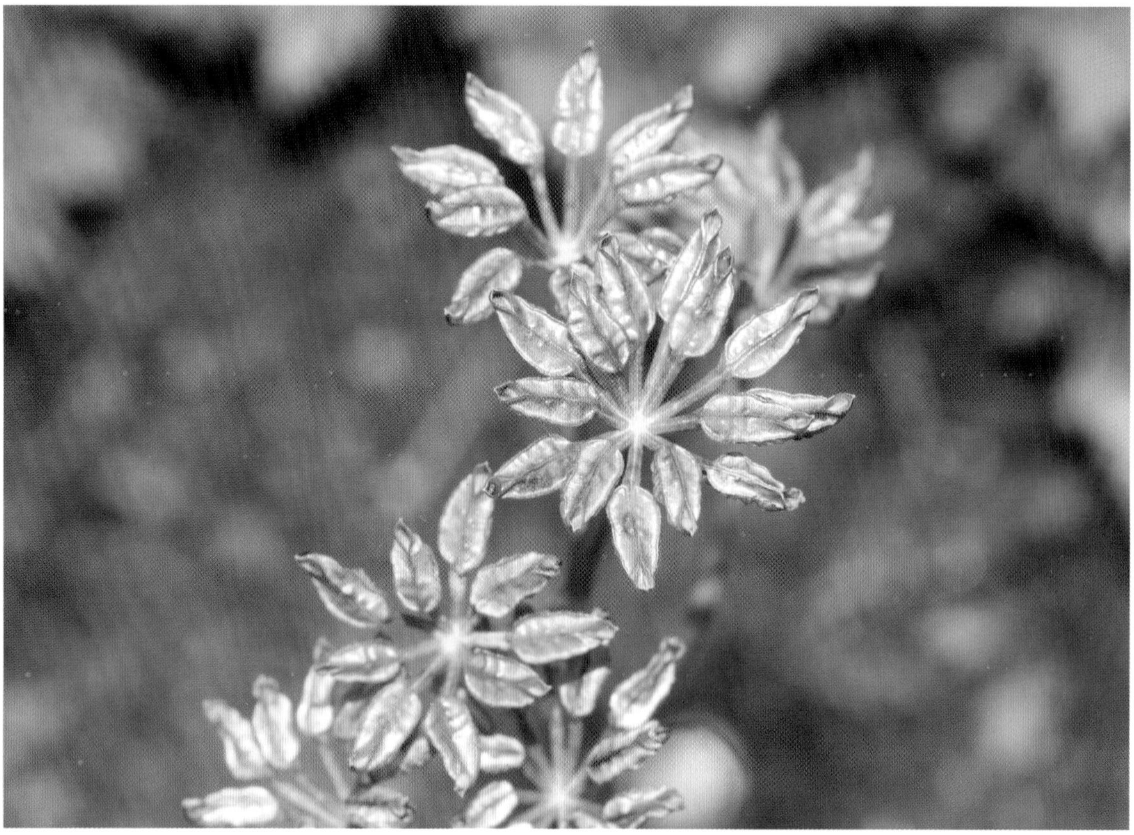

黄连

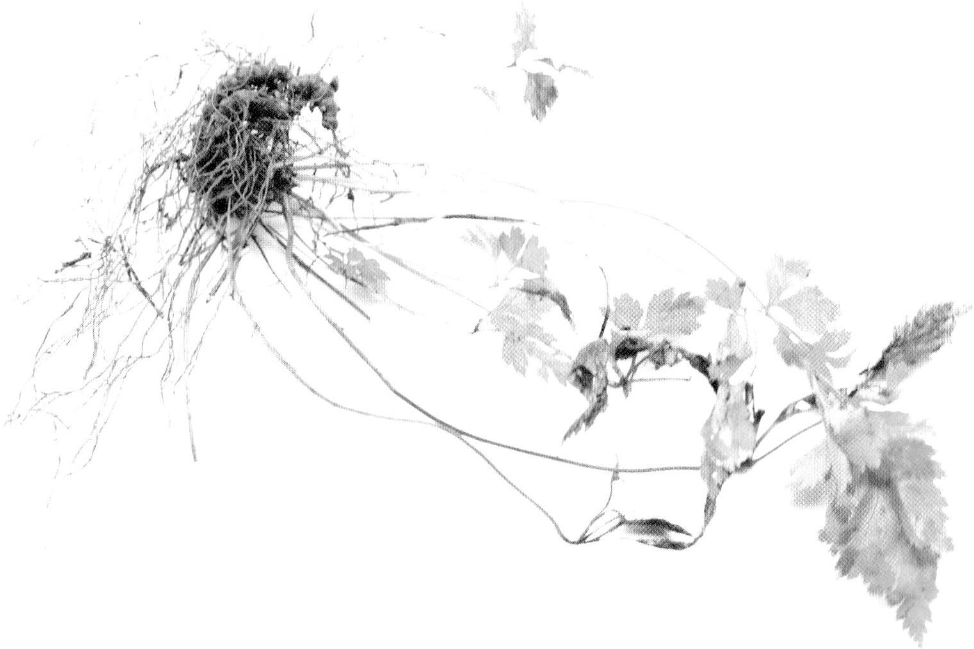

黄连（野生）药材

药材鉴别

本品呈不规则的薄片。外表皮暗黄色，粗糙，有细小的须根。切面或碎断面皮部棕色至暗棕色，木部鲜黄色或红黄色，具放射状纹理，髓部红棕色，有时中央有空隙。质地坚实，不易折。气微，味极苦。

功效主治

清热燥湿，泻火解毒。主治湿热痞满，呕吐吞酸，泻痢，黄疸，高热神昏，心火亢盛，心烦不寐，血热吐衄，目赤，牙痛，消渴，痈肿疔疮；外治湿疹，湿疮，耳道流脓。酒黄连善清上焦火热，主治目赤，口疮。姜黄连清胃、和胃、止呕，主治寒热互结，湿热中阻，痞满呕吐。萸黄连疏肝、和胃、止呕，主治肝胃不和，呕吐吞酸。

药理作用

本品具广谱抗菌作用，并能抑制钩端螺旋体、阿米巴原虫、流行性感冒病毒及各种致病性真菌。小檗碱在体内可增强白细胞的吞噬功能，具扩张末梢血管、降低血压、利胆、解热、利尿、局部麻醉、镇静、镇痛及抗肿瘤作用。

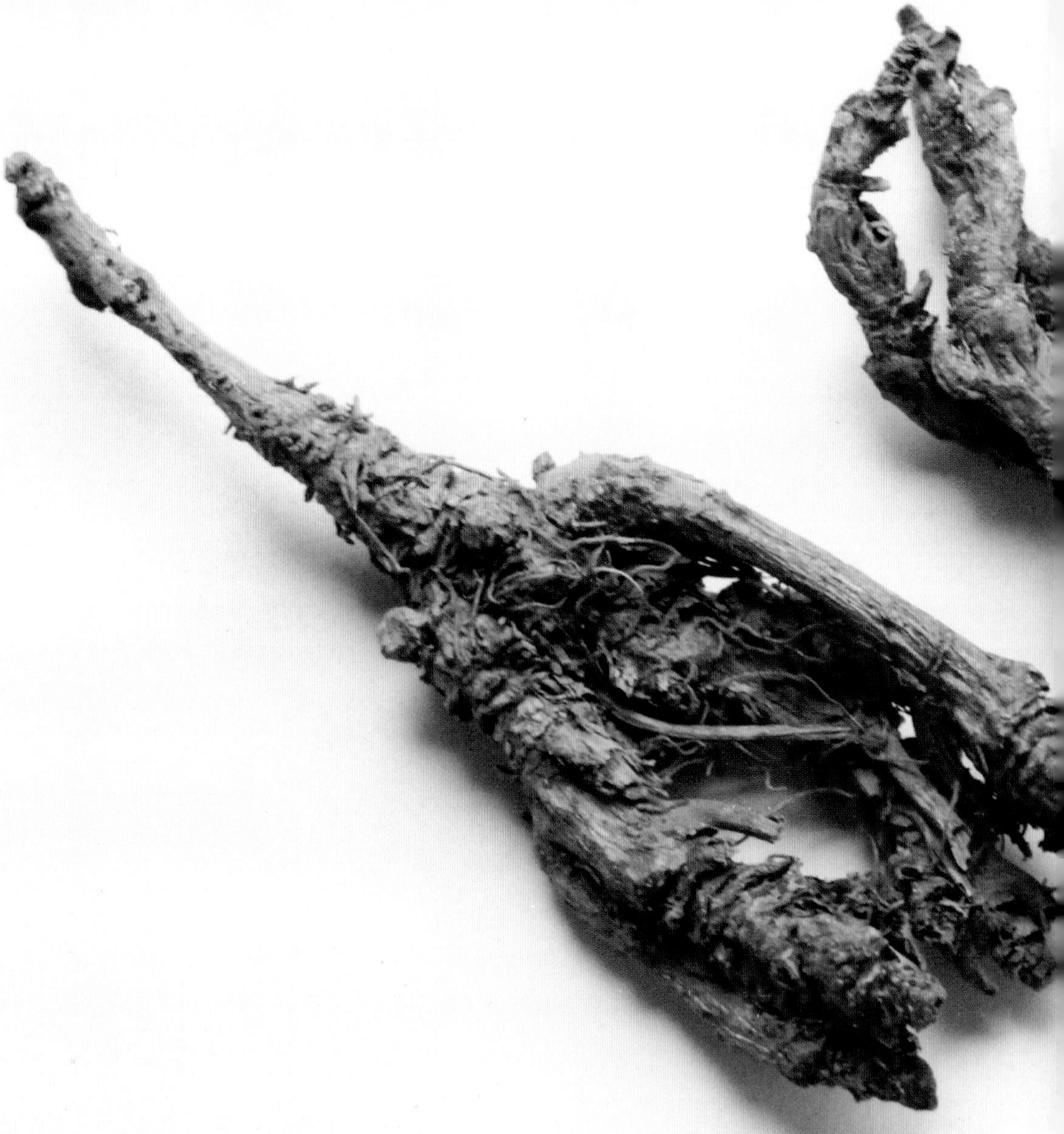

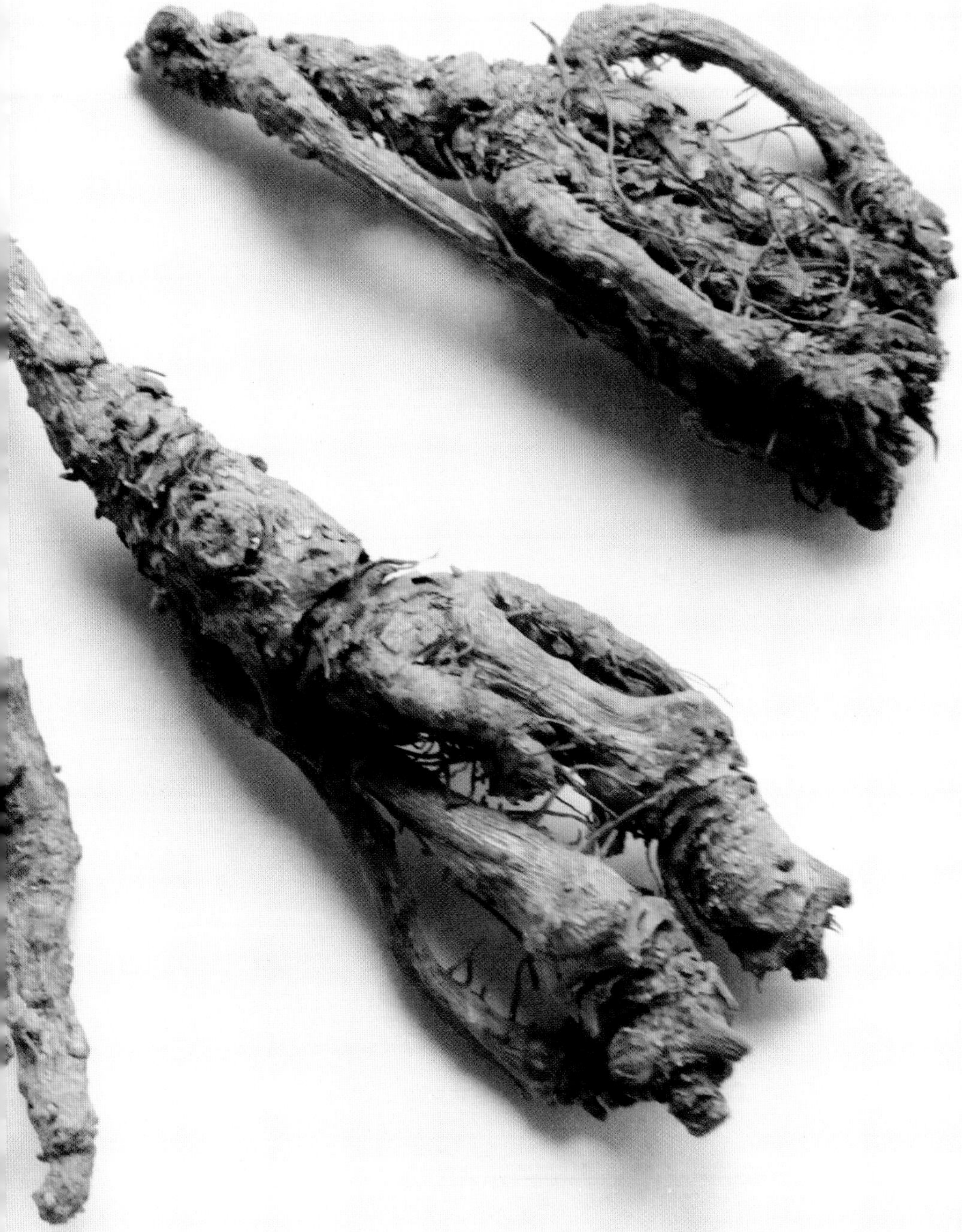

黄连药材

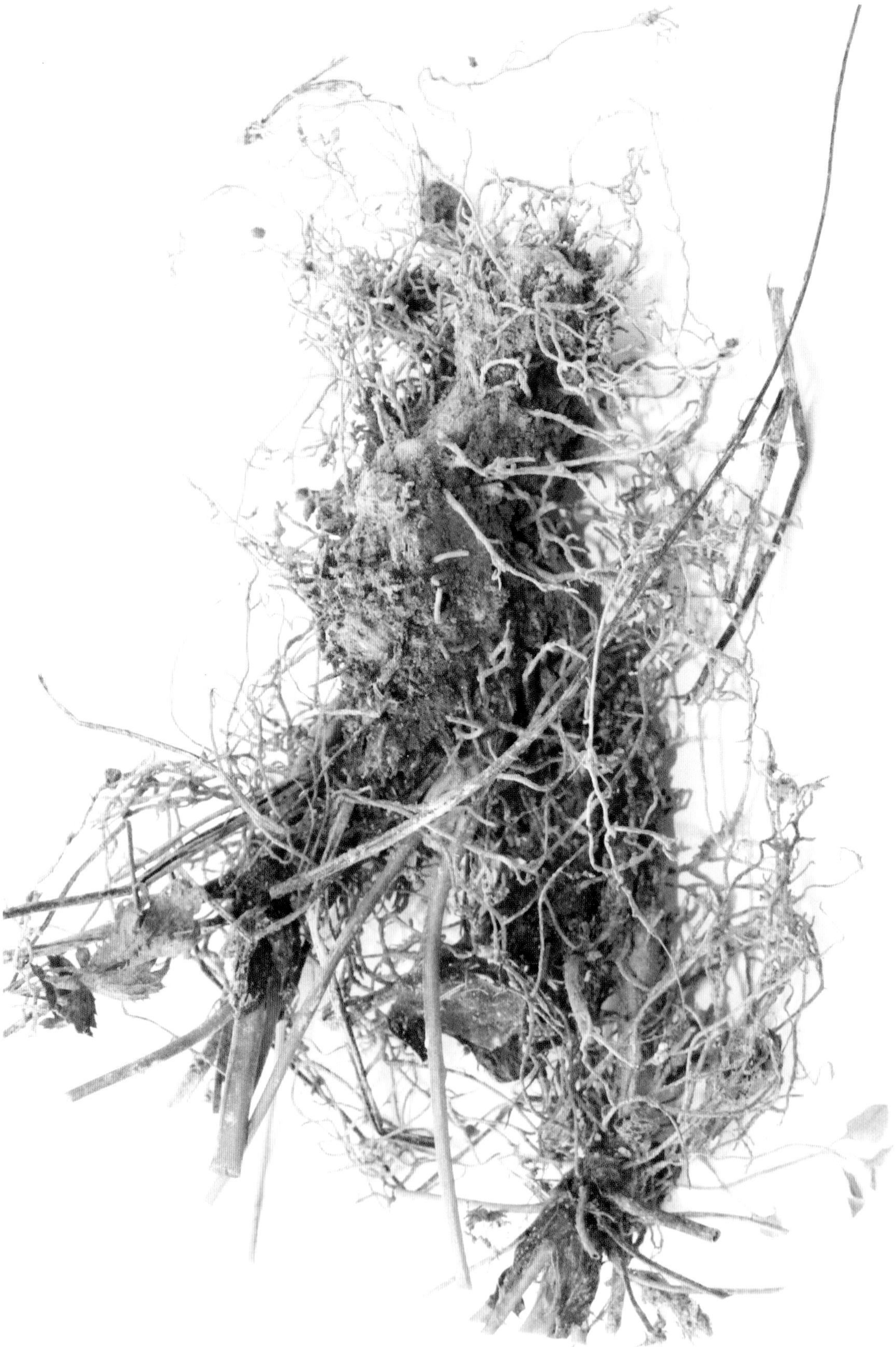

黄连药材

用法用量

内服：煎服，2～10 g；或1.0～1.5 g，入丸、散。外用：适量。炒用制其寒性，姜汁炒清胃止呕，酒炒清上焦火热，吴茱萸炒清肝胆火。

民族药方

1．痔疮 黄连100 g。煎膏，加入等份芒硝、冰片5 g，痔疮敷上即消。

2．黄疸 黄连5 g，茵陈15 g，栀子10 g。水煎服。

3．痈疮，湿疮，耳道流脓 黄连适量。研细末，茶油调涂患处。

4．颈痈，背痈 黄连、黄芩、炙甘草各6 g，栀子、枳实、柴胡、赤芍、金银花各9 g。水煎取药汁。

5．心肾不交，失眠 黄连、肉桂各5 g，半夏、炙甘草各20 g。水煎服。

6．肺炎咳喘 黄连、甘草各6 g，金银花、沙参、芦根、枇杷叶、薏苡仁各30 g，天冬、百合各12 g，橘皮10 g，焦三仙9 g，三七粉3 g。水煎取药汁，每日1剂，分2次服。

7．浸润型肺结核 黄连19 g，蛤蚧13 g，白及40 g，百部10 g，枯矾8 g。共研细末，水泛为丸，阴干后备用，温开水送服，每次10 g，每日3次，儿童量酌减。

使用注意

苦寒易伤脾胃，故脾胃虚寒者慎用。

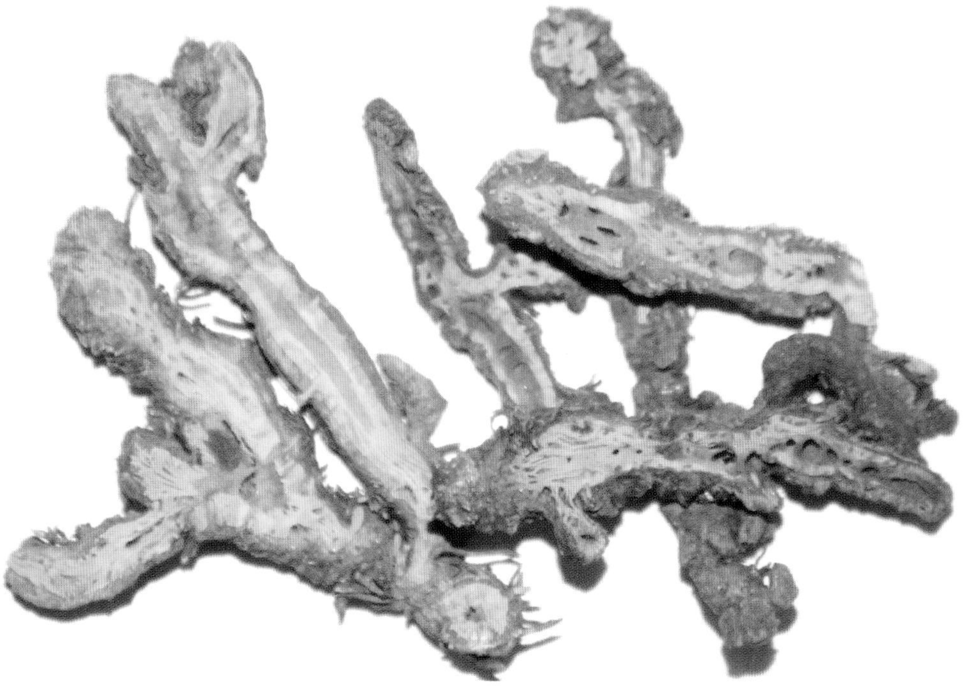

黄连饮片

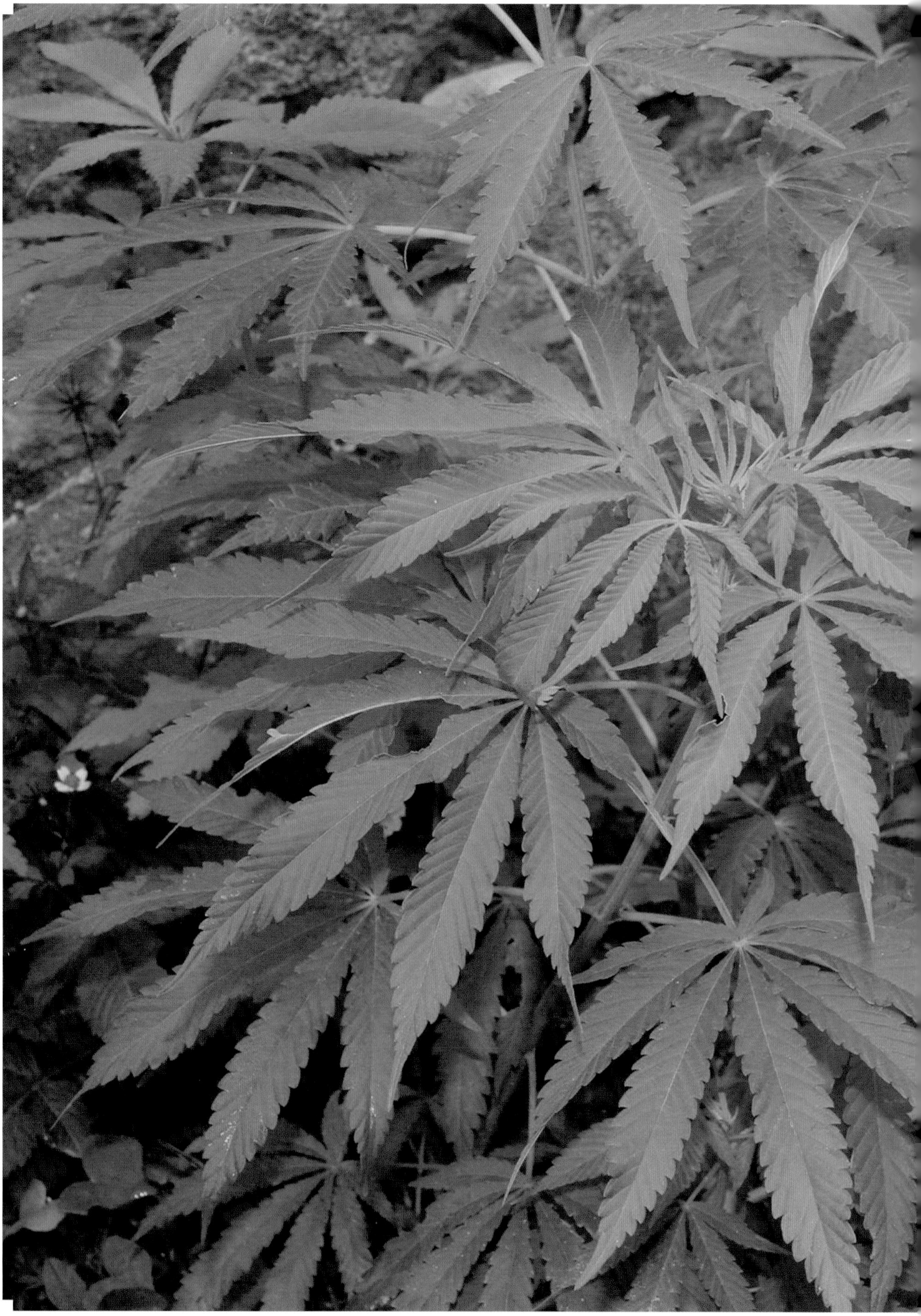

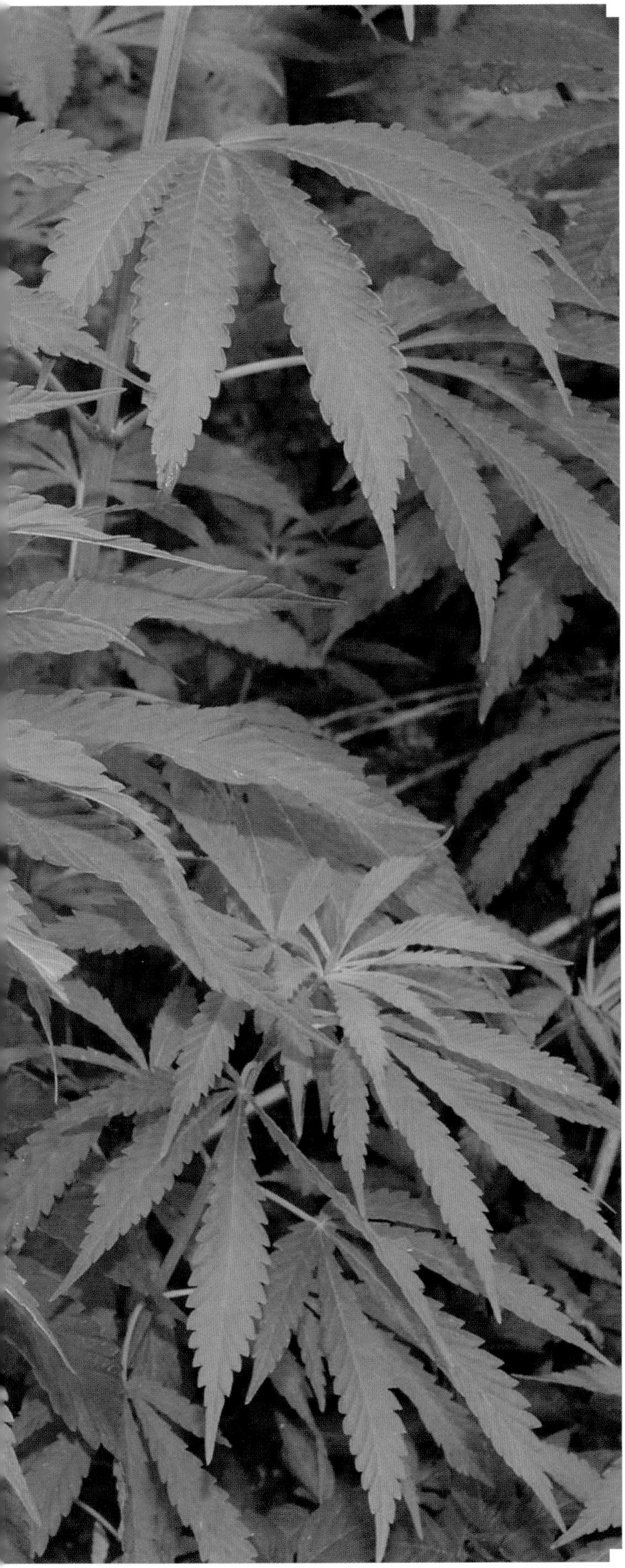

火麻仁

【维药名】坎地尔欧如合。
【别　名】麻仁、麻子仁、大麻仁。
【来　源】本品为桑科一年生草本植物大麻 *Cannabis sativa* L. 的干燥成熟种子。
【性味归经】甘，平。归脾、胃、大肠经。

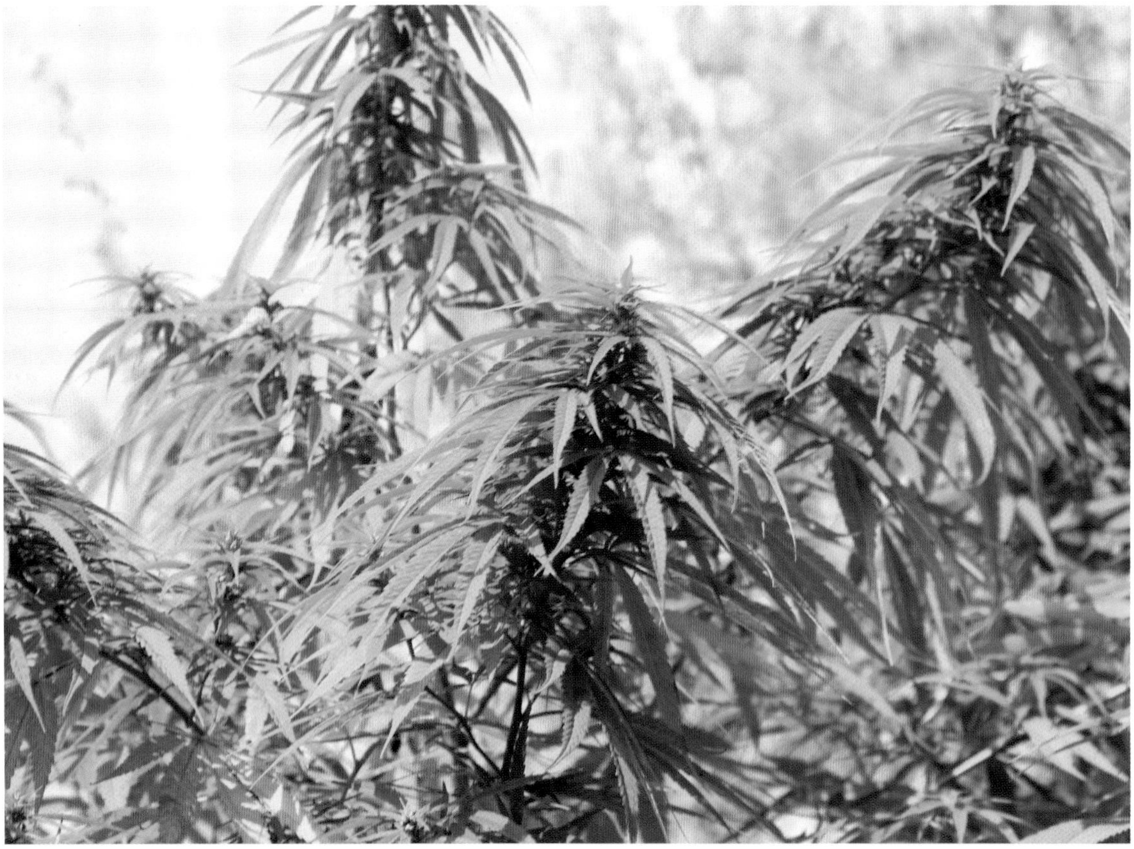

大麻

识别特征

一年生直立草本，高 1 ~ 3 m。掌状叶互生或下部对生，全裂，裂片 3 ~ 11 枚，披针形至条状披针形，下面密被灰白色毡毛。花单性，雌雄异株；雄花序为疏散的圆锥花序，黄绿色，花被片 5；雌花簇生于叶腋，绿色，每朵花外面有一卵形苞片。瘦果卵圆形，质硬，灰褐色，有细网状纹，为宿存的黄褐色苞所包裹。花期5—6月，果期7—8月。

生境分布

生长于土层深厚、疏松肥沃、排水良好的沙质壤土或黏质壤土中。分布于东北、华北、华东、中南等地。

采收加工

秋、冬二季果实成熟时，割取全株，晒干，打下果实，除去杂质。

药材鉴别

本品果实呈卵圆形，长 4.0 ~ 5.5 mm，直径 2.5 ~ 4.0 mm。外表光滑，灰绿色或灰黄色，有微细的白色或棕色网纹。内有白色种仁，富油性。气微，味淡。

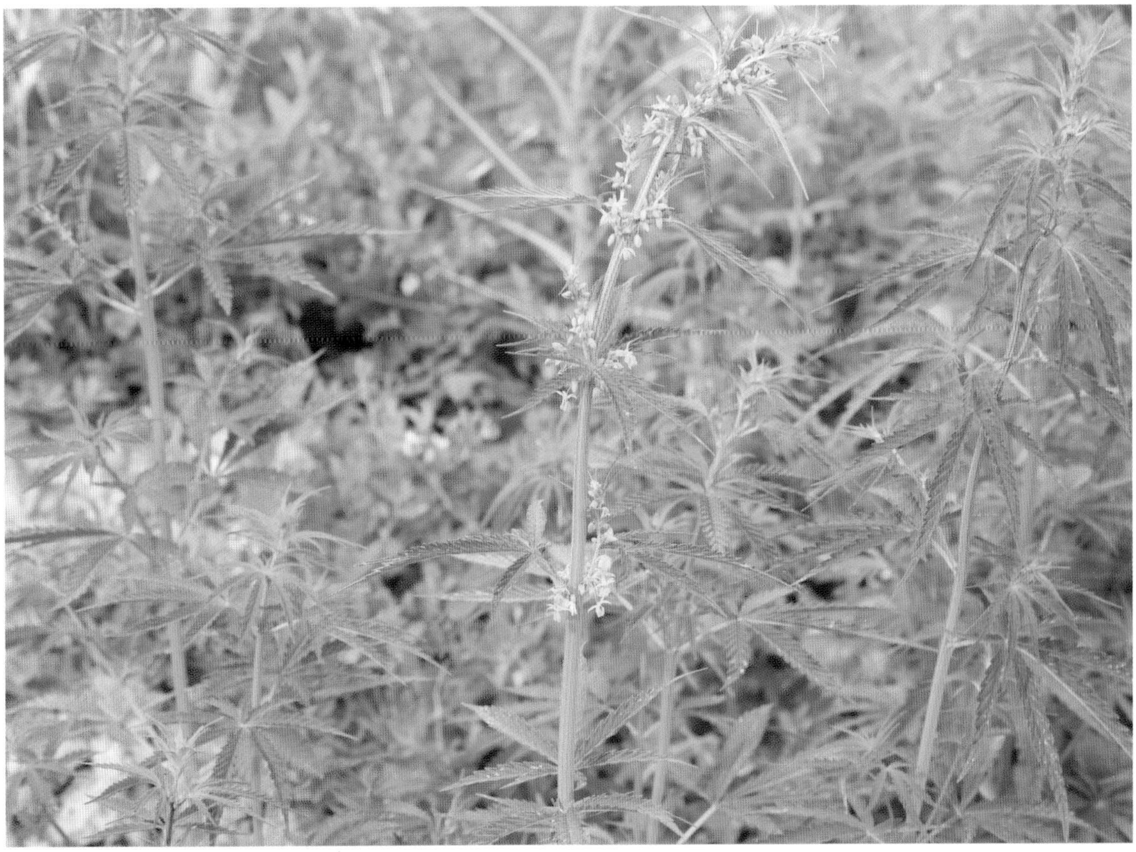

大麻

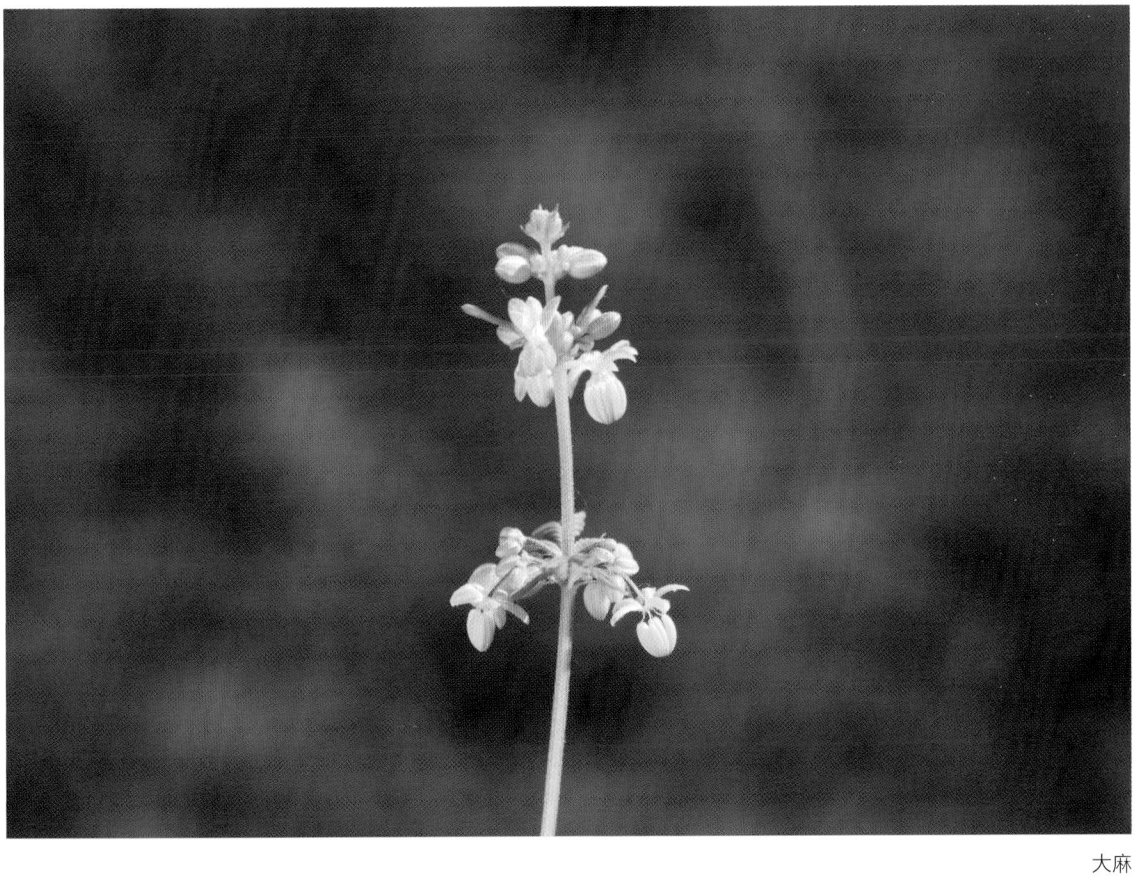

大麻

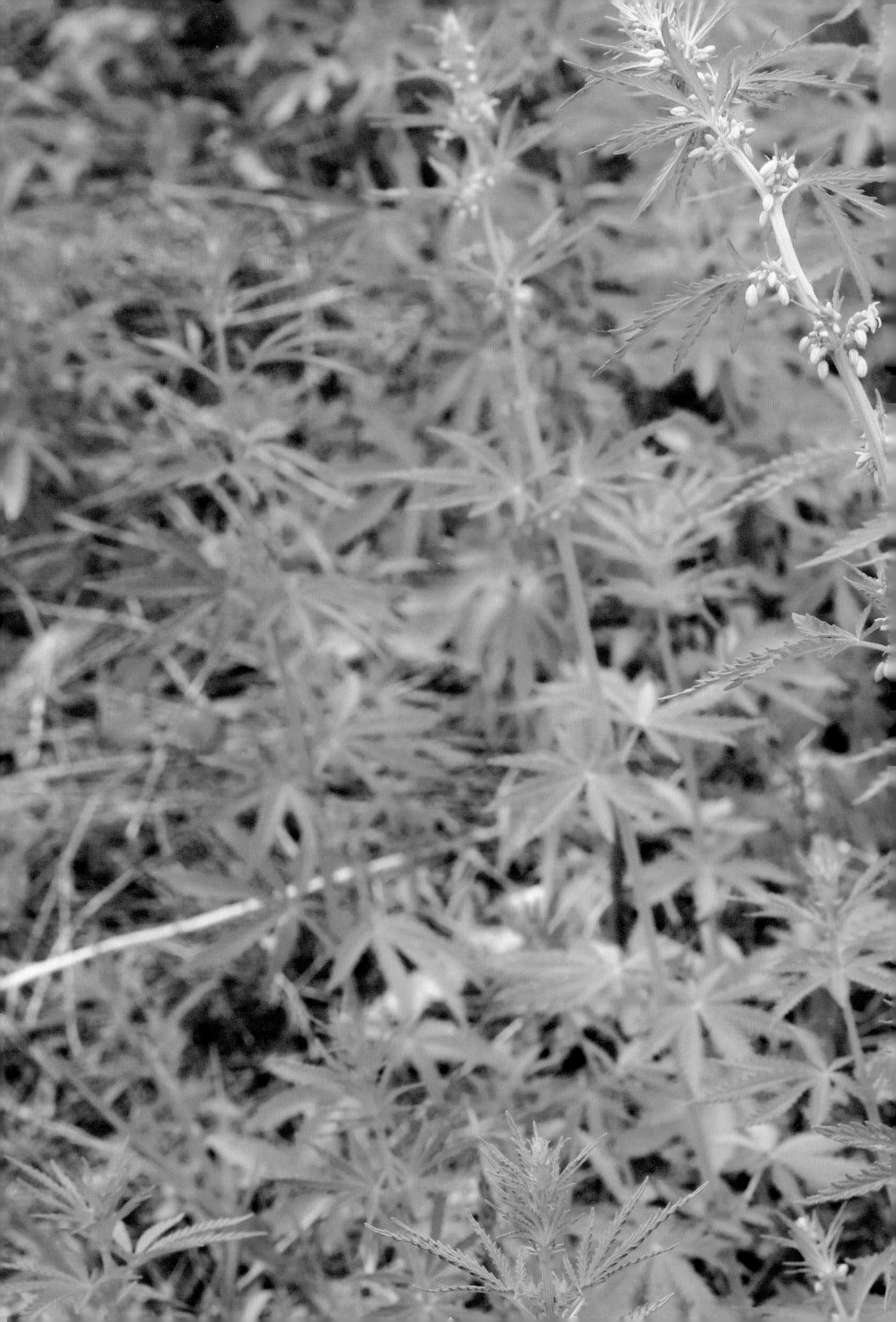

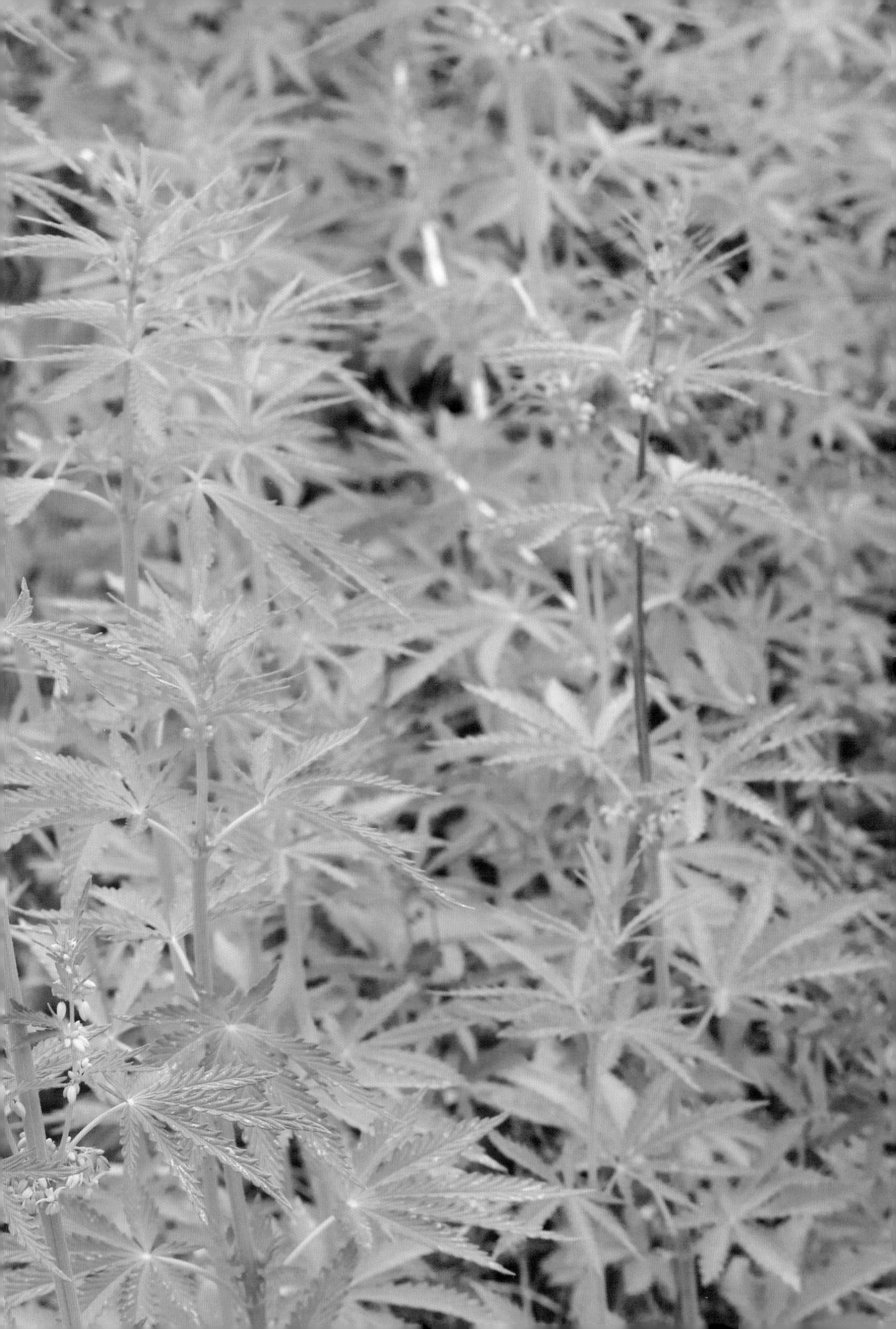

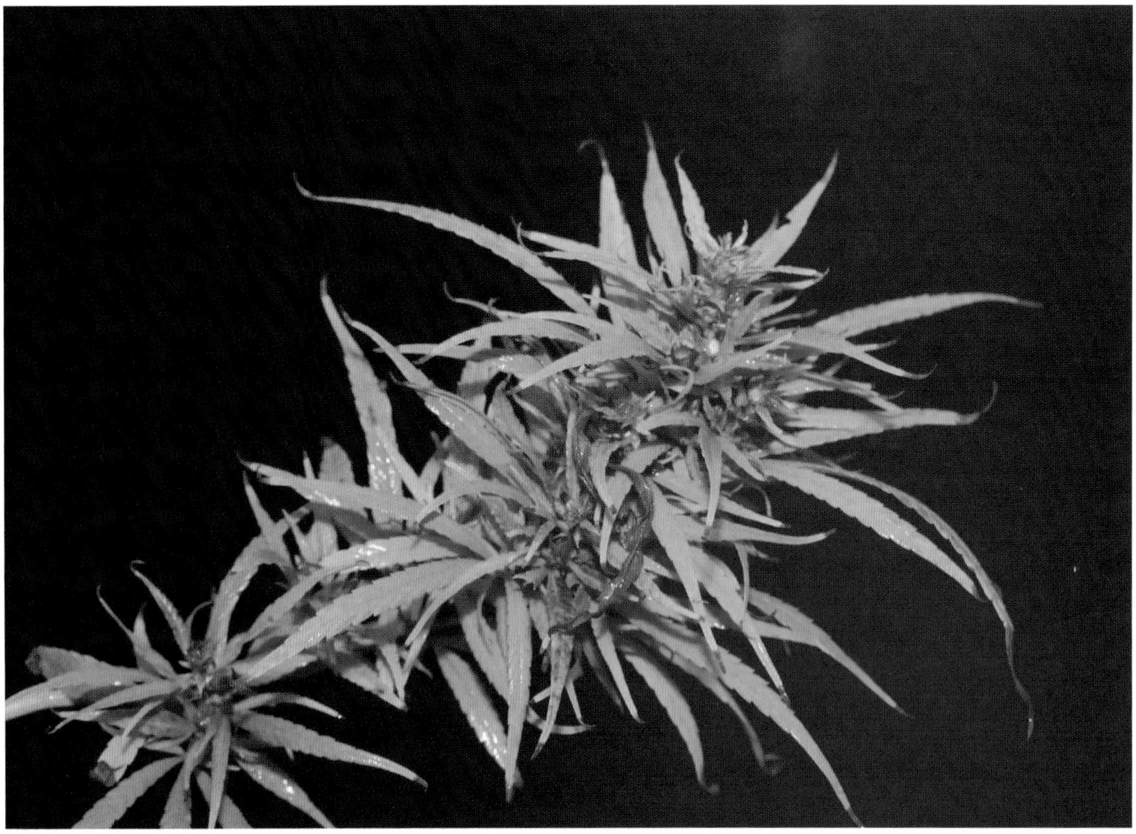

大麻

功效主治

润肠通便。本品甘、平，质润多脂，故能润肠通便，兼能滋养补虚。

药理作用

本品有明显抑止大鼠血清胆固醇升高的作用。火麻仁乙醇提取物 2 g，按 10 g/kg 用量分别给麻醉猫及正常兔灌胃，30 分钟后均出现缓慢降压。火麻仁能刺激肠黏膜，使分泌物增加，蠕动加快，并可减少大肠吸收的水分，故有泻下作用。

用法用量

内服：10 ~ 15 g，打碎入煎，或捣取汁煮粥。外用：适量。

民族药方

1．**大便不通** 火麻仁适量。研末，同米煮粥食用。

2．**烫伤** 火麻仁、黄柏、黄栀子各适量。共研末，调猪油涂。

3．**跌打损伤** 火麻仁 200 g。煅炭，兑黄酒服。

4．**大便秘结** 火麻仁、大黄、枳实、白芍各 50 g，杏仁、厚朴各 15 g。共研细粉，炼蜜为丸，每服9 g，每日1 ~ 2次。

5. 妇女产后头昏、多汗、大便秘结 火麻仁15 g，紫苏子10 g，粳米适量。前两味加水研磨，取汁与粳米煮粥食，每日2次。

6. 白痢 火麻仁汁、绿豆各适量。用火麻仁汁煮绿豆，空腹食。

使用注意

火麻仁大量食用，可引起中毒。

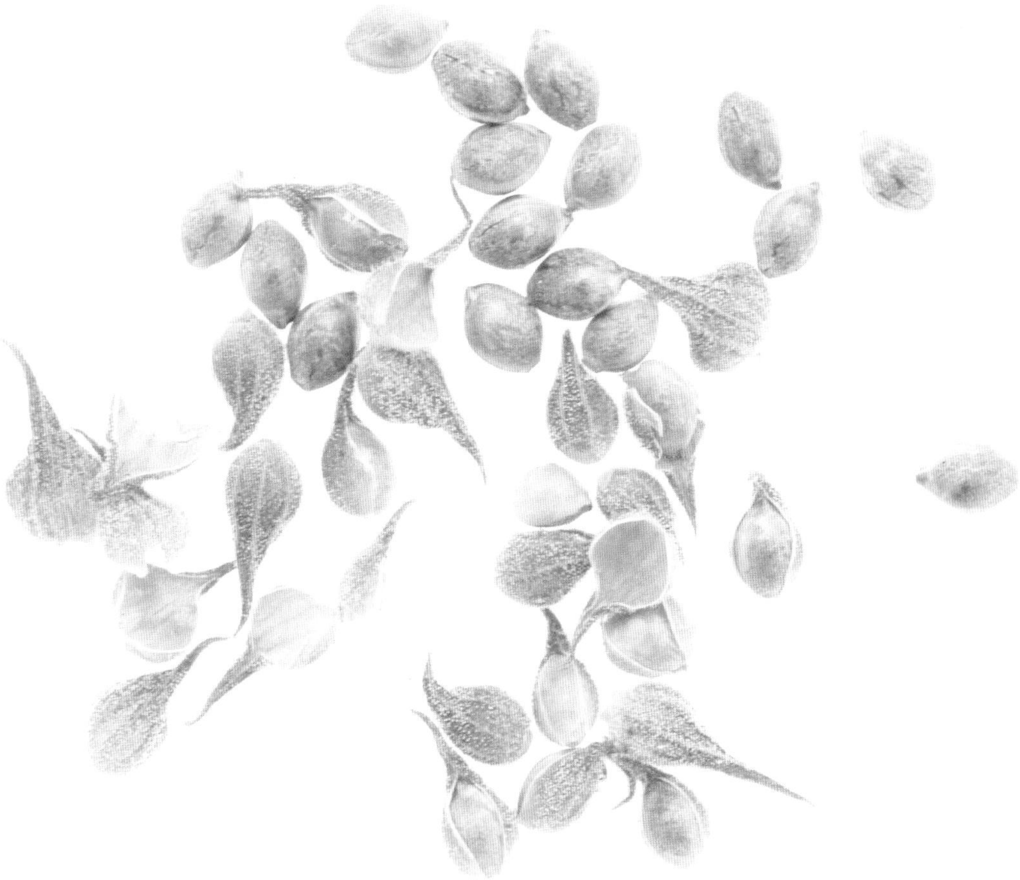

火麻仁药材

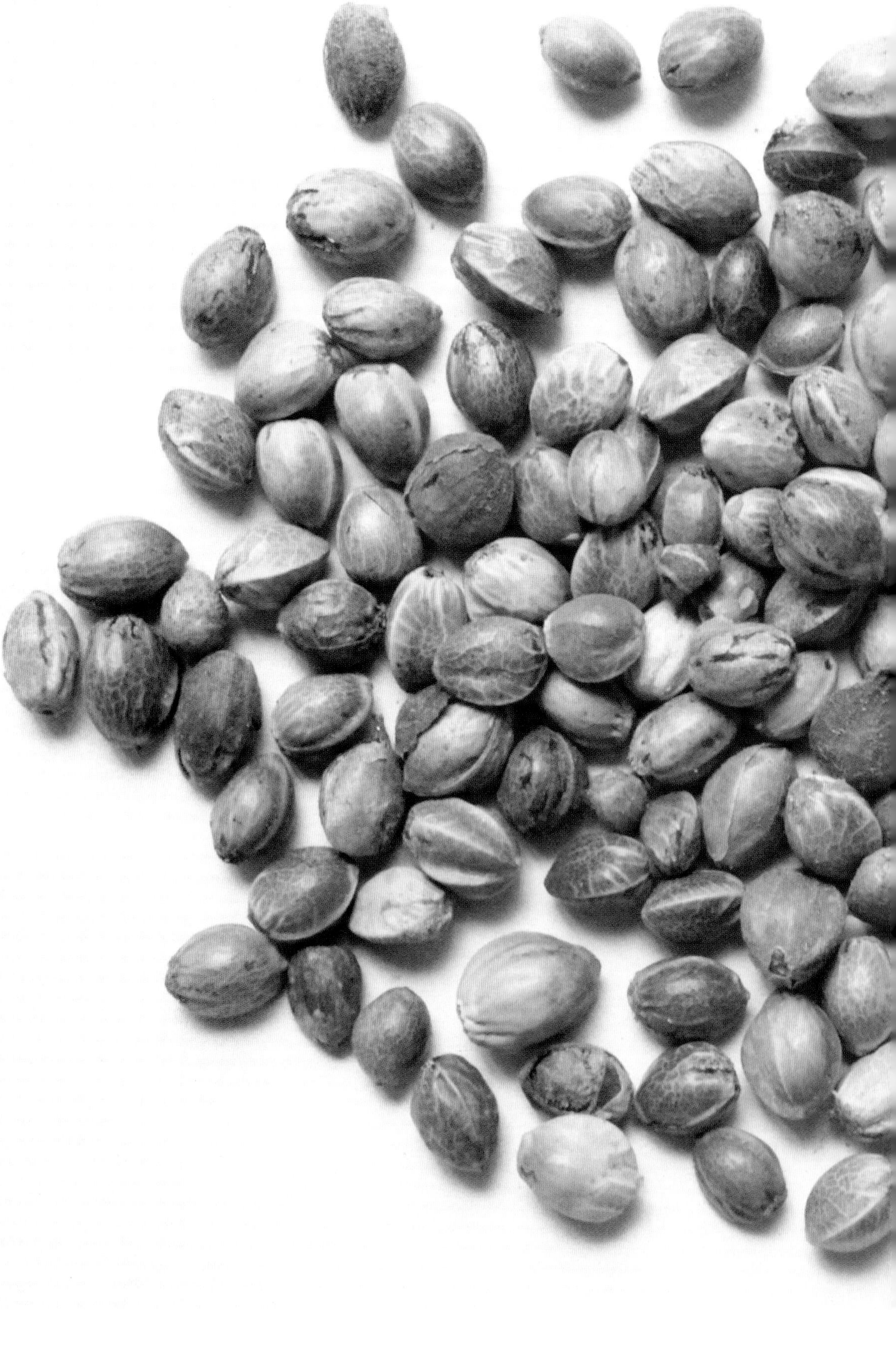

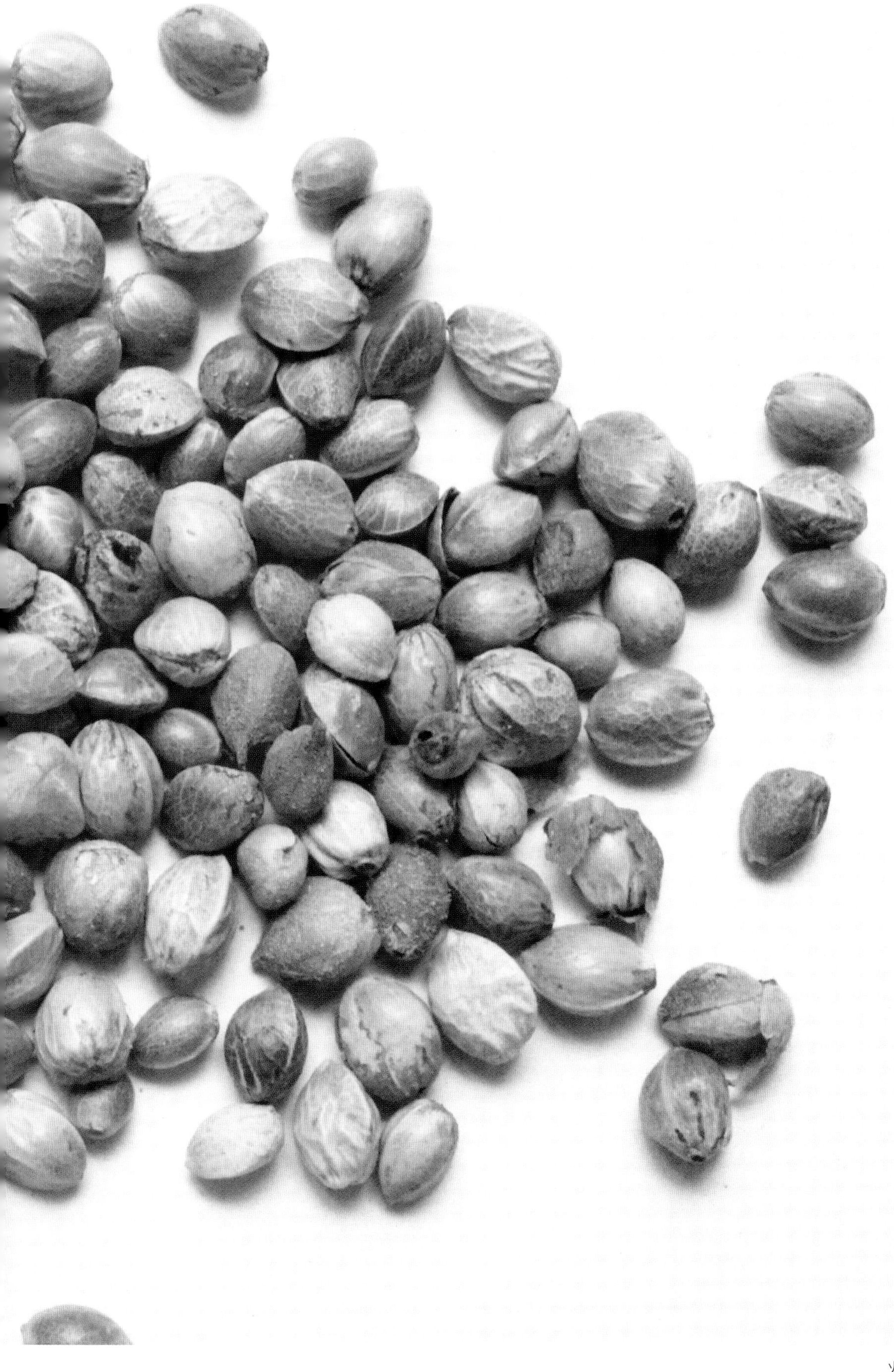

火麻仁饮片

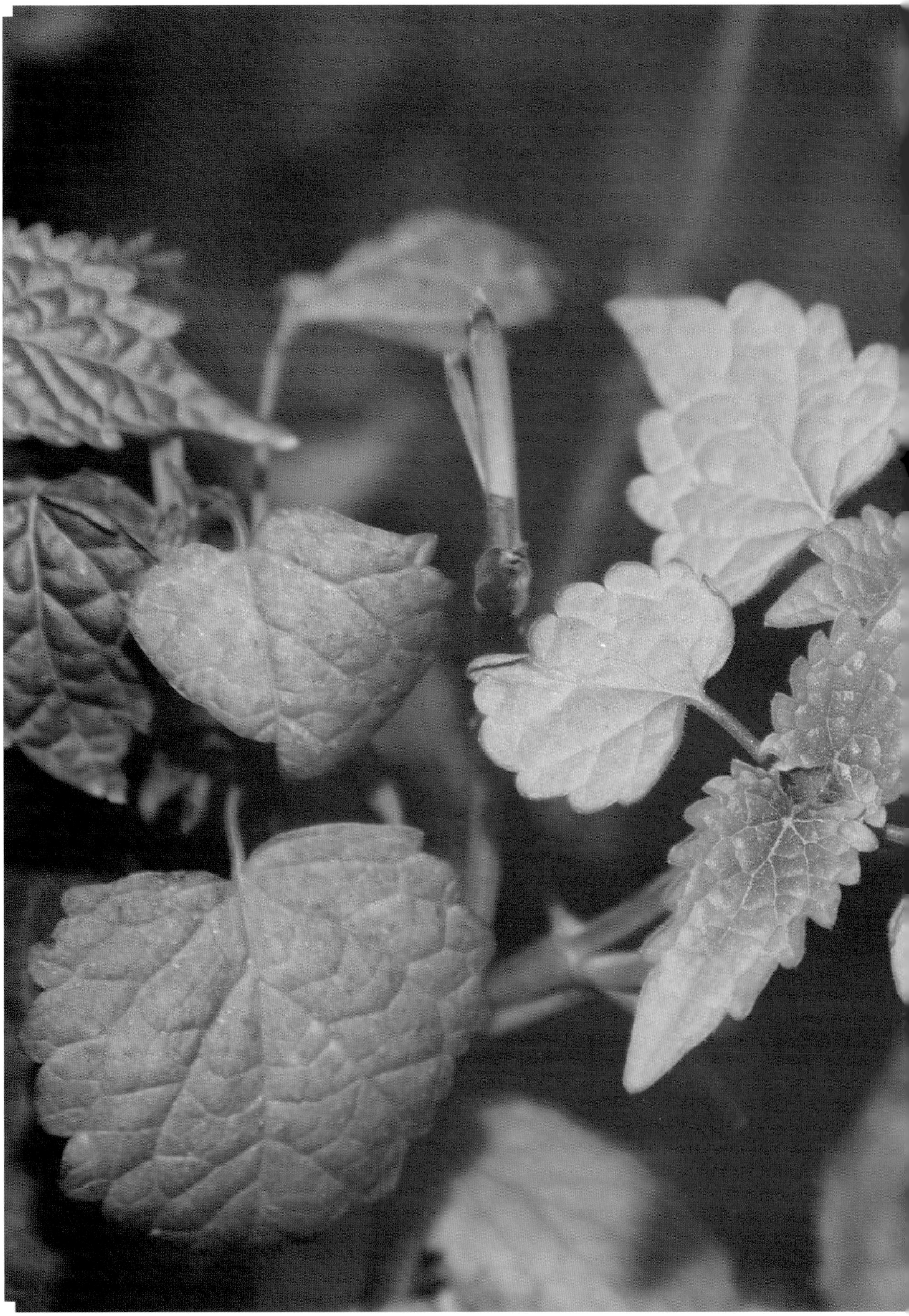

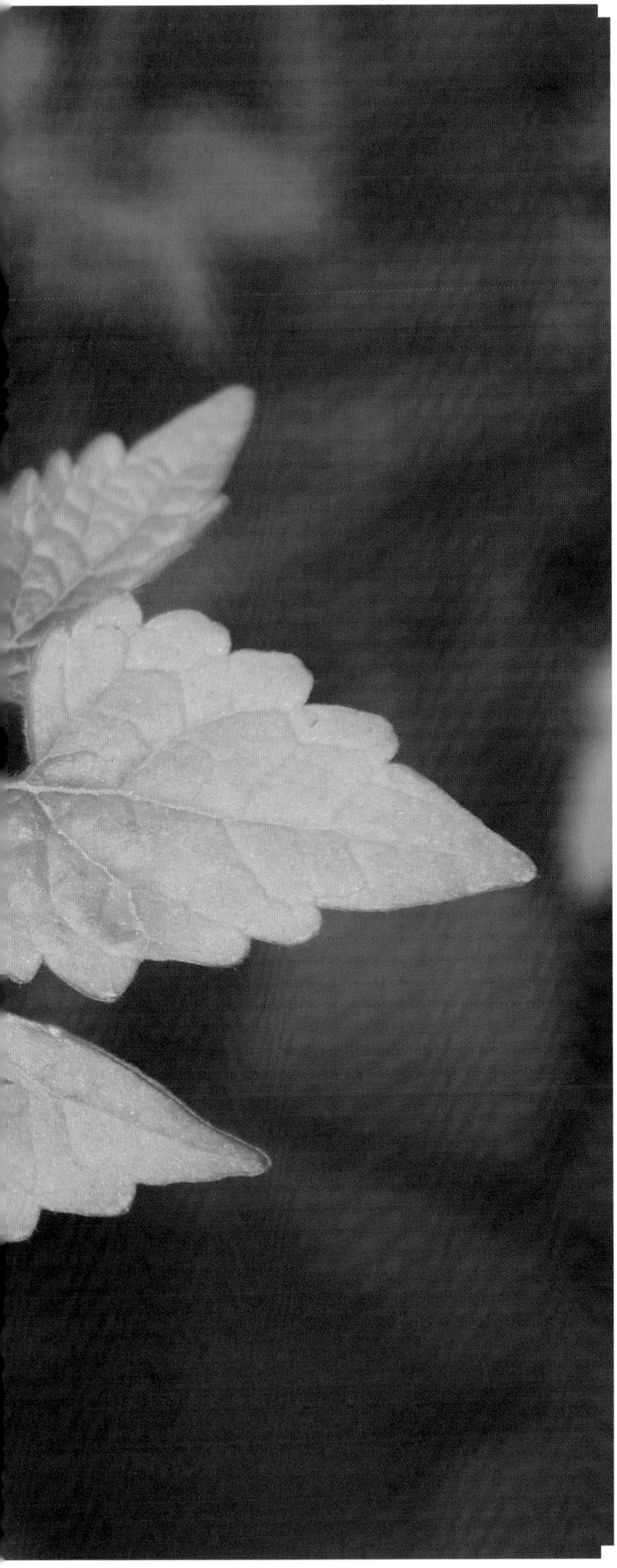

藿香

【维药名】品乃。

【别　名】合香、山茄香、排香草、野藿香。

【来　源】本品为唇形科多年生草本植物藿香 *Agastache rugosa*（Fisch. et Mey.）O. Ktze. 的干燥地上部分。

【性味归经】辛，微温。归脾、胃、肺经。

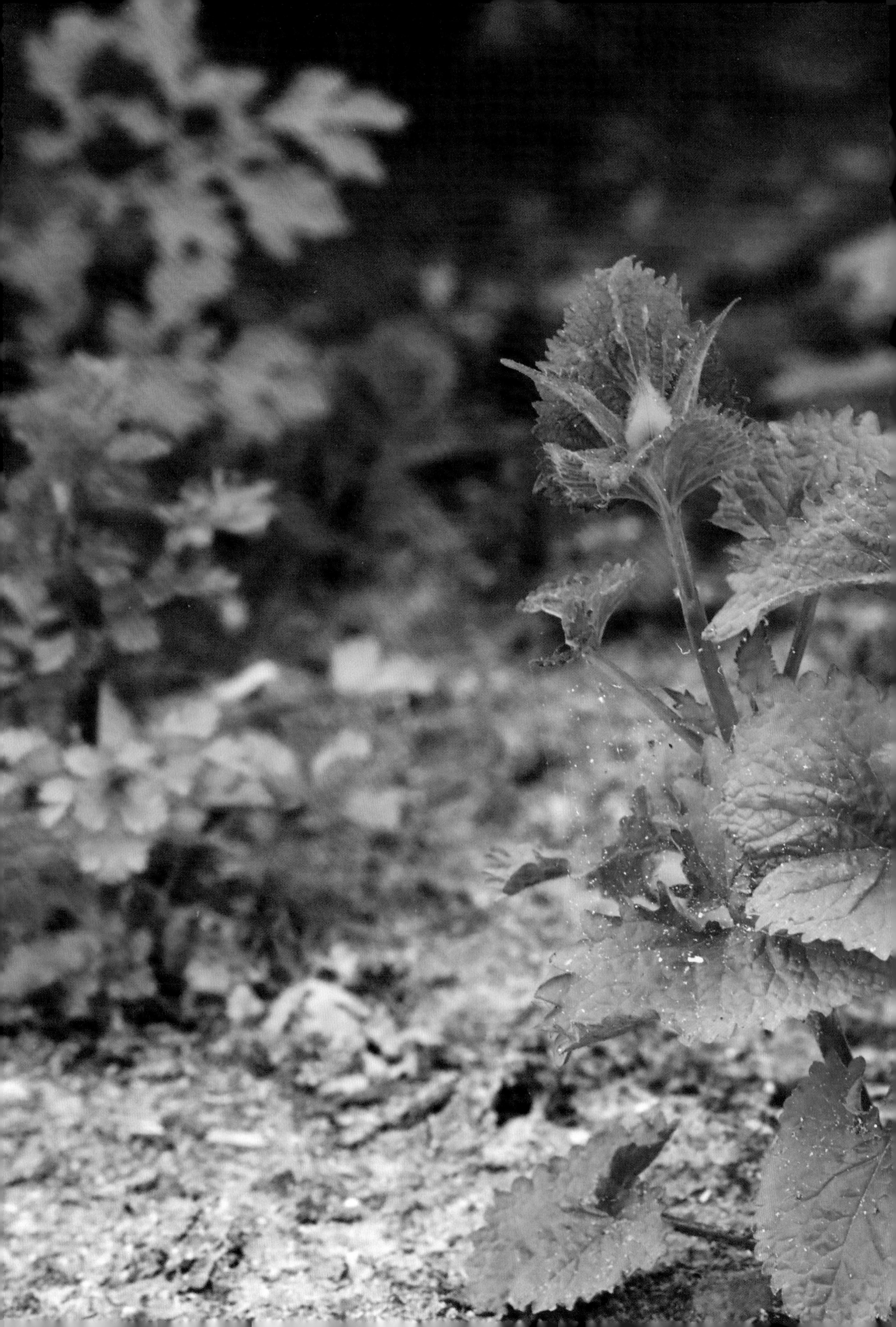

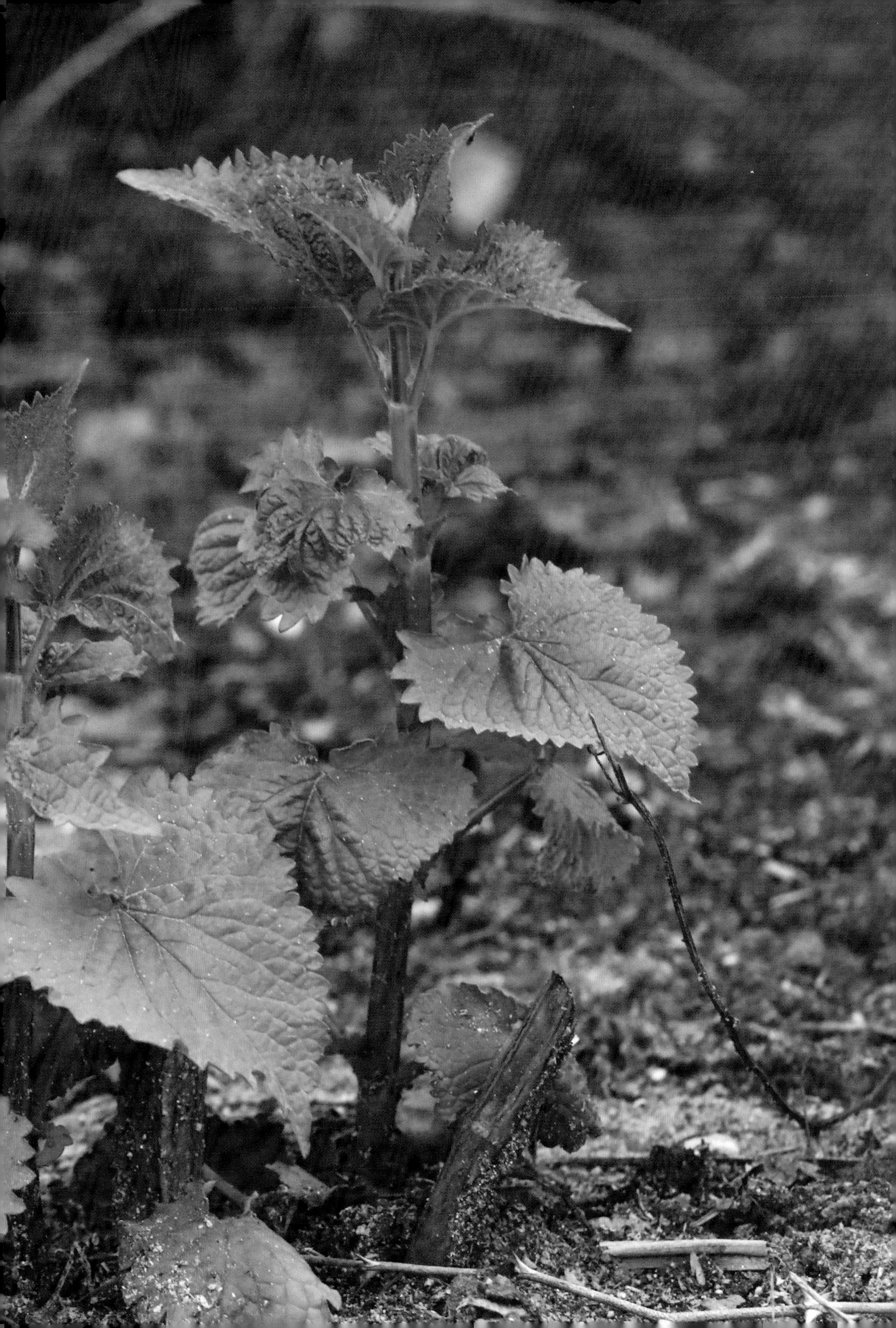

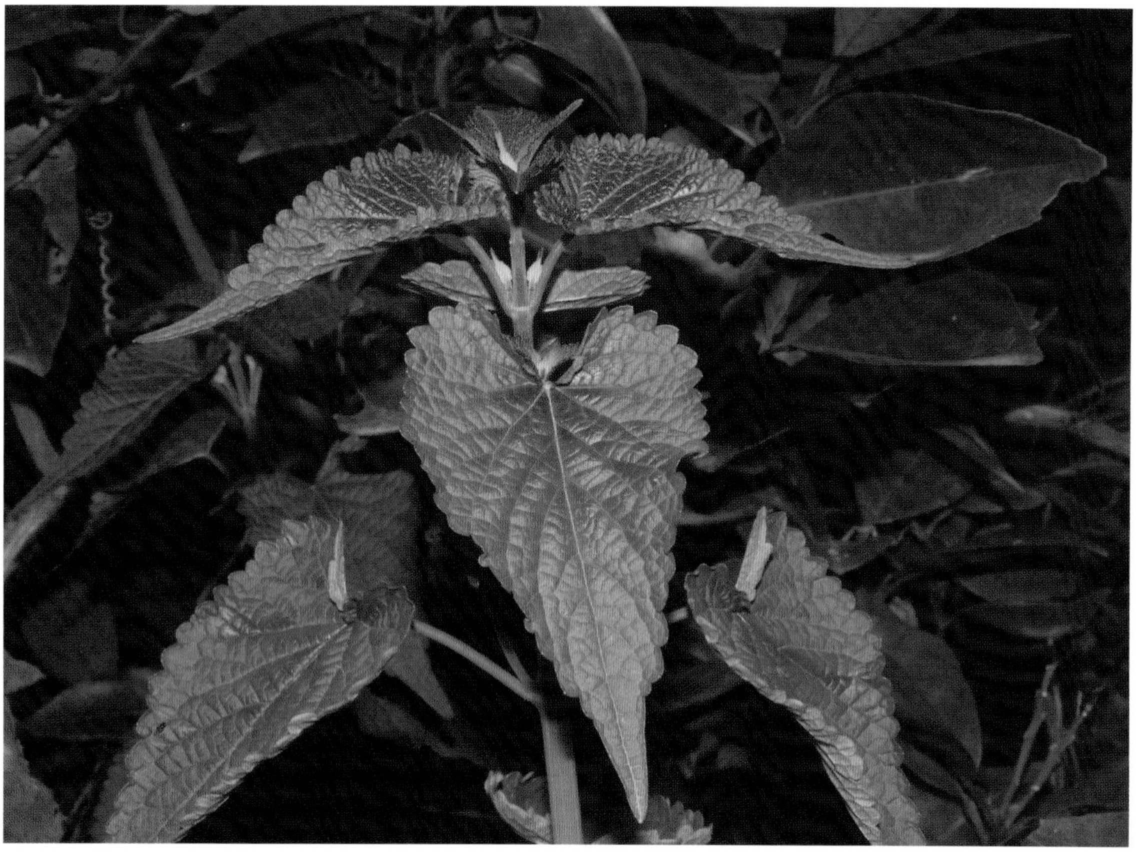

藿香

识别特征

多年生草本，高达 1 m，茎直立，上部多分枝，老枝粗壮，近圆形；幼枝方形，密被灰黄色柔毛。叶对生，圆形至宽卵形，长 2 ~ 10 cm，宽 2.5 ~ 7 cm，先端短尖或钝，基部楔形或心形，边缘有粗钝齿或有时分裂，两面均被毛，脉上尤多；叶柄长 1 ~ 6 cm，有毛。轮伞花序密集成假穗状花序，密被短柔毛；花萼筒状，花冠紫色，前裂片向前伸。小坚果近球形，稍压扁。花期 6—9 月，果期 9—11 月。

生境分布

生长于向阳山坡。分布于广东、海南，有广东广藿香和海南藿香之分。

采收加工

每年可采收 2 次，第一次在 5—6 月间枝叶茂盛时采收，第二次在 9—10 月间采收，日晒夜闷，反复至干。

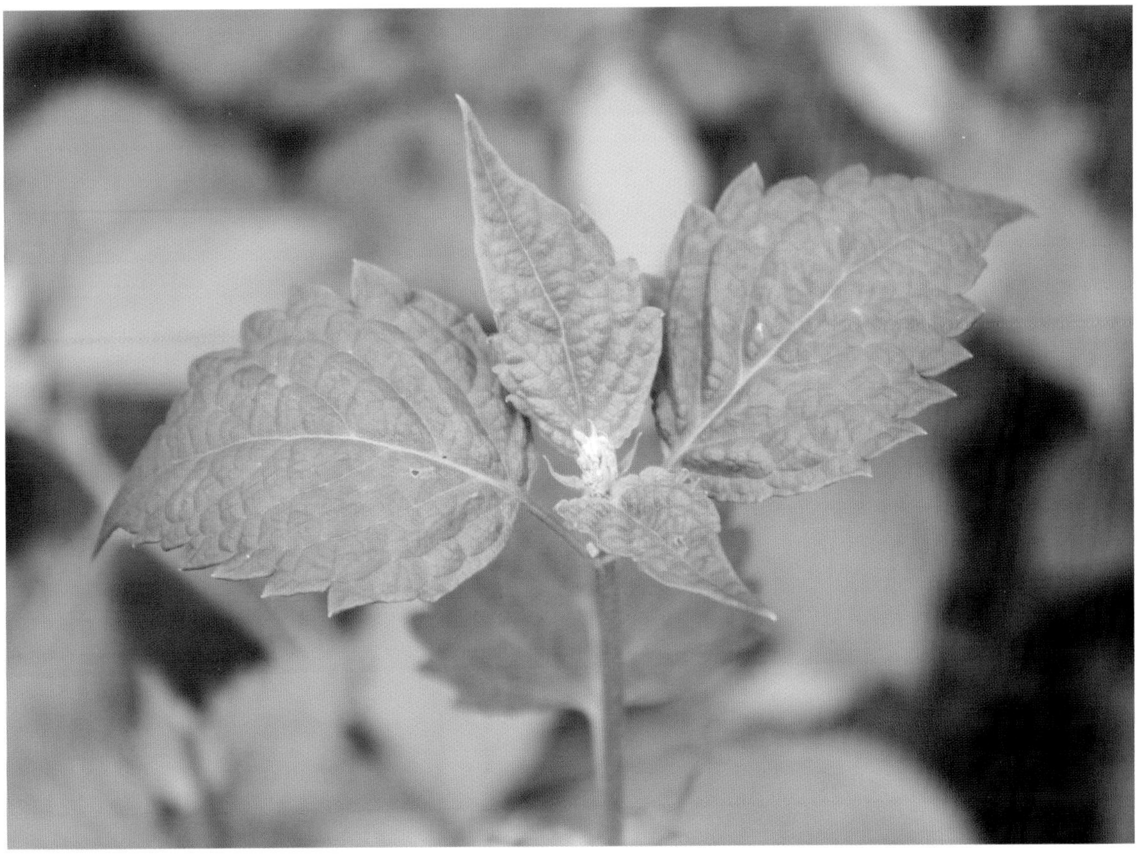

藿香

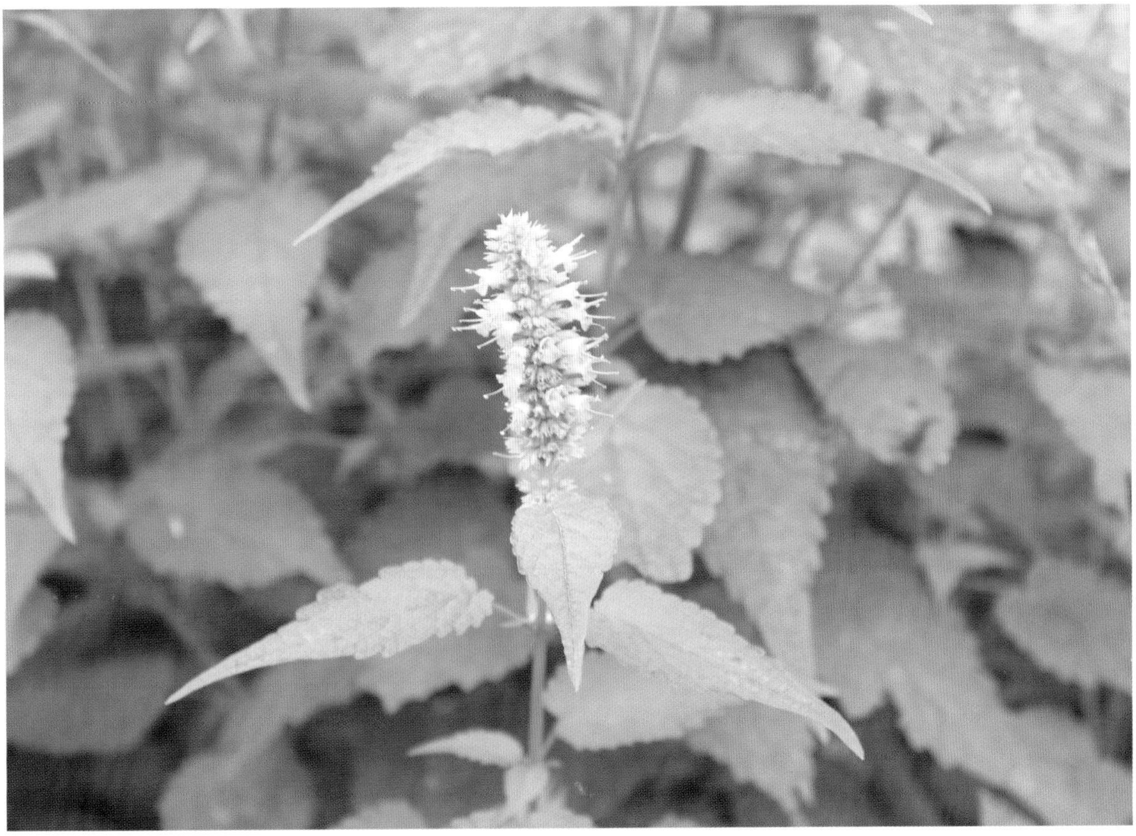

藿香

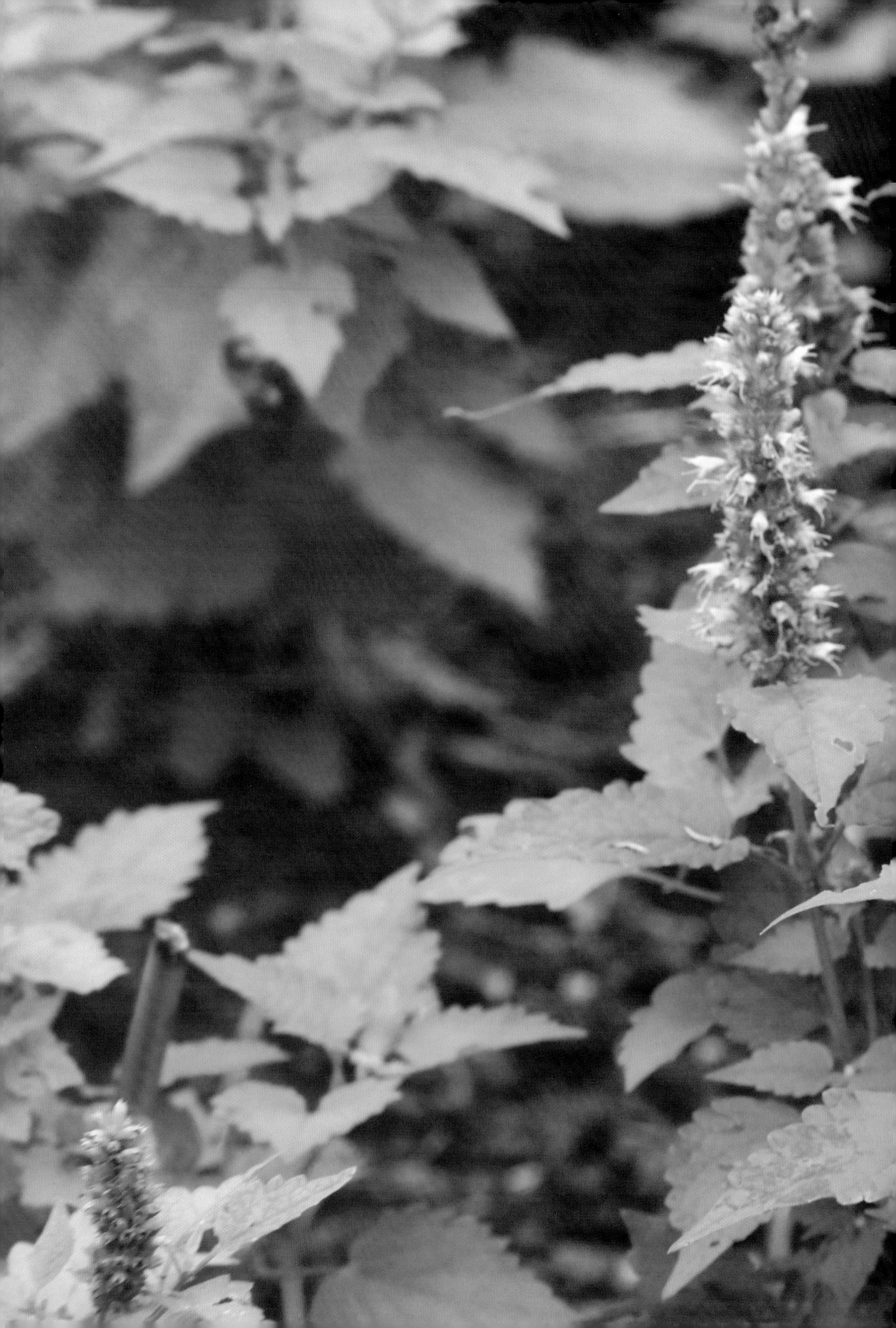

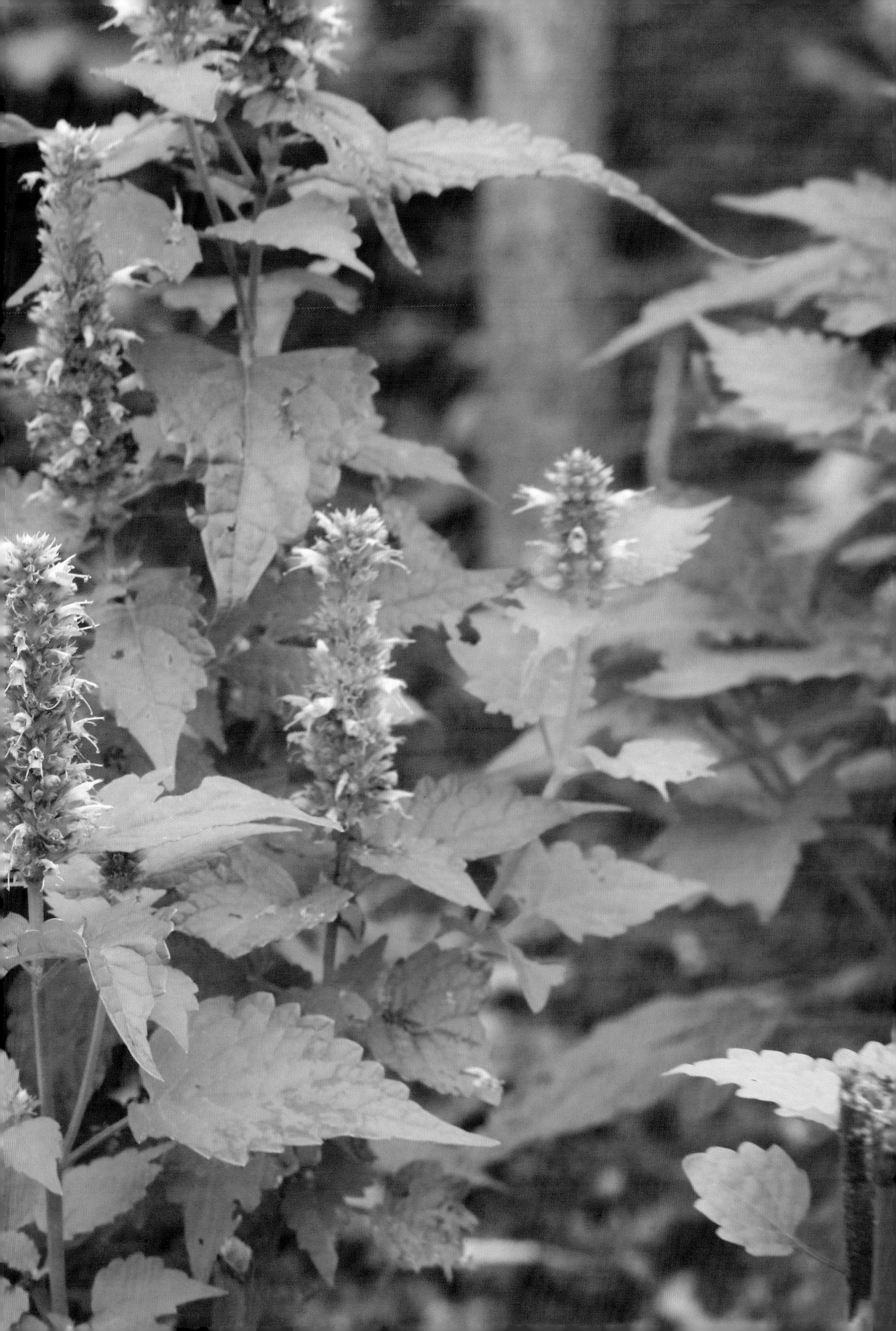

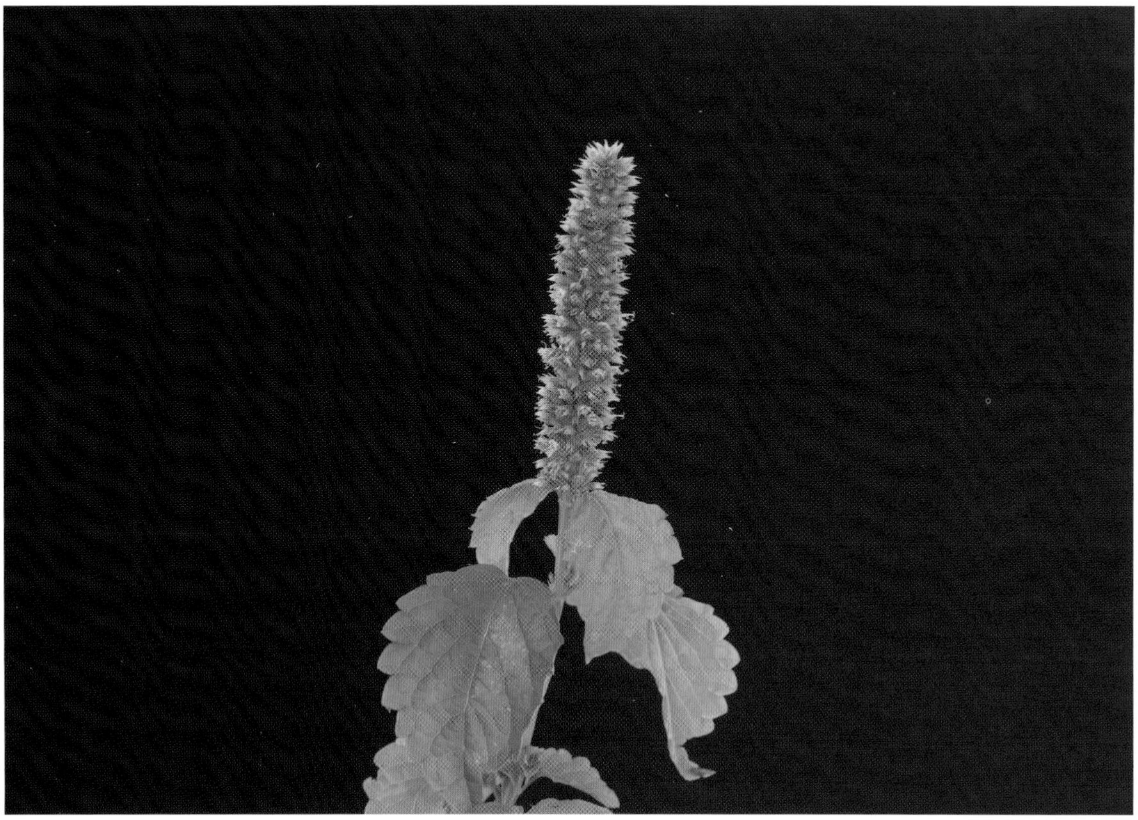

藿香

药材鉴别

本品常对折或切断扎成束。茎方柱形，多分枝，四角有棱脊，四面平坦或凹入成宽沟状；表面暗绿色，有纵皱纹，稀有毛茸；节明显，常有叶柄脱落的疤痕；老茎坚硬、质脆，易折断，断面白色，髓部中空。叶对生；叶片深绿色，多皱缩或破碎，完整者展平后呈卵形，先端尖或短渐尖，基部圆形或心形，边缘有钝锯齿，上表面深绿色，下表面浅绿色，两面微具茸毛。茎顶端有时有穗状轮伞花序，呈土棕色。气芳香，味淡而微凉。

功效主治

快气，和中，辟秽，祛湿。主治感冒暑湿，寒热，头痛，胸脘痞闷，呕吐泄泻，疟疾，痢疾，口臭。

药理作用

本品挥发油能促进胃液分泌，增强消化能力，对胃肠有解痉作用。此外，尚有收敛止泻、扩张微血管而略有发汗等作用。广藿香酮有广谱抗菌作用，如对常见致病性皮肤真菌、白念珠菌、新型隐球菌及金黄色葡萄球菌、铜绿假单胞杆菌、大肠埃希菌、志贺菌属、甲型溶血性链球菌、肺炎链球菌和鼻病毒等均有抑制作用，并有防腐作用。

用法用量

内服：5 ~ 10 g，煎服。鲜品加倍。

民族药方

1. 急性胃肠炎 藿香、厚朴、陈皮各 6 g，苍术、清半夏各 9 g，甘草 3 g。水煎服。

2. 寻常疣 每日用鲜藿香叶 2 ~ 3 片，擦揉患处 3 ~ 5 分钟。

3. 婴幼儿腹泻 丁香、胡椒各等份。研成细末，装瓶备用，每次用 1 ~ 2 g 放入小杯内，再用藿香正气水调成稀糊状外敷于肚脐内，胶布固定，每日换药 1 次，连用 2 ~ 3 日即愈。

4. 口臭 藿香 5 ~ 10 g。洗净后煎汤取汁，频频含漱，能香口去臭。

使用注意

本品性偏辛散，故暑热之症以及阴虚火旺、舌燥光滑、津液不布者，不宜应用。入煎剂宜后下，不宜久煎。

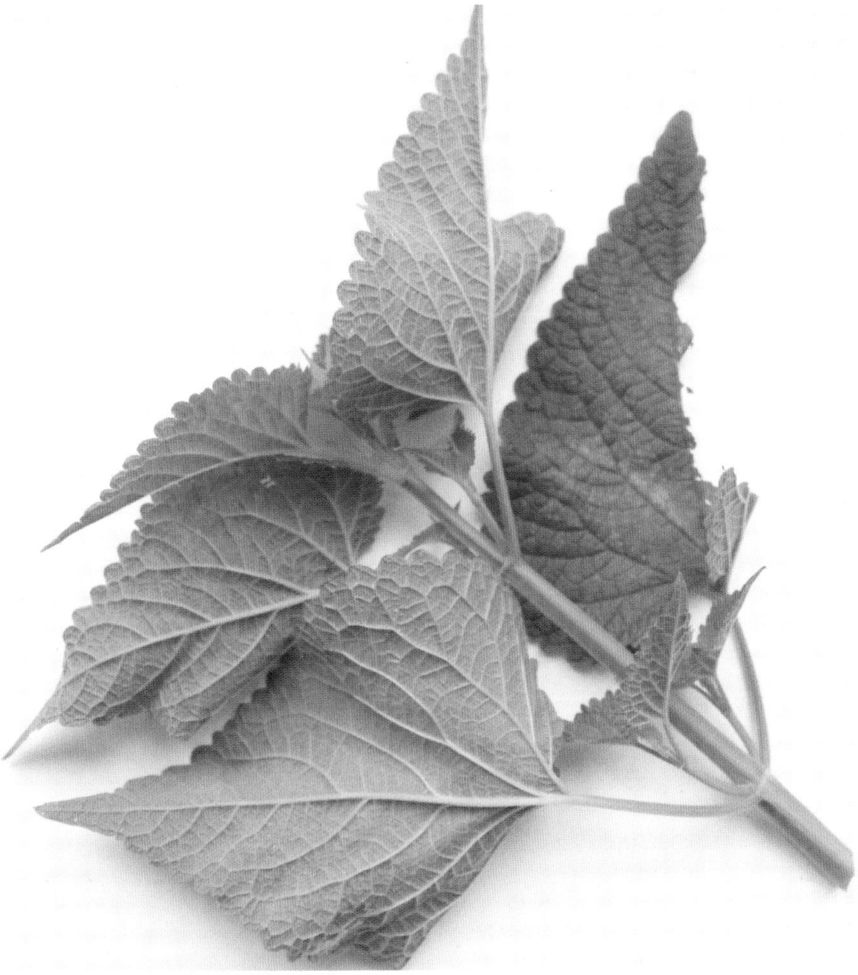

藿香

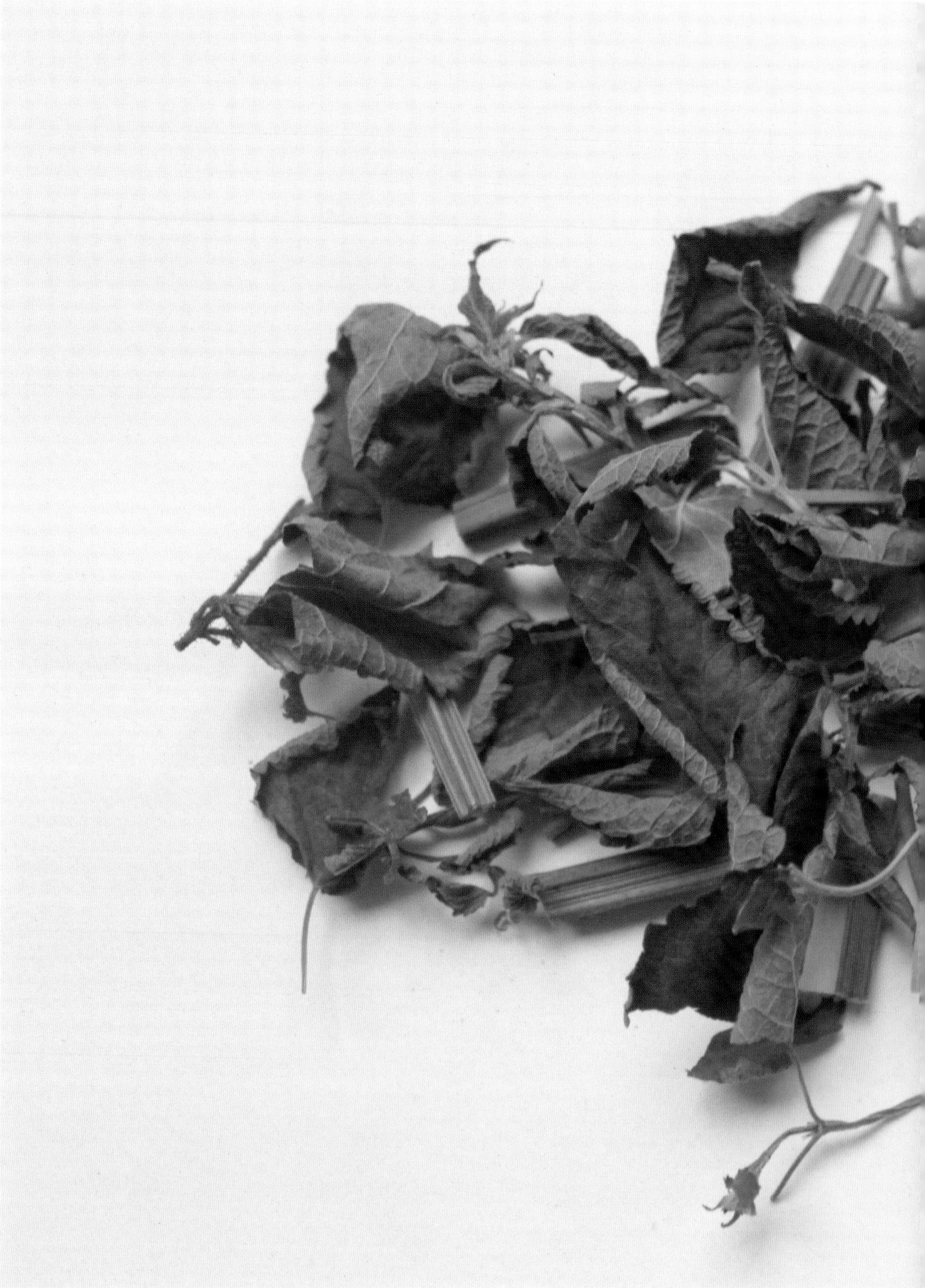

藿香

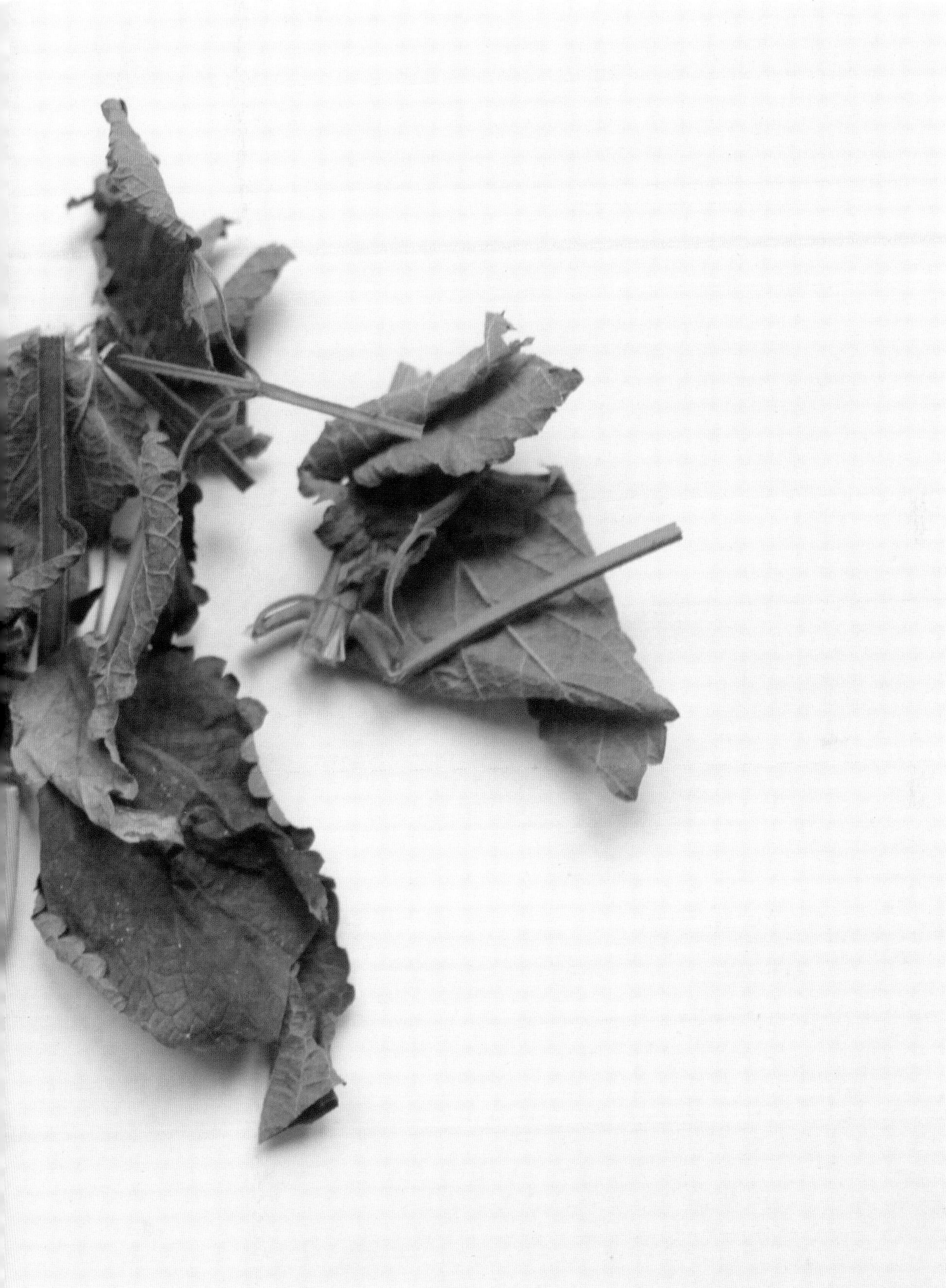
藿香饮片

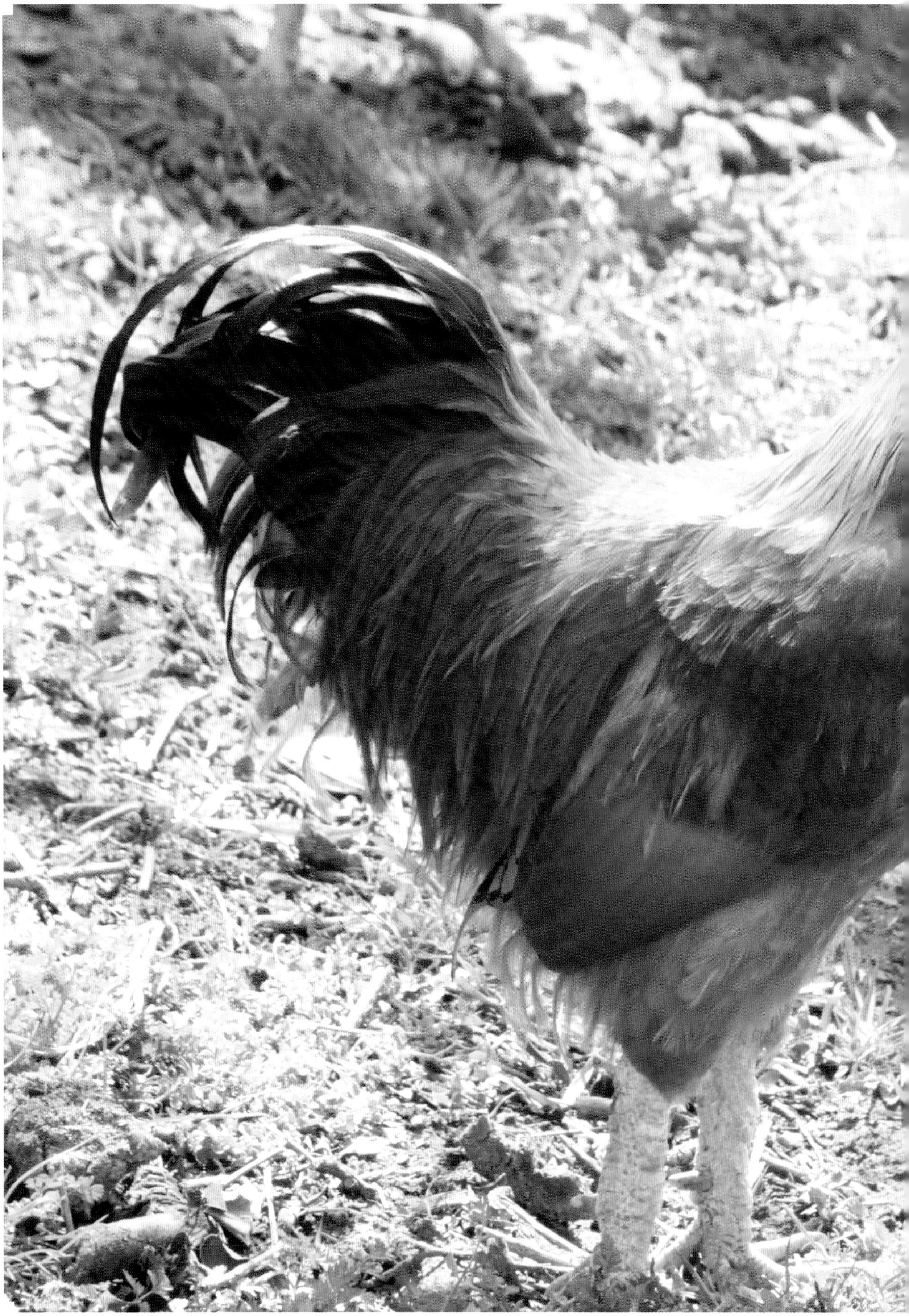

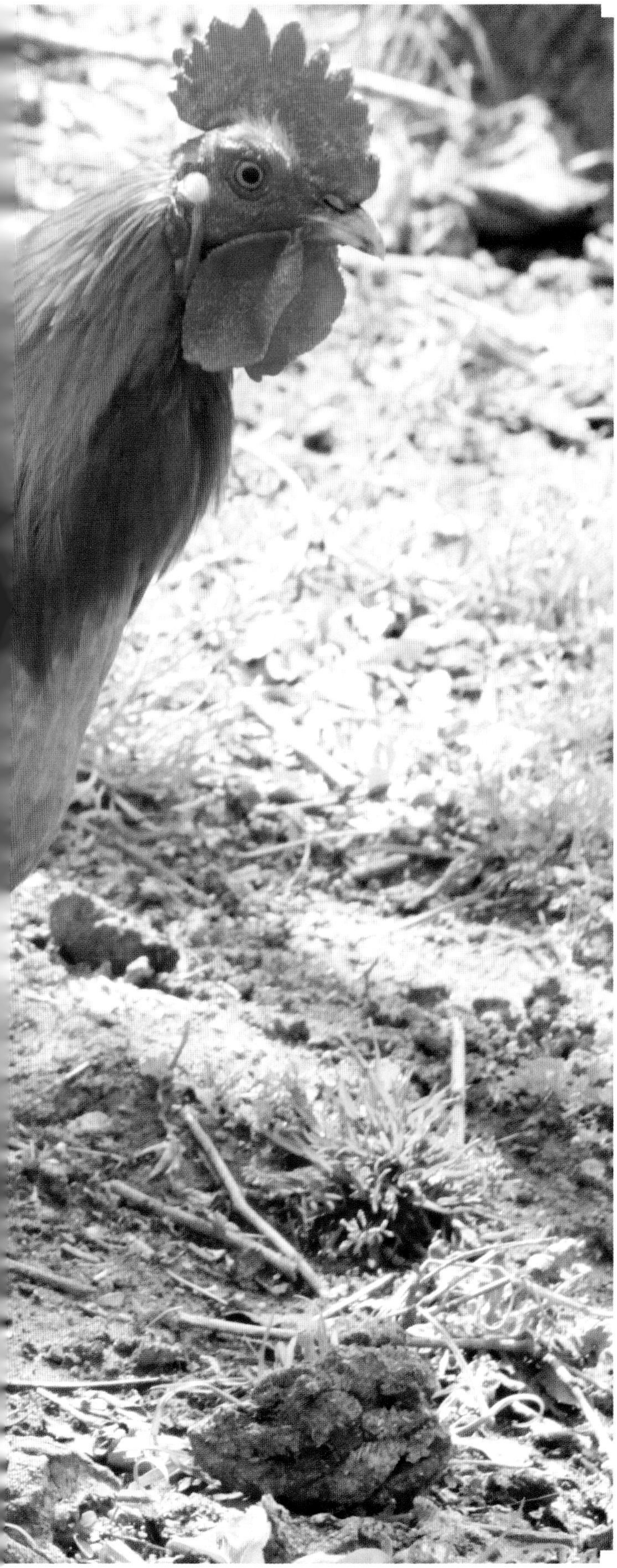

鸡内金

【维药名】托伙塔西里克。

【别　名】内金、生鸡金、炒鸡金、制鸡金。

【来　源】本品为雉科动物家鸡 *Gallus gallus domesticus* Brisson 的干燥砂囊内壁。

【性味归经】甘，平。归脾、胃、小肠、膀胱经。

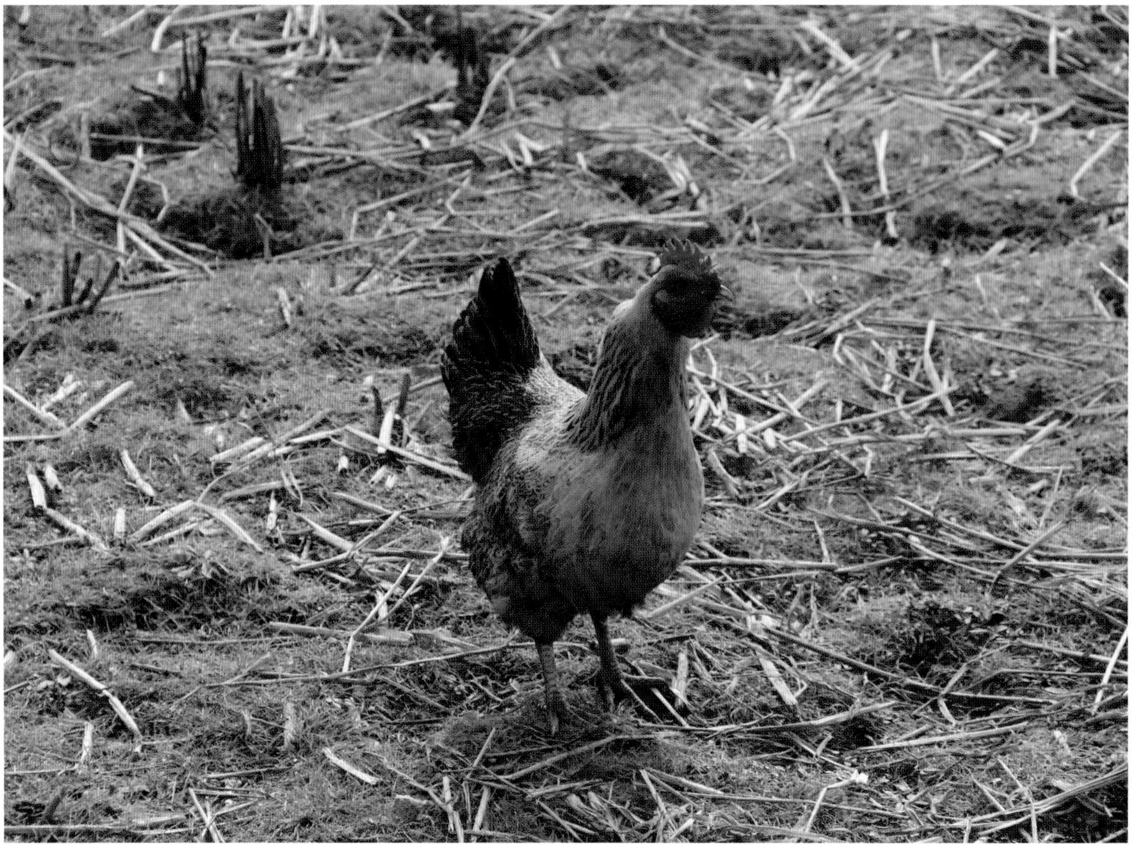

鸡

识别特征

家鸡，家禽。嘴短而坚，略呈圆锥状，上嘴稍弯曲。鼻孔裂状，被有鳞状瓣。眼有瞬膜。头上有肉冠，喉部两侧有肉垂，通常呈褐红色；肉冠以雄者为高大，雌者低小；肉垂也以雄者为大。翼短；羽色雌、雄不同，雄者羽色较美，有长而鲜丽的尾羽；雌者尾羽甚短。足健壮，跗、跖及趾均被有鳞板；趾 4，前 3 趾，后 1 趾，后趾短小，位略高，雄者跗跖部后方有距。

生境分布

全国各地均产。

采收加工

将鸡杀死后，立即剥下鸡肫内壁，洗净，干燥即可。

药材鉴别

本品为不规则卷片，厚约 2 mm。表面黄色、黄绿色或黄褐色，薄而半透明，具明显的条状皱纹。质脆，易碎，断面角质样，有光泽。气微腥，味微苦。

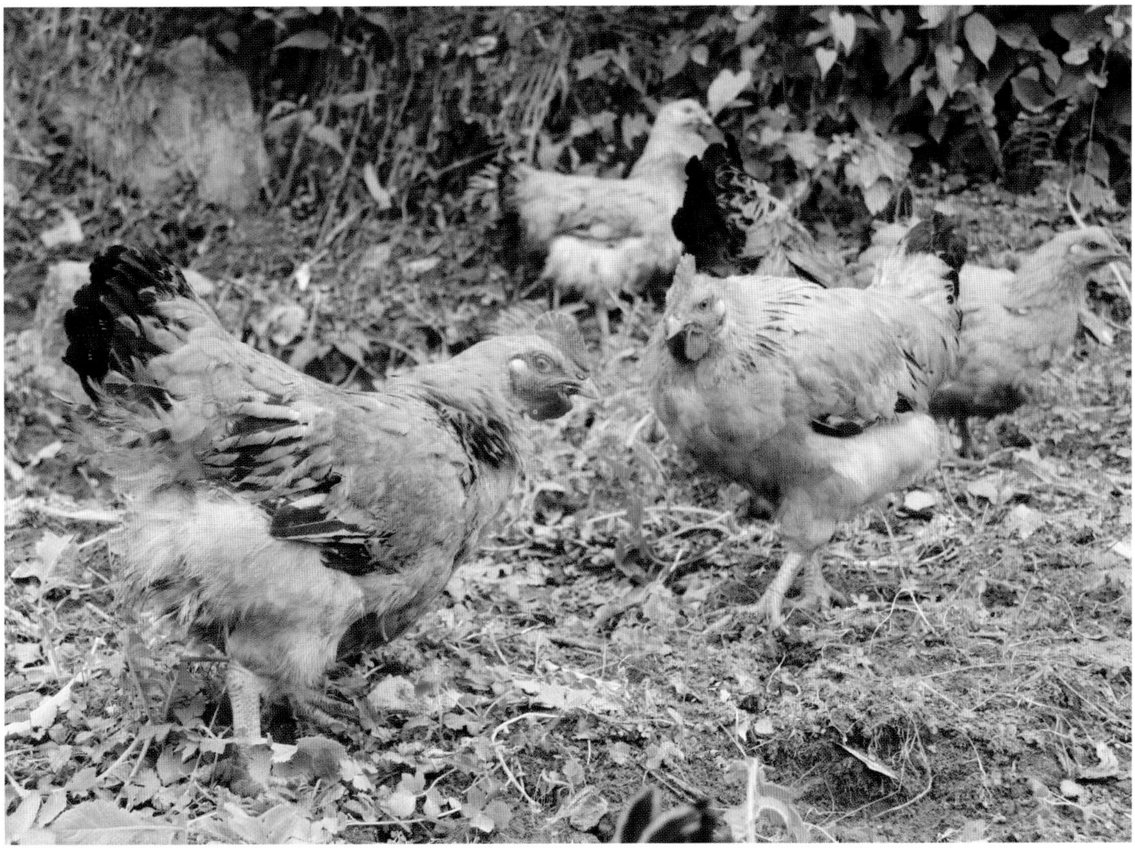

鸡

功效主治

健胃消食，涩精止遗。主治食积不消，呕吐泻痢，小儿疳积，遗尿，遗精。

药理作用

口服鸡内金后，胃液分泌量、酸度、消化力均见增高，胃运动功能明显增强。此外，还有抗癌作用。其酸提取液或煎剂能加速从尿中排除放射性锶。

用法用量

内服：3 ~ 10 g，水煎服。研末 1.5 ~ 3.0 g，研末冲服比煎剂效果好。

民族药方

1．消化不良（腹胀、嗳气、反胃、吐酸） 焦鸡内金适量。研细末，每服 1.5 ~ 3.0 g，每日 2 ~ 3 次，开水送服，可减轻肠内异常发酵、腹胀、口臭及大便不成形等症状；又常配用麦芽、山楂、白术及陈皮等。

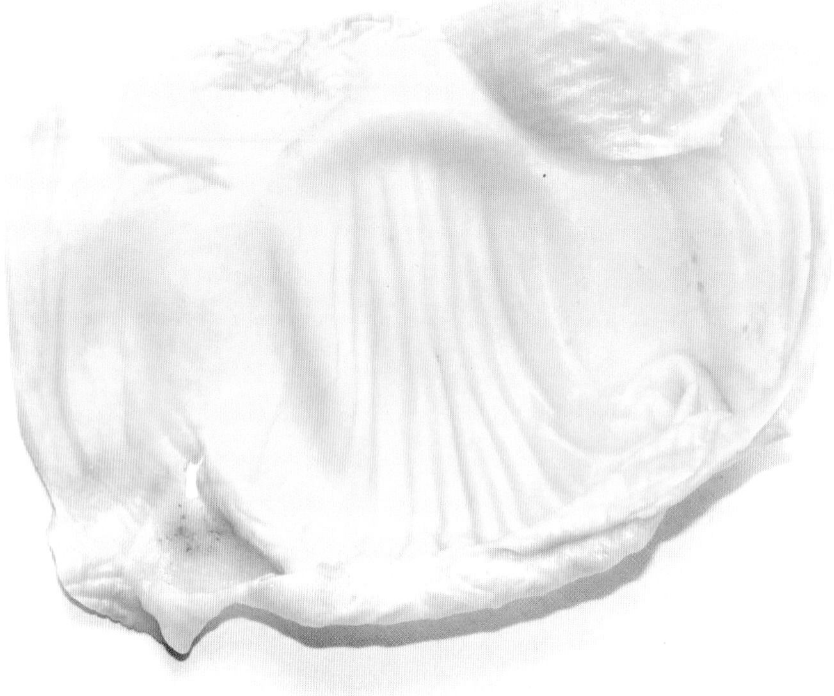

鸡内金药材

2．口腔炎，齿龈炎　鸡内金适量。焙焦研末，外敷。

3．扁平疣　生鸡内金20 g。加水200 ml，浸泡2～3 日，外擦患处，每日5～6次。

4．胃石症　鸡内金粉 10 g。以温水于饭前 1 小时冲服，每日 3 次。

5．泌尿系结石　鸡内金适量。烤干，研成粉末，装瓶备用。使用时，将鸡内金粉 15 g倒入杯中，冲 300 ml 开水，15 分钟后即可服用。早晨空腹服，一次服完，然后慢跑步，以助结石排出，用于治疗多发性肾结石。

6．遗尿，尿频　鸡内金、桑螵蛸（炙）各9 g，龙骨（煅）、牡蛎（煅）各 12 g，浮小麦 15 g，炙甘草 6 g。水煎服。

7．体虚遗精　焙鸡内金粉适量。于清晨及睡前开水冲服，每次 3 g，每日 2 次，连服 3 日。尤以对肺结核患者之遗精有较好效果。也可与芡实、莲子、菟丝子等配用。

使用注意

脾虚无积滞者慎用。

鸡内金

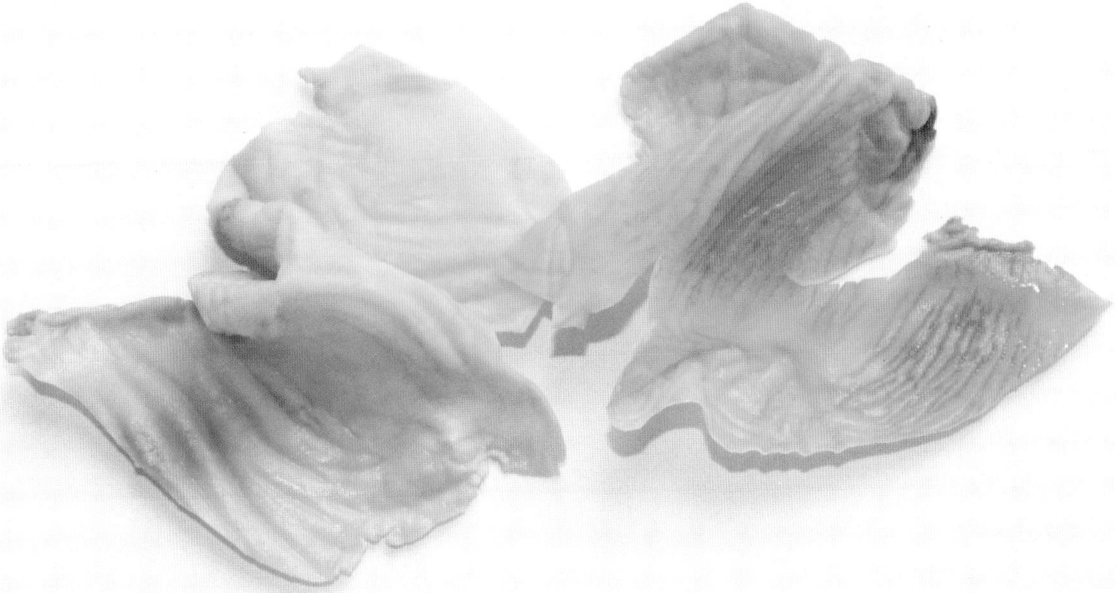

鸡内金药材

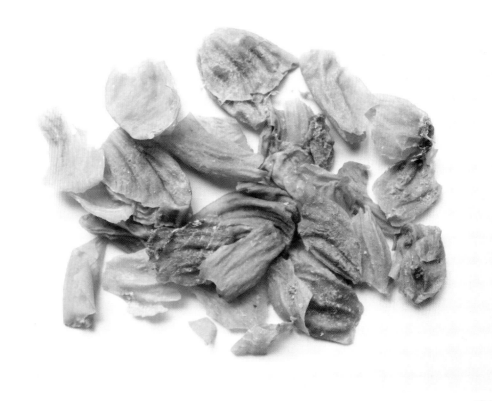

鸡内金饮片

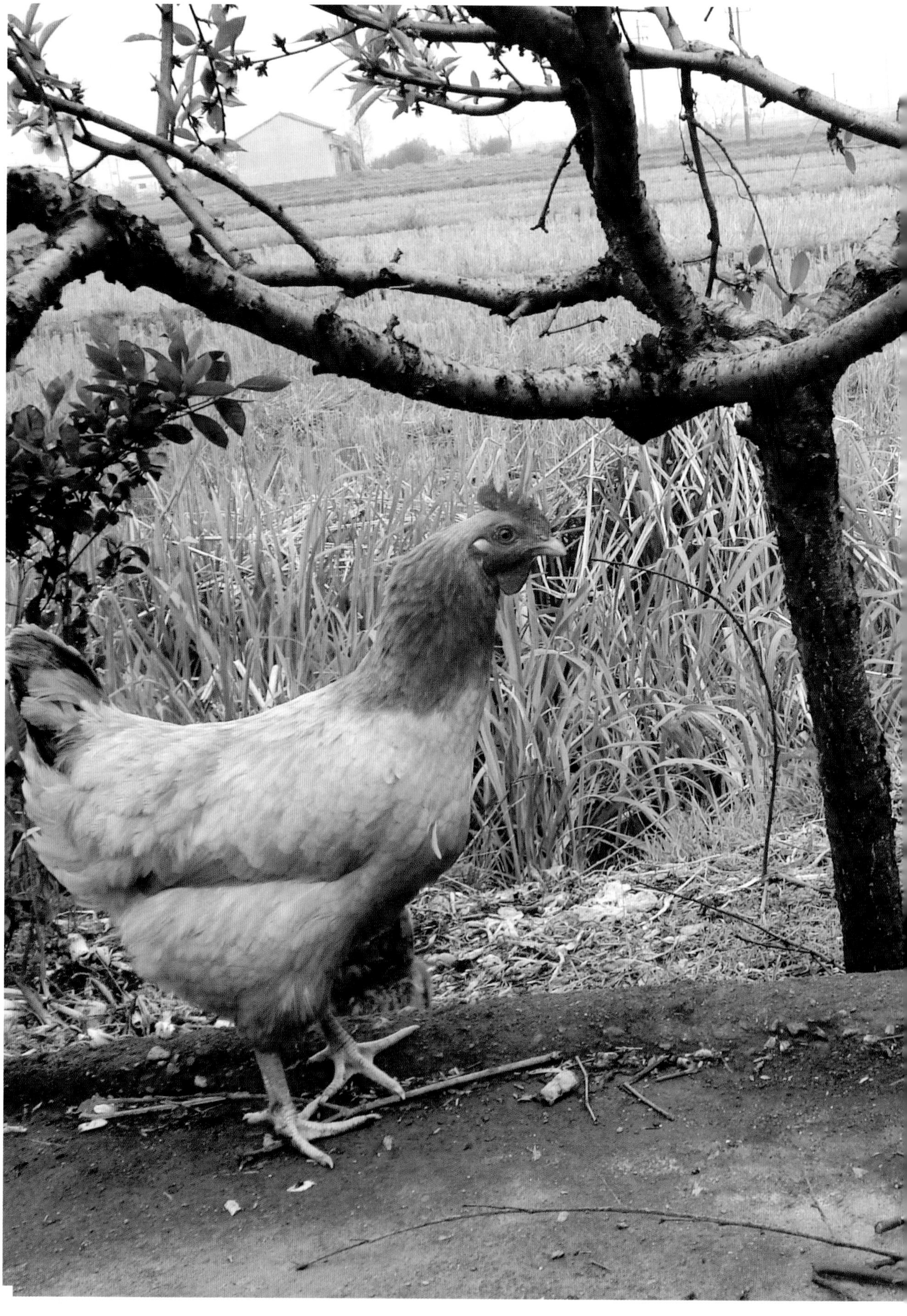

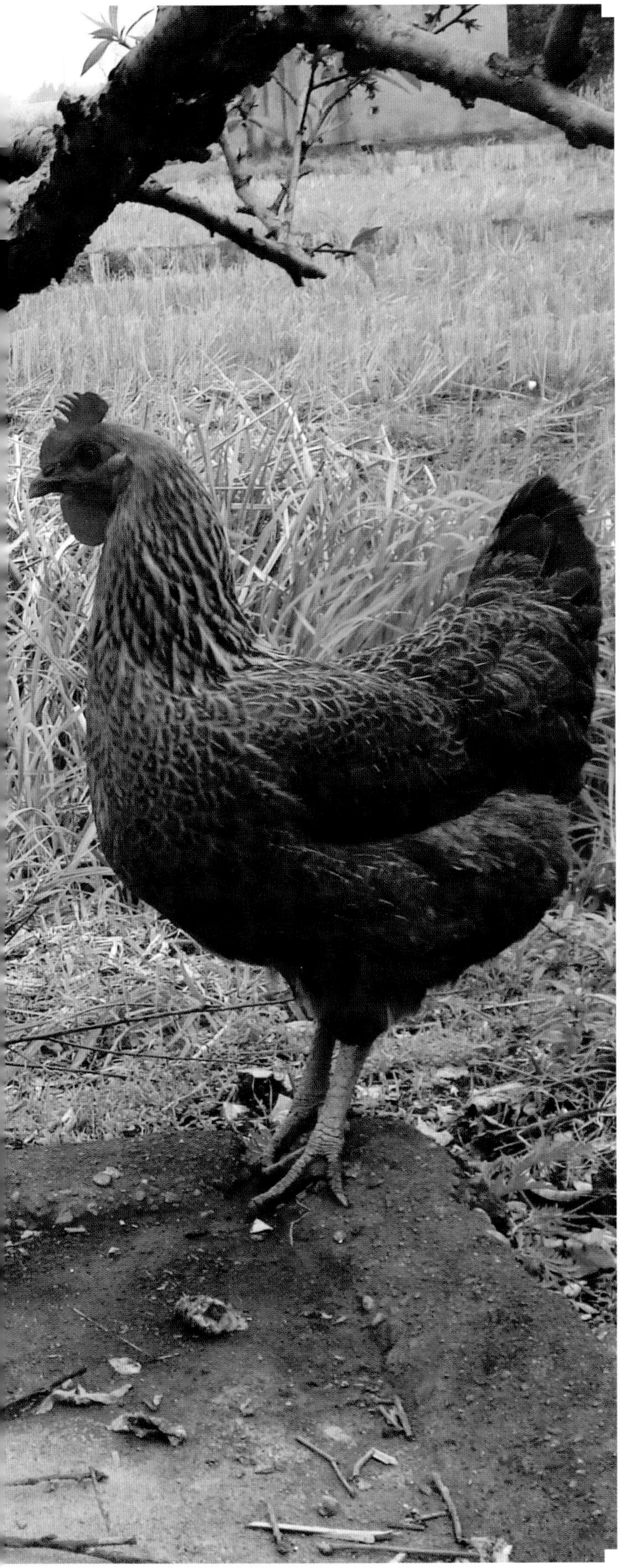

鸡子白

【维药名】吐胡米阿克。

【别　名】蛋清、鸡子清、鸡卵白、鸡蛋清。

【来　源】本品为雉科动物家鸡 *Gallus gallus domesticus* Brisson 的蛋白。

【性味归经】甘，凉。归肺、肝经。

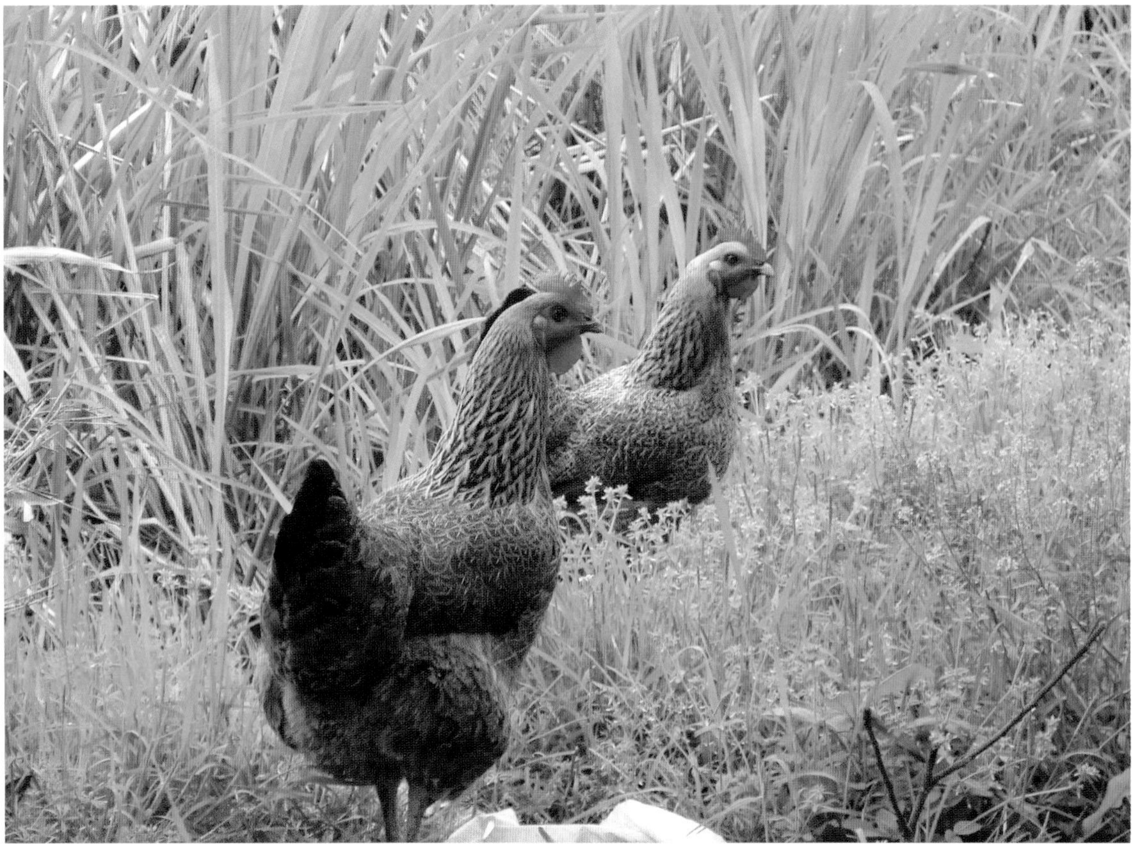

鸡

识别特征

见“鸡内金”项下。

生境分布

全国各地均产。

采收加工

将鲜鸡蛋打开，取蛋清。

药材鉴别

鸡子白是一个混合物，至少有 3 层，外层及内层都比较稀薄，中层含纤维状黏蛋白，较黏稠，内外两层含此种黏蛋白极少。

功效主治

润肺利咽，清热解毒。主治咽痛，目赤，咳逆，下肉，疟疾，烧伤，热毒肿痛。

药理作用

许多鸟类的卵清富含蛋白酶抑制剂。自鸡蛋分离出的鸡卵白蛋白，它的各洗脱峰蛋白中只有峰Ⅱ蛋白对胰蛋白酶有强烈抑制作用，为鸡卵白蛋白胰蛋白酶抑制剂。研究表明，该抑制剂有较高的热稳定性，80 ℃保温 15 分钟后仍有 90% 的抑制作用，95 ℃时其抑制作用降至 20%。此外，该抑制剂在中性和酸性溶液中较稳定，在碱性溶液中则迅速丧失其活性。鸡卵白蛋白的各洗脱峰对胰凝乳蛋白酶的活性均无抑制作用。鸡卵白蛋白胰蛋白酶抑制剂（峰Ⅱ蛋白）对枯草杆菌蛋白酶活性也有明显抑制作用，但比对胰蛋白酶的抑制程度要低。研究表明，鸡卵黏蛋白能抑制牛、猪、羊、鸡的胰蛋白酶活性，不抑制牛、鸡的胰凝乳蛋白酶活性，对枯草杆菌蛋白酶有一定抑制作用。

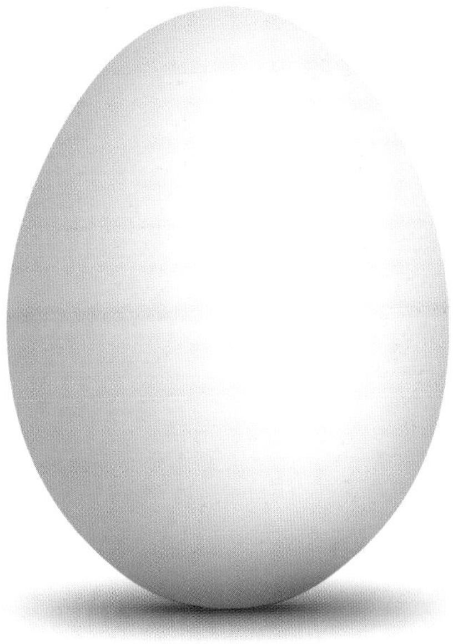

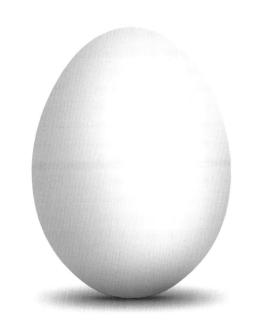

鸡子白

用法用量

内服：生服、煮食，或与药汁调服。外用：适量，涂敷。

民族药方

1．少阴病，咽中伤生疮、不能言语、声不出者　半夏（洗，破如枣核）14 枚，鸡子（开孔去黄）1 枚。纳半夏着苦酒中，以鸡子壳安火上，令三沸，去滓。少含咽之，不瘥，更作三剂。

2．汤火烧、浇，皮肉溃烂疼痛　鸡蛋清、好酒淋洗之。

3．产后血闭不下　鸡子 1 枚，打开取白，酽醋如白之半，搅调吞之。

使用注意

胃中有积滞未消者不宜。动心气、脾胃虚弱者不宜多食，多食发闷。

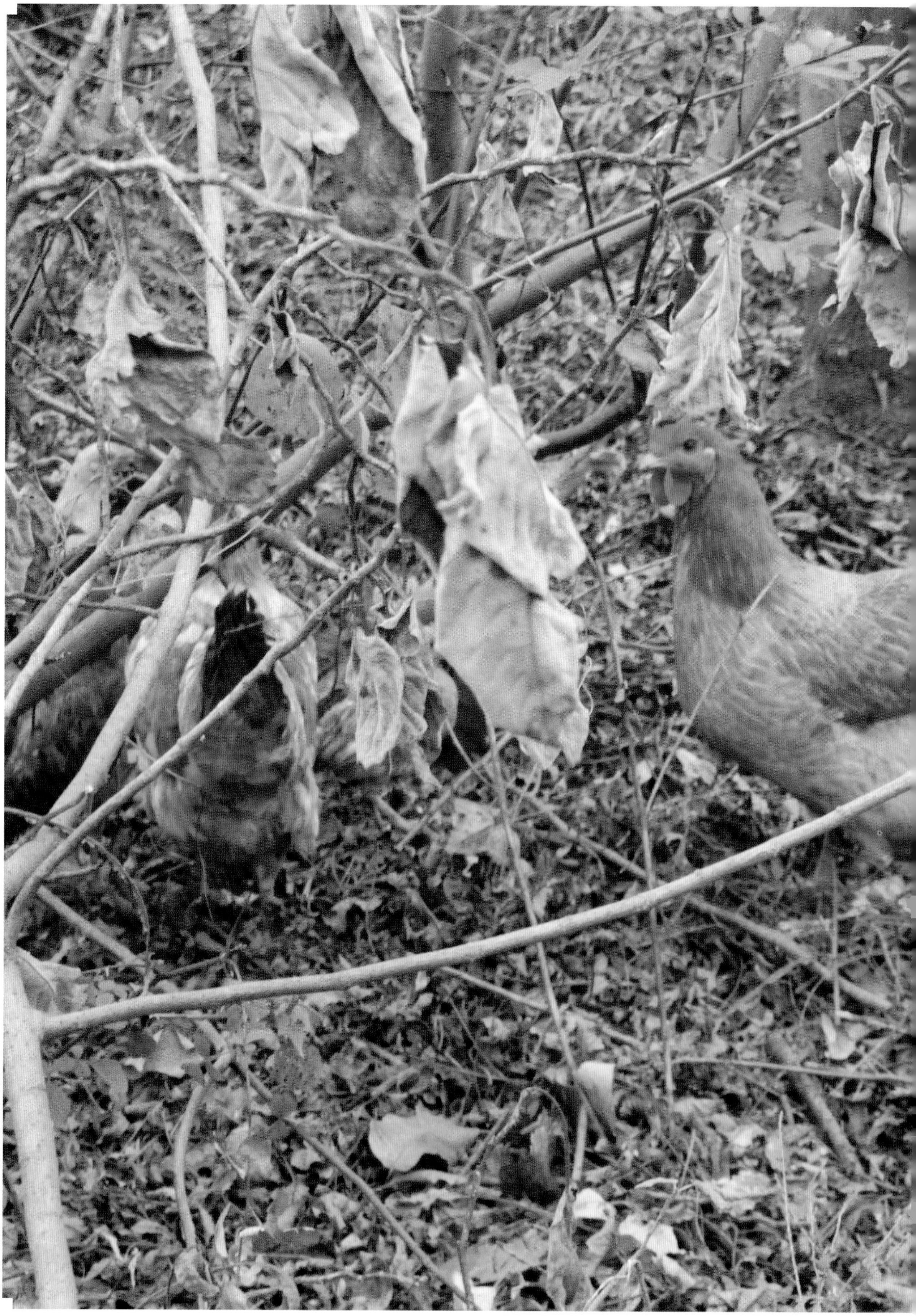

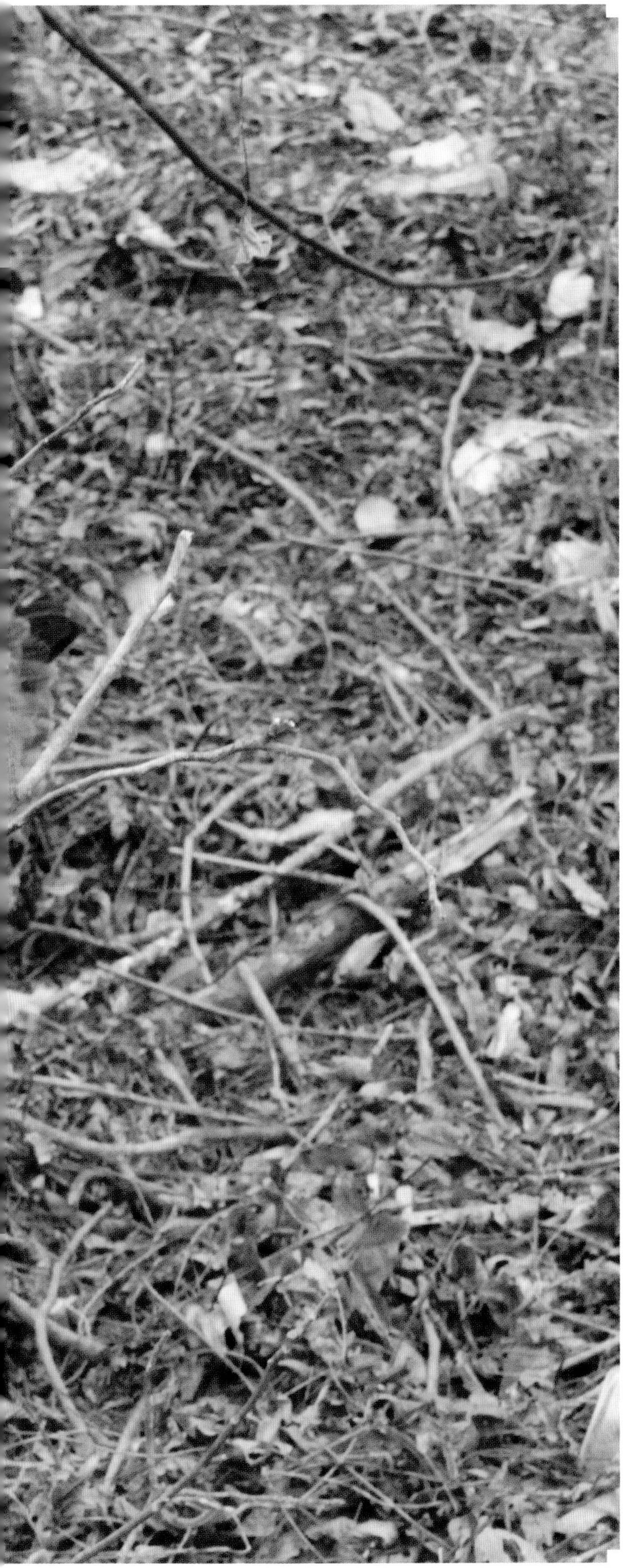

鸡子黄

【维药名】吐胡米色日合。
【别　名】鸡卵黄、鸡蛋黄。
【来　源】本品为雉科动物家鸡 *Gallus gallus domesticus* Brisson 的蛋黄。
【性味归经】甘，平。归心、肺、肾经。

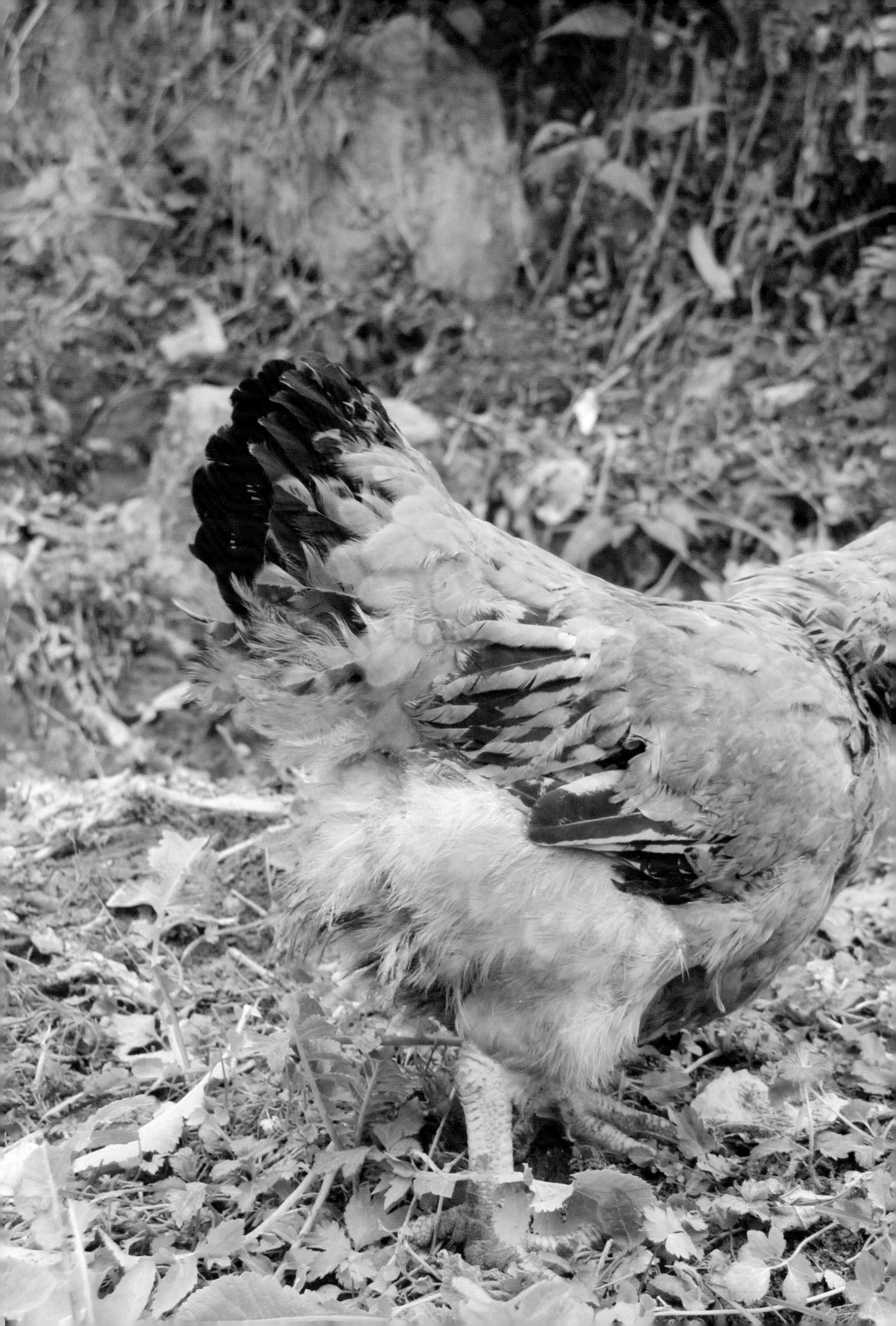

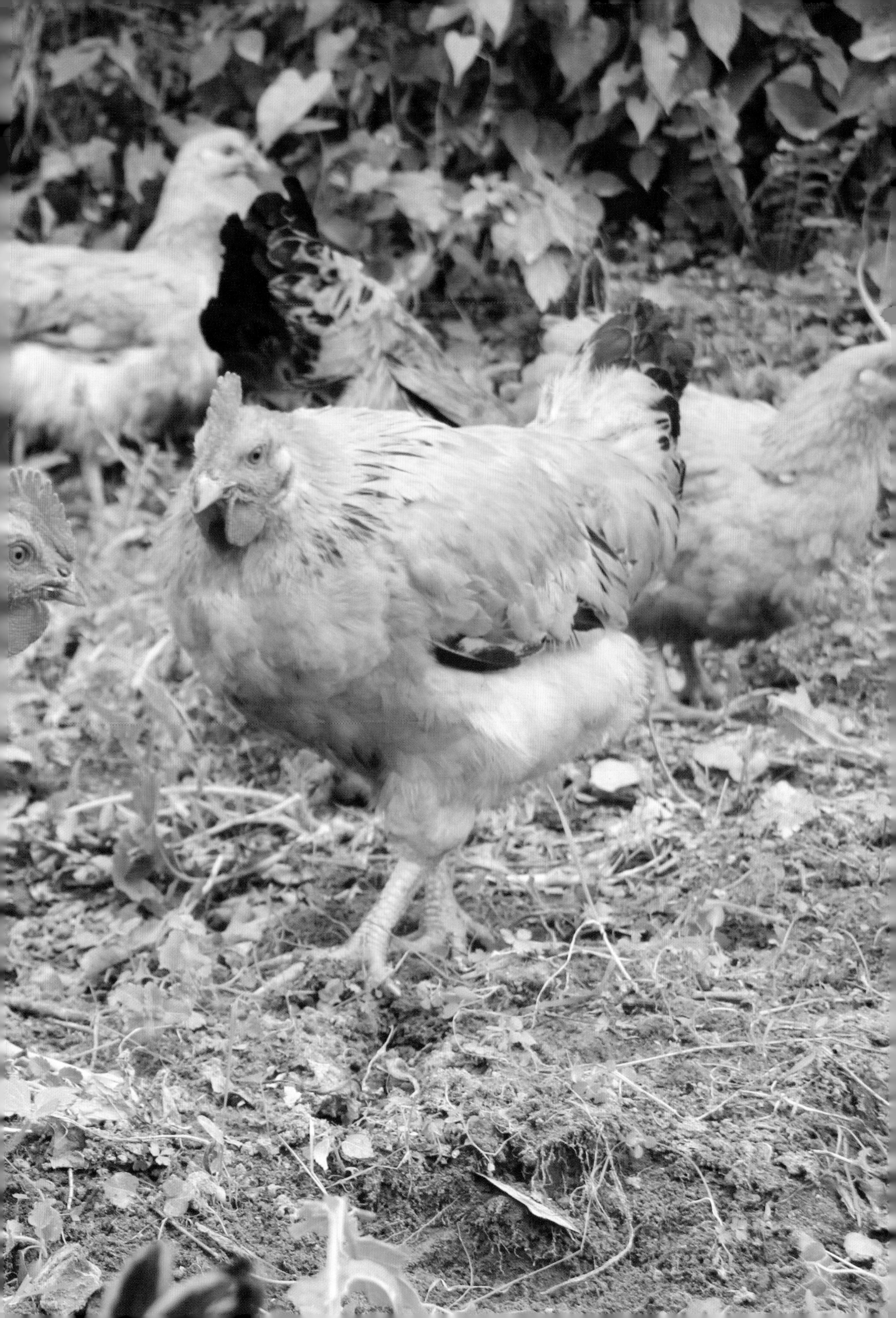

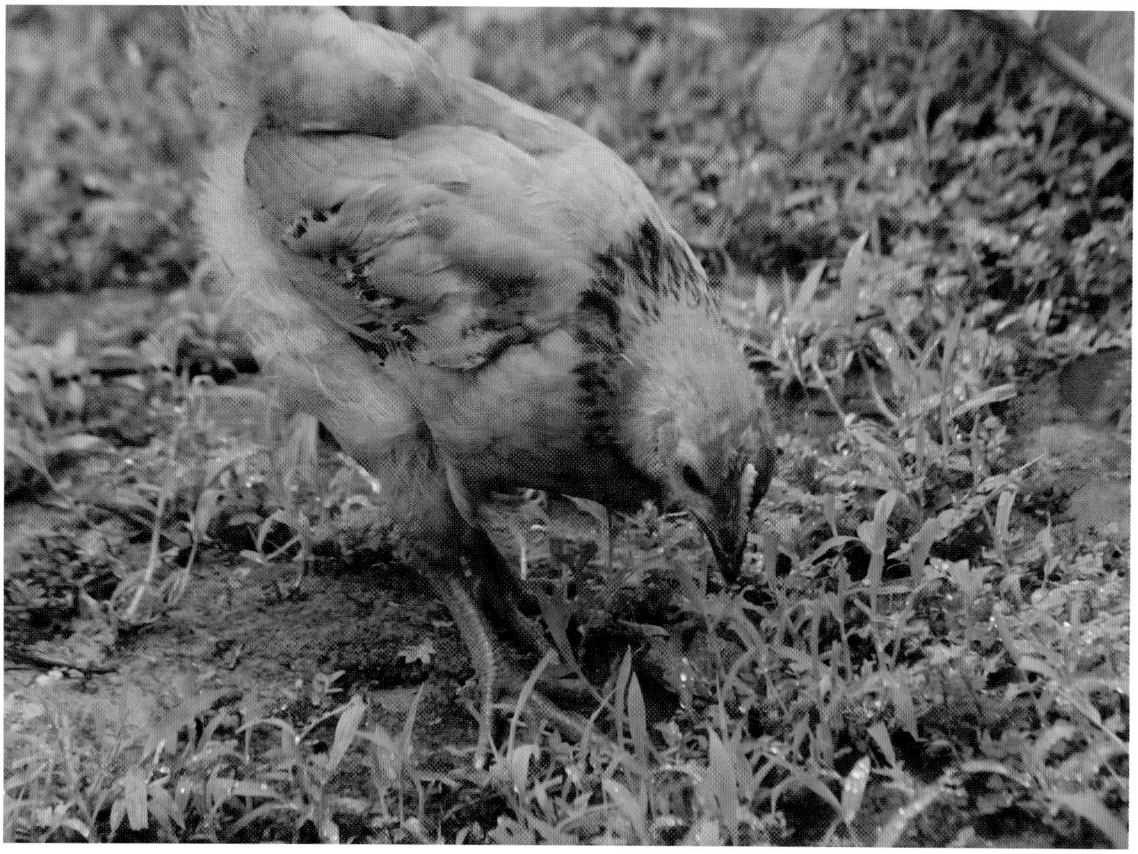

鸡

识别特征

见“鸡内金”项下。

生境分布

全国各地均产。

采收加工

将鲜鸡蛋打开，取出蛋黄。

药材鉴别

本品气味俱厚，黄色黏稠液体。

功效主治

滋阴润燥，养血息风。主治心烦不得眠，热病痉厥，虚劳吐血，呕逆，下痢，烫伤，热疮，肝炎，小儿消化不良。

药理作用

本品有镇静作用。

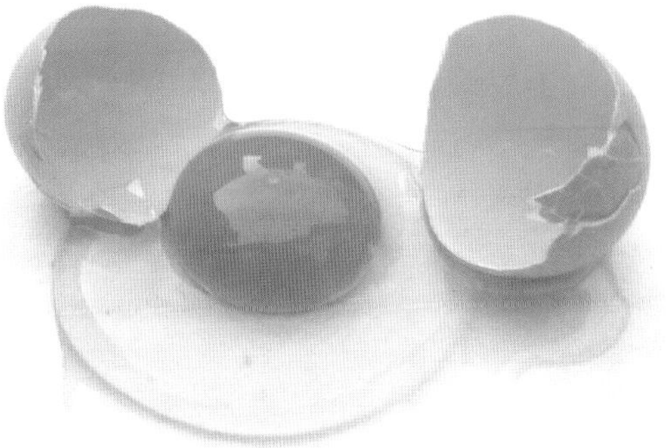

鸡子黄

用法用量

内服：煮食，1 ~ 3 枚；或生服。外用：适量，涂敷。

民族药方

1. 烧伤 将鸡蛋煮熟，去壳取蛋黄，置铜锅内以小火加热，待水分蒸发后再用大火，即熬出蛋黄油，过滤装瓶，高压灭菌备用。用时，将蛋黄油直接涂在经清创处理的烧伤创面上，以暴露疗法为佳。

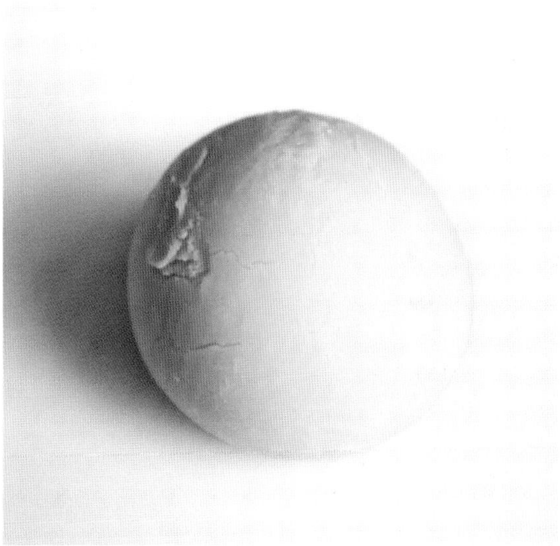

鸡子黄

2. 静脉曲张性溃疡 将煮熟的鸡蛋，去白留黄，研碎，置铜锅内加热熬出蛋黄油，贮于无菌瓷器中备用。用时先清理创面，然后用浸有蛋黄油的棉片平敷于上，外加包扎。隔日或隔 2 日换药 1 次，至痊愈为止。

3. 麻风溃疡 先清洗创面，并剪除疮缘过度角化皮肤组织及疮底不良肉芽组织，而后用滴管吸蛋黄油少许滴入疮口，再用复方黄连油膏（由黄连、黄柏、紫草、生地黄、当归、黄蜡、麻油煎熬而成）护盖包扎。隔日或隔 2 日换药 1 次。

4. 皮肤湿疹 将蛋黄油直接涂抹患部，每日 1 次。一般用药后局部发红、渗液、瘙痒等即可减轻，经治三五次即可获愈。如以蛋黄油和入儿茶、冰片，或三仙丹、雄黄，调抹患部，可治疗皮癣、脚癣或头癣。

5. 小儿消化不良 蛋黄油适量。每日 5 ~ 10 ml，分 2 次服，4 ~ 5 日为 1 个疗程。

使用注意

老年人、胆固醇高者慎用。

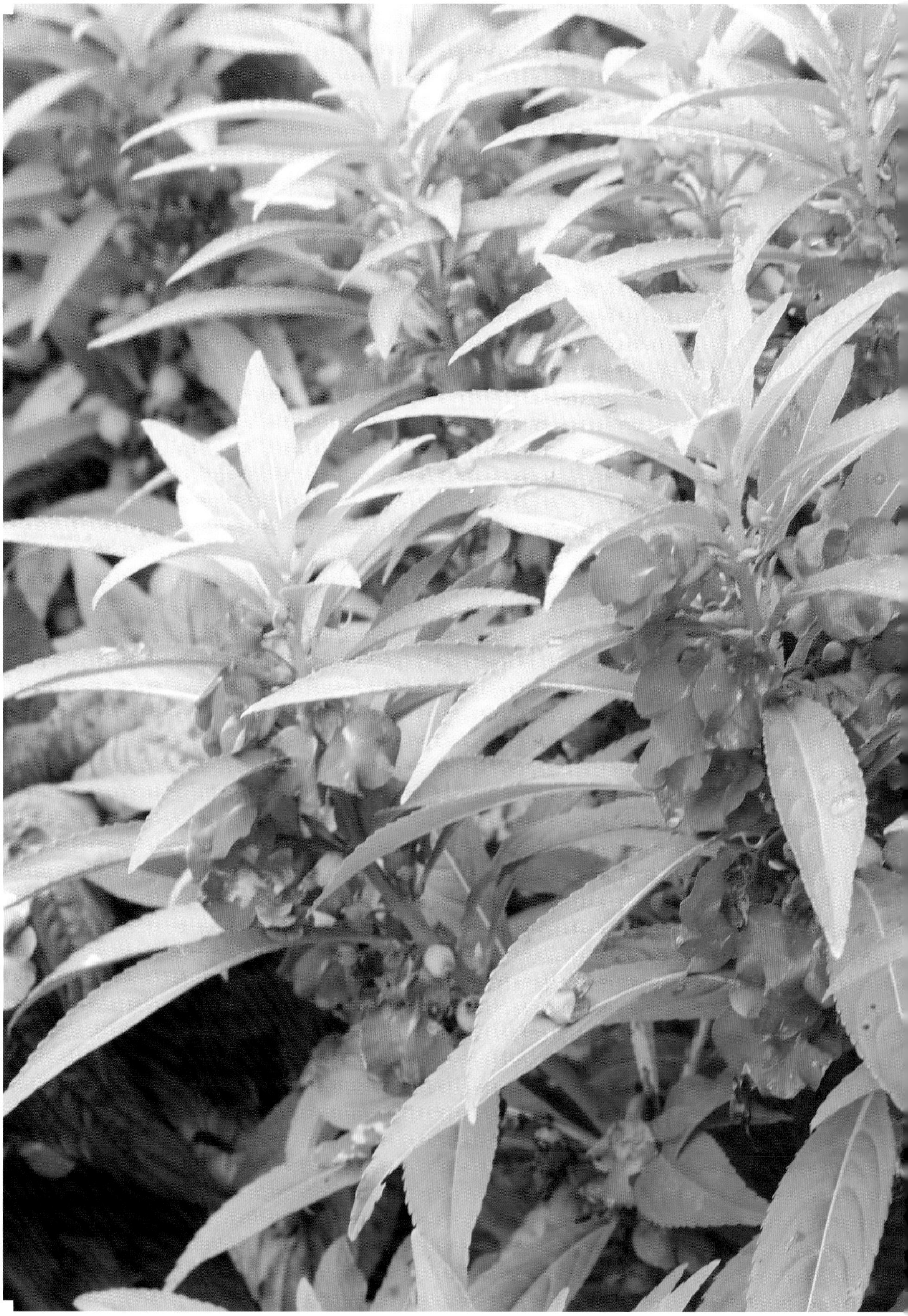

急性子

【维药名】黑乃欧如合。

【别　名】凤仙花子。

【来　源】本品为凤仙花科植物凤仙花 *Impatiens balsamina* L. 的干燥成熟种子。

【性味归经】苦、辛，温，有小毒。归心、肝经。

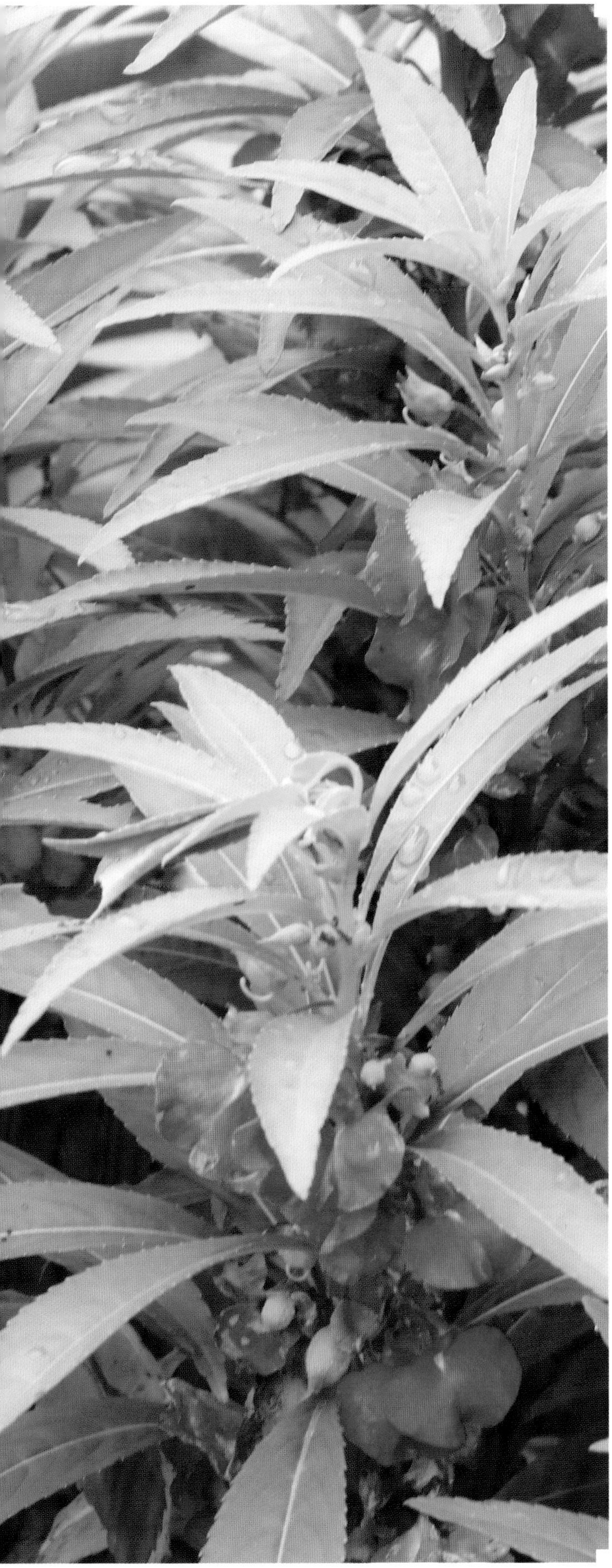

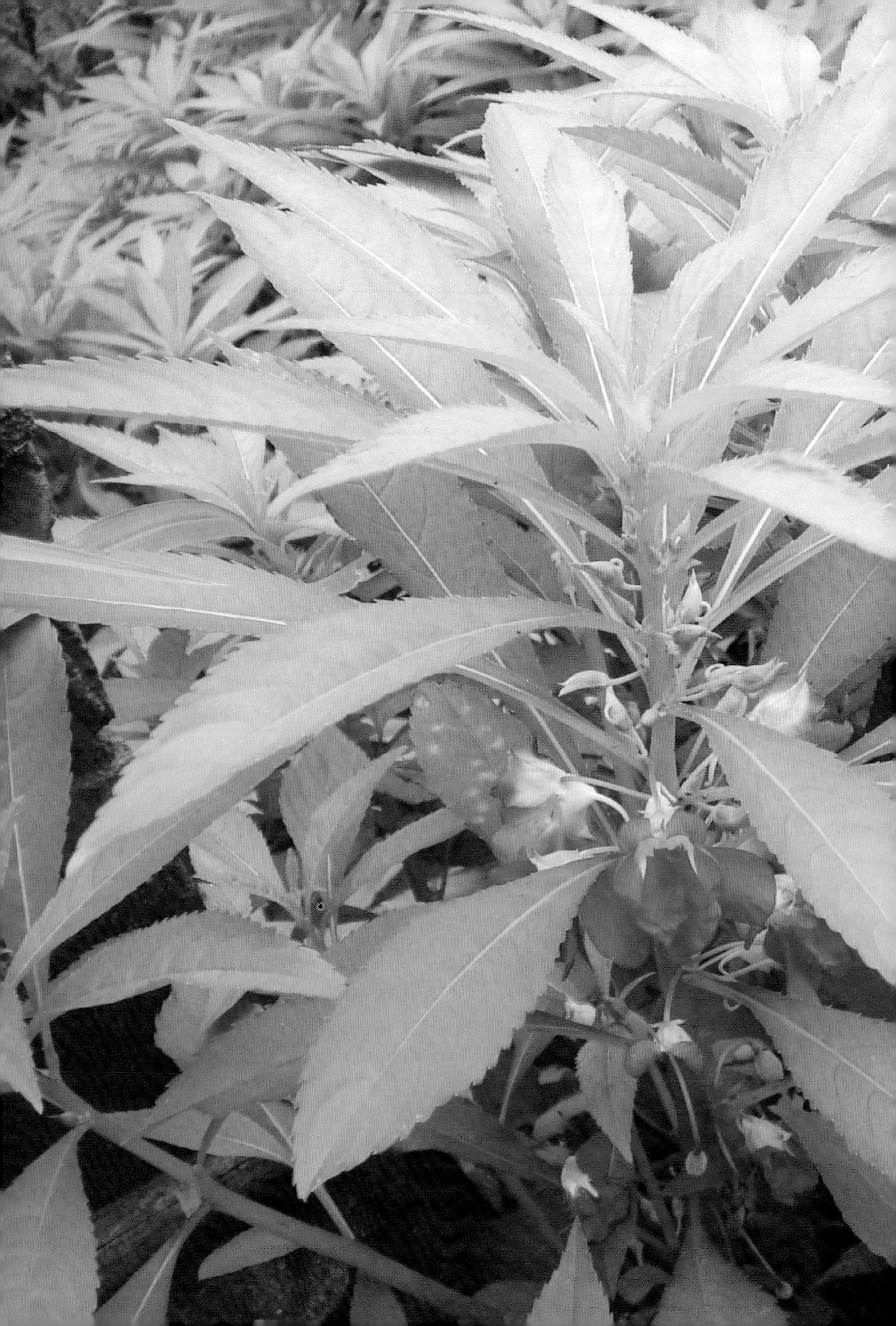

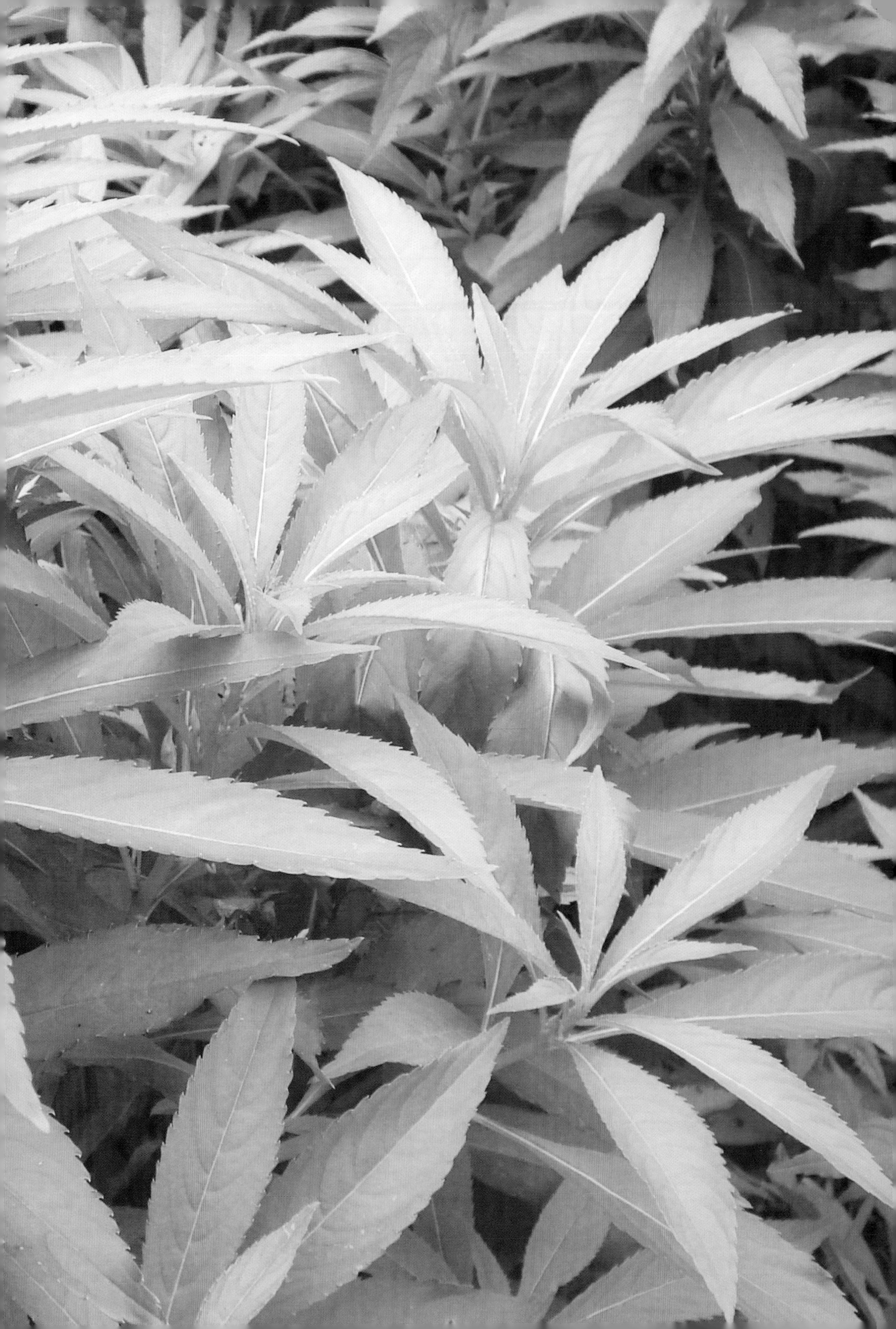

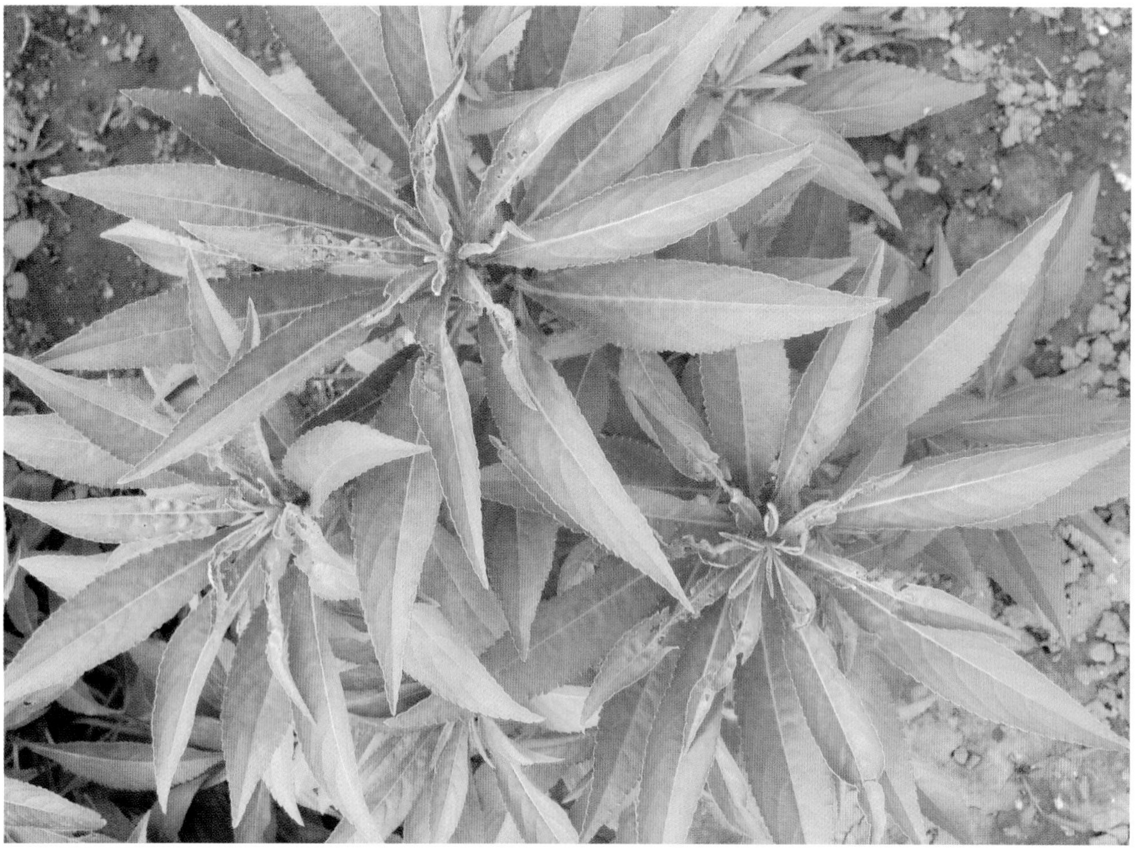

凤仙花

识别特征

一年生草本，高 60 ~ 80 cm。茎粗壮，肉质，常带红色，节略膨大。叶互生，披针形，长 6 ~ 15 cm，宽 1.5 ~ 2.5 cm，先端长渐尖，基部楔形，边缘有锐锯齿；叶柄两侧有腺体。花不整齐，单一或数朵簇生于叶腋，密生短柔毛，粉红色、红色、紫红色或白色；萼片 3，后面一片大，花瓣状，向后延伸成距；花瓣 5，侧瓣合生，不等大；雄蕊 5，花药黏合；子房上位，5 室。蒴果密生茸毛。种子圆形，黄褐色。花期 6—8 月，果期 9 月。

生境分布

全国各地均有栽培。分布于江苏、浙江、河北、安徽等省区。

采收加工

夏、秋二季果实成熟后采收，除去杂质果皮后，晒干。

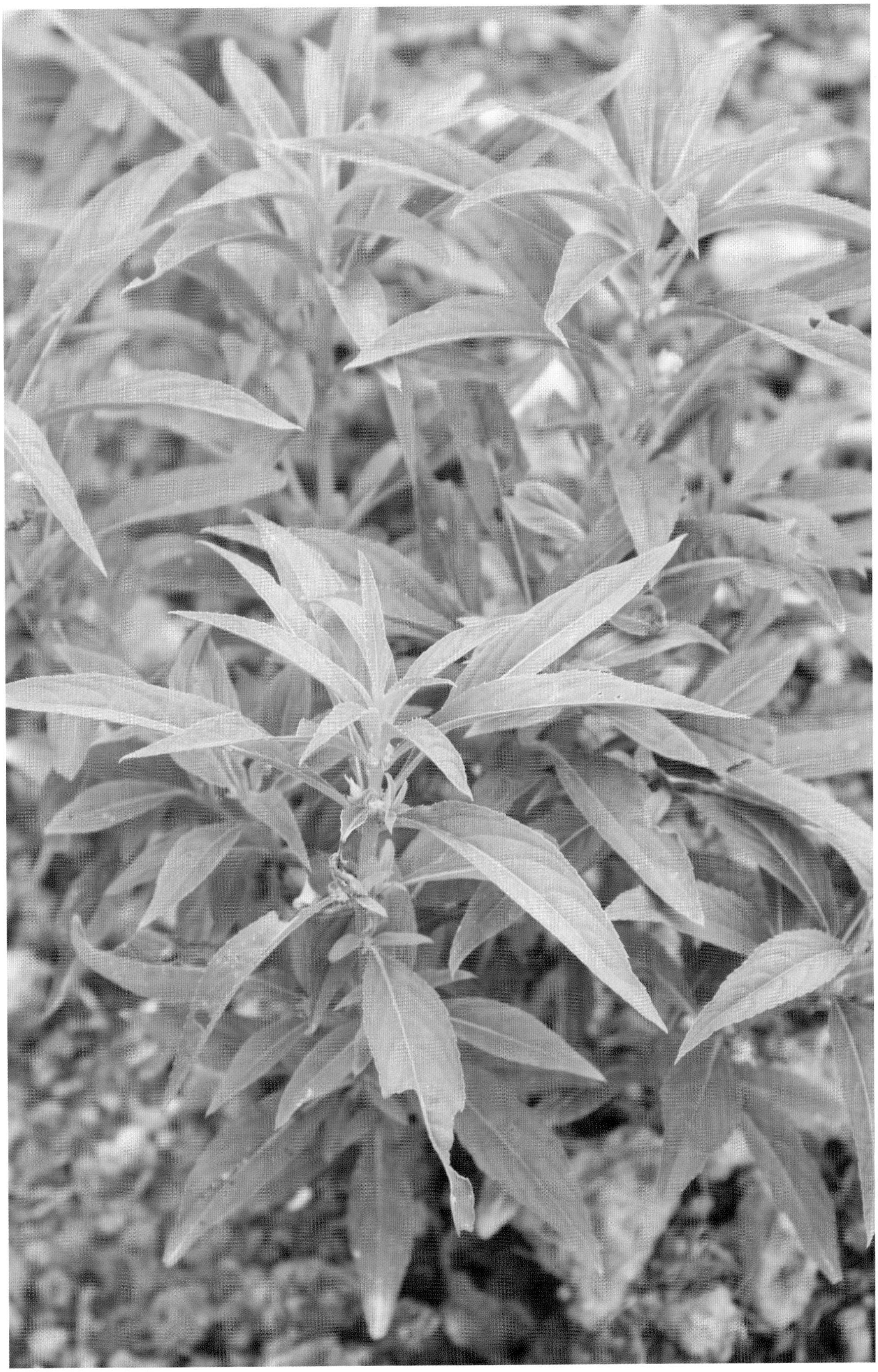

凤仙花

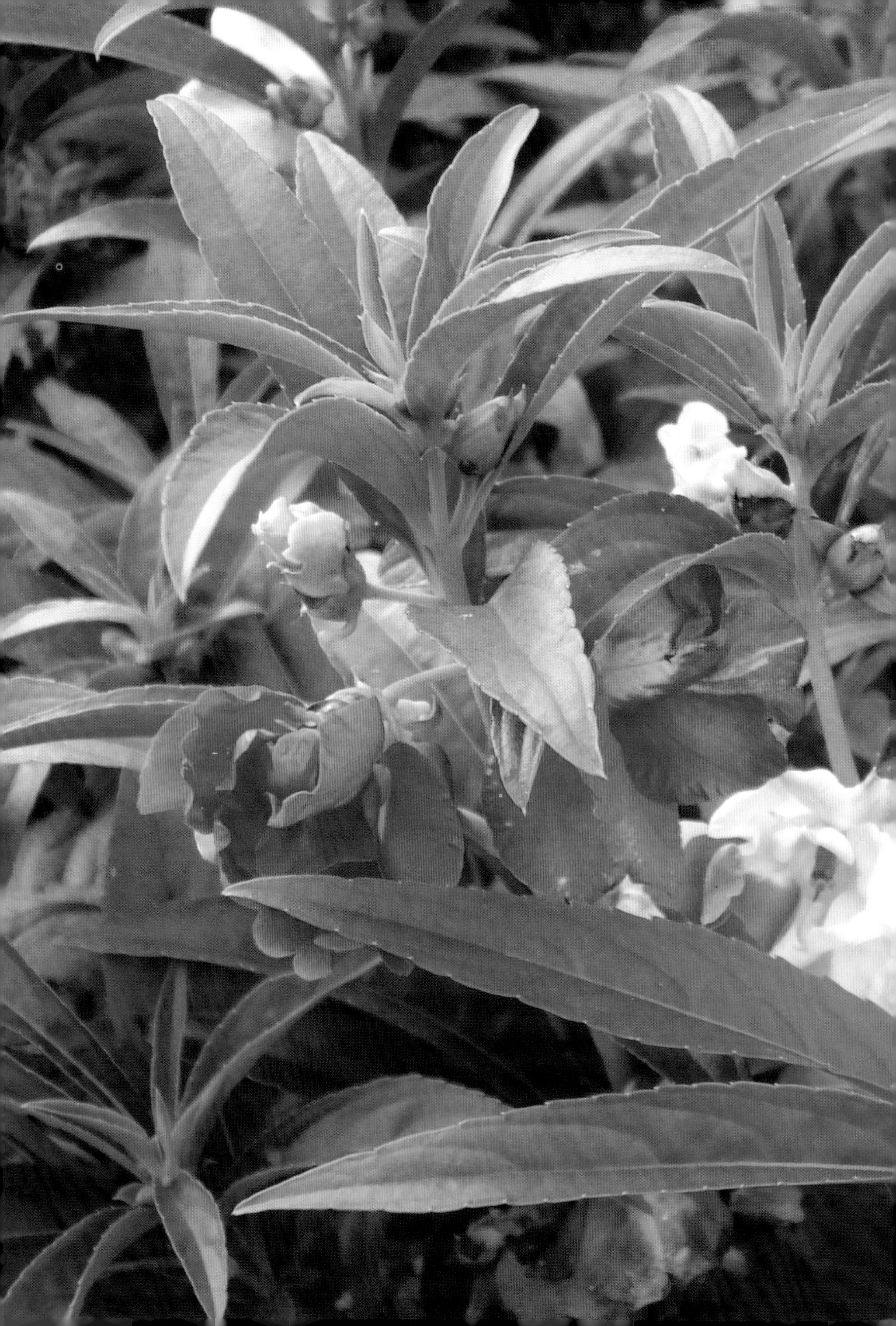

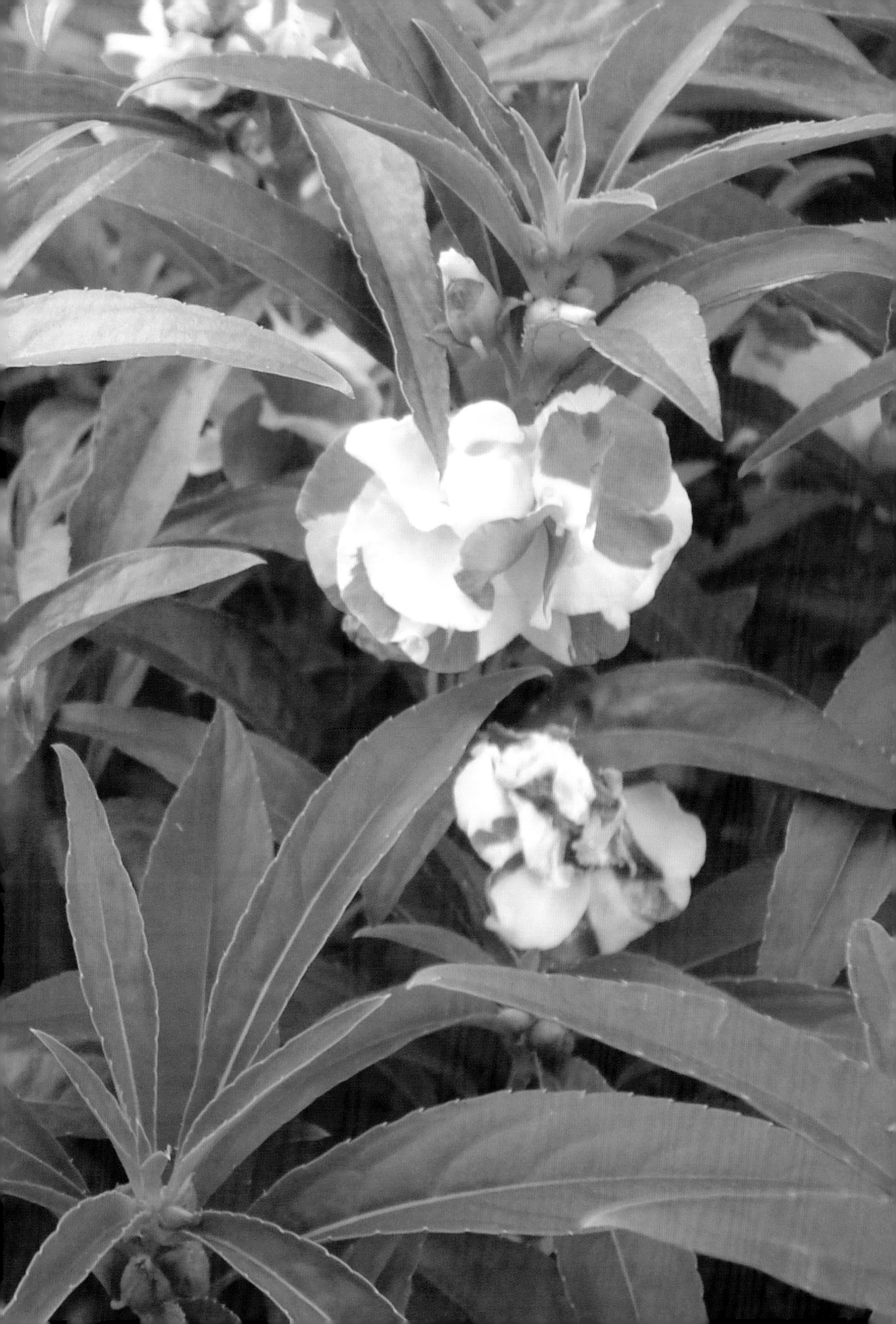

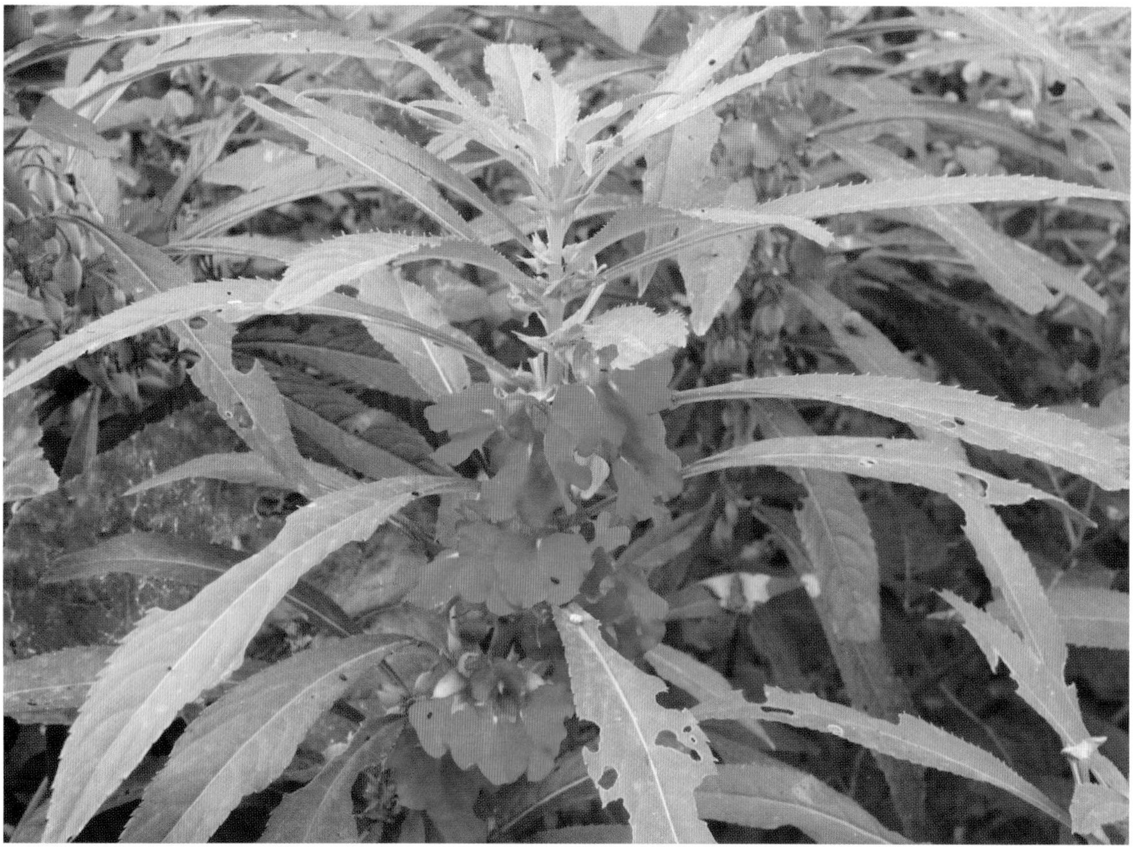

凤仙花

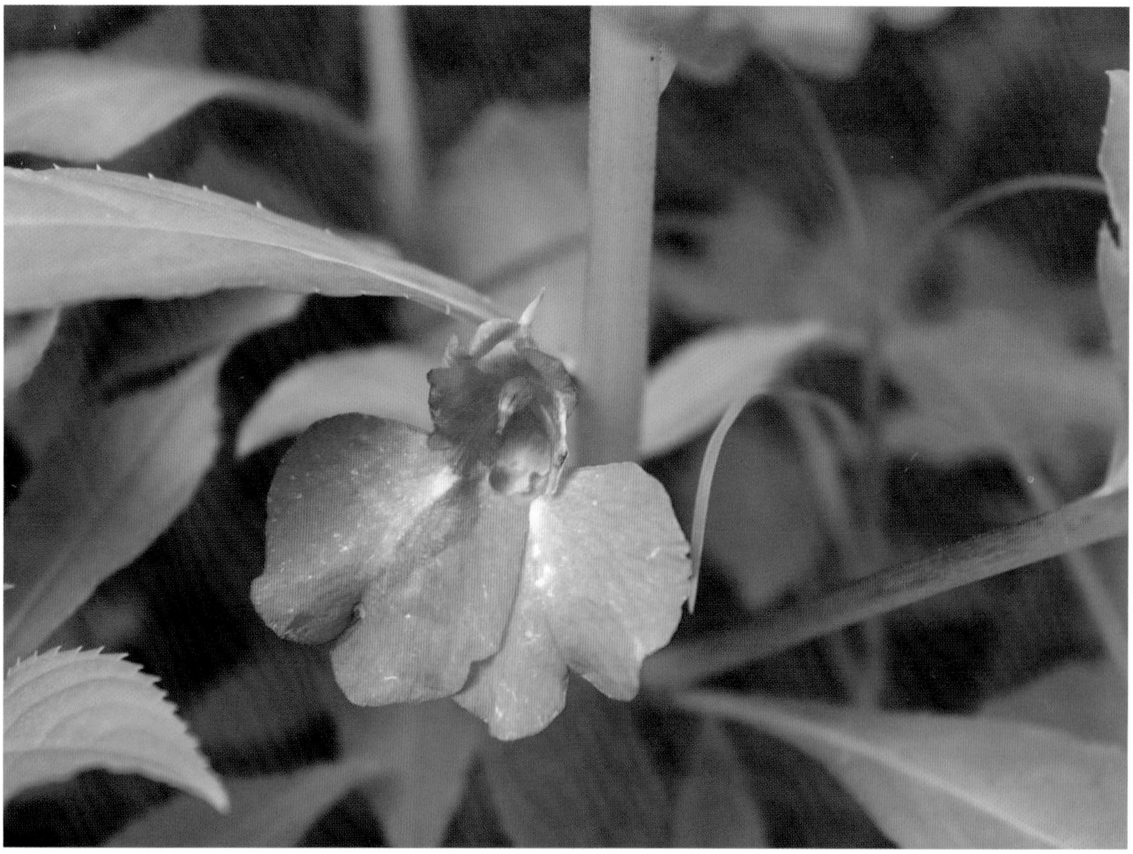

凤仙花

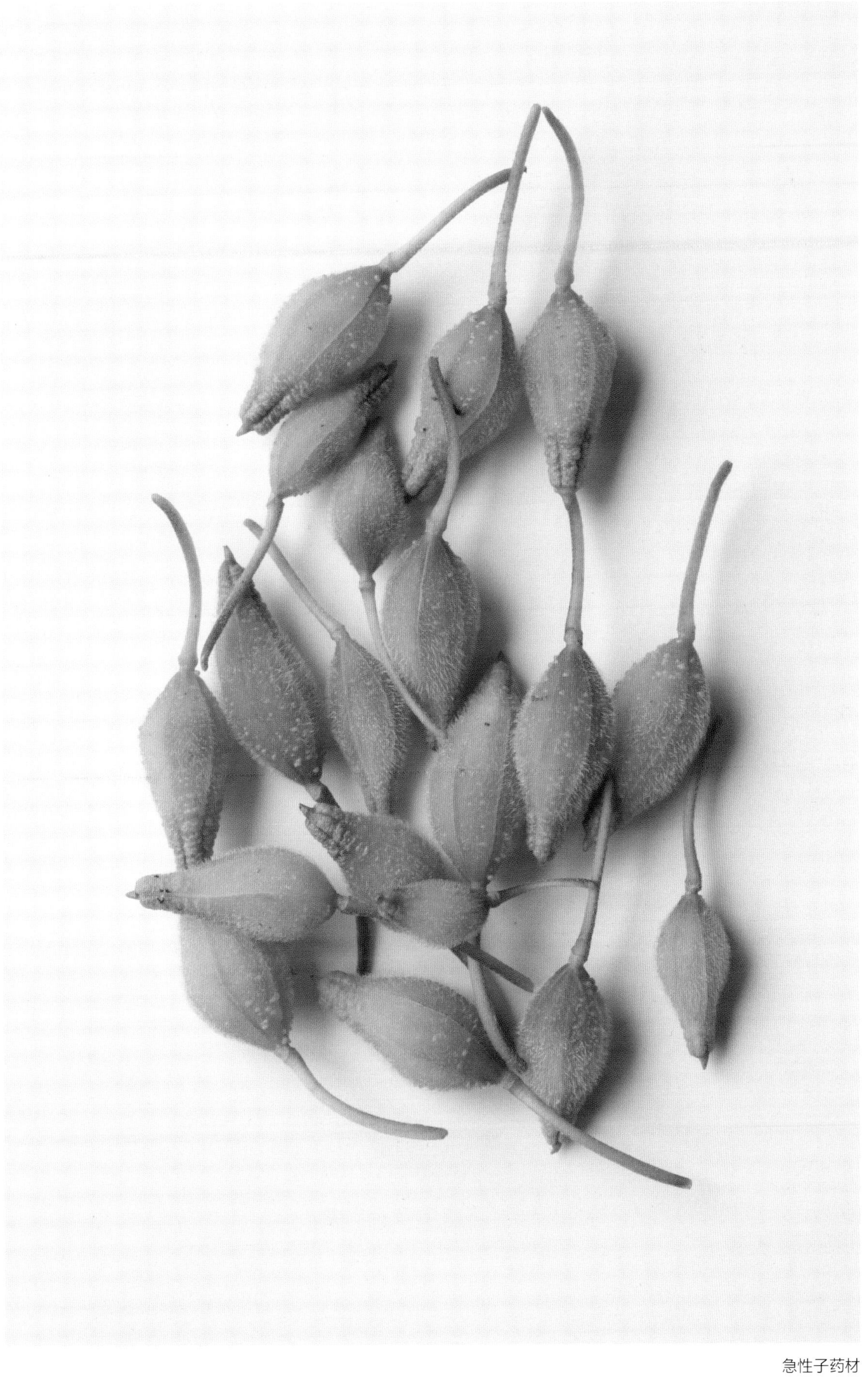

急性子药材

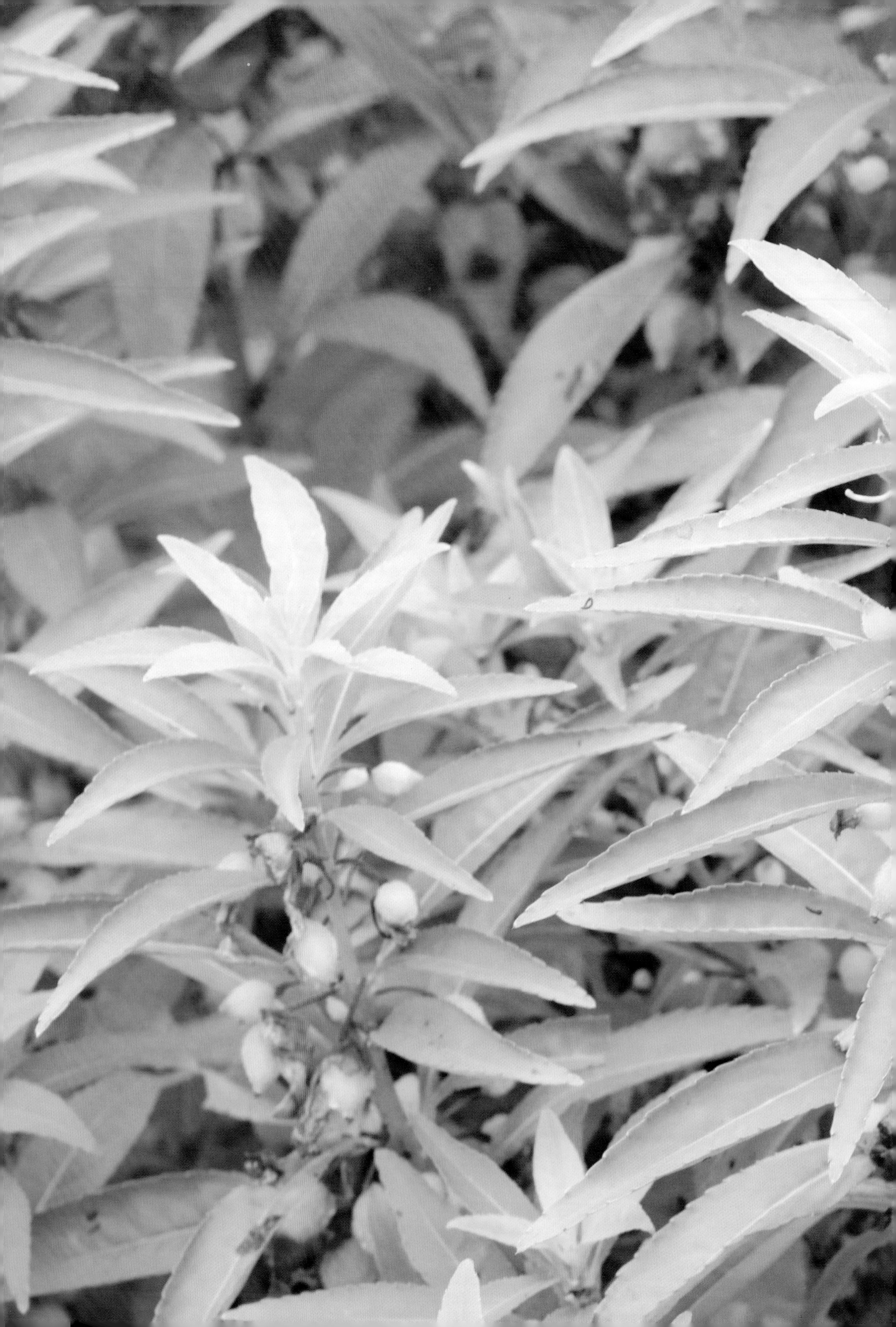

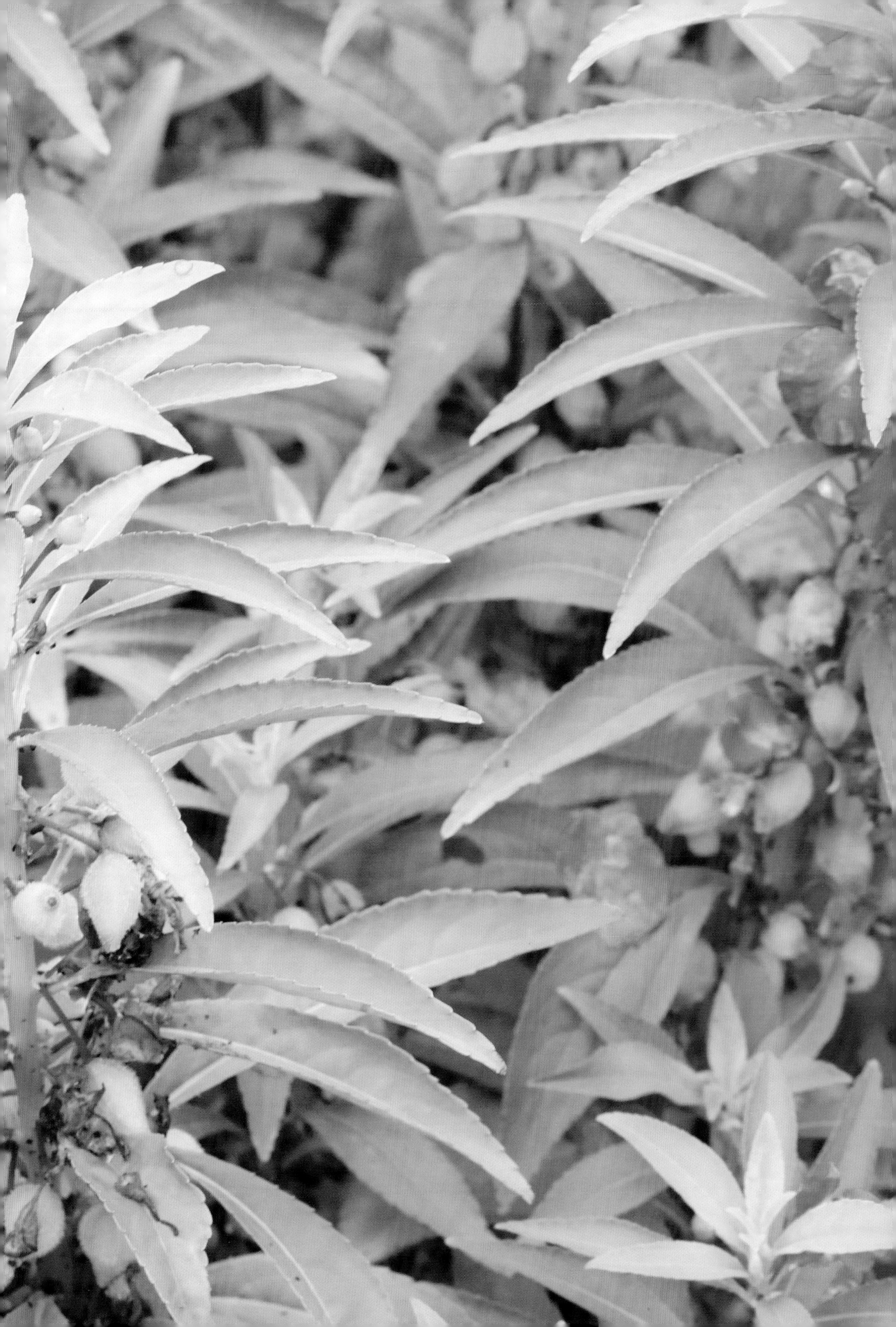

药材鉴别

本品呈椭圆形、扁圆形或卵圆形，长 2 ~ 3 mm，宽 1.5 ~ 2.5 mm。表面棕褐色或灰褐色，粗糙，有稀疏的白色或浅黄棕色小点，种脐位于狭端，稍突出。质坚实，种皮薄，子叶灰白色，半透明，油质。无臭，味淡、微苦。

功效主治

破血散结，消肿软坚。本品味辛能散，苦降温通，入肝经走血分，有破血散结之功；入心经而兼有解毒消肿、软坚之功效。

药理作用

本品对子宫有明显兴奋作用，表现为节律收缩增快、紧张度增高甚至强直性收缩。有避孕作用。

用法用量

内服：3.0 ~ 4.5 g，水煎服，或入丸、散。外用：研末吹喉，或调敷或熬膏贴。

民族药方

1. 月经困难　急性子 90 g，当归 15 g。研细蜜丸，每次 5 g，每日 3 次，煎汤送服。

2. 产难催生　急性子 10 g。研细末，水服，勿近牙。外以蓖麻子，捣涂足心。

3. 胎衣不下　急性子适量。炒黄为末，黄酒温服 5 g。

4. 骨鲠　急性子适量。嚼烂噙化下，无子用根也可，口中骨自下，用温水灌漱，免损齿。鸡骨尤效。一方擂碎，水化服。

5. 跌打损伤，阴囊入腹疼痛　急性子、沉香各 2.5 g。研末冲开水送服。

使用注意

内无瘀积者及孕妇忌用。

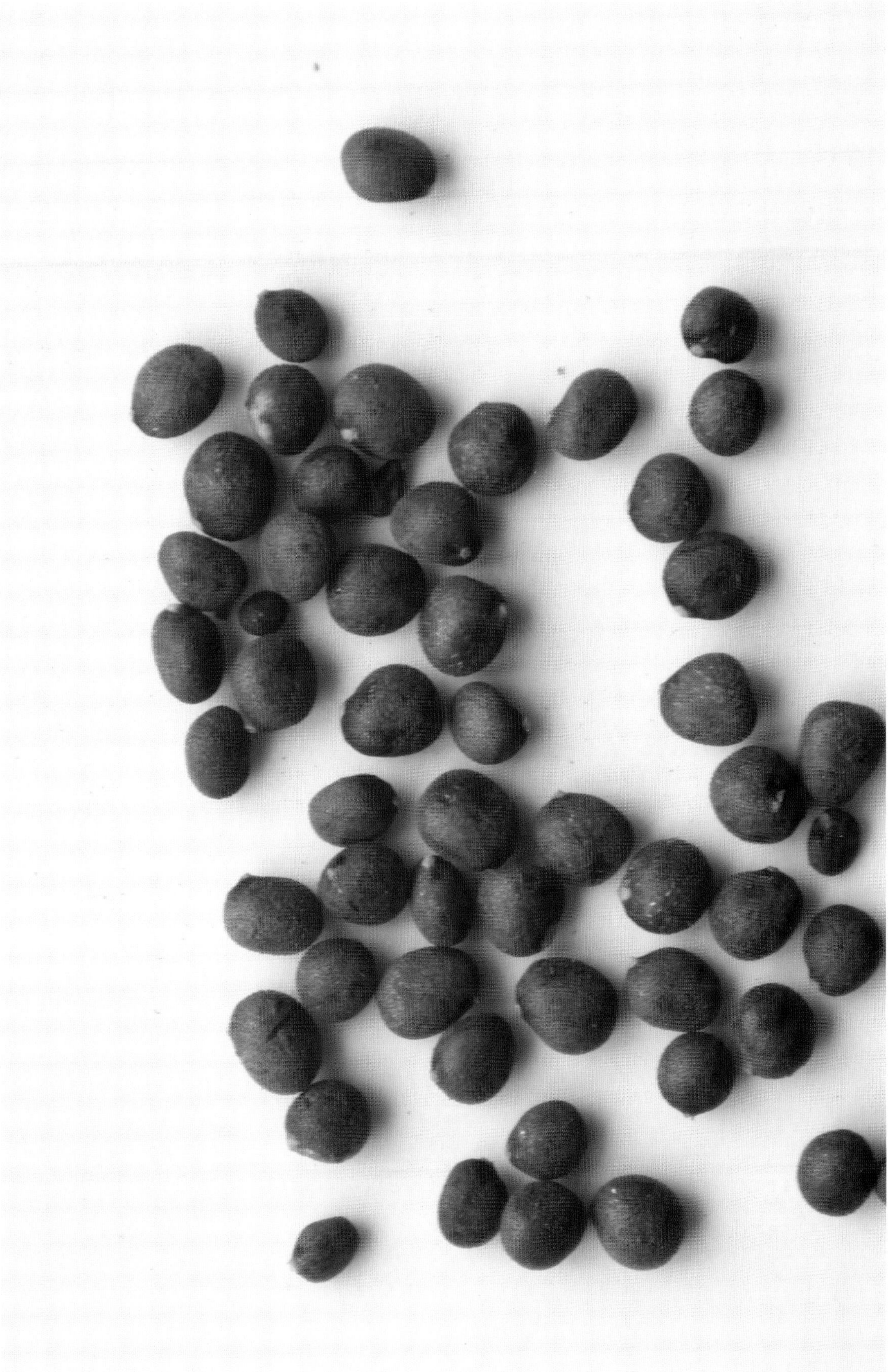

急性子饮片

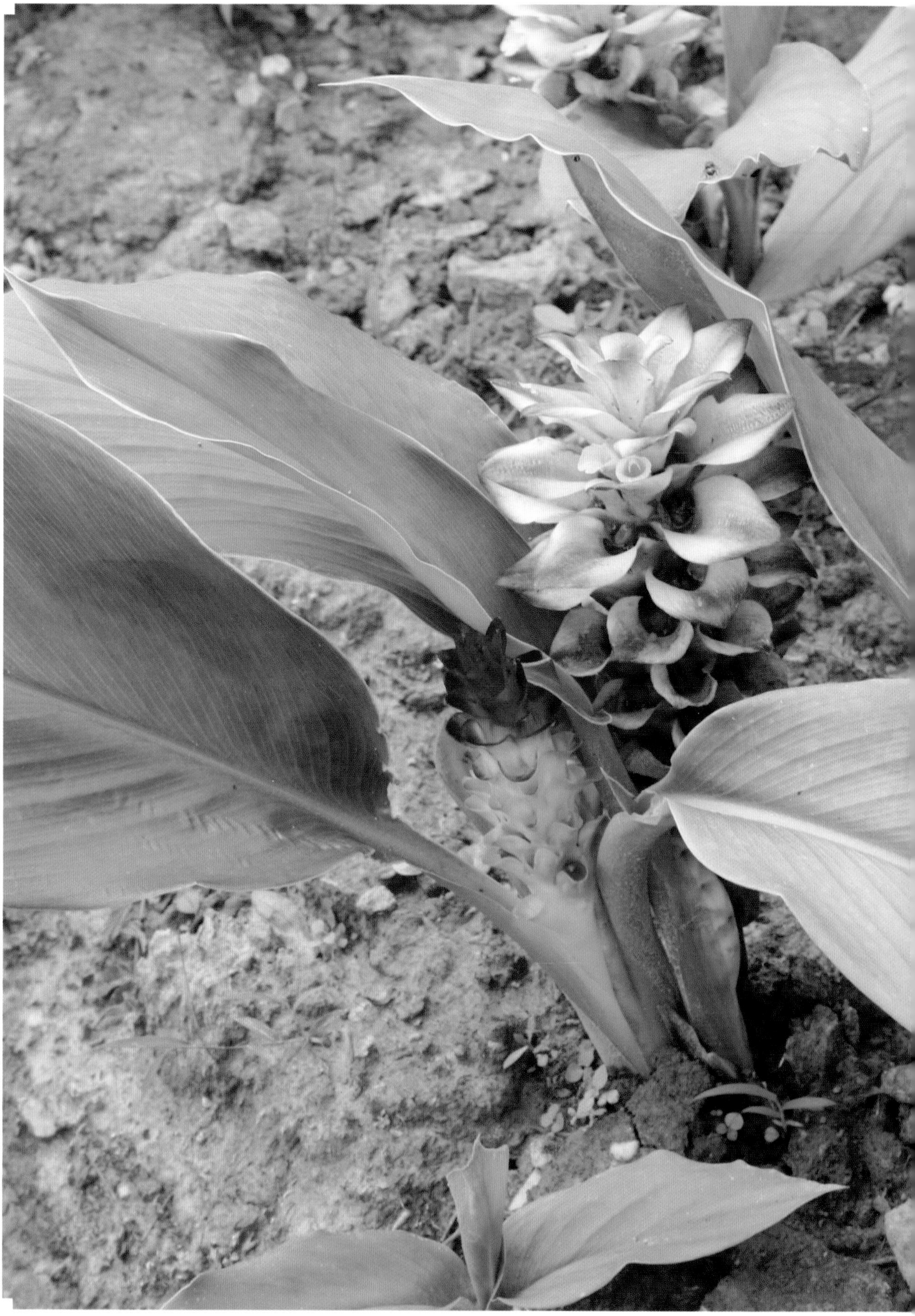

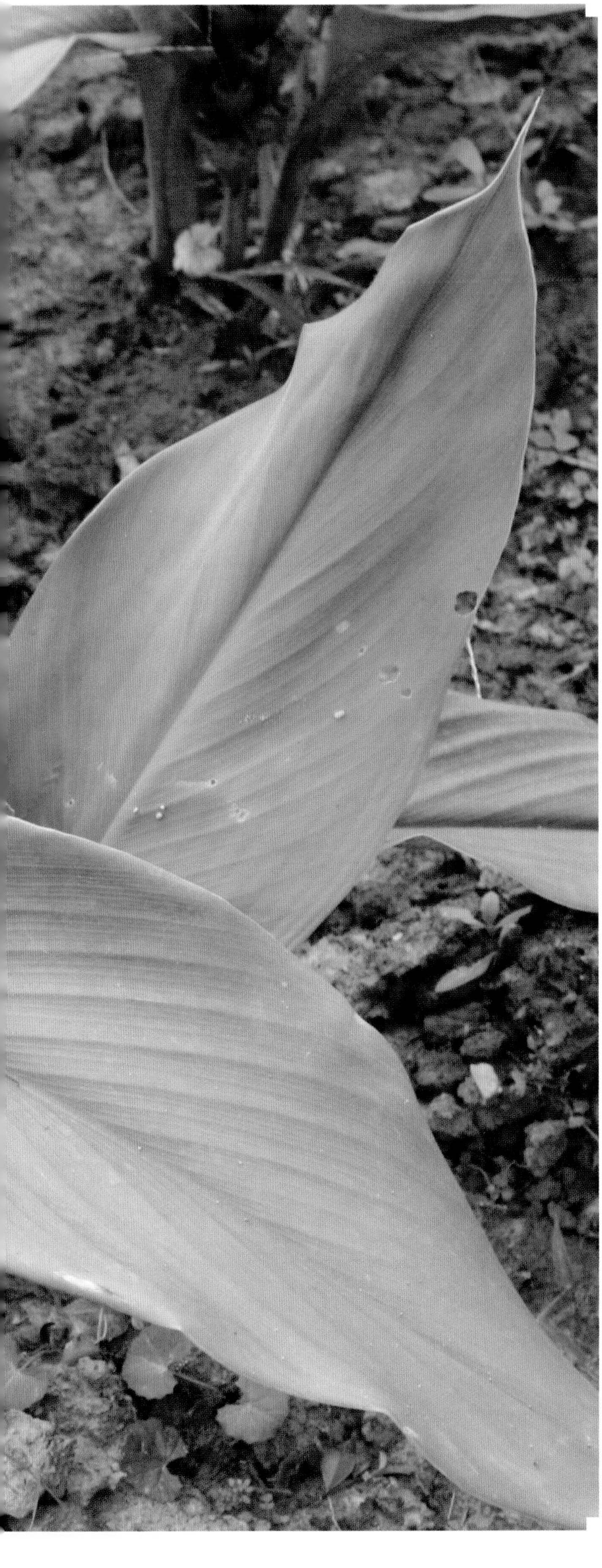

姜黄

【维药名】则其外。

【别　名】广姜黄、色姜黄、片子姜黄。

【来　源】本品为姜科多年生草本植物姜黄 *Curcuma longa* L. 的干燥根茎。

【性味归经】辛、苦，温。归肝、脾经。

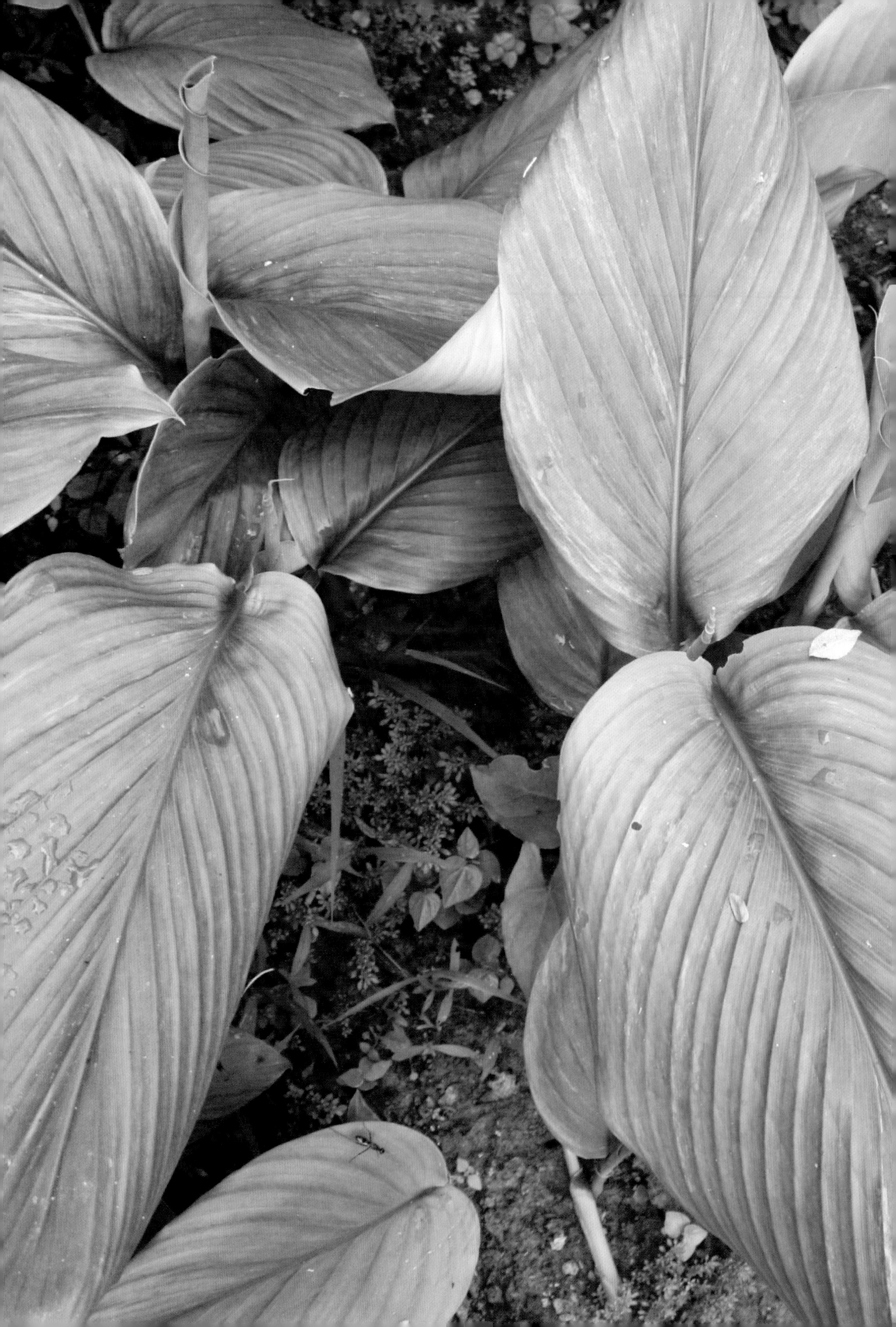

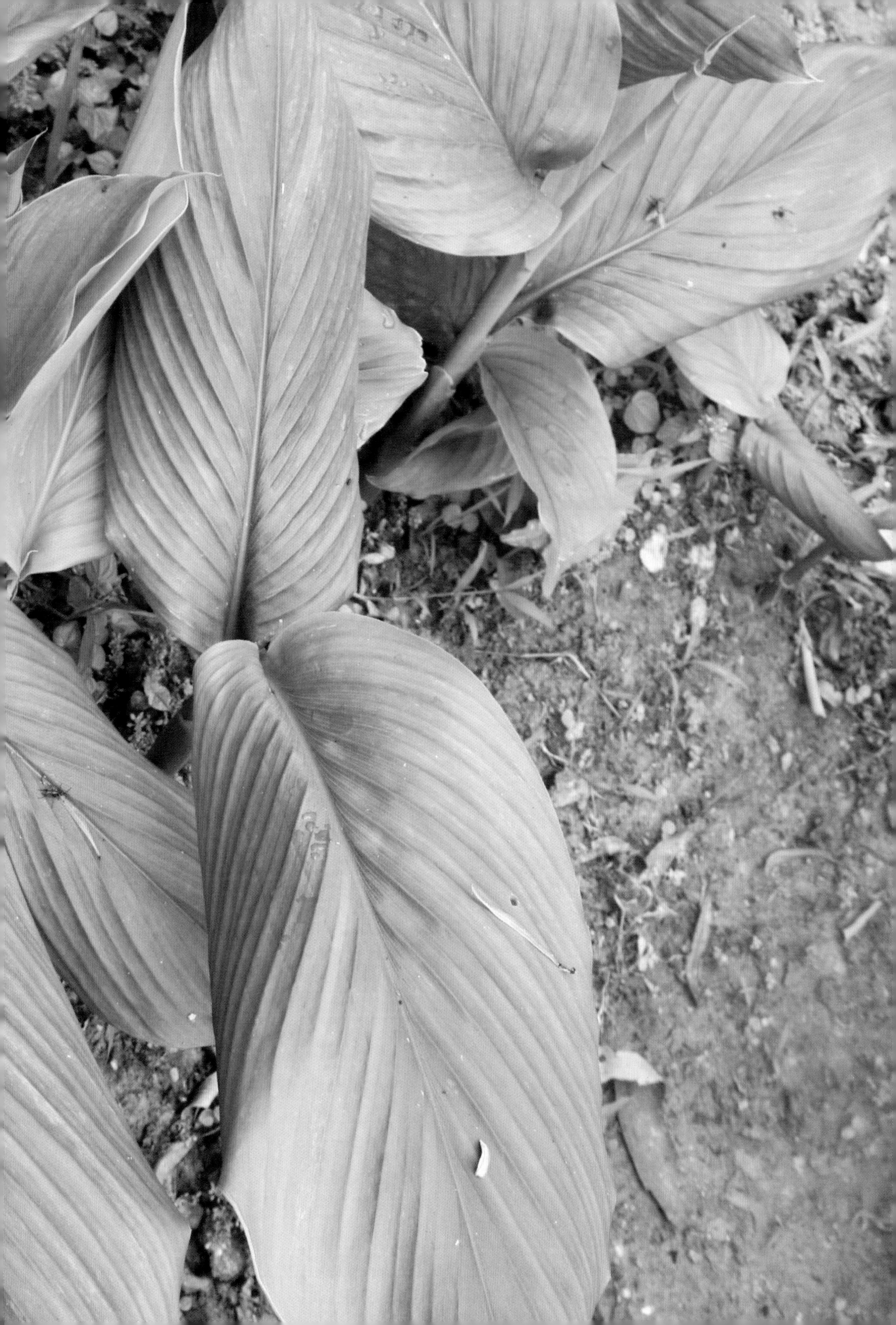

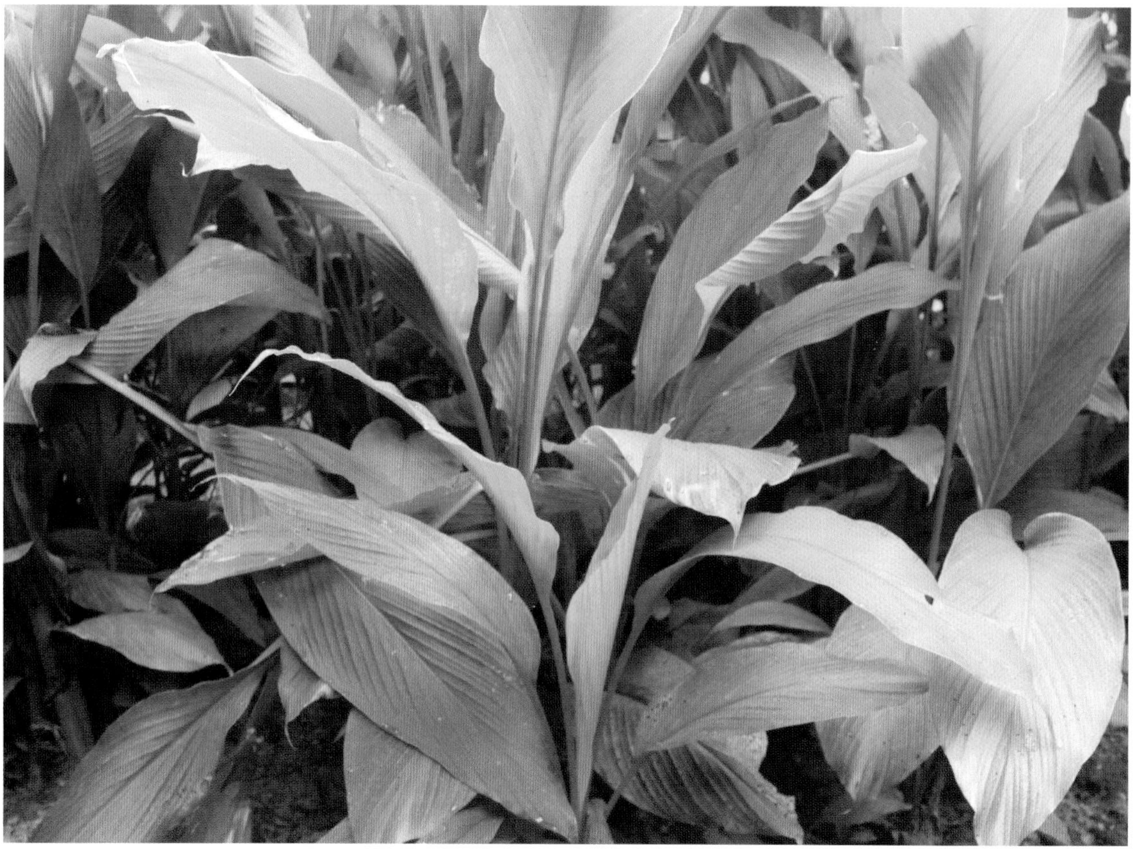

姜黄

识别特征

多年生宿根草本。根粗壮，末端膨大呈长卵形或纺锤状块根，灰褐色。根茎卵形，内面黄色，侧根茎圆柱状，红黄色。叶根生；叶片椭圆形或较狭，长 20 ~ 45 cm，宽 6 ~ 15 cm，先端渐尖，基部渐狭；叶柄长约为叶片之半，有时几与叶片等长；叶鞘宽，约与叶柄等长。穗状花序稠密，长 13 ~ 19 cm；总花梗长 20 ~ 30 cm；苞片阔卵圆形，每苞片内含小花数朵，顶端苞片卵形或狭卵形，腋内无花；萼 3 钝齿；花冠管上部漏斗状，3 裂；雄蕊药隔矩形，花丝扁阔，侧生退化，雄蕊长卵圆形；雌蕊 1，子房下位，花柱丝状，基部具 2 棒状体，柱头 2 唇状。蒴果膜质，球形，3 瓣裂。种子卵状长圆形，具假种皮。花期 8 月。

生境分布

生长于排水良好、土层深厚、疏松肥沃的砂质壤土中。分布于四川、福建等省区。

采收加工

冬季茎叶枯萎时采挖，煮或蒸至透心，晒干，除去须根，切厚片，生用。

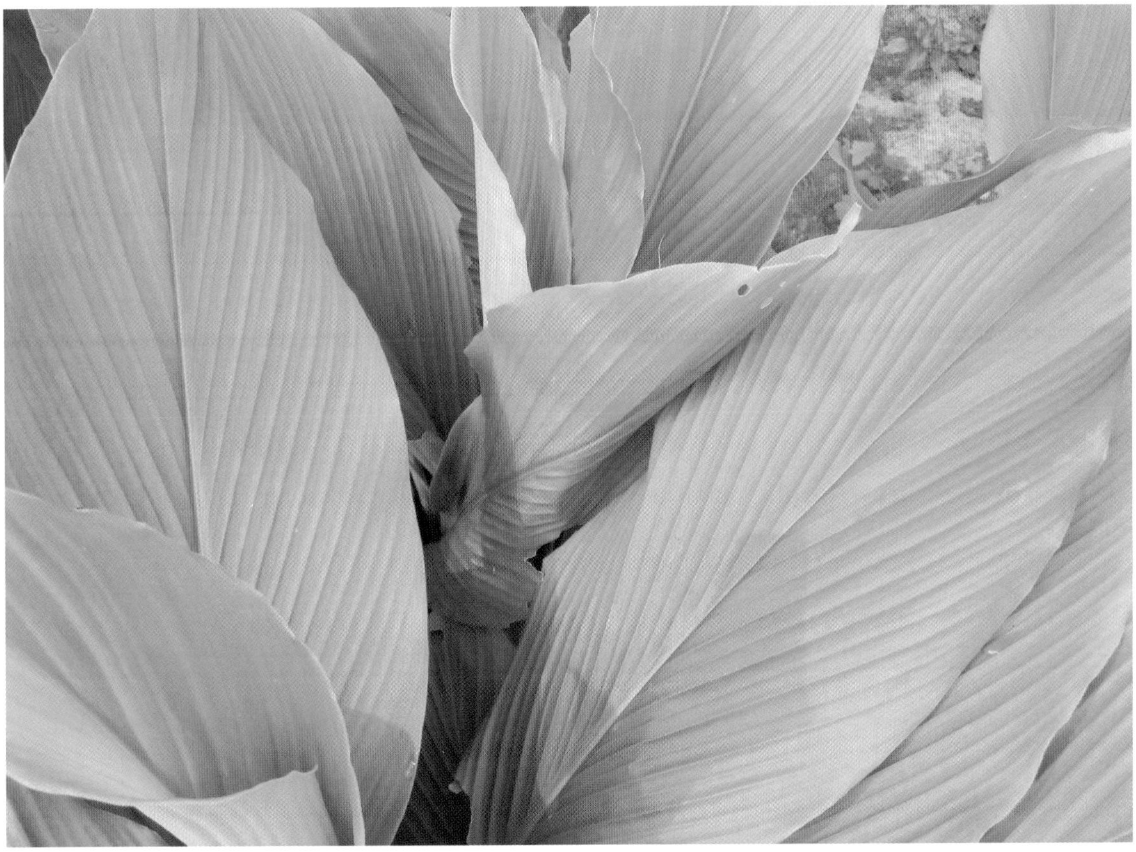

姜黄

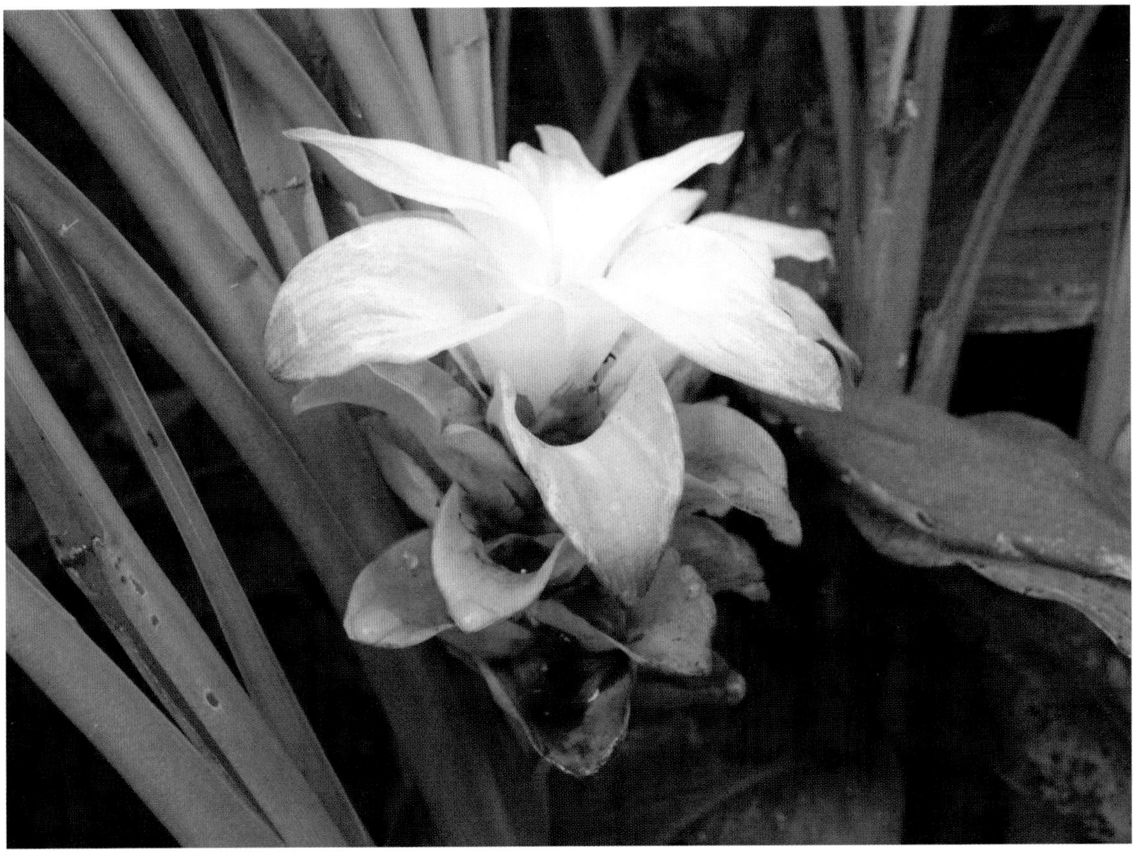

姜黄

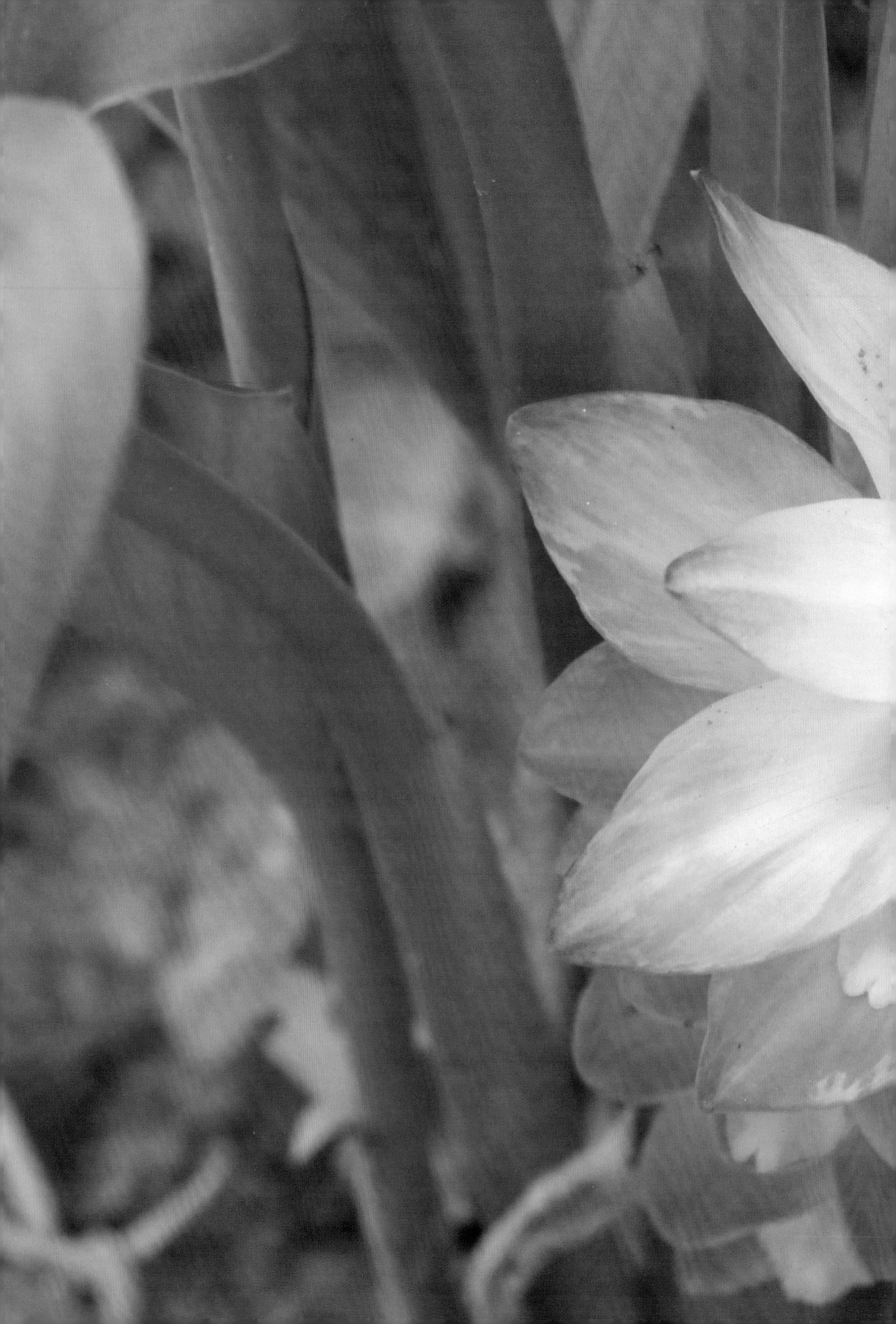

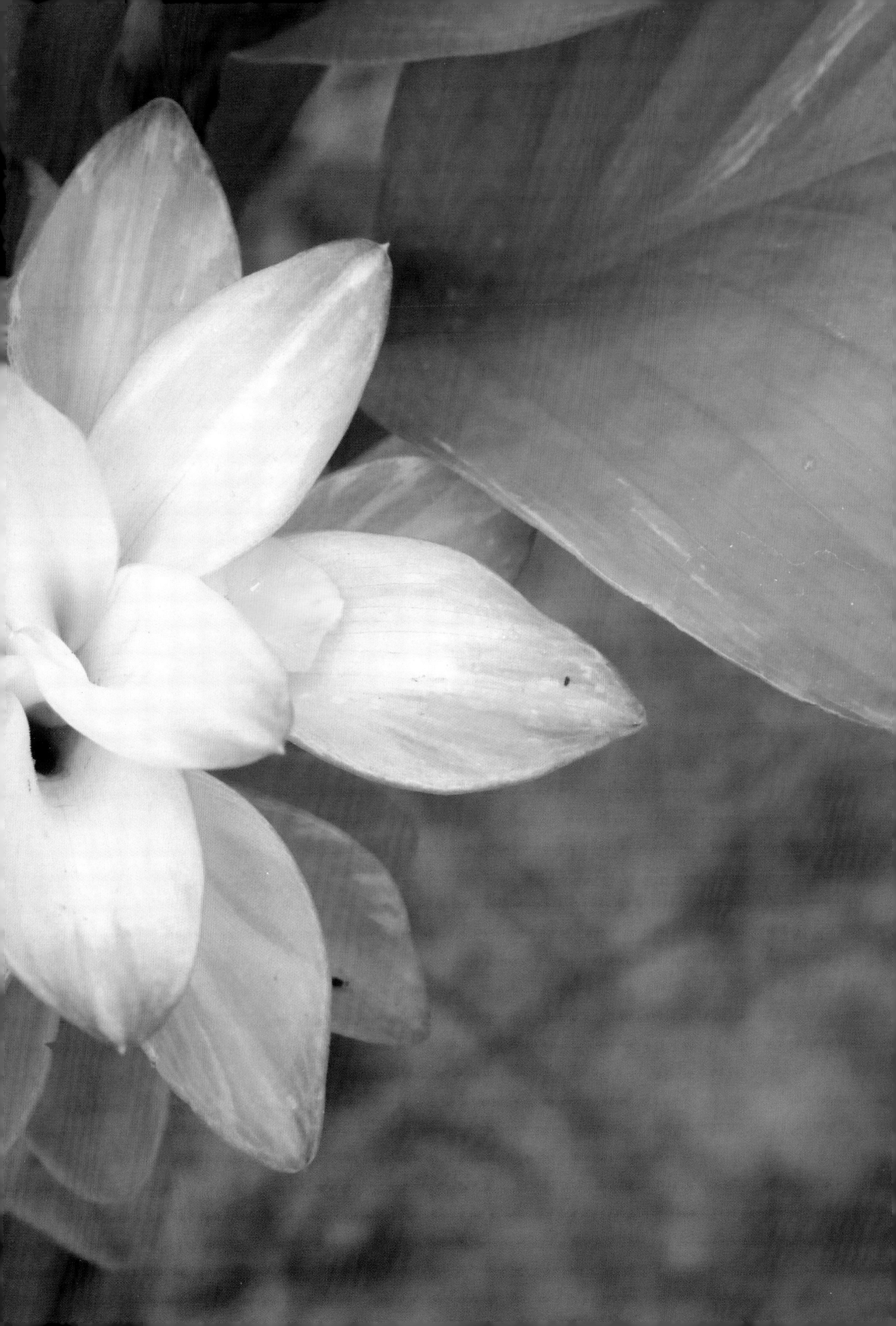

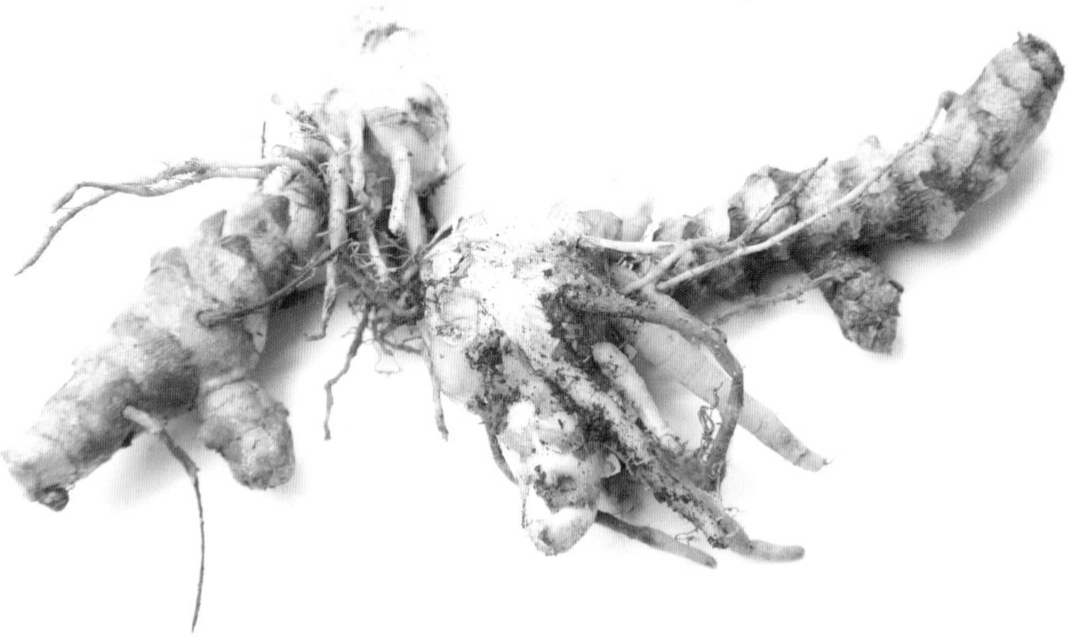

姜黄药材

药材鉴别

本品为不规则或类圆形的厚片。外表皮深黄色，棕色纹理，粗糙，有时可见环节。切面棕黄色至金黄色，角质样，皮心易离，内皮层环纹明显，维管束呈点状散在。气香特异，味苦、辛。

功效主治

活血行气，通经止痛。姜黄辛苦而温，归肝、脾经，走气分又入血分，辛温相合可内行气血，苦温相合可活血通经，故有此功。

药理作用

本品能降血脂和抗心绞痛，并能抑制血小板聚集和增强纤溶活性，对大鼠和小鼠足肿有与可的松、保泰松相近似的抗炎作用；姜黄煎剂腹腔注射，对小鼠各期妊娠和兔早期妊娠有明显的终止作用。此外，还有兴奋子宫、利胆、抗病原微生物等作用。

用法用量

内服：生用。煎汤，3 ~ 10 g；或入丸、散。外用：适量，研末调敷。

民族药方

1．心绞痛 口服姜黄浸膏片或服姜黄散（与当归、木香和乌药配伍），可缓解心绞痛。

2．高脂血症 口服姜黄浸膏片（每片相当于生药 3.5 g）5 片。每日 3 次。

3．胆囊炎，肝胆结石，上腹痛 姜黄、郁金各 9 g，茵陈 15 g，黄连、肉桂各 3 g，延胡索 6 g。水煎服。

4．跌打损伤及体表脓肿疼痛属阳证者 姜黄、大黄、黄柏、陈皮、白芷、天南星、苍术、厚朴、花粉、甘草各适量。研末外敷。

5．风湿、肩臂关节肌肉疼痛，腰痛 姜黄、羌活、白术、当归、赤芍、海桐皮、甘草各适量。水煎服。

6．产后腹痛 姜黄 1 ~ 6 g。研末或煎汤分服。

7．闭经、痛经对于血瘀者 姜黄、莪术、川芎、当归、白芍、延胡索、牡丹皮、红花、肉桂各适量。同配用，如《证治准绳》姜黄散。

使用注意

孕妇慎服。

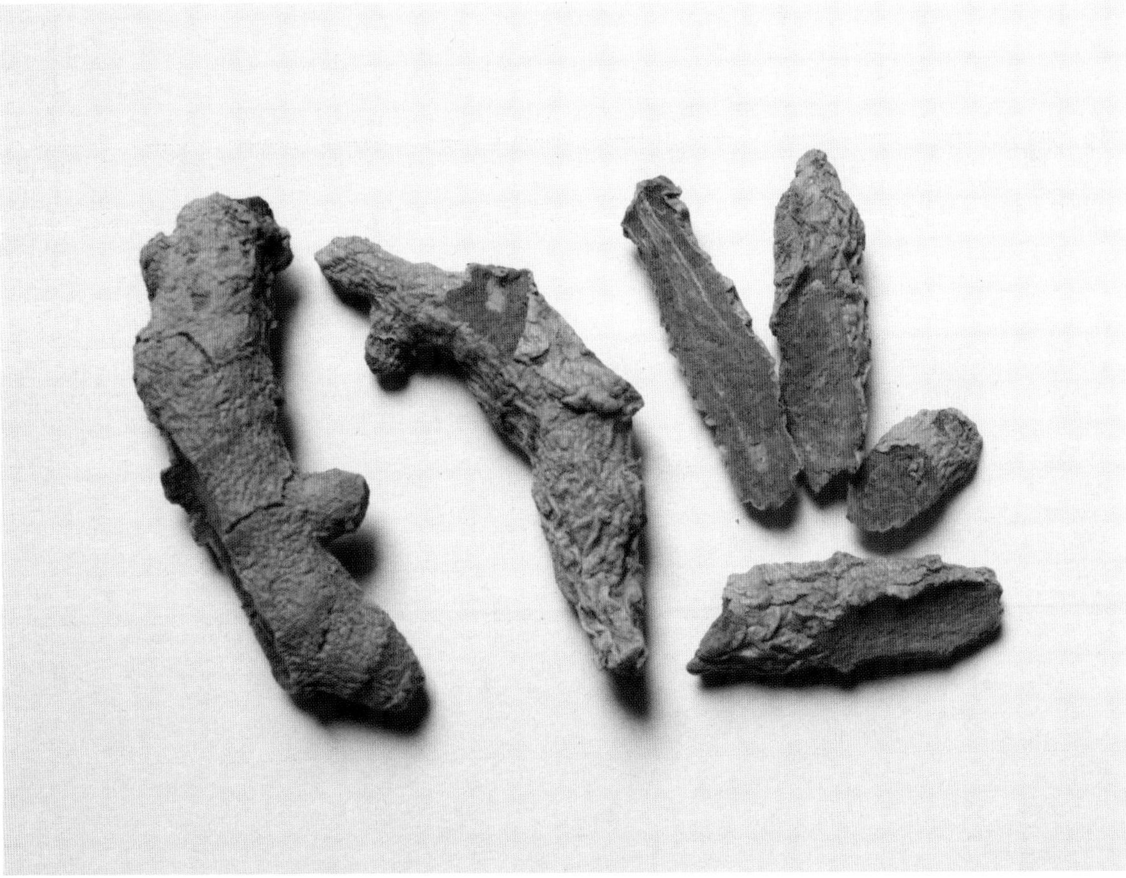

姜黄药材

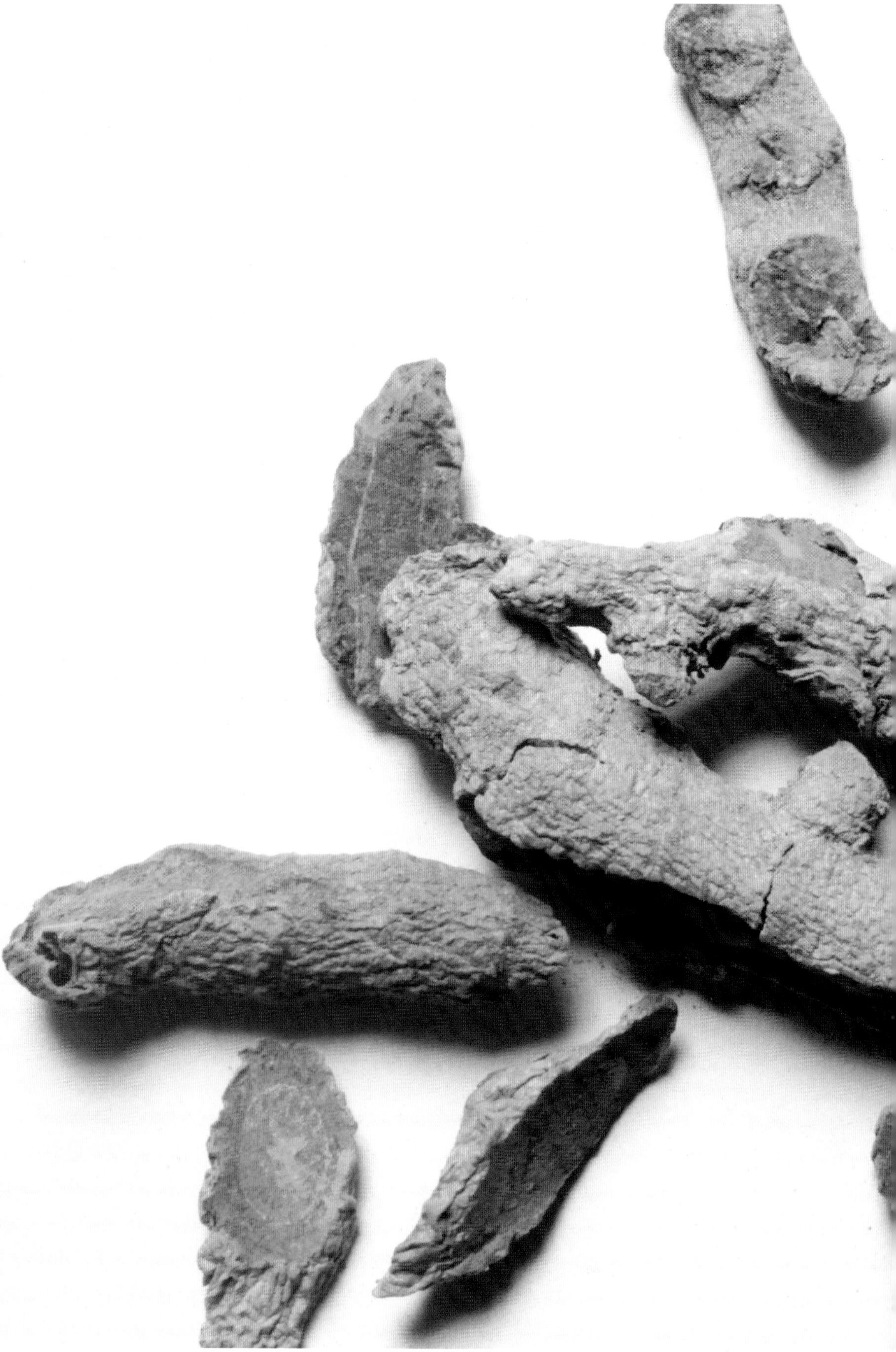

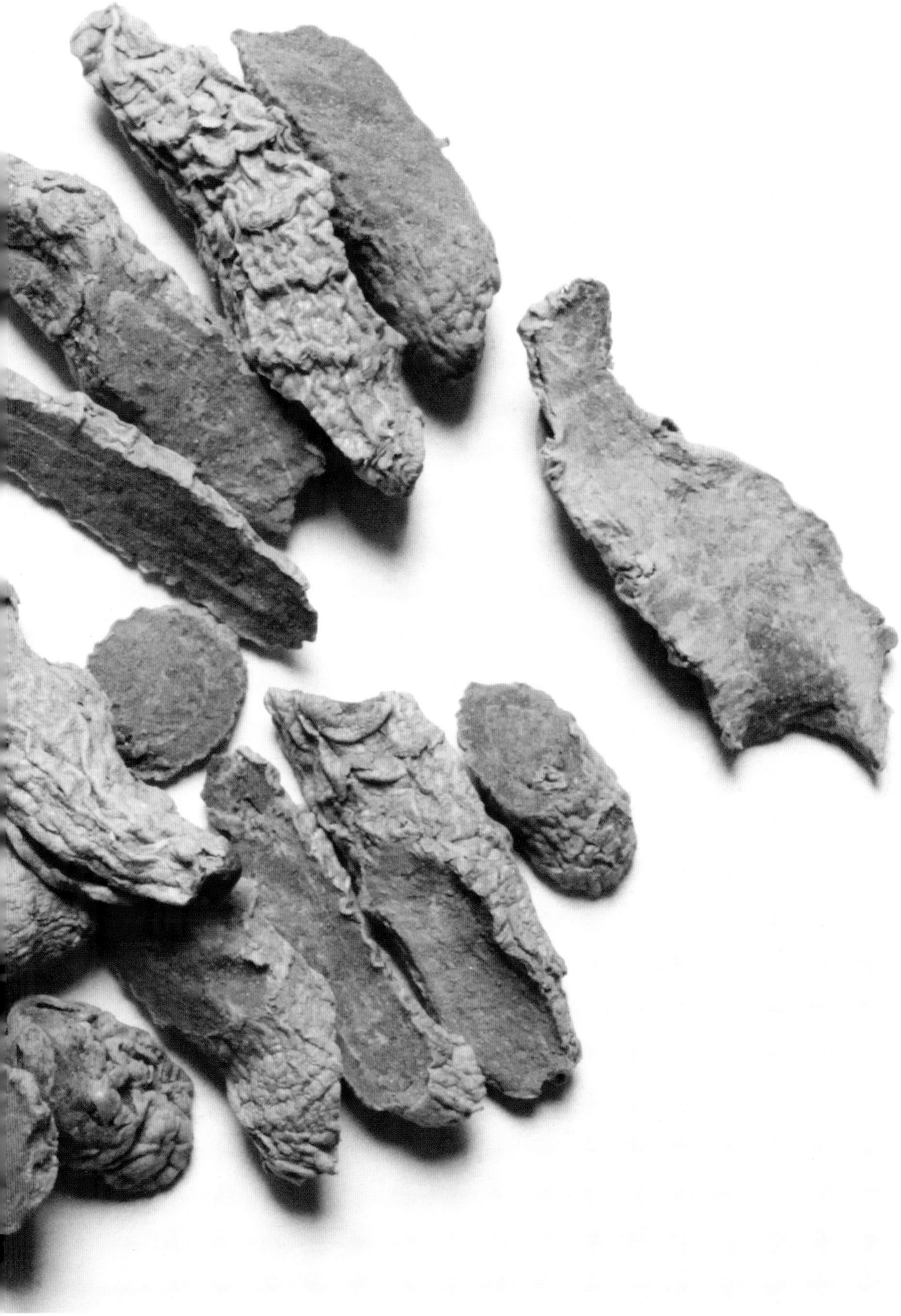

姜黄饮片

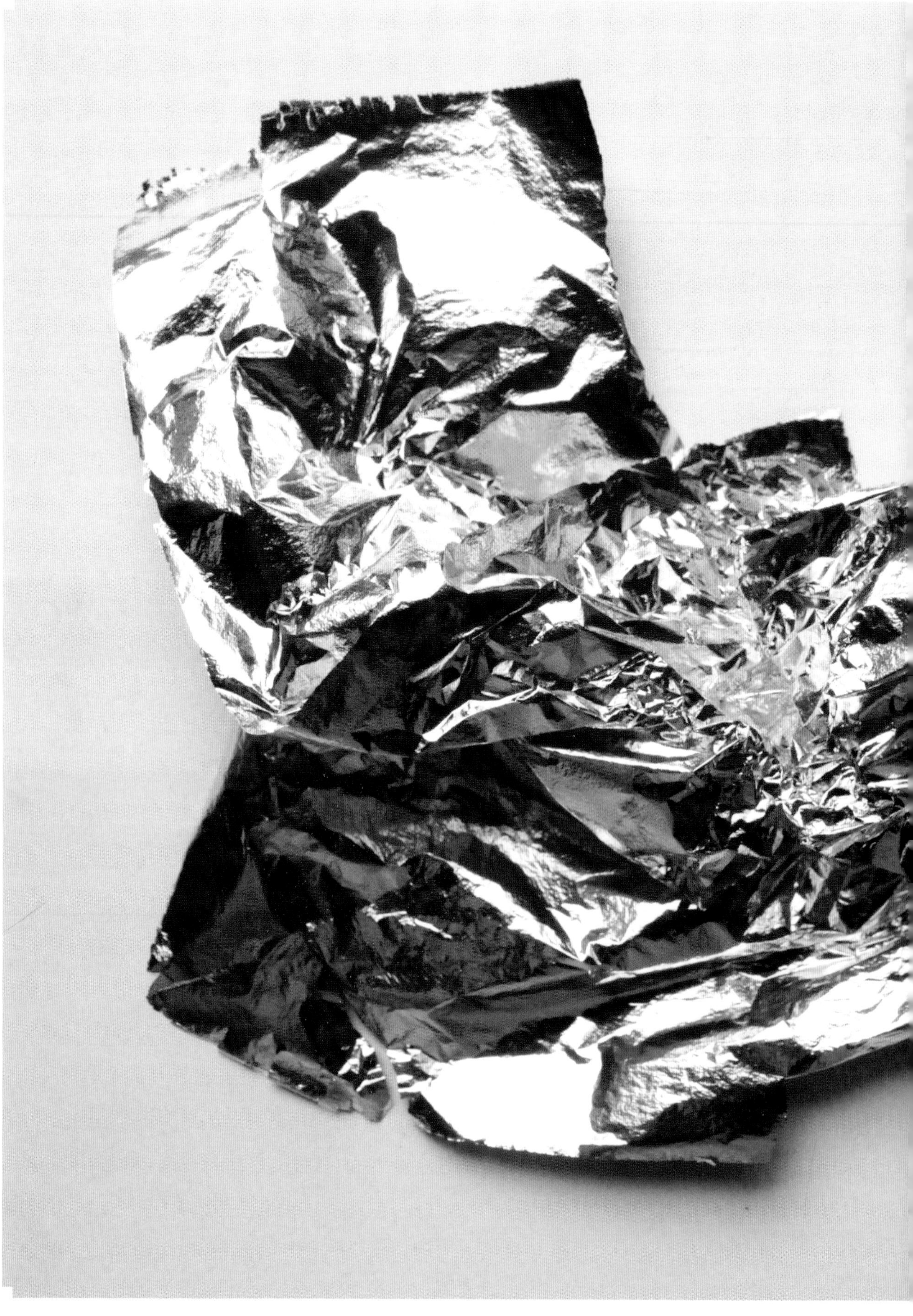

金箔

【维药名】阿里屯瓦热克。

【别　名】金、金薄。

【来　源】本品为自然金锤成的纸状薄片。自然金通常分为脉金（山金）和沙金两种，脉金分布于石英脉中，沙金分布于冲积层中。

【性味归经】辛、苦，凉。归心、肝经。

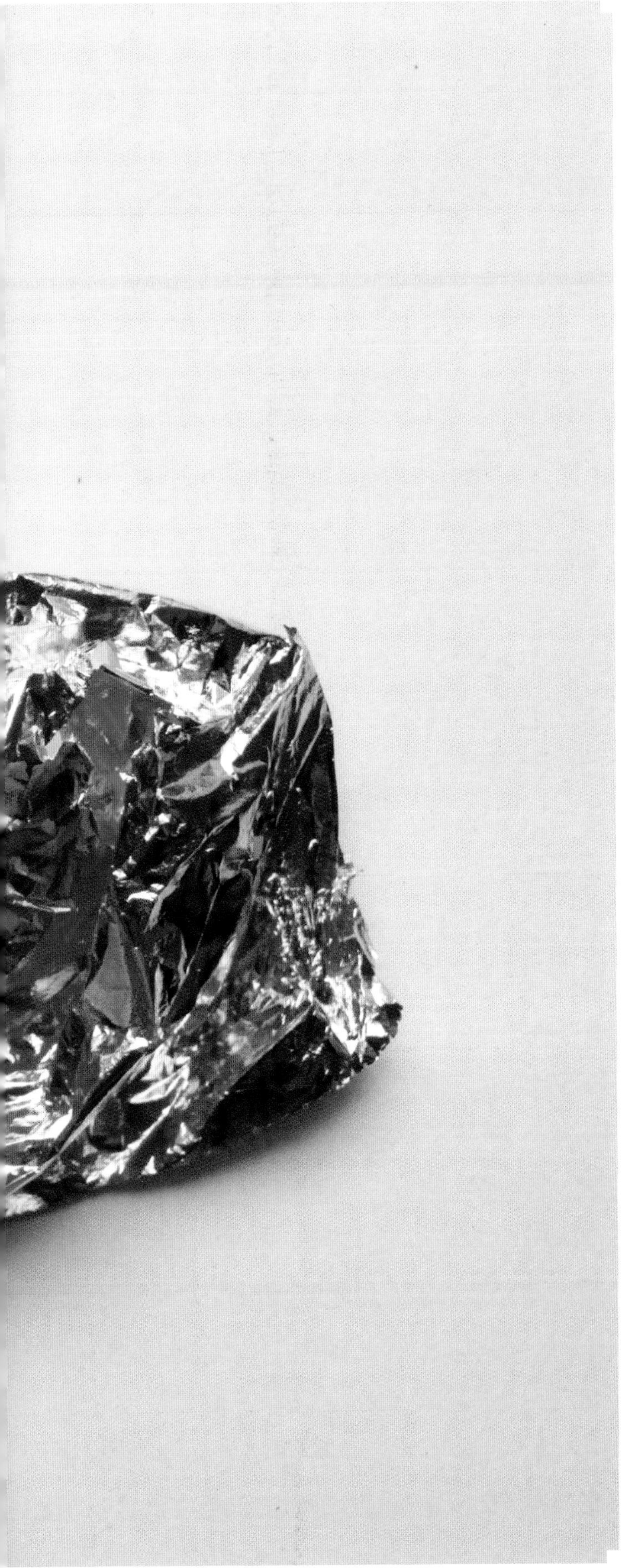

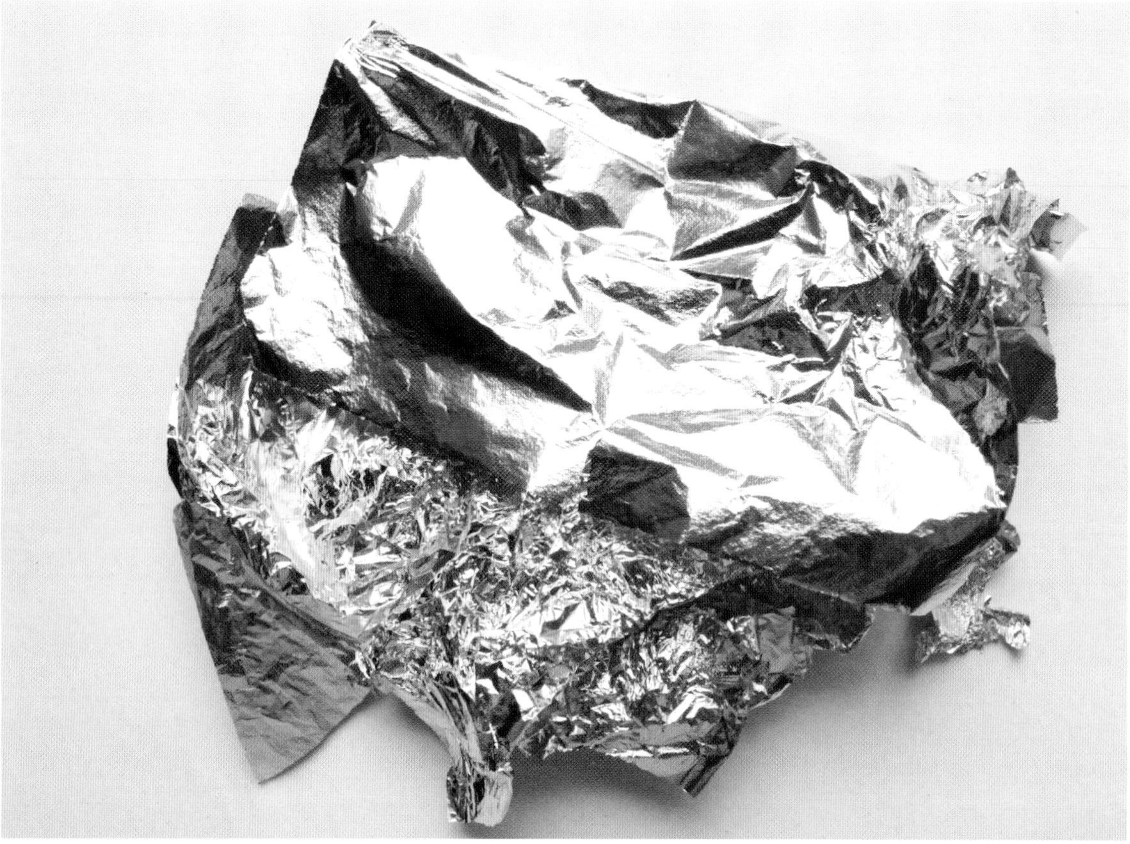

金箔药材

识别特征

等轴晶系。晶体呈八面体，但很少见，常见的为颗粒状或桐枝状的集合体，颜色金黄。条痕为光亮的金黄色，具极强的金属光泽，不透明，锯齿状断口。硬度 2.5 ~ 3.0，比重 15.6 ~ 18.3（纯金为 19.3）。富延展性。有高度的传热及导电性，不溶于酸，能溶于王水。在空气中极稳定。

生境分布

我国多数地区有产，其中原生矿床以山东等地著称，沙金矿以金沙江、黑龙江和湖南沅水流域分布最多。

采收加工

用黄金加工锤成极薄的纸状薄片即可。

药材鉴别

本品略呈斜方形或矩形。表面黄绿色或黄棕色。质脆易碎，气无，味淡。

功效主治

镇心安神，清热解毒。本品苦降，质重镇潜，故能清降心热而镇心安神，凉则清热，热清以绝化毒之源，故又能清热解毒。

用法用量

内服：一般入丸、散，或多作丸药挂衣。外用：研粉外撒。

民族药方

1. 心脏风邪，恍惚狂言，意志不定 金箔 200 片，腻粉 15 g。用新小铛子，先布金箔，逐重用粉隔之，然后下牛乳一小盏，用小火煎至乳尽，金箔如泥，即于火上焙干，研为末，蒸饼和丸如小豆大。每服 5 丸，食后新汲水下。

2. 风邪发狂 金箔 100 片，丹砂（研）、龙脑（研）、牛黄（研）、珍珠末、琥珀末、犀角末各 15 g。将六味同研匀。以鼎子 1 个，铺一重金箔，掺一重药末，次第铺盖，用牛乳 3 L，于鼎上浇之，以慢火煨，令乳汁尽成膏。每服取皂角子大，薄荷汤化服之。

使用注意

阳虚气陷、下利清冷者忌服。

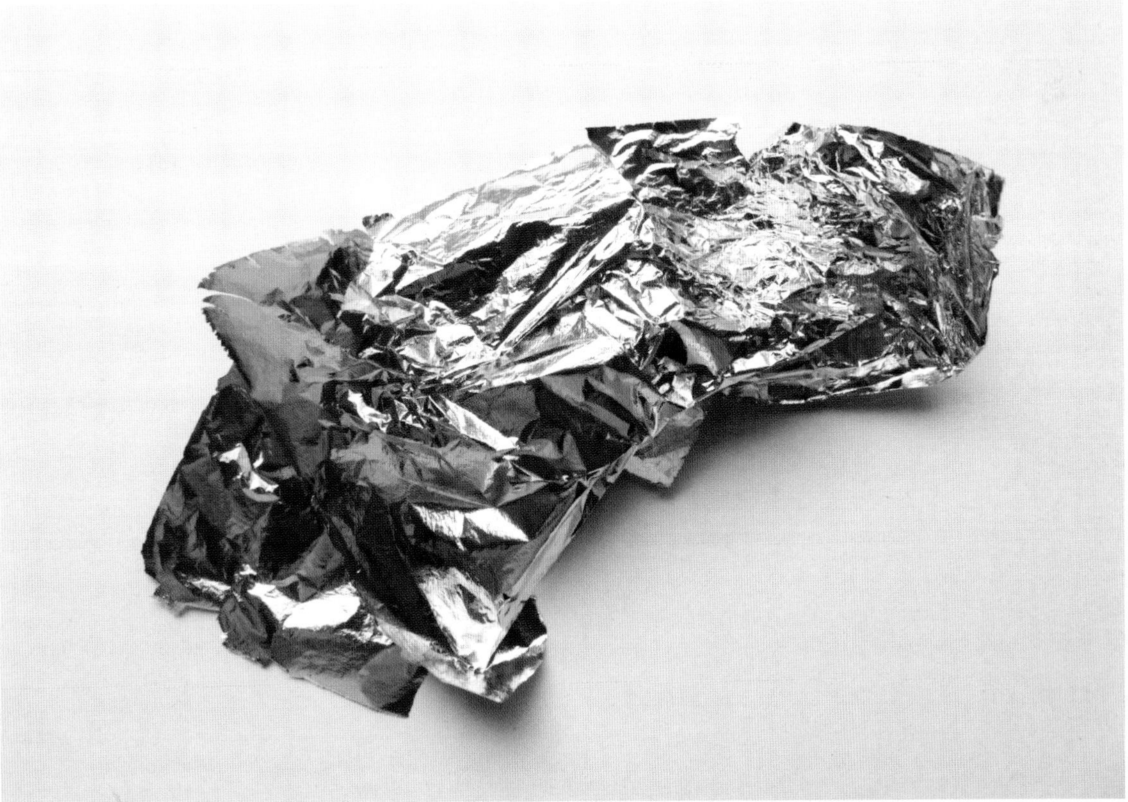

金箔药材

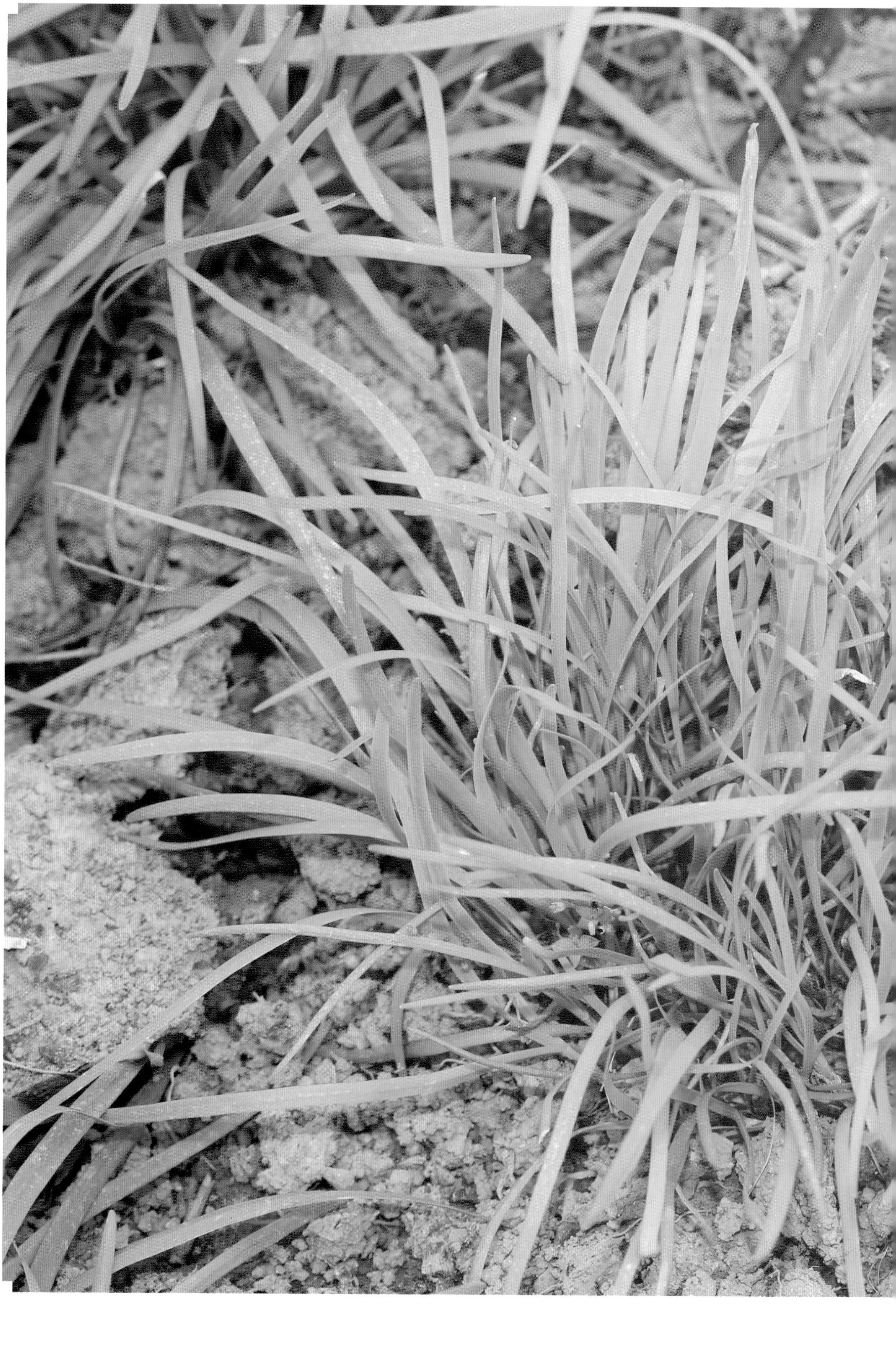

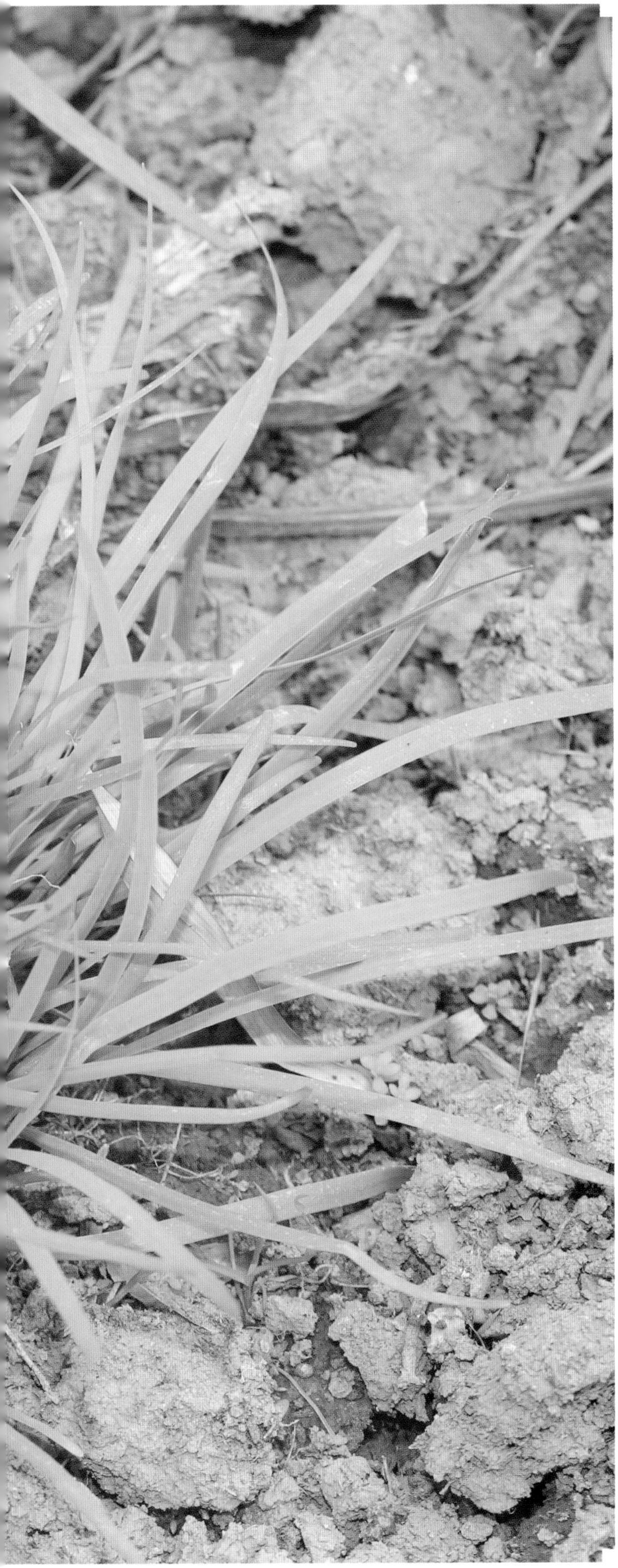

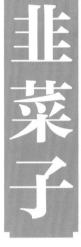

韭菜子

【维药名】库德欧如合。

【别　名】韭子、韭菜仁。

【来　源】本品为百合科植物韭菜 *Allium tuberosum* Rottl. ex Spreng. 的干燥成熟种子。

【性味归经】辛、甘，温。归肝、肾经。

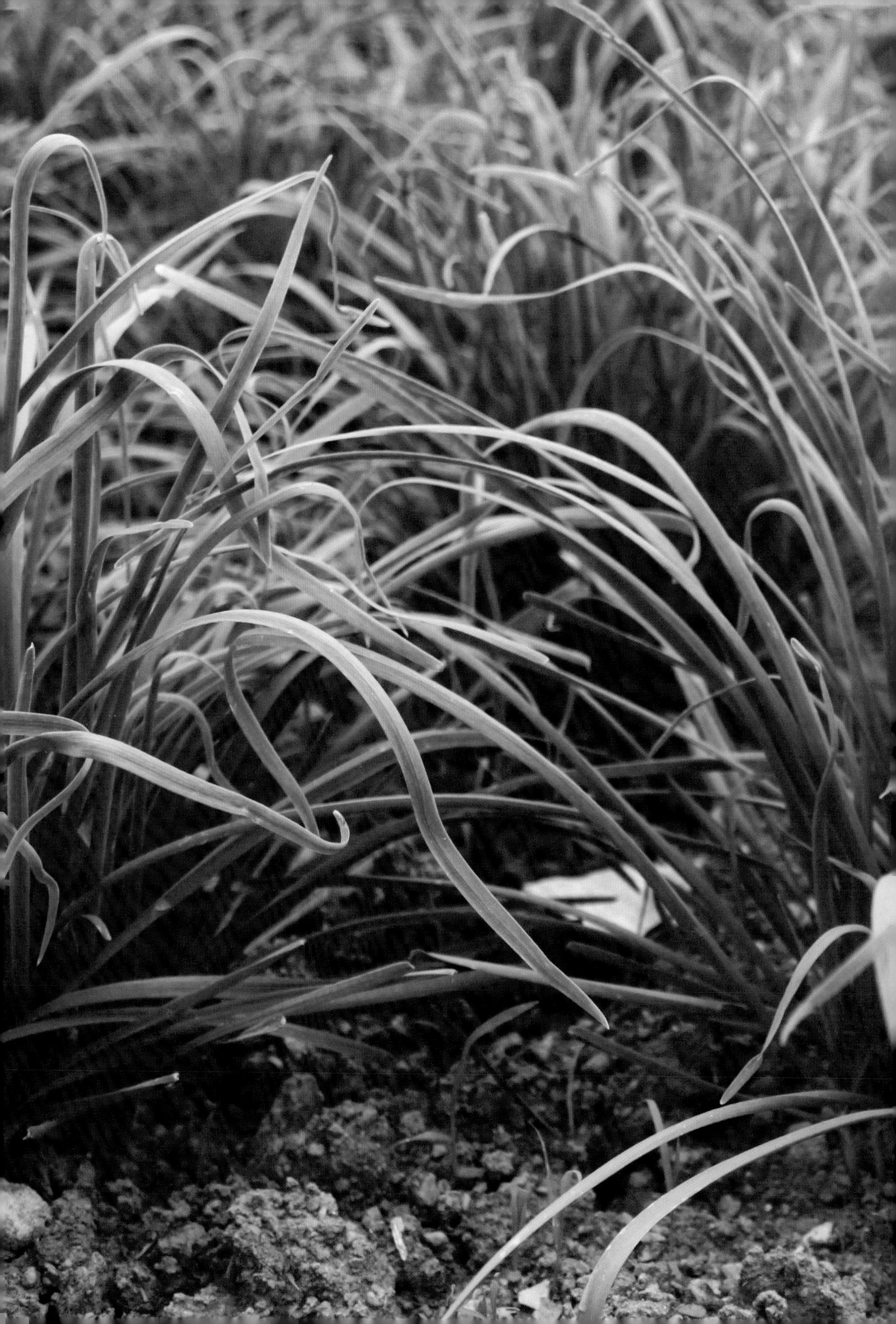

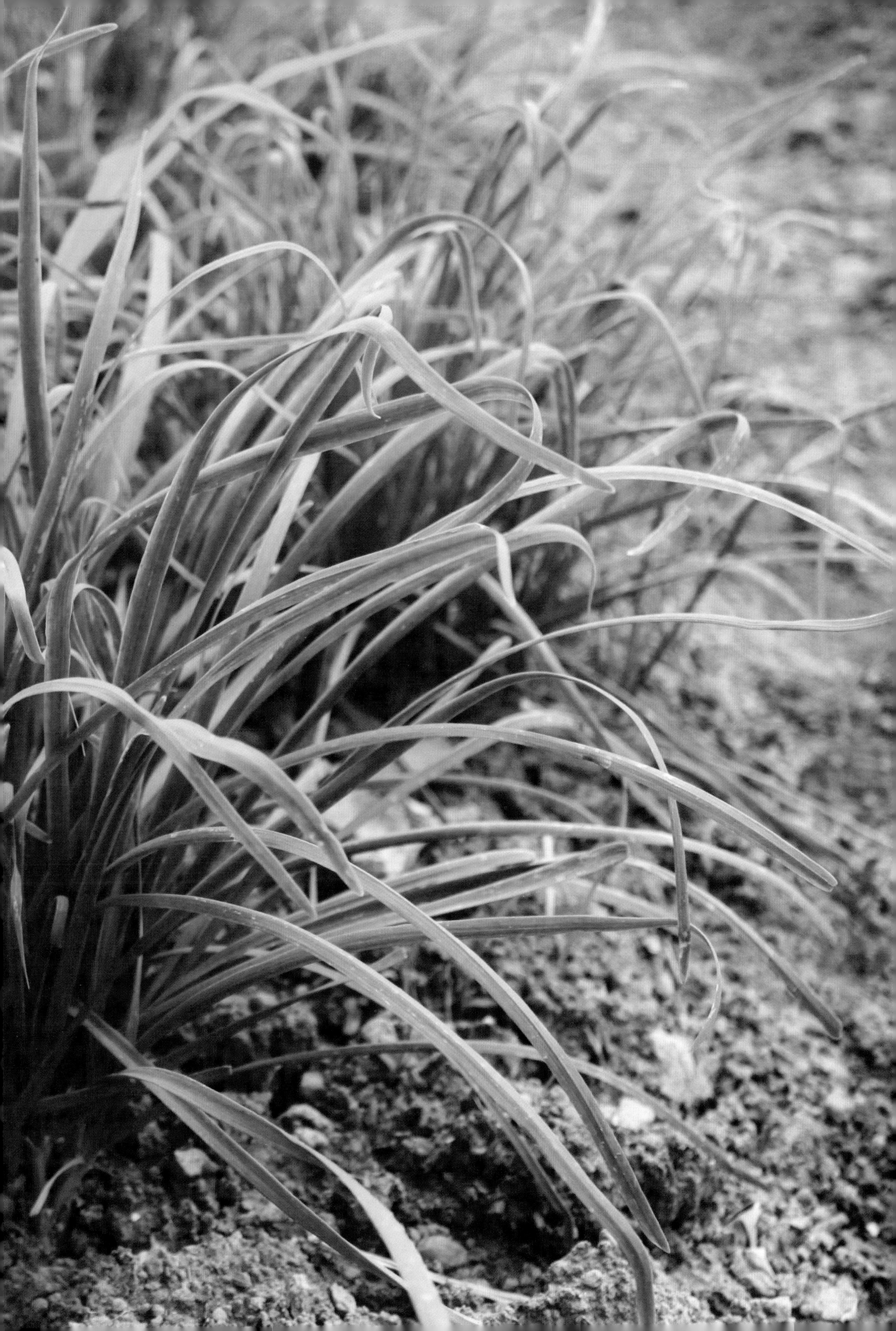

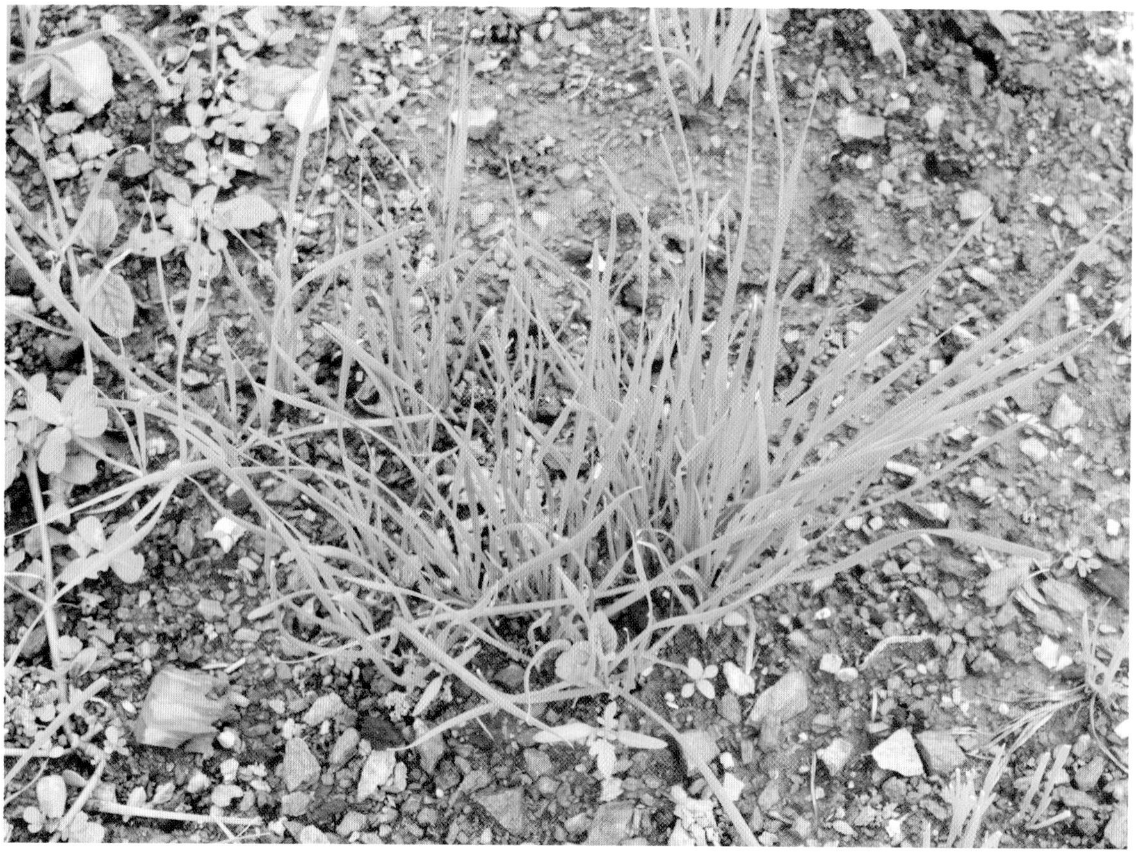

韭菜

识别特征

多年生草本，全草有异臭，鳞茎狭圆锥形。叶基生，扁平，狭线形，长 15 ~ 30 cm，宽 1.5 ~ 6.0 mm。花茎长 30 ~ 50 cm，顶生伞形花序，具 20 ~ 40 朵花；总苞片膜状，宿存；花梗长为花被的 2 ~ 4 倍；花被基部稍合生，裂片 6，白色，长圆状披针形，长 5 ~ 7 mm；雄蕊 6；子房三棱形。蒴果倒卵形，有 3 棱。种子 6，黑色。花期 7—8 月，果期 8—9 月。

生境分布

生长于田园，全国各地均有栽培。以河北、河南、山西、江苏、山东、安徽、吉林产量最多。

采收加工

秋季果实成熟时，收采果序，晒干，搓出种子，除去杂质及果皮。

药材鉴别

本品呈半圆形或卵圆形，略扁。表面黑色，一端凸起，粗糙，有细密的皱纹，另一面微凹，皱纹不甚明显。质硬。气特异，味微辛。

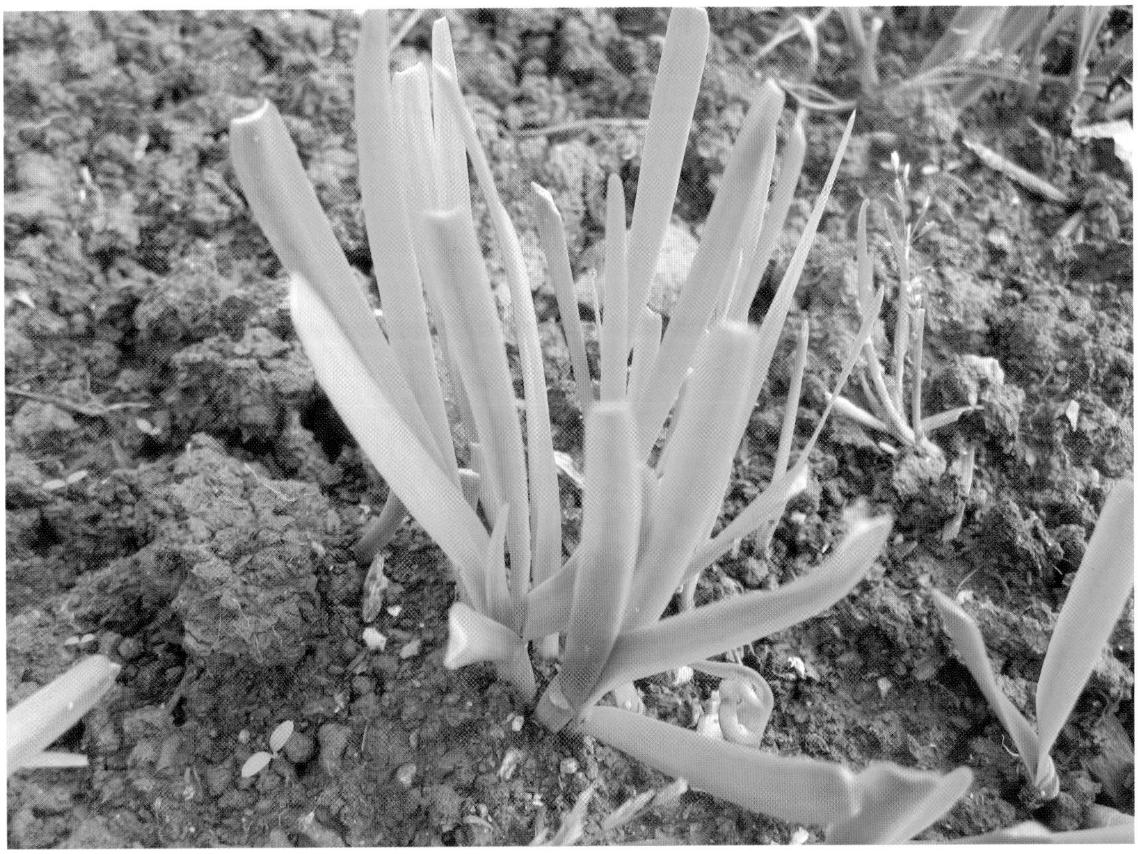

韭菜

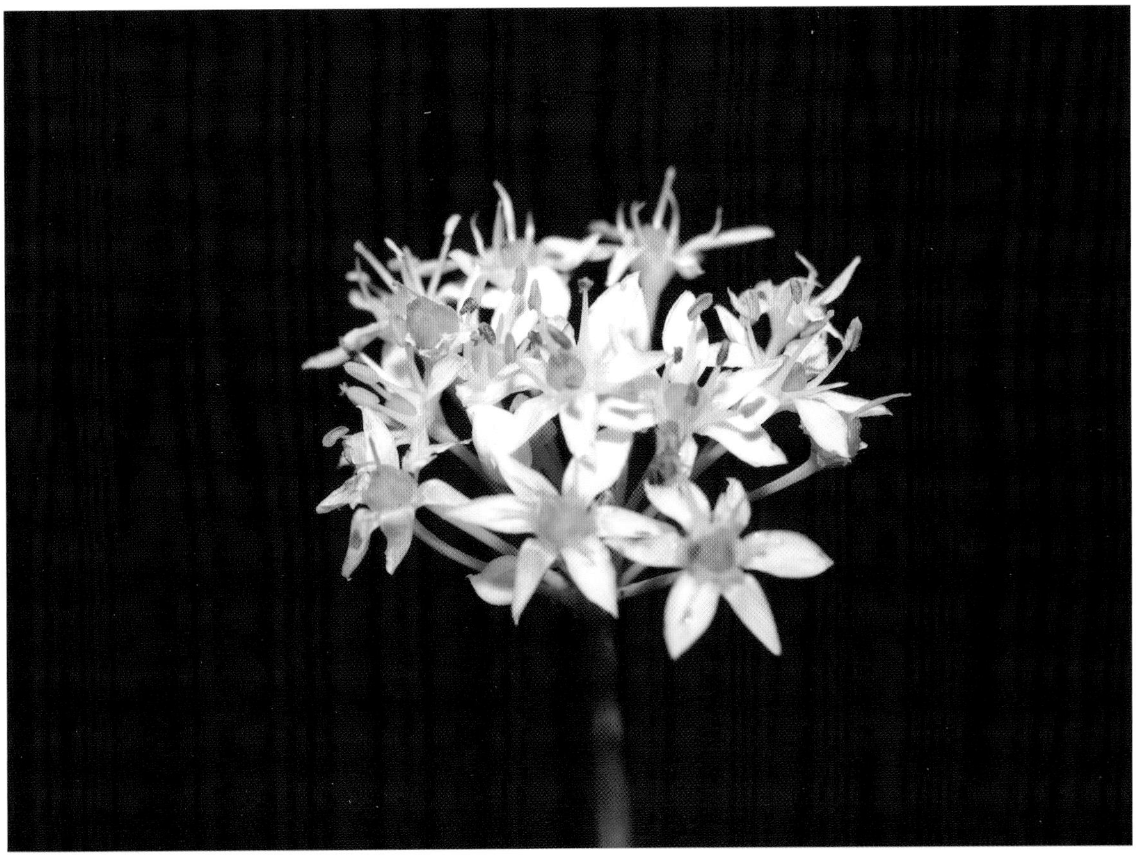

韭菜花

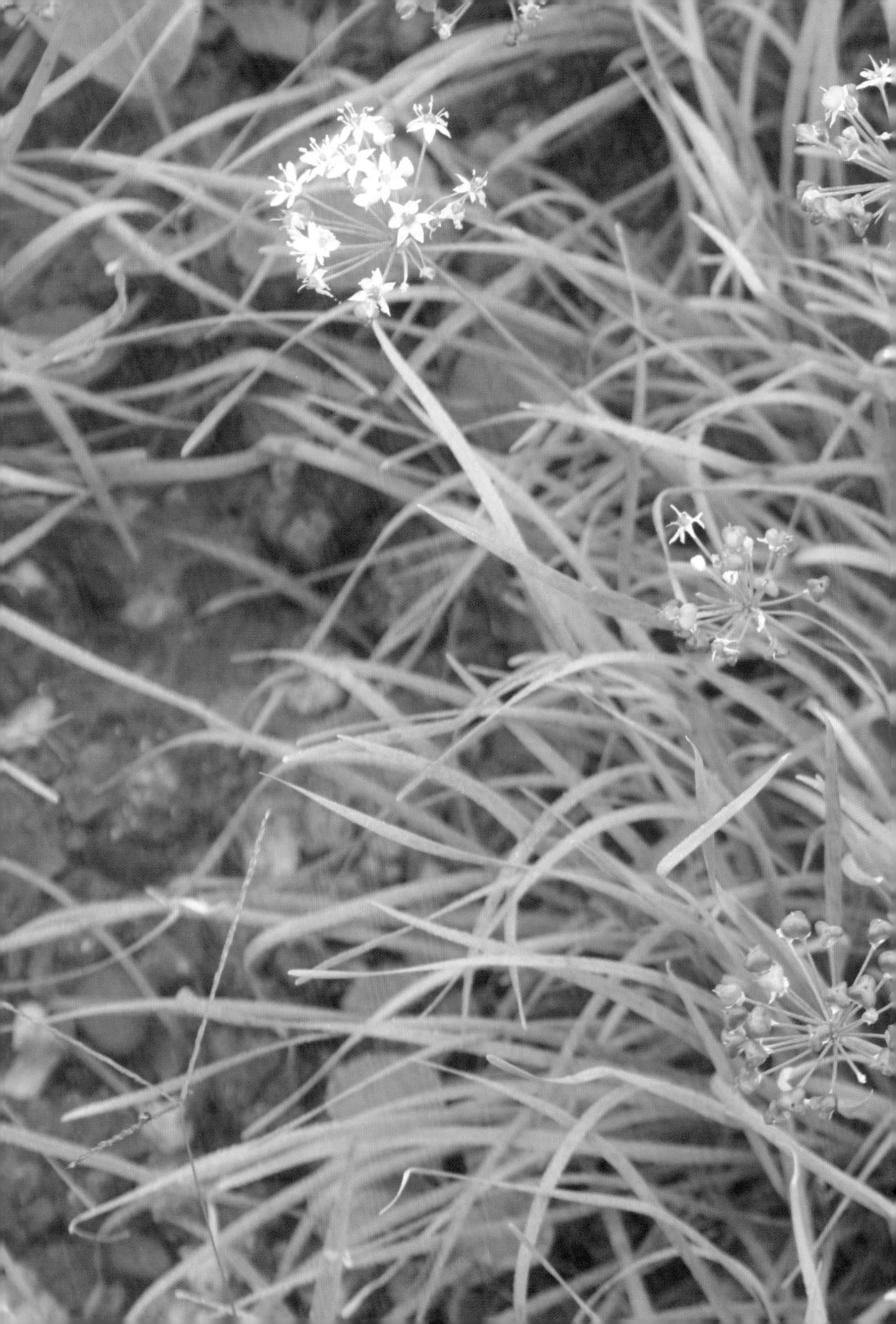

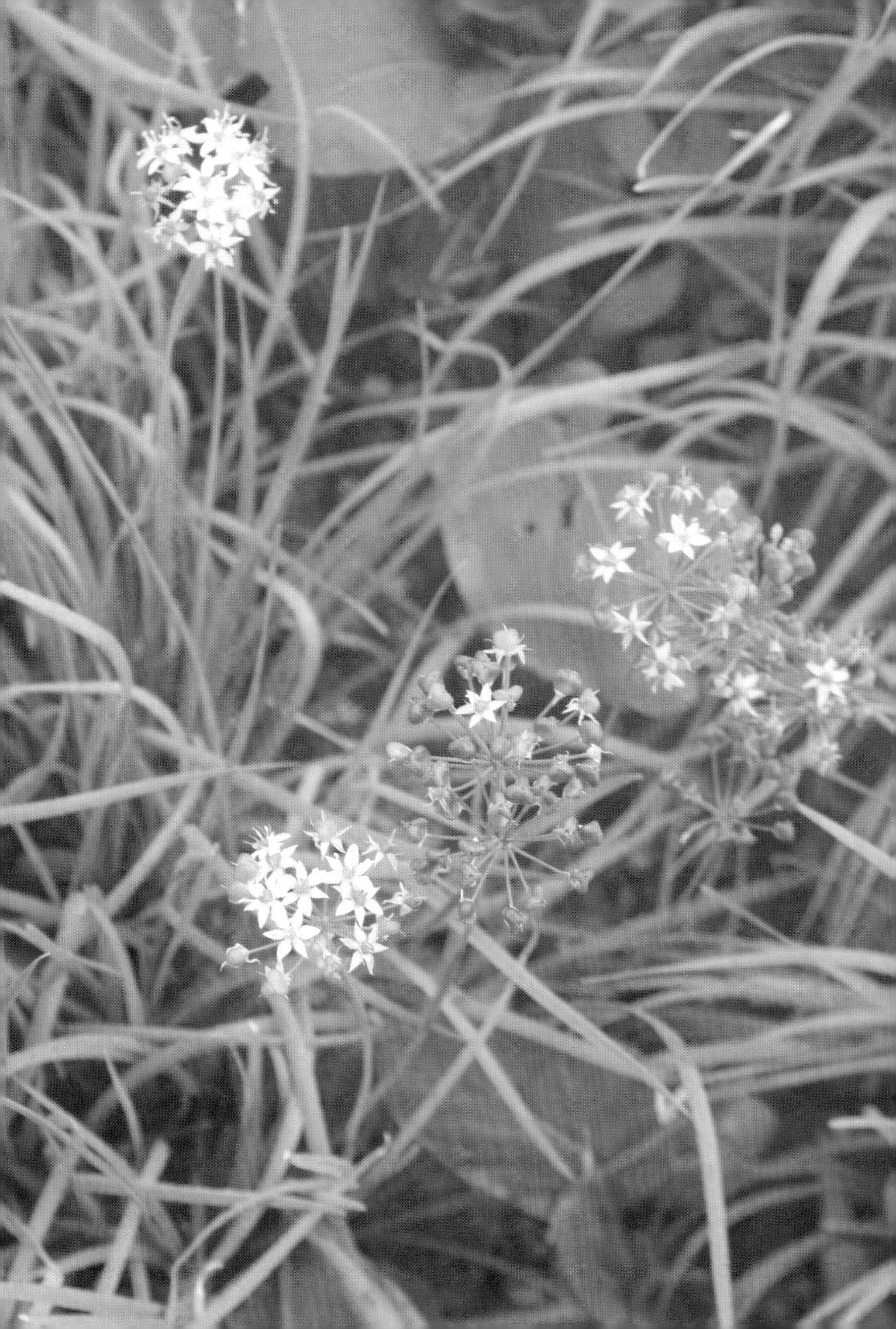

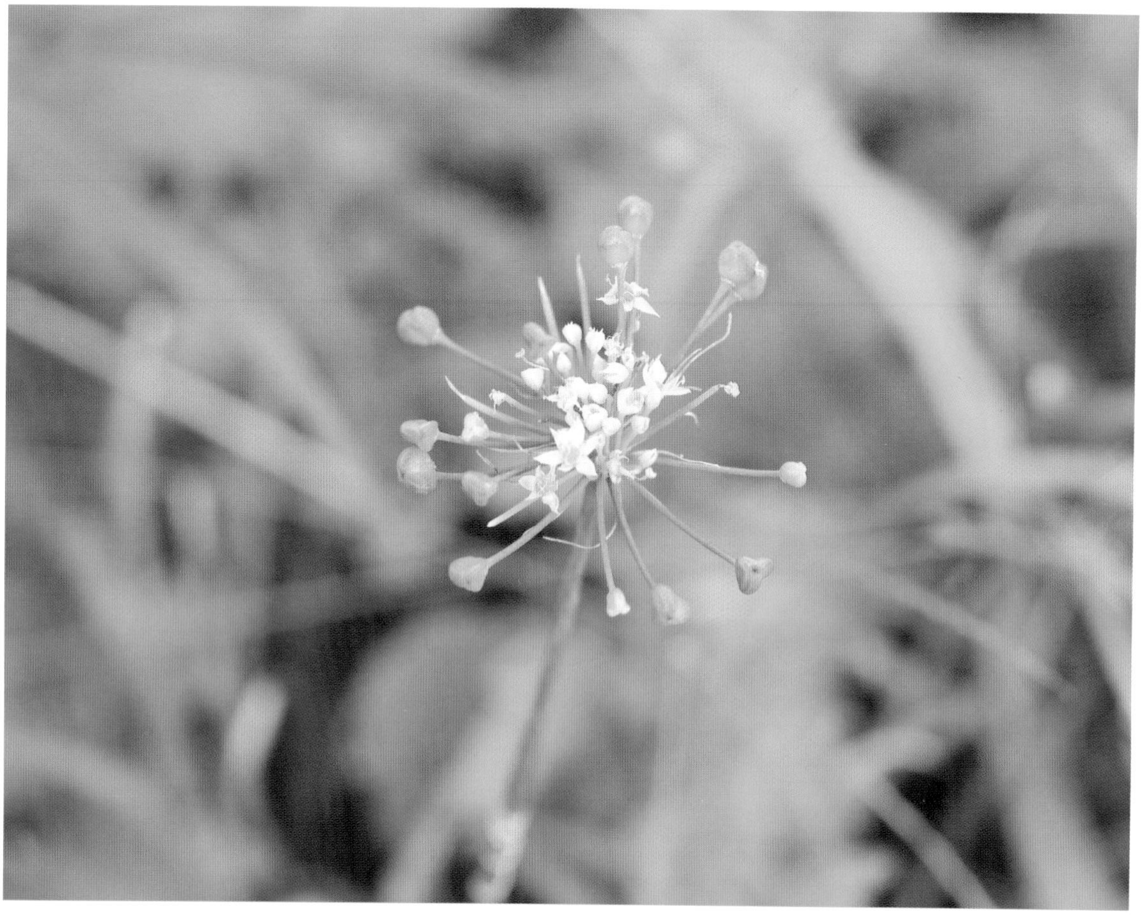

韭菜

功效主治

补肝肾，暖腰膝，助阳，固精。主治阳痿，遗精，遗尿，小便频数，腰膝酸软，冷痛，白带过多。

药理作用

本品具有增强性功能和强壮作用。

用法用量

内服：6 ~ 10 g，煎服；或入丸、散。

民族药方

1．遗精 韭菜子 25 g，牛鞭 1 根，淫羊藿、菟丝子各 15 g。水煎服。

2．重症呃逆 韭菜子适量。轧为细面，口服，每次 3 ~ 6 g，每日 3 次，煎则无效。

3．阳痿 韭菜子 60 g。水煎服，每日 1 剂。

4．中老年人肾阳虚损、阳痿不举、早泄精冷之症　韭菜子、巴戟天、胡芦巴、杜仲各10 g。水煎服。

5．遗精　韭菜子适量。每日生吞10 ~ 20粒，淡盐汤送下。

6．肾虚遗精，小便频数　韭菜子15 g，粳米50 g。先煎韭菜子，去渣取汁，入米煮粥，空腹食用。

7．小儿遗尿　韭菜子、面粉各适量。韭菜子研细和面粉制成面饼，蒸熟，每日2次。

8．腰痛脚弱　韭菜子适量。研细粉，每服10 g，开水送服。

9．慢性胃炎，消化性溃疡　韭菜子12 g，猪肚1个。韭菜子洗净，纱布袋装好，放入猪肚内，隔水蒸至烂熟，取出药袋，取食猪肚。

10．男性不育，精子过少　韭菜子、车前子、女贞子各10 g，附子、五味子各9 g，枸杞子、覆盆子各12 g，菟丝子15 g。水煎取药汁，口服，每日1剂。

使用注意

阴虚火旺者忌服。

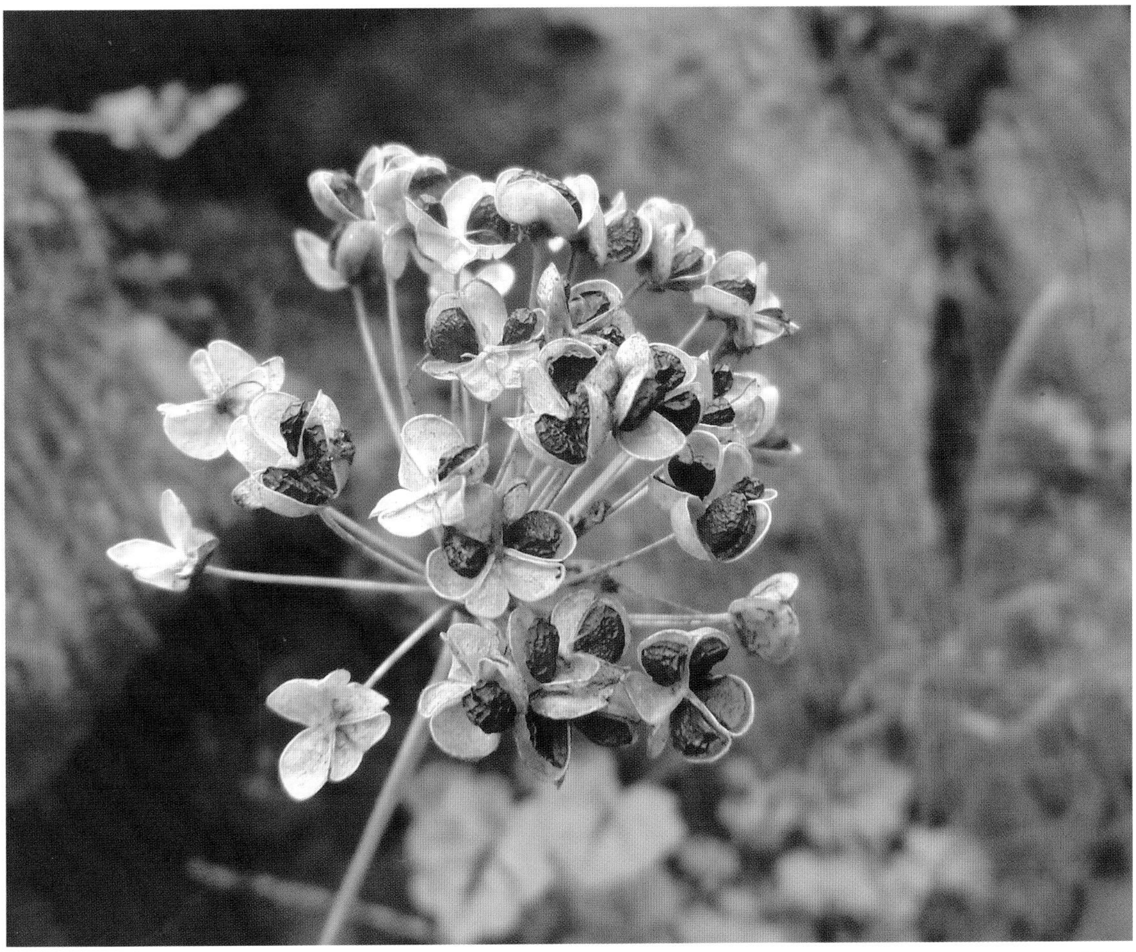

韭菜子

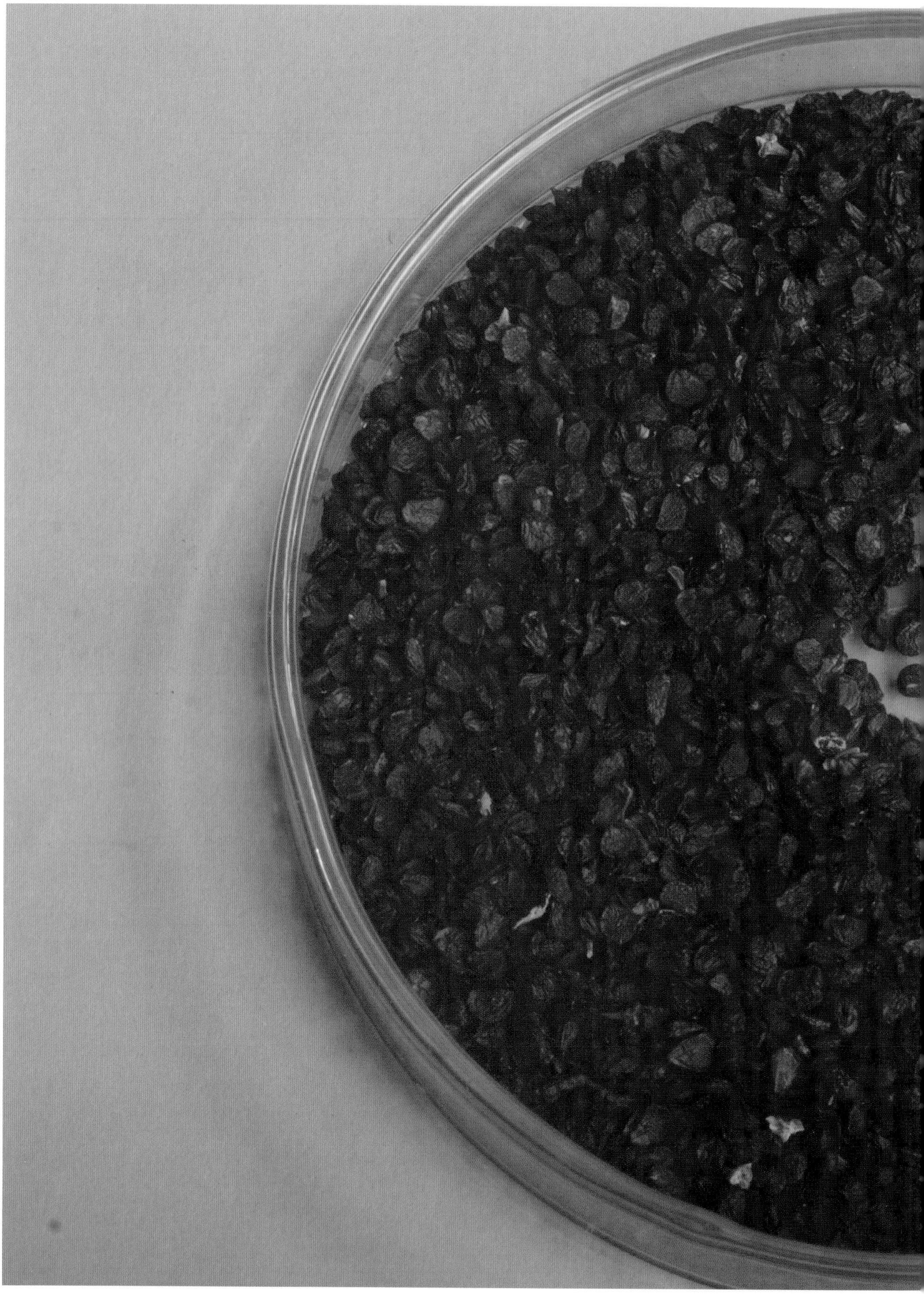

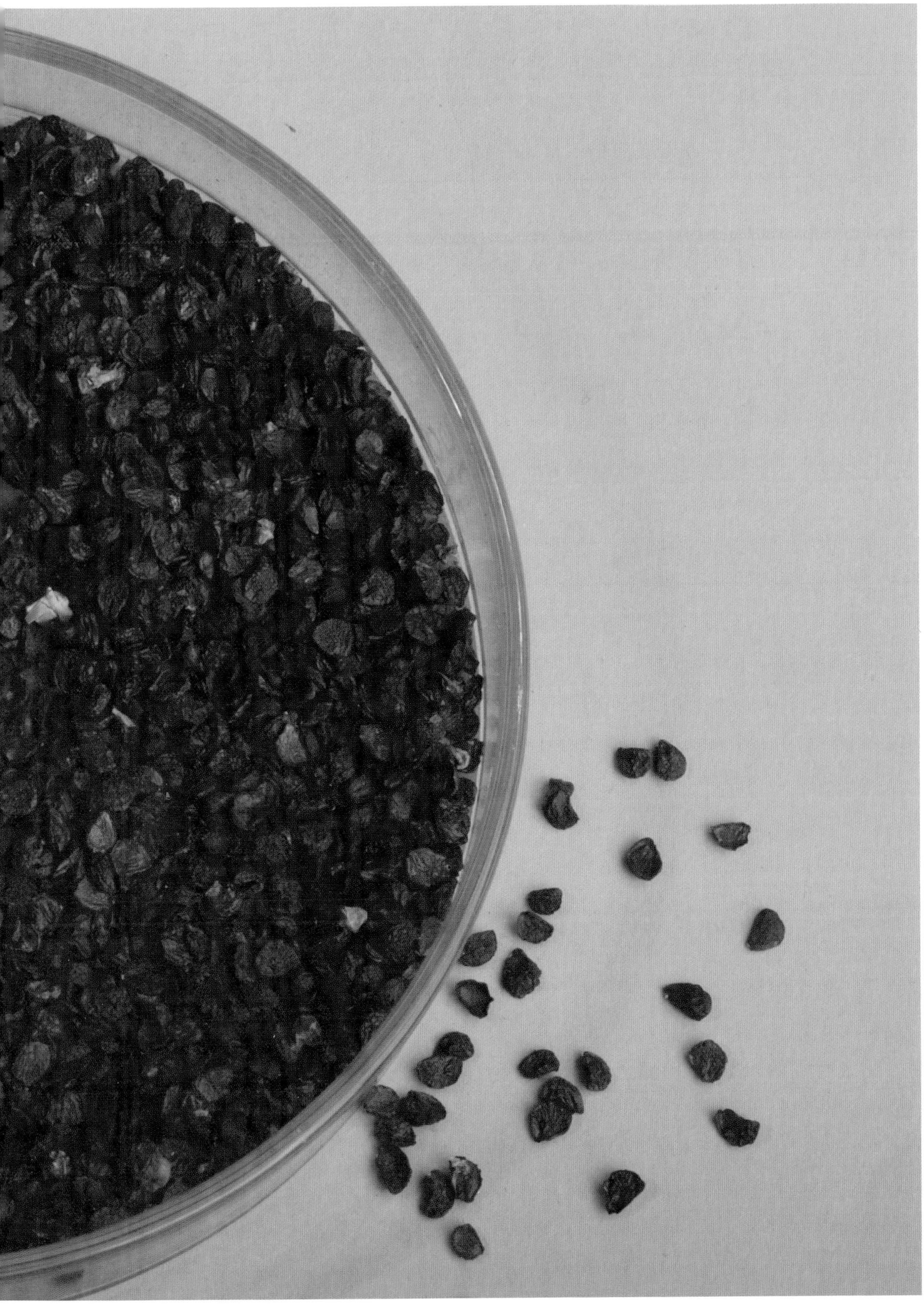

韭菜子饮片

图书在版编目（CIP）数据

中国民族药用植物图典. 维吾尔族卷 / 肖培根，诸国本总主编. — 长沙 : 湖南科学技术出版社，2023.7
ISBN 978-7-5710-2304-1

Ⅰ. ①中… Ⅱ. ①肖… ②诸… Ⅲ. ①民族地区－药用植物－中国－图集②维吾尔族－中草药－图集 Ⅳ. ①R282.71-64

中国国家版本馆 CIP 数据核字(2023)第 123976 号

"十四五"时期国家重点出版物出版专项规划项目
ZHONGGUO MINZU YAOYONG ZHIWU TUDIAN WEIWU'ERZUJUAN DI-ER CE
中国民族药用植物图典 维吾尔族卷 第二册
总 主 编：肖培根 诸国本
主　　编：玛依拉·买买提明 谢 宇 李海霞
出 版 人：潘晓山
责任编辑：李 忠 杨 颖
出版发行：湖南科学技术出版社
社　　址：长沙市芙蓉中路一段 416 号泊富国际金融中心
网　　址：http://www.hnstp.com
湖南科学技术出版社天猫旗舰店网址：
http://hnkjcbs.tmall.com
邮购联系：0731-84375808
印　　刷：湖南凌宇纸品有限公司
（印装质量问题请直接与本厂联系）
厂　　址：长沙县黄花镇黄垅新村工业园财富大道 16 号
邮　　编：410137
版　　次：2023 年 7 月第 1 版
印　　次：2023 年 7 月第 1 次印刷
开　　本：889mm×1194mm 1/16
印　　张：22.75
字　　数：349 千字
书　　号：ISBN 978-7-5710-2304-1
定　　价：1280.00 元(共四册)